SÉRIE MANUAL DO MÉDICO-RESIDENTE

MEDICINA DO TRABALHO

SÉRIE MANUAL DO MÉDICO-RESIDENTE

Coordenadores da Série
Jose Otavio Costa Auler Junior
Luis Yu

- Acupuntura e Medicina Tradicional Chinesa
- Anestesiologia
- Condutas Práticas em Cardiologia
- Cirurgia da Mão
- Cirurgia de Cabeça e Pescoço
- Cirurgia Geral
- Cirurgia Plástica
- Cirurgia Torácica
- Cuidados Paliativos – Falências Orgânicas
- Dermatologia
- Endocrinologia e Metabologia
- Endoscopia
- Genética Médica
- Geriatria
- Imunologia Clínica e Alergia
- Infectologia
- Mastologia
- Medicina de Família e Comunidade
- Medicina do Trabalho
- Medicina Esportiva
- Medicina Física e Reabilitação
- Nefrologia
- Neurologia
- Neurologia Infantil
- Oftalmologia
- Ortopedia e Traumatologia
- Otorrinolaringologia
- Pediatria
- Pneumologia
- Radiologia e Diagnóstico por Imagem
- Reumatologia
- Urologia

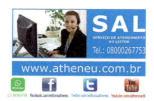

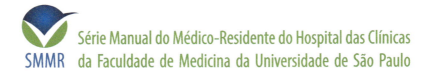

Série Manual do Médico-Residente do Hospital das Clínicas
da Faculdade de Medicina da Universidade de São Paulo

Coordenadores da Série
JOSE OTAVIO COSTA AULER JUNIOR
LUIS YU

VOLUME
MEDICINA DO TRABALHO

Editor do Volume
DANIEL ROMERO MUÑOZ

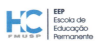

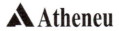

EDITORA ATHENEU

São Paulo — Rua Maria Paula, 123 - 13º andar
Conjuntos 133 e 134
Tel.: (11) 2858-8750
E-mail: atheneu@atheneu.com.br

Rio de Janeiro — Rua Bambina, 74
Tel.: (21)3094-1295
E-mail: atheneu@atheneu.com.br

CAPA: Equipe Atheneu
DIAGRAMAÇÃO: Know-How Editorial

CIP-BRASIL. CATALOGAÇÃO NA PUBLICAÇÃO
SINDICATO NACIONAL DOS EDITORES DE LIVROS, RJ

M442

Medicina do trabalho / editor Daniel Romero Muñoz ; coordenação da série Jose Otavio Costa Auler Junior, Luis Yu. - 1. ed. - Rio de Janeiro : Atheneu, 2022.
524p. : il. ; 24 cm. (Manual do Médico-Residente do Hospital das Clínicas da Faculdade de Medicina da Universidade de São Paulo)

Inclui bibliografia e índice
ISBN 978-65-5586-597-4

1. Medicina do trabalho - Manuais, guias, etc. I. Muñoz, Daniel Romero. II. Auler Junior, Jose Otavio Costa. II. Yu, Luis. III. Série.

22-78543

CDD: 616.9803
CDU: 331.45

Gabriela Faray Ferreira Lopes - Bibliotecária - CRB-7/6643

23/06/2022   29/06/2022

MUÑOZ, D. R.
Série Manual do Médico-Residente do Hospital das Clínicas da Faculdade de Medicina da Universidade de São Paulo – Volume Medicina do Trabalho

© Direitos reservados à EDITORA ATHENEU – Rio de Janeiro, São Paulo, 2022.

Coordenadores da Série

Jose Otavio Costa Auler Junior
Professor Titular da Disciplina de Anestesiologia da Faculdade de Medicina da Universidade de São Paulo (FMUSP). Diretor da FMUSP (2014-2018).

Luis Yu
Professor-Associado de Nefrologia da Faculdade de Medicina da Universidade de São Paulo (FMUSP). Ex-Coordenador-Geral da Comissão de Residência Médica (COREME) da FMUSP.

Editor do Volume

Daniel Romero Muñoz
Professor Titular de Medicina do Trabalho, Medicina Legal e Bioética da Faculdade de Medicina da Universidade de São Paulo (2006 a 2021).
Professor Sênior do Departamento de Medicina Legal, Bioética, Medicina do Trabalho e Medicina Física e Reabilitação da Faculdade de Medicina da Universidade de São Paulo.
Membro Titular da Academia Nacional de Medicina Legal
(Cadeira 34 – Professor Oscar Freire de Carvalho).

Sobre os Colaboradores

Alexander Buarque Costa Cardoso
Médico com Pós-graduação em Medicina do Trabalho. Mestrado em Patologia pela Universidade Federal do Paraná (UFPR). MBA em Gestão Estratégica Empresarial na Fundação Getulio Vargas (FGV). Formado em Ergonomia no Conservatoire National des Arts et Métiers (CNAM) e Human Factors and Ergonomy na Harvard School of Public Health. Atuou como Gerente Corporativo de Saúde Ocupacional em diversos segmentos da indústria. Experiência na implantação de projetos nas áreas de Saúde Pública e Saúde Ocupacional.

Alexandre de Lima Santos
Médico do Trabalho pela Associação Nacional de Medicina do Trabalho da Unidade de Segurança e Saúde para a Indústria (Corporativo SESI Ceará) e Federação das Indústrias do Estado do Ceará (FIEC). Auditor Líder ISO 45001 (Sistema de Gestão em Segurança e Saúde do Trabalho) e Mestre em Saúde Pública pela Universidade Federal do Ceará (UFC) em Processos Produtivos, Saúde, Trabalho e Meio Ambiente. CEO IGESAT (Instituto de Gestão e Estudos em Saúde Ambiental e do Trabalhador).

Alexandre Muñoz
Juiz de Direito do Tribunal de Justiça do Estado de São Paulo. Mestrando em Direito Processual Civil pela Faculdade de Direito da Universidade de São Paulo (FDUSP). Professor e Coordenador Técnico do Curso de Especialização em Direito Médico e Bioética da Faculdade de Ciências Médicas da Santa Casa de São Paulo (FCMSCSP). Professor Colaborador do Curso de Especialização em Medicina do Trabalho da Escola de Educação Permanente (EEP) do Hospital das Clínicas da Faculdade de Medicina da Universidade de São Paulo (HCFMUSP).

Alfredo Almeida Pina-Oliveira
Enfermeiro. Doutor em Ciências e Mestre em Enfermagem pela Escola de Enfermagem da Universidade de São Paulo (EEUSP). Professor Doutor do Centro Universitário Campo Limpo Paulista (UNIFAC-CAMP) e do Departamento de Enfermagem em Saúde Coletiva da EEUSP.

Ana Paula Ribeiro
Professora do Curso de Fisioterapia e Medicina da (Universidade Santo Amaro (Unisa). Graduada em Fisioterapia pela Universidade José do Rosário Vellano (Unifenas). Mestre em Ciências da Reabilitação pelo Departamento de Fisioterapia, Fonoaudiologia e Terapia Ocupacional da Faculdade de Medicina da Universidade de São Paulo (FMUSP). Doutora e Pós-doutorado em Ciências pelo Departamento de Patologia da FMUSP.

Angela Cristina Yano
Graduada em Medicina pela Faculdade de Medicina da Universidade de São Paulo (FMUSP). Residência em Clínica Médica pelo Hospital das Clínicas da Faculdade de Medicina na Universidade de São Paulo (HCFMUSP). Especialização em Promoção da Saúde pela FMUSP. Médica Assistente do Centro de Saúde Escola Barra Funda – Irmandade da Santa Casa de Misericórdia de São Paulo (ISCMSP). Consultora em Promoção de Saúde – Conceito A Educação em Saúde. Membro do Comitê Técnico de Promoção da Saúde da Associação Nacional de Medicina do Trabalho (ANAMT).

Arielle Anzai
Graduada em Medicina pela Faculdade de Medicina da Universidade de São Paulo (FMUSP). Residência Médica em Medicina do Trabalho pelo Hospital das Clínicas da Faculdade de Medicina da Universidade de São Paulo (HCFMUSP). Pós-graduada em Medicina Legal e Perícia Médica pela Escola de Educação Permanente (EEP) do HCFMUSP.

Arquimedes Ramos
Perito Médico do Instituto Nacional do Seguro Social (INSS) da Gerência Executiva São Paulo Leste. Médico Fisiatra Assistente do Instituto de Medicina Física e Reabilitação do Hospital das Clínicas da Faculdade de Medicina da Universidade de São Paulo (HCFMUSP).

Camila Rodrigues Bressane Cruz
Especialista em Medicina do Trabalho pelo Hospital das Clínicas da Universidade de São Paulo (HCFMUSP). Residência Médica em Medicina Preventiva e Social pelo HCFMUSP. Especialista em Medicina do Trabalho pela Associação Nacional de Medicina do Trabalho (ANAMT). Mestre em Ciências da Saúde pelo Instituto de Assistência Médica ao Servidor Público Estadual (IAMSPE). Perita Médica Previdenciária e Preceptora do Programa de Residência Médica em Medicina do Trabalho do Servidor Público Estadual (HSPE/IAMSPE).

Clarissa Mari de Medeiros
Graduada em Medicina pela Universidade Estadual de Campinas (Unicamp). Residência Médica em Medicina do Trabalho pela Faculdade de Medicina da Universidade de São Paulo (FMUSP). Pós-graduada em Medicina Legal e Perícias Médicas pela FMUSP. Perita Médica do Departamento de Perícias Médicas do Estado de São Paulo.

Daniela Bortman
Graduada e Especialista em Medicina do Trabalho pela Faculdade de Medicina de Taubaté (UNITAU). Membro da International Commission on Occupational Health (ICOH). Gerente de Medicina Ocupacional na empresa Monsanto. Presidente da Comissão de Inclusão e Diversidade da Associação Nacional de Medicina do Trabalho. Consultora Técnica em Inclusão de Pessoas com Deficiência no Mercado de Trabalho.

Daniele Muñoz Gianvecchio
Mestranda em Fisiopatologia Experimental da Faculdade de Medicina da Universidade de São Paulo (FMUSP). Pós-graduada em Medicina do Trabalho pela FMUSP. Perita Médica Federal da Subsecretaria de Perícias Médicas do Ministério da Economia (ME). Médica Legista do Instituto Médico Legal de São Paulo.

Daniele Pimentel Maciel
Especialista em Medicina do Trabalho pela Associação Nacional de Medicina do Trabalho (ANAMT). Especialista em Medicina Legal e Perícia Médica pela Associação Brasileira de Medicina Legal e Perícias Médicas (ABMLPM) – São Paulo. Especialista em Ergonomia pela Escola Politécnica da Universidade de São Paulo (Poli-USP). Formação em Psiquiatria Forense e em Psicodinâmica do Trabalho pela USP. Coordenadora Adjunta Pós-graduada em Medicina do Trabalho da Faculdade de Ciências Médicas da Santa Casa de São Paulo (FCMSCSP). Médica do Trabalho da FCMSCSP. Médica do Trabalho e Coordenadora do Hospital Municipal Menino de Jesus e da empresa Engemix. Perita Médica Judicial das Varas de Acidente de Trabalho de São Paulo. Mestranda em Ergonomia da Poli-USP.

Duílio Antéro de Camargo
Especialista em Psiquiatria e Medicina do Trabalho e Mestre em Psiquiatria pela Faculdade de Medicina da Universidade de Estadual de Campinas (Unicamp). Coordenador e Membro Fundador do Grupo de Saúde Mental e Psiquiatria do Trabalho do Instituto de Psiquiatria do Hospital das Clínicas da Faculdade de Medicina da Universidade de São Paulo (HCFMUSP).

Eduardo Algranti
Residência Médica em Medicina Interna e Pneumologia. Mestrado em Pneumologia pela Universidade de Gales e Doutorado em Saúde Pública pela Universidade de São Paulo (USP). Leitor B Certificado (NIOSH/EUA). Pesquisador da Fundacentro (São Paulo) e Membro do Colégio Ramazzini.

Eduardo Costa Sá
Médico, Doutor e Mestre em Ciências pela Faculdade de Saúde Pública da Universidade de São Paulo (FSP-USP). Professor Adjunto da Escola Paulista de Medicina da Universidade Federal de São Paulo (EPM-Unifesp). Especialista em Medicina Legal e Perícia Médica pela Associação Brasileira de Medicina Legal e Perícia Médica (ABMLPM), em Medicina do Trabalho pela Associação Nacional de Medicina do Trabalho (ANAMT), em Medicina do Tráfego pela Associação Brasileira de Medicina do Tráfego (ABRAMET) e em Oftalmologia pelo Conselho Brasileiro de Oftalmologia (CBO). Perito Médico Federal da Subsecretaria da Perícia Médica Federal do Ministério da Economia.

Eduardo Ferreira Arantes
Especialista em Medicina do Trabalho pela Associação Nacional de Medicina do Trabalho (ANAMT). Formado em Ergonomia pela Faculdade de Ciências Médicas de Minas Gerais (FCM-MG). MBA Executivo em Saúde pela Fundação Getulio Vargas (FGV).

Eduardo Myung
Secretário do Núcleo Diretrizes da Associação Nacional de Medicina do Trabalho (ANAMT). Coautor das Diretrizes Técnicas 1 e 2 da ANAMT. Revisor Voluntário da *Revista Brasileira de Medicina do Trabalho*. Médico do Trabalho pela Associação Médica Brasileira/Associação Nacional de Medicina do Trabalho (AMB/ANAMT). Graduado em Medicina pela Faculdade de Medicina da Universidade de São Paulo (FMUSP).

Eduardo Vinhaes
Doutor em Medicina pelo Departamento de Patologia da Faculdade de Medicina da Universidade de São Paulo (FMUSP). Coordenador Técnico do Curso de Pós-graduação em Medicina Hiperbárica da Faculdade de Ciências Médicas da Santa Casa de São Paulo (FCMSCS), com extensão em Diving Medical Technician – Duke University/Divers Alert Network (EUA).

Elaine Cristina Marqueze
Graduada com Habilitação e Bacharelado em Educação Física pela Universidade do Estado de Santa Catarina (UDESC). Mestre em Saúde Coletiva pela Universidade do Sul de Santa Catarina (UNISUL). Doutora em Ciências pela Faculdade de Saúde Pública da Universidade de São Paulo (FSP-USP). Pós-doutorado (Stress Research Institute) pela Stockholm University (Suécia). Professora Associada do Programa de Mestrado e Doutorado em Saúde Coletiva da Universidade Católica de Santos (UNISANTOS).

Fernando Akio Mariya
Graduado em Medicina pela Universidade Federal de São Paulo (Unifesp). Especialização em Medicina do Trabalho pela Faculdade de Medicina da Universidade de São Paulo (FMUSP). Especialista em Medicina do Trabalho pela Associação Nacional de Medicina do Trabalho (ANAMT). Gerente Médico do Brasil da Procter & Gamble (P&G). Coordenador do Módulo de Epidemiologia do Curso de Especialização em Medicina do Trabalho da FMUSP.

Flávia Souza e Silva de Almeida
Professora na Faculdade de Ciências Médicas da Santa Casa de São Paulo em Medicina do Trabalho (FCMSCSP). Preceptora da Residência em Medicina do Trabalho da Irmandade da Santa Casa de Misericórdia de São Paulo (ISCMSP). Presidente da Associação Paulista de Medicina do Trabalho (APMT). Mestre em Saúde Coletiva com enfoque na Saúde do Trabalhador pela FCMSCSP. Especialização em Epidemiologia em Saúde do Trabalhador pela Universidade Federal da Bahia (UFBA). Médica do Trabalho da FCMSCSP.

Frida Marina Fischer
Professora Titular do Departamento de Saúde Ambiental da Faculdade de Saúde Pública da Universidade de São Paulo (FSP-USP). Temas de Destaque em Pesquisa, Ensino e Extensão: Organização do Trabalho em Turnos e Noturno, Envelhecimento Funcional Precoce, Fatores Psicossociais do Trabalho e Retorno ao Trabalho após Afastamento por Doença. Bolsista de Produtividade do Conselho Nacional de Desenvolvimento Científico e Tecnológico (CNPq) 1 A.

Gisele Mussi
Doutora em Ciências pela Faculdade de Medicina da Universidade de São Paulo (FMUSP). Especialização em Ergonomia de Sistemas de Produção pela Escola Politécnica da USP. Professora Colaboradora e Cocoordenadora do Curso de Especialização em Medicina do Trabalho pela FMUSP. Ex-assistente Técnica e Diretora Técnica de Saúde (designada) do Serviço de Saúde Ocupacional do Instituto Central do Hospital das Clínicas (ICHC) da FMUSP.

Hellen Pimentel Ferreira
Graduada e Licenciada em Psicologia pela Universidade Federal de Sergipe (UFS). Especialista em Psicologia Hospitalar pelo Hospital das Clínicas da Faculdade de Medicina da Universidade de São Paulo (HCFMUSP). Mestre e Doutora pela FMUSP. Consultora em Promoção de Saúde – Conceito A Educação em Saúde.

Jefferson Benedito de Freitas
Mestre pela Faculdade de Saúde Pública da Universidade de São Paulo (FSP-USP). Médico Assistente do Grupo de Doenças Respiratórias Ocupacionais e Ambientais e de Cessação de Tabagismo da Divisão de Pneumologia do Instituto do Coração (InCor) do Hospital das Clínicas da Faculdade de Medicina da Universidade de São Paulo (HCFMUSP). Professor Instrutor do Departamento de Saúde Coletiva da Faculdade de Ciências Médicas da Santa Casa de São Paulo (FCMSCSP).

João Silvestre da Silva Junior
Graduado em Medicina. Especialista em Medicina do Trabalho e em Direito Previdenciário. Doutor e Mestre em Saúde Pública, com ênfase em Saúde do Trabalhador. Perito Médico Federal do Ministério da Economia do Brasil. Professor do Departamento de Medicina Legal, Bioética, Medicina do Trabalho e Medicina Física e Reabilitação da Faculdade de Medicina da Universidade de São Paulo (FMUSP). Professor do Curso de Graduação em Medicina e Coordenador do Curso de Pós-graduação em Medicina do Trabalho do Centro Universitário São Camilo.

José Domingos Neto
Especialista em Medicina do Trabalho pela Associação Nacional de Medicina do Trabalho (ANAMT). Especialista em Clínica Médica pela Universidade Federal do Estado de São Paulo (Unifesp). Coordenador do Núcleo Diretrizes pela Associação Nacional de Medicina do Trabalho (ANAMT). Conselheiro Científico pela Associação Paulista de Medicina do Trabalho (APMT).

Júlio César Fontana-Rosa
Especialista em Psiquiatria Clínica e Forense. Professor Doutor do Departamento de Medicina Legal, Bioética, Medicina do Trabalho e Medicina Física e Reabilitação da Faculdade de Medicina da Universidade de São Paulo (FMUSP). Doutor em Saúde Mental pela Universidade Estadual de Campinas (Unicamp). Perito Judicial.

Keilá Carvalho R. de Oliveira Piovesan Mendonça
Médica Especialista em Medicina do Trabalho pela Associação Nacional de Medicina do Trabalho (ANAMT) e Gestão da Saúde Corporativa. Ex-coordenadora do Serviço de Medicina do Trabalho do Hospital das Clínicas da Faculdade de Medicina da Universidade de São Paulo (HCFMUSP). Médica Consultora da Aon.

Kleber José do Prado Campos
Graduado em Medicina pela Universidade Federal de Mato Grosso (UFMT). Pós-graduado em Perícias Médicas pela Faculdade de Ciências Médicas da Santa Casa de São Paulo (FCMSCSP), em Medicina do Tráfego e Medicina do Trabalho pela Universidade de São Paulo (USP), em Higiene Ocupacional pela Escola Politécnica da Universidade de São Paulo (Poli-USP) e Médico Hiperbarista pela Sociedade Brasileira de Medicina Hiperbárica (SBMH). Professor Colaborador do Curso de Especialização em Medicina do Trabalho da Escola de Educação Permanente (EEP) do Hospital das Clínicas da Faculdade de Medicina da Universidade de São Paulo (HCFMUSP). Médico do Trabalho no Banco do Brasil e Médico Perito da Prefeitura do Município de São Paulo.

Leonardo Rigoleto Soares
Médico pela Faculdade de Medicina de São José do Rio Preto (FAMERP). Médico do Trabalho, especialista pela Residência em Medicina do Trabalho da Faculdade de Medicina da Universidade de São Paulo (FMUSP). Pós-graduado em Medicina Legal e Perícias Médicas pela Faculdade de Medicina da Universidade de São Paulo (FMUSP).

Luciano Pereira
Professor Doutor da Faculdade de Educação da Universidade Estadual de Campinas (Unicamp).

Ludmila Costhek Abílio
Pós-doutora em Economia pela Universidade de São Paulo (USP). Pesquisadora do Centro de Estudos Sindicais e do Trabalho da Universidade de Campinas (Cesit/Unicamp).

Luis Augusto Sales Lima Pilan
Diretor Médico da Mantris (Meridional Saúde). Médico com Especialização em Clínica Geral, Medicina do Trabalho e Promoção da Saúde pelo Hospital das Clínicas da Faculdade de Medicina da Universidade de São Paulo (HCFMUSP). MBA de Gestão Executiva em Saúde pelo Instituto de Ensino Superior em Negócios, Direito e Engenharia (Insper).

Mara Edwirges Rocha Gandara
Especialista em Otorrinolaringologia pela Sociedade Brasileira de Otorrinolaringologia (SBORL). Especialista em Medicina do Trabalho pela Associação Nacional de Medicina do Trabalho (ANMAT). Especialista em Audiologia pela Fundación General de la Universidad de Salamanca (Espanha). Coordenadora do Comitê das Doenças do Ouvido, Nariz e Garganta Relacionadas ao Trabalho da Associação Brasileira de Otorrinolaringologia e Cirurgia Cérvico-Facial (ABORL-CCF). Médica Assistente na Divisão de Otorrinolaringologia do Hospital das Clínicas da Faculdade de Medicina da Universidade de São Paulo (HCFMUSP) aprovada em concurso público. Coordenadora do Ambulatório de Saúde Auditiva Reouvir da Divisão de Clínica Otorrinolaringológica do HCFMUSP.

Marcelo Pustiglione
Graduado pela Faculdade de Ciências Médicas da Santa Casa de São Paulo (FCMSCSP). Pós-graduado em Medicina do Trabalho pela Fundação Jorge Duprat e Figueiredo (Fundacentro/FCMSC). Pós-graduado em Administração de Serviços de Saúde pela Escola de Administração de Empresas de São Paulo (FGV/PROAHSA). Livre-docente da Disciplina de Clínica Homeopática na Escola de Medicina e Cirurgia do Rio de Janeiro (UniRio). Professor Colaborador e Preceptor para os Cursos de Graduação e Pós-graduação em Medicina do Trabalho do Instituto Oscar Freire da Faculdade de Medicina da Universidade de São Paulo (FMUSP). Diretor Técnico de Serviço de Saúde do HCFMUSP. Médico do Trabalho da Divisão Técnica de Vigilância Sanitária no Trabalho da Secretaria de Estado da Saúde de São Paulo.

Marcos Henrique Mendanha
Médico do Trabalho. Especialista em Medicina Legal e Perícias Médicas. Advogado Especialista em Direito e Processo do Trabalho. Perito Judicial/Assistente Técnico junto ao Tribunal Regional do Trabalho (TRT-GO) e Tribunal Regional Federal (TRF-GO). Autor do livro *Medicina do Trabalho e Perícias Médicas – Aspectos Práticos (e Polêmicos)*. Coordenador do Centro Brasileiro de Pós-graduações (Cenbrap). Colunista da Revista *Proteção*. Mantenedor do *site* saudeocupacional.org.

Maria Carmen Marttinez
Enfermeira do Trabalho. Mestre em Saúde Ambiental, Doutora em Epidemiologia e Pós-doutorado em Saúde Ambiental pela Faculdade de Saúde Pública da Universidade de São Paulo (FSP-USP). Atua há mais de 30 anos na assistência, ensino, pesquisa e gestão nas áreas de Epidemiologia, Saúde Coletiva e Saúde do Trabalhador em instituições, como a Universidade Federal do Estado de São Paulo (Unifesp), Pontifícia Universidade Católica de São Paulo (PUC-SP), Grupo Villares, Fundação CESP e Hospital Samaritano.

Maria José Fernandes Gimenes
Professora Titular da Disciplina de Saúde Ocupacional do Centro Universitário FMABC (Faculdade de Medicina do ABC). Especialista em Otorrinolaringologia. Especialista em Medicina do Trabalho. Doutora em Ciências Médicas pela Faculdade de Medicina da Universidade de São Paulo (FMUSP). Professora Convidada no Curso de Especialização em Medicina do Trabalho da FMUSP. Coordenadora do Setor de Medicina do Trabalho do Instituto do Câncer do Estado de São Paulo (Icesp).

Mariana de Figueiredo da Silva Hafner
Médica Dermatologista. Assistente da Clínica de Dermatologia da Irmandade da Santa Casa de Misericórdia de São Paulo (ISCMS).

Mário Bonciani
Médico Especialista em Medicina do Trabalho pela Associação Nacional de Medicina do Trabalho (ANAMT). Auditor Fiscal do Trabalho aposentado do Ministério do Trabalho e Emprego (MTE). Ex-diretor do Departamento de Segurança e Saúde no Trabalho do MTE. Sócio Jubilado da ANAMT. Membro da International Commission on Occupational Health (ICOH). Diretor da Associação Paulista de Medicina do Trabalho (APMT). Diretor da Associação Brasileira de Saúde do Trabalhador e da Trabalhadora (ABRASTT). Coordenador da Área de Saúde do Trabalhador da Universidade Proteção. Conselheiro Editorial da Revista *Proteção*. Coordenador do Departamento de Saúde e Segurança do Trabalhador do Sindicato dos Trabalhadores Públicos da Saúde do Estado de São Paulo (SindSaúdeSP). Consultor em Segurança e Saúde no Trabalho.

Mario Jorge Tsuchyia
Perito Médico Federal da Subsecretaria de Perícias Médicas do Ministério da Economia. Médico Legista do Instituto Médico Legal de São Paulo (aposentado). Conselheiro do Conselho Regional de Medicina do Estado de São Paulo (CREMESP). Ex-professor de Medicina Legal no Centro Universitário FMABC (Faculdade de Medicina do ABC) e da Universidade de Santo Amaro (Unisa).

Nathalie Suzuki
Médica Dermatologista. Mestre em Ciências da Saúde pela Faculdade de Ciências Médicas da Santa Casa de São Paulo (FCMSCSP).

Páris Ali Ramadan
Doutor em Ciências pela Faculdade de Medicina da Universidade de São Paulo (FMUSP). Médico do Trabalho. Especialista em Medicina do Trabalho pela Associação Nacional de Medicina do Trabalho (ANAMT). Especialista em Clínica Médica pela Sociedade Brasileira de Clínica Médica – Associação Médica Brasileira (SBCM-AMB). Docente do Curso de Especialização em Medicina do Trabalho da Escola de Educação Permanente (EEP) do Hospital das Clínicas (HCFMUSP).

Paulo Rebelo
Graduado em Medicina pela Universidade Federal do Estado do Rio de Janeiro (UFRJ). Membro Titular da Academia Brasileira de Medicina de Reabilitação (ABMR). Especialista em Medicina do Trabalho. MBA em Gestão de Saúde pela Fundação Getulio Vargas (FGV). Doutor em Toxicologia e Análises Toxicológicas pela Universidade de São Paulo (USP).

Paulo Roberto Reis
Médico do Trabalho. Mestre em Ciência da Informação. Professor Convidado do Curso de Higiene da Universidade Federal da Bahia (UFBA).

Pedro Shiozawa
Doutor em Psiquiatria pela Faculdade de Ciências Médicas da Santa Casa de São Paulo (FCMSCSP). Professor Assistente do Departamento de Psiquiatria da FCMSCSP. Especialista em Pesquisa Clínica Aplicada pela Harvard Medical School (EUA).

Rafael Alves Cordeiro
Residência Médica em Clínica Médica e em Reumatologia pelo Hospital das Clínicas da Faculdade de Medicina da Universidade de São Paulo (HCFMUSP). Especialista em Reumatologia pela Sociedade Brasileira de Reumatologia (SBR) e em Densitometria Óssea pelo Colégio Brasileiro de Radiologia e Diagnóstico por Imagem (CBR). Pós-graduado em Medicina do Trabalho pela FMUSP. Doutorado em andamento pelo Programa de Ciências do Sistema Musculoesquelético da FMUSP.

Rafael Augusto Tamasauskas Torres
Médico pela Universidade Estadual de Campinas (Unicamp). Residência em Medicina do Trabalho pela Faculdade de Medicina da Universidade de São Paulo (FMUSP). Especialista em Perícias Médicas pela FMUSP. Especialista em Medicina do Tráfego (Curso de Especialização pela FMUSP e pela Associação Médica Brasileira [AMB]). Mestre em Ciências pela Faculdade de Saúde Pública (FSP) da USP. Gerente de Saúde e Segurança do Trabalho das Lojas Riachuelo. Professor Convidado do Curso de Pós-graduação em Medicina do Trabalho da FMUSP. Professor Convidado do Curso de Pós-graduação em Engenharia de Segurança do SENAC Jabaquara.

Raquel Aparecida Casarotto
Professora do Curso de Fisioterapia da Faculdade de Medicina da Universidade de São Paulo (FMUSP). Bacharel em Fisioterapia pela USP. Mestre em Ciências Morfofuncionais pelo Departamento de Anatomia do Instituto de Ciências Biomédicas da USP. Doutora em Reabilitação pelo Departamento de Ortopedia da Universidade Federal de São Paulo (Unifesp). Professora Associada da FMUSP.

René Mendes
Médico Graduado pela Escola Paulista de Medicina da Universidade Federal de São Paulo (EPM-Unifesp). Especialista em Saúde Pública pela Universidade de São Paulo (USP) e em Medicina do Trabalho (ANAMT). Mestre, Doutor e Livre-docente em Saúde Pública pela USP. Professor Titular Aposentado de Medicina Preventiva e Social da Universidade Federal de Minas Gerais (UFMG). Professor Sênior Associado da School of Public Health da Johns Hopkins University (JHSPH) (1983-2014). Pesquisador Colaborador do Instituto de Estudos Avançados/USP (2019-2021). Cinquenta anos de experiência profissional, havendo ocupado cargos de direção na Fundacentro, Ministério da Saúde, Ministério do Trabalho, Organização Pan-Americana de Saúde (OPAS/OMS) e Organização Internacional do Trabalho (OIT). Organizador e Autor Principal *do Tratado de Patologia do Trabalho* (três edições) e do *Dicionário de Saúde e Segurança do Trabalhador: Conceitos – Definições – História – Cultura*. Coordena o Movimento Social "Frente Ampla em Defesa da Saúde dos Trabalhadores" e está vinculado ao Instituto Saúde e Sociedade da Universidade Federal de São Paulo (ISS/Unifesp – Campus Baixada Santista).

Ricardo Baccarelli Carvalho
Especialista em Psiquiatria e Médico do Trabalho. Mestre em Psiquiatria pela Faculdade de Medicina da Universidade de São Paulo (FMUSP). Doutor em Saúde Pública pela Faculdade de Saúde Pública da Universidade de São Paulo (FSP-USP). Membro Fundador do Grupo de Saúde Mental e Psiquiatria do Trabalho (SAMPO) do Instituto de Psiquiatria do Hospital das Clínicas (HC) da FMUSP. Perito Judicial junto ao TRT-SP, TRF3 e JEF.

Rodrigo Diaz Olmos
Doutor em Medicina pela Faculdade de Medicina da Universidade de São Paulo (FMUSP). Professor do Departamento de Clínica Médica da FMUSP. Médico Assistente do Hospital Universitário da Universidade de São Paulo (HU-USP).

Rogério Muniz de Andrade
Médico pela Faculdade de Medicina de Marília (FAMEMA). Residência em Clínica Médica (SUS-SP). Especialização em Medicina do Trabalho pela Faculdade de Medicina da Universidade de São Paulo (FMUSP). Médico Chefe do Ambulatório de Doenças do Trabalho (Serviço de Saúde Ocupacional) do Hospital das Clínicas da Universidade de São Paulo (HCFMUSP). Professor Convidado da Pós-graduação em Medicina do Trabalho da FMUSP. Especialização em Educação na Saúde pela FMUSP.

Rosana Lazzarini
Médica Dermatologista. Assistente da Clínica de Dermatologia da Santa Casa de São Paulo. Mestre em Ciências da Saúde pela Universidade de São Paulo (USP).

Ubiratan de Paula Santos
Doutor em Pneumologia pela Faculdade de Medicina da Universidade de São Paulo (FMUSP). Médico Assistente responsável pelo Ambulatório de Doenças Respiratórias Ocupacionais e Ambientais e de Cessação de Tabagismo da Divisão de Pneumologia do Instituto do Coração (IC) do Hospital das Clínicas da Faculdade de Medicina da Universidade de São Paulo (HCFMUSP).

Victor Alexandre Percinio Gianvecchio
Mestre em Ciências da Saúde pela Faculdade de Ciências Médicas da Santa Casa de São Paulo (FCMSCSP). Doutor em Ciências pela Faculdade de Saúde Pública da Universidade de São Paulo (FSP-USP). Médico Legista do Instituto Médico Legal do Estado de São Paulo. Professor de Medicina Legal e Bioética da FCMSCS. Professor e Coordenador Técnico do Curso de Especialização em Medicina Legal e Perícias Médicas da FCMSCSP.

William Vaz Sousa
Médico pela Escola Paulista de Medicina da Universidade Federal de São Paulo (EPM-Unifesp). Residência Médica em Medicina do Trabalho pelo Hospital das Clínicas da Faculdade de Medicina da Universidade de São Paulo (HCFMUSP). Pós-graduação em Medicina Legal e Perícia Médica pelo Departamento de Medicina Legal, Ética Médica, Medicina Social e do Trabalho da Faculdade de Medicina da Universidade de São Paulo (FMUSP). Preceptor da Residência Médica em Medicina Legal e Medicina do Trabalho do Departamento de Medicina Legal, Ética Médica e Medicina Social e do Trabalho/HCFMUSP.

Apresentação da Série

A *Série Manual do Médico-Residente do Hospital das Clínicas da Faculdade de Medicina da Universidade de São Paulo (HCFMUSP)*, em parceria com a conceituada editora médica Atheneu, foi criada como uma das celebrações ao centenário da Faculdade de Medicina. Trata-se de uma justa homenagem à instituição e ao hospital onde a residência médica foi criada, em 1944. Desde então, a residência médica do HCFMUSP vem se ampliando e aprimorando, tornando-se um dos maiores e melhores programas de residência médica do país. Atualmente, os programas de residência médica dessa instituição abrangem quase todas as especialidades e áreas de atuação, totalizando cerca de 1.600 médicos-residentes em treinamento.

A despeito da grandeza dos programas de residência médica, há uma preocupação permanente da instituição com a qualidade do ensino, da pesquisa e da assistência prestada por nossos residentes. O HCFMUSP, o maior complexo hospitalar da América Latina, oferece um centro médico-hospitalar amplo, bem estruturado e moderno, com todos os recursos diagnósticos e terapêuticos para o treinamento adequado dos residentes. Além disso, os residentes contam permanentemente com médicos preceptores exclusivos, médicos-assistentes e docentes altamente capacitados para o ensino da prática médica.

Esta Série visa à difusão dos conhecimentos gerados na prática médica cotidiana e na assistência médica qualificada praticada pelos professores e assistentes nas diversas áreas do HCFMUSP.

Este *Manual do Médico-Residente de Medicina do Trabalho*, editado pelo Prof. Dr. Daniel Romero Muñoz, Professor Titular de Medicina do Trabalho, Medicina Legal e Bioética da FMUSP, se constitui em um manual prático e conciso, que homenageia a Medicina Legal e o próprio Instituto Oscar Freire, presentes na FMUSP desde o início do século passado. Entretanto, a residência médica em Medicina do Trabalho da FMUSP foi criada em 2004, tornando-se uma alternativa melhor para a formação de especialistas em Medicina do Trabalho, além dos tradicionais cursos de especialização. Os capítulos foram escritos por professores e renomados especialistas na área, cobrindo o programa ministrado aos residentes dessa especialidade em nossa instituição. O Manual aborda os aspectos éticos e legais da Medicina do Trabalho e Perícia Médica, a Patologia do Trabalho e a Promoção de Saúde do Trabalhador, a organização de serviços de saúde do trabalhador, e complementa fornecendo noções de estatística e epidemiologia para o Médico do Trabalho. Este primoroso Manual demonstra a excelência do programa de residência, bem como atesta a experiência prática dos professores e especialistas que o escreveram. Certamente, será muito útil aos residentes de Medicina do Trabalho, mas também a todos os médicos interessados na saúde do trabalhador.

O *Manual do Médico-Residente de Medicina do Trabalho* se constituirá em mais um grande êxito editorial, somando-se aos bem-sucedidos lançamentos anteriores desta exitosa *Série Manual do Médico-Residente do HCFMUSP*.

Jose Otavio Costa Auler Junior
Luis Yu
Coordenadores da Série

Prefácio

É com muita alegria e honra que recebi o convite do Prof. Dr. Daniel Romero Muñoz, para prefaciar o *Manual do Médico-Residente – Medicina do Trabalho*, obra coletiva da qual também participei em duas seções do livro.

Nesta condição de convidado para prefaciar esta excelente obra, gostaria de fazê-lo começando por salientar a importância da Residência Médica em Medicina do Trabalho, como alternativa – aliás, a melhor alternativa – para a obtenção do título de especialista nesta linda especialidade. Como se sabe, as normativas da Comissão Mista de Especialidades (CME), que harmonizaram as diretrizes e normativas do Conselho Federal de Medicina (CFM), da Associação Médica Brasileira (AMB) e da Comissão Nacional de Residência Médica (CNRM), desde o início do convênio, em 2002/2003 (Resolução CFM nº. 1.634/2002 e Resolução CFM nº. 1.666/2003, atualizada pela Resolução CFM nº. 2.221/2018), não apenas reconheceram a Medicina do Trabalho no rol das especialidades médicas – graças a um trabalho competente do qual tive a honra de participar –, mas também permitiram duas alternativas para o acesso ao título de especialista, como, aliás, para todas as especialidades reconhecidas.

No caso particular da Medicina do Trabalho – especialidade que exerço e ensino há exatos 50 anos –, trava-se um conflito, desde 1972, entre os que oferecem cursos de especialização (sempre com carga horária insuficiente, essencialmente teórica) e os que investem em programas de Residência Médica em Medicina do Trabalho. Acompanhei esse conflito desde a época de minha própria formação; depois, como Professor de Medicina do Trabalho na Universidade Estadual de Campinas (Unicamp) e na Universidade Federal de Minas Gerais (UFMG); mais tarde, como dirigente da Associação Nacional de Medicina do Trabalho (ANAMT), da qual fui Presidente, de 2001 a 2003 e de 2004 a 2007. Infelizmente, esse conflito continua existindo, agravado, de um lado, pela escassez de escrúpulos de muitas entidades que insistem em vender cursos claramente insuficientes e que burlam as diretivas supramencionadas, além de enganar centenas, aliás, milhares de médicos e médicas atraídos por suas facilidades, apesar de seu elevado custo. Por outro lado, essa pletora de oferta de cursinhos ruins corre junto com a observação de que poucas entidades sérias investem em programas idôneos de Residência Médica em Medicina do Trabalho, formando um círculo vicioso de argumentos para manter os males de origem de nossa especialidade, que produzem a falta de seu reconhecimento e respeito, tanto pelos pares de outras especialidades médicas como pelo "mercado", mas, e principalmente, pela sociedade e pela classe trabalhadora.

Portanto, a esta altura da história de 50 anos, é justo fazer um reconhecimento ao Departamento de Medicina Legal, Medicina Social e do Trabalho e Ética Médica da Faculdade de Medicina da Universidade de São Paulo (FMUSP), por estar apostando, desde 2004, em programas de Residência em Medicina do Trabalho, ao lado dos cursos de Especialização em Medicina do Trabalho.[1]

---

1 Veja-se, por exemplo, CAPO, Rui Manuel; ALMEIDA, José Wilson Rodrigues; ROCHA, Lys Esther. A Residência Médica em Medicina do Trabalho na Faculdade de Medicina da Universidade de São Paulo. *Revista de Medicina*, São Paulo, v. 90, n. 3, p. 108-121, jul-set. 2011.

Essa aposta e programa de Residência em Medicina do Trabalho na FMUSP a credenciou não apenas a dar o exemplo de um programa de elevada qualidade, mas também a socializar essa experiência e ampliar o alcance do programa, ao organizar um texto da *Série Manual do Médico-Residente*, direcionado – em princípio – aos médicos e médicas residentes de Medicina do Trabalho não apenas da FMUSP, como também de todos os demais programas no Brasil. Porém, pela suas amplitude e profundidade, o *Manual do Médico-Residente – Medicina do Trabalho* terá um público-alvo muito mais amplo, justamente constituído por milhares de médicos e médicas do trabalho que não tiveram a sorte ou a oportunidade de se qualificarem no programa de Residência Médica da FMUSP.

Esse meu prognóstico (e desejo) baseia-se, de um lado, na elevada qualidade do conteúdo deste Manual que prefacio; de outro, pelas riqueza e diversidade dos temas e pela qualificação dos autores e autoras, os quais conheço praticamente a todos. Mas também faço esse prognóstico por eu ser o organizador de outra obra muito conhecida – *Patologia do Trabalho* – a caminho de sua 4ª edição, que, pelo formato e pela profundidade dos temas, estava carecendo de uma "parceria" com outra obra, mais concisa e objetiva, que justamente é este *Manual do Médico-Residente – Medicina do Trabalho*.

Portanto, cumprimento os leitores e leitoras, estudiosos e estudiosas, residentes e não residentes de Medicina do Trabalho, enfim, médicos e médicas interessados e comprometidos com o campo da Saúde do Trabalhador, pelo privilégio de terem um Manual excelente, que traz consigo a "autoridade" dos autores e autoras que o escreveram, além da inegável "grife" da FMUSP.

Mas os cumprimentos vão também aos editores desta *Série Manual do Médico-Residente*, e principalmente ao meu colega e amigo Prof. Dr. Daniel Romero Muñoz, que teve a paciência e a determinação de não apenas organizar esta obra coletiva, mas também a de ser autor ou coautor de inúmeros capítulos.

Boa leitura, e viva a boa Medicina do Trabalho!

René Mendes
Professor Sênior do Instituto Saúde e Sociedade da Universidade Federal de São Paulo (Unifesp) – Baixada Santista.

Apresentação do Volume

O nascimento da Medicina do Trabalho, na Faculdade de Medicina da Universidade de São Paulo (FMUSP), foi fruto de um ideal perseguido pelos Professores Flamínio Fávero e Hilário Veiga de Carvalho, desde a década de 1940 do século passado, quando veio a lume a Consolidação das Leis do Trabalho (CLT): diminuir a incidência dos acidentes de trabalho e de moléstias profissionais, morbidades que eles detectavam nas perícias médicas realizadas no Instituto Oscar Freire. A criação da disciplina dessa área específica ampliou a atuação do então Departamento de Medicina Legal e Deontologia Médica.

Na década de 1970, a legislação obrigou as empresas com mais de 100 empregados a terem médico do trabalho. Houve, então, a necessidade de formação de médicos do trabalho e começaram a ser criados os Cursos de Especialização em Medicina do Trabalho, entre os quais o do Departamento de Medicina Legal, Bioética, Medicina do Trabalho e Medicina Física e Reabilitação da FMUSP. Esse curso foi a matriz que possibilitou, em 2004, a formação do Programa de Residência Médica em Medicina do Trabalho, visando formar profissionais altamente qualificados, etapa primordial no sentido de ampliar e concretizar o ideal dos professores supracitados. O curso de especialização, após o início da residência, foi aperfeiçoado e continuou a ser ministrado com a finalidade de dar formação teórica/doutrinária ao residente e ao pós-graduando.

Essa formação, porém, não pode prescindir de textos de excelência que guiem o especializando na melhor doutrina de Medicina do Trabalho, como é o tratado do Professor René Mendes, literatura essencial desse curso.

Havia, porém, uma solicitação habitual dos residentes para que o programa tivesse um texto sintético, para orientação de quem está começando na especialidade. Nesse sentido, o primeiro objetivo do presente Manual é atender esse anseio, tendo sido programado para trazer uma síntese dos assuntos abordados no curso de formação, fornecendo os elementos fundamentais de modo prático e sucinto, possibilitando, assim, uma revisão e análise abreviada de um determinado tema da Medicina do Trabalho.

No entanto, para o nosso contentamento, professores e especialistas de alto nível aceitaram o nosso convite para participar deste empreendimento, de modo que o aproveitamento de ensinamentos de outras escolas, altamente conceituadas, expandiu esse primeiro propósito do Manual e conferiu-lhe um valor ímpar ao acrescentar a notável experiência desses colegas.

Daniel Romero Muñoz
Coordenador do Volume

Sumário

SEÇÃO I
MEDICINA DO TRABALHO – ASPECTOS HISTÓRICOS E COMPETÊNCIAS
Coordenação: *Daniel Romero Muñoz*

1. Patologia do Trabalho – Aspectos Históricos, 3
   René Mendes

2. Definição e Campo de Atuação da Medicina do Trabalho e do Médico do Trabalho, 9
   Flávia Souza e Silva de Almeida
   Mário Bonciani

3. Anamnese Ocupacional, 15
   Clarissa Mari de Medeiros
   Eduardo Costa Sá

4. Instituições da Área de Saúde e do Trabalho, 23
   Eduardo Costa Sá
   Kleber José do Prado Campos
   William Vaz Sousa
   Arielle Anzai

SEÇÃO II
ÉTICA EM MEDICINA DO TRABALHO
Coordenação: *Daniel Romero Muñoz*

5. Introdução à Ética Médica e Bioética, 29
   Daniel Romero Muñoz

6. Código de Ética em Saúde Ocupacional – Saúde no Trabalho, 33
   René Mendes

7. Análise do Código de Ética Médica e de Pareceres do Conselho Federal de Medicina Relacionados à Medicina do Trabalho, 39
   Rafael Augusto Tamasauskas Torres

SEÇÃO III
SOCIOLOGIA, LEGISLAÇÃO, PREVIDÊNCIA SOCIAL E PERÍCIA MÉDICA
Coordenação: *Eduardo Costa Sá e Daniel Romero Munõz*

8. Sociologia Aplicada ao Trabalho – O Mundo do Trabalho e Suas Transformações, 47
Luciano Pereira
Ludmila Costhek Abílio

9. Convenções Internacionais Aplicadas à Saúde do Trabalhador, 55
Páris Ali Ramadan

10. A Evolução da Legislação Trabalhista e a Medicina do Trabalho, 61
Alexandre Muñoz

11. Políticas de Inclusão da Pessoa com Deficiência (PcD), 67
Paulo Rebelo
Daniela Bortman

12. Previdência Social – Conceitos de (In)capacidade, (In)aptidão e Tipos de Nexo Causal, 79
Mario Jorge Tsuchyia
Daniele Muñoz Gianvecchio
Eduardo Costa Sá

13. Previdência Social – Benefícios Previdenciários por Incapacidade e Sua Aplicabilidade, 85
Daniele Muñoz Gianvecchio
Eduardo Costa Sá
Mario Jorge Tsuchyia
Camila Rodrigues Bressane Cruz

14. O Limbo Previdenciário-Trabalhista, 91
Marcos Henrique Mendanha

15. Reabilitação Profissional no Instituto Nacional de Seguro Social, 97
Arquimedes Ramos

16. Retorno ao Trabalho e Readaptação ao Posto de Trabalho – Aplicabilidade e Implicações, 101
João Silvestre da Silva Junior

17. Perícia Médica, 107
Victor Alexandre Percinio Gianvecchio
Daniele Muñoz Gianvecchio
Daniele Pimentel Maciel
Daniel Romero Muñoz

SEÇÃO IV
ERGONOMIA APLICADA À SAÚDE DO TRABALHADOR
Coordenação: *Gisele Mussi* e *Daniel Romero Muñoz*

18. Introdução à Ergonomia, 115
Gisele Mussi
Alexander Buarque Costa Cardoso

19. Biomecânica Ocupacional Aplicada à Saúde Musculoesquelética do Trabalhador, 119
Ana Paula Ribeiro
Raquel Aparecida Casarotto
Gisele Mussi
Páris Ali Ramadan

20. Tópicos em Ergonomia, 131
Raquel Aparecida Casarotto
Gisele Mussi

21. Norma Regulamentadora n. 17, 141
Alexander Buarque Costa Cardoso

22. Trabalho em Turnos e Noturno, 149
Elaine Cristina Marqueze
Frida Marina Fischer

SEÇÃO V
NOÇÕES BÁSICAS DE BIOESTATÍSTICA E EPIDEMIOLOGIA PARA O MÉDICO DO TRABALHO
Coordenação: *Fernando Akio Mariya* e *Daniel Romero Muñoz*

23. Noções de Bioestatística, 155
Rogério Muniz de Andrade

24. Epidemiologia Ocupacional – Princípios, 167
Fernando Akio Mariya

25. Estudos Epidemiológicos Usados na Saúde do Trabalhador, 173
José Domingos Neto
Eduardo Myung

26. Epidemiologia Ocupacional – Indicadores e Sistemas Informatizados, 185
Fernando Akio Mariya

SEÇÃO VI
PATOLOGIA DO TRABALHO
Coordenação: *Kleber José do Prado Campos* e *Daniel Romero Muñoz*

27. Higiene Ocupacional e Saúde, 193
Kleber José do Prado Campos

28. Agentes de Risco Físico – Conceitos Fundamentais, 199
Kleber José do Prado Campos

29. Ruído Ocupacional, 201
Kleber José do Prado Campos

30. Doenças da Orelha, Nariz e Garganta Relacionadas ao Trabalho, 207
Maria José Fernandes Gimenes
Mara Edwirges Rocha Gandara

31. Temperaturas Extremas e Seus Efeitos sobre a Saúde, 219
Kleber José do Prado Campos

32. Alterações na Pressão Atmosférica e a Saúde dos Trabalhadores, 231
Eduardo Vinhaes

33. Vibrações e Seus Efeitos na Saúde dos Trabalhadores, 243
Kleber José do Prado Campos

34. Efeitos Biológicos das Radiações Ionizantes e Não Ionizantes, 255
Kleber José do Prado Campos

35. Agentes de Risco Químico – Conceitos Básicos em Toxicologia Ocupacional, 269
Kleber José do Prado Campos

36. Doenças Respiratórias Ocupacionais, 281
Ubiratan de Paula Santos
Jefferson Benedito de Freitas
Eduardo Algranti

37. Dermatoses Ocupacionais, 295
Rosana Lazzarini
Nathalie Suzuki
Mariana de Figueiredo da Silva Hafner

38. Patologia dos Agentes Biológicos e Patologia dos Trabalhadores de Serviços de Saúde, 305
Marcelo Pustiglione

39. Transtornos Mentais Relacionados ao Trabalho, 311
Júlio César Fontana-Rosa
Duílio Antéro de Camargo
Ricardo Baccarelli Carvalho
Pedro Shiozawa

40. Envelhecimento e Trabalho, 317
Maria Carmen Marttinez
Frida Marina Fischer

41. Doenças Infectocontagiosas e a Saúde do Trabalhador, 321
Marcelo Pustiglione

42. Gestão do Risco Ocupacional no Trabalho Rural, 327
Marcelo Pustiglione

43. Semiologia do Aparelho Locomotor – Avaliação dos Distúrbios Osteomusculares mais Frequentes na Prática da Medicina do Trabalho, 335
Rafael Alves Cordeiro
Eduardo Costa Sá

SEÇÃO VII
ADMINISTRAÇÃO E PLANEJAMENTO DE SERVIÇOS DE SAÚDE E SEGURANÇA NO TRABALHO
Coordenação: Rogério Muniz de Andrade e Daniel Romero Muñoz

44. Bases da Administração e Sua Aplicabilidade na Saúde do Trabalhador, 349
Leonardo Rigoleto Soares

45. Principais Ferramentas Utilizadas na Administração Aplicadas à Saúde do Trabalhador, 355
Leonardo Rigoleto Soares

46. Planejamento e Cálculo de Custos Aplicados à Saúde do Trabalhador, 363
Leonardo Rigoleto Soares

47. O Médico do Trabalho nas Empresas e a Sua Interface com as Outras Áreas, 369
Luis Augusto Sales Lima Pilan
Keilá Carvalho R. de Oliveira Piovesan Mendonça

48. Programa de Controle Médico em Saúde Ocupacional (PCMSO), 377
Rogério Muniz de Andrade

49. Saúde Ambiental e os Processos Produtivos, 385
Alexandre de Lima Santos

SEÇÃO VIII
PRINCÍPIOS BÁSICOS EM PROMOÇÃO DA SAÚDE
Coordenação: *Páris Ali Ramadan e Daniel Romero Muñoz*

50. Conceitos Básicos em Promoção da Saúde, 403
Páris Ali Ramadan

51. Evidências Científicas em Promoção da Saúde, 409
Angela Cristina Yano
Hellen Pimentel Ferreira

52. Consulta de Promoção da Saúde, 421
Alfredo Almeida Pina-Oliveira
Angela Cristina Yano

53. Princípios Básicos dos Exames de Rastreamento, Sobrediagnóstico e Prevenção Quaternária, 431
Rodrigo Diaz Olmos

54. Instrumentos e Questionários para Rastreamento de Fatores de Riscos e Doenças, 439
Angela Cristina Yano
Hellen Pimentel Ferreira

55. Gestão da Informação em Saúde, 453
Eduardo Ferreira Arantes
Paulo Roberto Reis

56. Elementos Essenciais para os Programas de Promoção da Saúde e Qualidade de Vida nas Empresas, 465
Alberto José Niituma Ogata

57. Programa de Imunização em Trabalhadores e Controle de Doenças Infectocontagiosas no Ambiente de Trabalho, 473
Marcelo Pustiglione

Índice remissivo, 481

Seção I

Medicina do Trabalho
Aspectos Históricos e Competências

Coordenação

Daniel Romero Muñoz

Capítulo 1
Patologia do Trabalho
Aspectos Históricos

René Mendes

Introdução

Todos os médicos e médicas, independentemente de sua especialidade, defrontam-se, diariamente, com homens e mulheres cujo estado de saúde está relacionado com o trabalho, seja nas suas "causas" (determinantes), seja nos impactos dos adoecimentos sobre a vida e a capacidade de trabalho dos e das pacientes. Para os médicos e médicas que exercem a Medicina do Trabalho como especialidade médica, a presença do mundo do trabalho em seu raciocínio clínico-individual e epidemiológico-coletivo deve estar – com certeza – em patamares muito mais elevados, pois este é o cerne de nossa especialidade. Seja atuando na melhoria das condições e ambientes de trabalho; seja detectando precocemente desvios de saúde relacionados ao trabalho; seja realizando diagnósticos bem fundamentados de doenças relacionadas ao trabalho; seja avaliando graus de incapacidade para fins previdenciários ou indenizatórios. Para tanto, é necessário que ele ou ela dominem as questões de Patologia do Trabalho, sobretudo as resultantes ou associadas às novas morfologias do trabalho contemporâneo. Sua *expertise* é necessária não apenas para o ato médico, propriamente dito, mas para orientar a investigação de causas, direcionar as medidas de prevenção e, muito especialmente, para orientar pacientes sobre seus direitos trabalhistas e previdenciários decorrentes do diagnóstico de doenças relacionadas ao trabalho.

Este capítulo tem o propósito de introduzir as questões de Patologia do Trabalho por meio de breves pinceladas de sua história e dos principais conceitos que foram construídos, os quais, necessariamente, incluem aspectos formais, administrativos e legais, de natureza universal, mas também aqueles que têm formatações brasileiras.

Doenças dos trabalhadores – contribuições de Bernardino Ramazzini (1633-1714)

Para quem pretende estudar a Patologia do Trabalho, necessariamente, deverá começar pelas contribuições do médico italiano Bernardino Ramazzini (1633-1714). Rotulado como o suposto "Pai da Medicina do Trabalho", não foi, mais propriamente dito, um "médico do trabalho", e sim um "médico", um *grande* médico, um brilhante Professor de Medicina nas Universidades de Modena, Padova (Pádua) e Veneza. Ele foi, sim, a partir de 1690, o mais ousado e prolífero estudioso das "doenças dos trabalhadores", tema que o levou a publicar, em 1700, a famosa obra *De Morbis Artificum Diatriba*, traduzida ao Português, pelo médico do trabalho baiano Raimundo Estrela (1911-2000), sob o título *As Doenças dos Trabalhadores* (RAMAZZINI, 2016).

Tão importantes quanto o seu livro imortal, foram as suas contribuições metodológicas para desvelar o adoecimento relacionado ao trabalho, e que ora aqui são resgatadas, a fim de que médicos e médicas da atualidade se qualifiquem nesta tarefa fundamental. E mais: aprendam, também, a estabelecer nexo causal entre adoecimento e trabalho, ou a descartá-lo, se esgotadas as etapas metodológicas ensinadas por Ramazzini.

Com efeito, à abordagem clínico-individual, cujos fundamentos foram ensinados por Hipócrates (460-375 a.C.), Ramazzini agregou a prática da **história** ou **anamnese ocupacional**. Assim, ensinou ele:

> um médico que atende um doente deve informar-se de muita coisa a seu respeito pelo próprio e por seus acompanhantes (...). A estas interrogações devia acrescentar-se outra: "e que arte exerce?". Tal pergunta considero oportuno e mesmo necessário lembrar ao médico que trata um homem do povo, que dela se vale chegar às causas ocasionais do mal, a qual quase nunca é posta em prática, ainda que o médico a conheça. Entretanto, se a houvesse observado, poderia obter uma cura mais feliz. (RAMAZZINI, 2016 – Prefácio)

Ampliando a abordagem clínico-individual, Ramazzini introduziu, também, a **análise coletiva** ou **epidemiológica**, categorizando-a segundo *ocupação* ou *profissão* – aproximadamente 55 –, o que lhe permitiu construir e analisar "perfis epidemiológicos" de adoecimento, incapacidade ou morte, como até então não feitos. Com justiça, portanto, Ramazzini é também respeitado pela Epidemiologia, por haver introduzido esta categoria de análise, no estudo da distribuição da doença.

Os passos de abordagem utilizados e ensinados por Ramazzini incluem **visitas ao local de trabalho e entrevistas com trabalhadores**. Aliás, foi o impacto da observação do trabalho e o da conversa com um trabalhador que levou Ramazzini a se dedicar ao tema das doenças dos trabalhadores, como o fez.

Mais tarde, com a sistematização de seus estudos sobre as doenças dos trabalhadores, Ramazzini pode afirmar com a autoridade dos verdadeiros mestres:

> Eu, quanto pude, fiz o que estava ao meu alcance, e não me considerei diminuído visitando, de quando em quando, sujas oficinas a fim de observar segredos da arte mecânica. (...) Das oficinas dos artífices, portanto, que são antes escolas de onde saí mais instruído, tudo fiz para descobrir o que melhor poderia satisfazer o paladar dos curiosos, mas, sobretudo, o que é mais importante, saber aquilo que se pode sugerir

> de prescrições médicas preventivas ou curativas, contra as doenças dos operários. (RAMAZZINI, 2016 – Prefácio)

Uma área em que Ramazzini deixou sua indelével contribuição foi a da **sistematização e classificação das doenças segundo a natureza e o grau de nexo com o trabalho**. Com efeito, ao descrever as "doenças dos mineiros" (capítulo I de seu livro), Ramazzini entendeu que:

> ... o múltiplo e variado campo semeado de doenças para aqueles que necessitam ganhar salário e, portanto, terão de sofrer males terríveis em consequência do ofício que exercem, prolifera, (...) devido a duas causas principais: a primeira, e a mais importante, é a natureza nociva da substância manipulada, o que pode produzir doenças especiais pelas exalações danosas, e poeiras irritantes que afetam o organismo humano; a segunda é a violência que se faz à estrutura natural da máquina vital, com posições forçadas e inadequadas do corpo, o que pouco a pouco pode produzir grave enfermidade. (RAMAZZINI, 2016, p. 29)

A propósito das "doenças dos que trabalham em pé" (capítulo XXIX de seu livro), assim se expressa Ramazzini:

> ... até agora falei daqueles artífices que contraem doenças em virtude da nocividade da matéria manipulada; agrada-me, aqui, tratar de outros operários que por outras causas, como sejam a posição dos membros, dos movimentos corporais inadequados, que, enquanto trabalham, apresentam distúrbios mórbidos, tais como os operários que passam o dia de pé, sentados, inclinados, encurvados, correndo, andando a cavalo ou fatigando seu corpo por qualquer outra forma. (RAMAZZINI, 2016, p. 169)

De fato, deste critério de classificação empírica utilizado por Ramazzini, é possível pinçar as bases para uma sistematização da Patologia do Trabalho, em que, no primeiro grupo, estariam as "doenças profissionais" ou as "tecnopatias", e, no segundo, as "doenças adquiridas pelas condições especiais em que o trabalho é realizado", ou as "mesopatias" – classificação até hoje utilizada para fins médico-legais e previdenciários em muitos países, inclusive no Brasil.

Doenças relacionadas com o trabalho – contribuições da OMS, OIT e Richard Schilling (1911-1997)

Doença relacionada **ao** trabalho (ou **com** o trabalho) é um conceito abrangente e relativamente impreciso, que abriga em seu interior toda e qualquer doença causada, provocada, agravada ou desencadeada pelo trabalho, seja este conceituado como *processo de trabalho, ambiente de trabalho, condição de trabalho, exposição ocupacional, ocupação, profissão* ou outro entendimento similar. Estão abrigadas sob este conceito "guarda-chuva" as doenças de etiologia multifatorial, nas quais o trabalho (nas distintas formas de conceituá-lo) pode se constituir em *fator de risco* contributivo ou determinante na etiologia da referida doença, ainda que não se possa, necessariamente, mensurar a fração ou a magnitude de sua contribuição, nem se conheça, exatamente, o mecanismo de ação.

Em âmbito internacional, o conceito de "doença relacionada ao trabalho" é utilizado pela Organização Mundial da Saúde (OMS) desde 1985 e abriga pelo menos três situações distintas vinculadas ao trabalho, ou sejam:

i. causando **doenças profissionais** decorrentes de exposições específicas químicas, físicas ou biológicas;
ii. promovendo o **agravamento de doenças existentes**, de origem não ocupacional;
iii. constituindo-se em um **fator de risco** de doenças de etiologia múltipla. (OMS, 1985)

Por outro lado, a Organização Internacional do Trabalho (OIT) vem admitindo, em seus documentos e em sua "lista" de 2010, pelo menos duas situações distintas. Uma primeira, em que o nexo de causalidade deva ser estabelecido em bases clínicas e individuais; uma segunda, em que o nexo de causalidade possa ser estabelecido em bases coletivas, com recursos da Epidemiologia, isto é, validando a utilização do "nexo epidemiológico".

No contexto internacional, e além da OMS e da OIT, pode ser citado um dos autores que primeiro utilizaram o conceito de "doenças relacionadas ao trabalho" (*work related diseases*), o Prof. Richard Schilling (1911-1997), do Reino Unido, o qual também assessorou a OMS na reunião do Comitê de Especialistas, responsável pelo documento publicado em 1985.

Schilling não apenas defendia a ampliação do conceito de "doença profissional" para "doença relacionada ao trabalho", como propôs uma classificação que sistematiza as principais possibilidades de associação causal entre trabalho e doença, agrupando-as em três categorias, a saber:

» **Grupo I**: doenças em que **o trabalho é causa necessária**, tipificadas pelas "doenças profissionais", *stricto sensu*, e pelas intoxicações profissionais agudas.
» **Grupo II:** doenças em que **o trabalho pode ser um fator de risco**, contributivo, mas não necessário, exemplificadas por todas as doenças "comuns", mais frequentes ou mais precoces em determinados grupos ocupacionais, sendo que, portanto, o nexo causal é de natureza eminentemente epidemiológica. A hipertensão arterial e as neoplasias malignas (cânceres), em determinados grupos ocupacionais ou profissões, constituem exemplo típico.
» **Grupo III**: doenças em que **o trabalho é provocador ou desencadeante de um distúrbio latente**, ou **agravador de doença já estabelecida ou preexistente**, ou seja, **concausa**, tipificadas pelas doenças alérgicas de pele e respiratórias e pelos distúrbios mentais, em determinados grupos ocupacionais ou profissões.

Schilling reconhece que, por vezes, pode ser extremamente difícil estabelecer a distinção entre doenças causadas pelo trabalho e aquelas agravadas por ele, especialmente para fins médico-legais vinculados à prestação de benefícios do seguro. Sua preocupação, porém, está mais voltada às questões de prevenção e controle, para as quais utiliza, inclusive, a classificação por ele mesmo formulada (SCHILLING, 1984).

Breve panorâmica sobre os conceitos de uso no Brasil

Na perspectiva legal do Brasil, utilizam-se os conceitos de **doença profissional** e de **doença do trabalho**, segundo a Lei n. 8.213/91. Assim como a "doença profissional", a "doença do trabalho" deve, também, constar em "relação elaborada pelo Ministério do Trabalho e da Previdência Social" (BRASIL, 1991).

Contudo, o Ministério da Saúde, desde a Lei n. 8.080, de 1990, tem a competência legal e prerrogativa de elaborar as referidas listas ou relações, pois assim estabelece o parágrafo 3º, inciso VII, artigo 6º da referida lei, no tocante às obrigações do Sistema Único de Saúde (SUS): "revisão periódica da listagem oficial de doenças originadas no processo de trabalho, tendo na sua elaboração a colaboração das entidades sindicais". Na Lei da Saúde, a denominação é um tanto distinta, mas extremamente clara (BRASIL, 1990).

Com efeito, a elaboração da lista (ou das listas) deu-se em 1999, havendo sido publicada pela Portaria do Ministro da Saúde n. 1.339/GM/1999. Em seu preâmbulo, é explicado que a lista passaria a ser "referência dos agravos originados no processo de trabalho no Sistema Único de Saúde, **para uso clínico e epidemiológico**". Denominada "Lista das Doenças Relacionadas ao Trabalho" (contendo as "doenças profissionais, *stricto sensu*, "doenças do trabalho"), ela também é adotada no âmbito da Previdência Social, segundo o Decreto n. 3.048/99 (modificado pelo Decreto n. 6.957/2009). Enquanto as listas no âmbito da Saúde servem para orientar **decisões clínicas**, **raciocínios epidemiológicos** e **ações de promoção**, **prevenção e vigilância** da saúde de todos os trabalhadores e de todas as trabalhadoras, na Previdência Social, as listas A e B servem como subsídio para a caracterização da natureza "acidentária" **do benefício por incapacidade a trabalhadores segurados**, quando devido. No âmbito previdenciário, as listas A e B são complementadas pela Lista C (Nexo Técnico Epidemiológico Previdenciário – NTEP) (BRASIL, 1991; BRASIL, 1999; BRASIL, 2006; BRASIL, 2009).

Referências bibliográficas

BRASIL. Lei n. 8.080, de 19 de setembro de 1990. Dispõe sobre as condições para a promoção, proteção e recuperação da saúde, a organização e o funcionamento dos serviços correspondentes e dá outras providências. Disponível em: http://www.planalto.gov.br/ccivil_03/leis/l8080.htm. Acesso em: 12.06.2019.

BRASIL. Decreto n. 3.048, de 6 de maio de 1999. Aprova o regulamento da previdência social e dá outras providências. Disponível em: http://www.planalto.gov.br/ccivil_03/decreto/D3048.htm#art202a%C2%A71. Acesso em: 12.06.2019.

BRASIL. Ministério da Saúde, Departamento de Ações Programáticas Estratégicas. Lista de doenças relacionadas ao trabalho – Portaria n. 1.339/GM, de 18 de novembro de 1999. Brasília: Ministério da Saúde, 2000. Disponível em: http://bvsms.saude.gov.br/bvs/saudelegis/gm/1999/prt1339_18_11_1999.html. Acesso em: 12.06.2019.

BRASIL. Ministério da Saúde; Organização Pan-Americana da Saúde no Brasil. *Doenças relacionadas ao trabalho*: manual de procedimentos para os serviços de saúde. DIAS, Elizabeth Costa; ALMEIDA, Ildeberto Muniz et al. (org.). Brasília: Ministério da Saúde; Organização Pan-Americana da Saúde no Brasil, 2001. Disponível em: http://bvsms.saude.gov.br/bvs/publicacoes/doencas_relacionadas_trabalho1.pdf. Acesso em: 12.06.2019.

BRASIL. Lei n. 11.430, de 26 de dezembro de 2006. Altera as Leis ns. 8.213, de 24 de julho de 1991 e 9.796, de 5 de maio de 1999. Disponível em: http://www.planalto.gov.br/ccivil_03/_Ato2004-2006/2006/Lei/L11430.htm#art1. Acesso em: 12.06.2019.

BRASIL. Decreto n. 6.957, de 9 de setembro de 2009. Altera o regulamento da previdência social aprovado pelo Decreto n. 3.048, de 6 de maio de 1999, no tocante à aplicação, acompanhamento e avaliação do Fator Acidentário de Prevenção (FAP). Disponível em: http://www.planalto.gov.br/ccivil_03/_Ato2007-2010/2009/Decreto/D6957.htm#art2. Acesso em: 12.06.2019.

MENDES, René. Conceito de adoecimento relacionado ao trabalho e sua taxonomia. In: MENDES, René (org.). *Patologia do trabalho*. 3. ed. Rio de Janeiro: Atheneu, 2013. p. 137-84.

ORGANIZACIÓN INTERNACIONAL DEL TRABAJO (OIT). *Identificación y reconocimiento de las enfermedades profesionales*: criterios para incluir enfermedades en la lista de enfermedades profesionales de la OIT. Ginebra: OIT, 2009.

ORGANIZACIÓN INTERNACIONAL DEL TRABAJO (OIT). Lista de enfermedades profesionales (revisada en 2010). In: *Identificación y reconocimiento de las enfermedades profesionales*: criterios para incluir enfermedades en la lista de enfermedades profesionales de 1º OIT. Ginebra: OIT, 2010. (Serie Seguridad y Salud en el Trabajo, n. 74).

ORGANIZACIÓN MUNDIAL DE LA SALUD (OMS). *Identificación de enfermedades relacionadas con el trabajo y medidas para combatirlas*. Ginebra: OMS, 1985. (Serie Informes Técnicos, n. 714).

RAMAZZINI, Bernardino. *As doenças dos trabalhadores* (*De morbis artificum diatriba*, 1700). 4. ed. Trad. de Raimundo Estrêla. São Paulo: Fundacentro, 2016. Disponível em: http://www.fundacentro.gov.br/biblioteca/biblioteca-digital/publicacao/detalhe/2016/6/as-doencas-dos-trabalhadores. Acesso em: 12.06.2019.

SCHILLING, RS. More effective prevention in occupational health practice? *Journal of the Society of Occupational Medicine*, v. 39, p. 71-9, 1984.

Capítulo 2
Definição e Campo de Atuação da Medicina do Trabalho e do Médico do Trabalho

Flávia Souza e Silva de Almeida
Mário Bonciani

Histórico

Os primeiros registros relacionados com saúde, trabalho e doença datam desde 1500 a.C., em papiros egípcios e na civilização greco-romana. O tema foi também abordado por Hipócrates, o pai da Medicina. Coube ao médico e professor de *Medicina* na *Universidade de Pádua*, Bernardino Ramazzin (considerado o pai da Medicina do Trabalho) a mais importante contribuição à especialidade. Em 1700, produziu trabalho pioneiro e base da medicina ocupacional, *De Morbis Artificum Diatriba*, que relacionava os riscos à saúde ocasionados por produtos químicos, poeira, metais e outros agentes encontrados em trabalhadores de 52 ocupações. No entanto, o termo "Medicina do Trabalho" foi inaugurado em 1830, por Robert Baker, o primeiro médico a aconselhar o empregador a criar um serviço médico dentro de sua fábrica (LA-ROTTA et al., 2019).

A Medicina do Trabalho refere-se, então, a uma especialidade médica, que seria futuramente assim reconhecida, a qual lida com as relações entre homens e mulheres trabalhadores e seu trabalho, visando a prevenção de acidentes e de doenças relacionados ao trabalho, como também a promoção de saúde e a qualidade de vida (MENDES et al., 2018).

No entanto, pelo fato de esta especialidade apresentar particularidades, avançaremos um pouco mais além da simples discussão da Medicina do Trabalho como especialidade médica, pois, pensando em uma atuação que envolve o indivíduo como um todo e tem uma necessidade multiprofissional, iniciamos um percurso da nomeação de uma área que vem sofrendo constantes modificações. Desta forma, sucintamente destacamos que o termo "Medicina do Trabalho" se refere à atuação de um profissional, o médico, e em sua nomenclatura está ausente o sujeito assalariado, o trabalhador (LA-ROTTA et al., 2019).

Este termo é consolidado e institucionalizado no início da segunda metade do século XX, a partir da Recomendação da Organização Internacional do Trabalho (OIT) sobre "Serviços de Medicina do Trabalho". Na redação do material, é destacada a atuação multiprofissional do médico do trabalho, articulando suas ações aos conhecimentos e às habilidades de outros profissionais. Constitui-se, então, em uma equipe composta por especialistas em Saúde Ocupacional, que visam a intervenção sobre os problemas de saúde ocasionados pelo processo produtivo, pela ocupação.

O enfoque é ainda na ocupação em determinado espaço, e não no sujeito trabalhador. Nesta mesma linha, ganha força outra nomenclatura, "Segurança e Saúde do Trabalho", pela inclusão destes outros profissionais, da engenharia, ergonomia e higiene do trabalho (LA-ROTTA et al., 2019).

Os termos "Saúde Ocupacional" e "Saúde e Segurança no Trabalho" foram insuficientes, relacionados à desarticulação das ações de melhorias de condições, dificultadas por lutas corporativas, que resultaram na manutenção do elevado número de acidentes do trabalho, além dos complexos cenários políticos e sociais (MENDES e DIAS, 1991; LA-ROTTA et al., 2019).

Caminhamos, assim, para a inclusão do trabalhador como protagonista do seu próprio cuidado e de sua própria saúde, cuidado este em que o trabalhador detém o saber sobre o processo produtivo que o conscientizará quanto aos agravos que podem acometê-lo, além de ser capaz de pensar em como adequar o trabalho ao homem e não ao lucro (LA-ROTTA et al., 2019). Chegamos, então, à nomenclatura "Saúde do Trabalhador", que continua ainda a concorrer com os demais termos, mas que amplia a atuação dos profissionais desta área, inclusive do médico do trabalho.

A especialidade Medicina do Trabalho foi reconhecida pelo Conselho Federal de Medicina (CFM), por meio da Resolução CFM n. 1.634/2002, determinando o fornecimento do título de especialista pela Associação Nacional de Medicina do Trabalho. Esta associação propôs a residência médica como mecanismo de formação deste especialista (CNRM, 05/2002).

Vale ressaltar que antes destas Resoluções, a formação em Medicina do Trabalho poderia ser feita por intermédio da Residência em Medicina Preventiva optando-se para a área de Medicina do Trabalho, considerando-se ainda a outra via de formação pelos cursos de pós-graduação em Medicina do Trabalho.

No Brasil, o desenvolvimento da Medicina do Trabalho teve estreita relação com a legislação de Segurança e Saúde no Trabalho (SST). Em 1967, no início do regime militar, a partir do conhecimento dos altos índices de ocorrência de acidentes do trabalho, com o objetivo de se construir um arcabouço legal de sustentação da política para a área, o governo consolida a legislação de SST, a partir da alteração do Capítulo V, Título II, da Consolidação das Leis do Trabalho (CLT) – Segurança e Higiene do Trabalho (Lei n. 229/67). Na respectiva redação, ficou determinada a responsabilidade do Ministério do Trabalho, Indústria e Comércio (MTIC) como a instância nacional para o estabelecimento de normas aplicáveis à higiene e à segurança do trabalho.

Na sequência de construção do arcabouço legal da área, em 1978, o Ministério do Trabalho publica a Portaria n. 3.214, regulamentando os artigos 154 a 201 da CLT e criando as primeiras 28 Normas Regulamentadoras (NR). As normas tinham como objetivo atender aos apelos internacionais para que o Brasil adotasse medidas protetivas para preservar a saúde, a integridade e a vida dos trabalhadores. Entre as NR, duas ganham grande significância:

» **NR-04:** serviço especializado em Engenharia de Segurança e em Medicina do Trabalho (SESMT), determinando a obrigatoriedade de contratação de médicos do trabalho (entre outros profissionais), de acordo com o tamanho e risco das empresas; e

» **NR-07:** exames médicos tornando obrigatória a realização dos exames pré-admissionais, periódicos e demissionais pelas empresas.

Novo salto qualitativo da especialidade efetivou-se em 1996 com a mudança da NR-7. O novo texto determinou a obrigatoriedade do "Programa de Controle Médico de Saúde Ocupacional" (PCMSO), integralmente custeado pelas empresas, tendo como coordenador um médico do trabalho.

A implantação do PCMSO foi um marco para o exercício da Medicina do Trabalho. Conceitos novos como planejamento, promoção da saúde, instrumental clínico epidemiológico, entre outros, foram determinantes para um salto qualitativo para a especialidade. A ampliação do mercado de trabalho também foi significativa e vários médicos do trabalho criaram empresas de consultoria para o setor empresarial, desenvolvendo um segmento econômico novo: as empresas prestadoras de serviços em SST.

Atribuições da medicina do trabalho

Considerando-se os aspectos que se relacionam à especialidade de Medicina do Trabalho, sua atuação se realiza nos âmbitos individual e coletivo para melhoria contínua das condições de saúde, interação saudável entre as pessoas e estas com seu ambiente social e trabalho (MENDES et al., 2018).

No plano Internacional, a Convenção n. 161 da OIT (promulgada no Brasil em 1991) trata especificamente dos serviços de saúde do trabalho. Na sua redação, destacamos alguns itens fundamentais para o exercício da Medicina do Trabalho e que, por tratar-se de Convenção Internacional promulgada no Brasil, têm hierarquia legal supraconstitucional.

No artigo 5º, a Convenção define as funções do Serviço:

> Sem prejuízo da responsabilidade de cada empregador a respeito da saúde e da segurança dos trabalhadores que emprega, e tendo na devida conta a necessidade de participação dos trabalhadores em matéria de segurança e saúde no trabalho, os serviços de saúde no trabalho devem assegurar as funções, dentre as seguintes, que sejam adequadas e ajustadas aos riscos da empresa com relação à saúde no trabalho:
>
> a) identificar e avaliar os riscos para a saúde, presentes nos locais de trabalho;
>
> b) vigiar os fatores do meio de trabalho e as práticas de trabalho que possam afetar a saúde dos trabalhadores, inclusive as instalações sanitárias, as cantinas e as áreas de habitação, sempre que esses equipamentos sejam fornecidos pelo empregador;
>
> c) prestar assessoria quanto ao planejamento e à organização do trabalho, inclusive sobre a concepção dos locais de trabalho, a escolha, a manutenção e o estado das máquinas e dos equipamentos, bem como sobre o material utilizado no trabalho;
>
> d) participar da elaboração de programa de melhoria das práticas de trabalho, bem como dos testes e da avaliação de novos equipamentos no que concerne aos aspectos da saúde;
>
> e) prestar assessoria nas áreas da saúde, da segurança e da higiene no trabalho, da ergonomia e, também, no que concerne aos equipamentos de proteção individual e coletiva;
>
> f) acompanhar a saúde dos trabalhadores em relação com o trabalho;
>
> g) promover a adaptação do trabalho aos trabalhadores;

h) contribuir para as medidas de readaptação profissional;

i) colaborar na difusão da informação, na formação e na educação nas áreas da saúde e da higiene no trabalho, bem como na da ergonomia;

j) organizar serviços de primeiros socorros e de emergência;

k) participar da análise de acidentes de trabalho e das doenças profissionais.

No artigo 9º, a redação enfatiza a importância da multidisciplinariedade das ações desenvolvidas e da articulação do Serviço com outros setores da empresa.

No artigo 10, a Convenção aborda um dos temas mais problemáticos no exercício ético da Medicina do Trabalho no Brasil, que é o vínculo contratual do profissional com o setor empresarial:

> O pessoal prestador de serviços de saúde no trabalho deverá gozar de independência profissional completa com relação ao empregador, aos trabalhadores e aos seus representantes, quando estes existirem, no que tange às funções estabelecidas no Artigo 5.

Pela Resolução do Conselho Regional de Medicina do Estado de São Paulo (CREMESP) n. 156/2006, foram descritas as atribuições dos médicos que exercem a Medicina do Trabalho, além dos seus direitos e deveres. Os principais pontos destacados nessa Resolução são:

» Conhecer os processos produtivos e ambientes de trabalho, visando a promoção da saúde e a prevenção de doenças.

» Identificação dos riscos ocupacionais para, em conjunto com a empresa, eliminá-los ou atenuá-los.

» Avaliar o trabalhador em relação à sua capacidade de trabalho para determinada função, procurando adaptar o trabalho ao trabalhador e indicando, se necessário, processos de adaptação.

» Responsabilizar-se com relação à ação coletiva de promoção e proteção à saúde e da prevenção de agravos à saúde.

» Reconhecer necessidades especiais determinadas por fatores como sexo, idade, condição fisiológica, aspectos sociais, entre outros.

» Comunicar os riscos ocupacionais, suspeitos ou confirmados, aos empresários, às autoridades de Saúde e Trabalho, à Comissão Interna de Prevenção de Acidentes (CIPA).

» Estabelecer nexo dos transtornos de saúde com o trabalho.

» Providenciar junto à empresa a Comunicação de Acidente de Trabalho (CAT) e notificar o órgão público competente.

» Motivar a equipe multiprofissional para a contínua melhoria das condições e do ambiente de trabalho.

Nos limites destas atribuições, deve impedir qualquer ato discriminatório e promover acesso a pessoas com deficiência e considerar a gestação um evento fisiológico.

Considerando-se a evolução para a Saúde do Trabalhador de maneira integral, podemos acrescentar à Medicina do Trabalho as responsabilidades relacionadas com a saúde assistencial e ocupacional e com a promoção de saúde dentro das organizações, incluindo-se informações da saúde suplementar. O diagnóstico de saúde deve contemplar não só dados da assistência médica e ocupacional, mas também os dados de estilo de vida, hábitos diários, necessidades e interesses dos trabalhadores. Além disso, deve considerar também a sinistralidade, a utilização, o absenteísmo, os custos, a produtividade (MENDES et al., 2018).

Outro ponto diferencial desta especialidade médica é a necessidade do conhecimento das Legislações de Saúde e Segurança do Trabalho, particularmente trabalhistas, previdenciárias e da saúde, tanto nacionais, como internacionais (ANAMT, 2018). Entre estas, destacando-se a CLT e as Normas Regulamentadoras, as recomendações e as convenções da OIT.

O Médico do Trabalho é o protagonista fundamental para a mediação entre empregado e empregador. De um lado, deve proporcionar bem-estar físico, social e psíquico aos trabalhadores, reconhecer os enfermos e suas doenças, diagnosticar precocemente doenças crônicas ou incuráveis e possibilitar melhores condições de vida para os indivíduos acometidos. Este profissional deve ainda atender as demandas da empresa, no entanto norteado pela ética e imbuído de autonomia profissional, mesmo que contrariando a hierarquia empresarial, por sua condição também de empregado. Há, neste sentido, uma tríade de análise de aspectos éticos composta pela relação médico/paciente (neste caso trabalhador), médicos/médicos e médicos/sociedade (RAMOS, 2010).

São todas estas atribuições da Medicina do Trabalho que se relacionam com as competências essenciais requeridas para o exercício desta profissão.

Campo de atuação do médico do trabalho

Entre os campos de atuação do médico do trabalho, há:

» Serviços Especializados em Engenharia de Segurança e Medicina do Trabalho (SESMT), na condição de contratado pelas:
  - Empresas privadas ou públicas, normalmente em regime celetista ou de servidor público.
  - Prestadores de serviços em segurança e saúde, na condição de gestor ou de médico examinador, em regime celetista ou de pessoa jurídica.
» Instituições Públicas de Fiscalização de SST:
  - No setor trabalho: na normatização e fiscalização de SST, na condição de auditor fiscal do trabalho, em regime de funcionário público federal.
  - Na rede pública de saúde do trabalhador, no desenvolvimento de ações atendimento do trabalhador e de vigilância sanitária, em regime de funcionário público estadual ou municipal.
» Organizações sindicais de trabalhadores e de empregadores, na condição de assessoria ou de atendimento ao trabalhador, em regime celetista ou de pessoa jurídica.
» Perícia Médica:
  - Judicial trabalhista em seus níveis – federal, estadual e municipal –, na condição de assistente do juiz ou das partes, em regime de pessoa física ou jurídica.
  - Seguradoras, na condição de assessoria ou de avaliador do trabalhador, em regime de pessoa física ou jurídica.
» Entidades de ensino, na condição de docente e na formação e capacitação profissional, em regime celetista, funcionário público ou de pessoa jurídica.
» Ministério Público do Trabalho, na condição de assessoria, investigação de condições de trabalho e de atendimento ao trabalhador, em regime do funcionalismo público.

Mais uma vez considerando a evolução para Saúde Integral do Trabalhador, um campo de atuação, cada dia mais cobrado do médico do trabalho, é como gestor de saúde. Neste âmbito, não só monitorando o controle de saúde dos trabalhadores, mas também incorporando a saúde como negócio da empresa, no contexto da competitividade empresarial (MENDES et al., 2018).

Referências bibliográficas

ASSOCIAÇÃO NACIONAL DE MEDICINA DO TRABALHO. *Competências essenciais requeridas para o exercício da medicina do trabalho*. DIAS, Elizabeth Costa et al. (coord.). 3. ed. rev. São Paulo, 2018.

BANDINI, Marcia; BONCIANI, Mário. O Programa de Controle Médico de Saúde Ocupacional na linha do tempo: o caminho percorrido até os tempos atuais. *Programa de Atualização em Medicina do Trabalho – PROMEDTRAB*, Rio Grande do Sul, v. 1, cic. 1, p. 11-43, 2018.

BRASIL. Decreto n. 172, de 22 de maio de 1991. Promulga a Convenção n. 161, da Organização Internacional do Trabalho (OIT), relativa aos serviços de saúde do trabalho. *Diário Oficial da União*, 23 maio 1991.

BRASIL. Decreto-Lei n. 229, de 28 de fevereiro de 1967. Altera o Capítulo V do Título II da CLT. Brasília: *Diário Oficial da União*, 28 fev. 1967.

BRASIL. Ministério do Trabalho, Departamento de Segurança e Saúde no Trabalho. Portaria n. 3.214, de 08 de junho de 1978. Aprova as Normas Regulamentadoras (NR) do Capítulo V da Consolidação das Leis do Trabalho (CLT). Brasília: *Diário Oficial da União*, 06 jul. 1978.

COMISSÃO NACIONAL DE RESIDÊNCIA MÉDICA [Internet]. Resolução n. 05/2002. *Diário Oficial da União*: seção 1, Brasília, 23 dez. 2003. Disponível em: http://portal.mec.gov.br/sesu/arquivos/pdf/CNRM052002.pdf.

CONSELHO FEDERAL DE MEDICINA [Internet]. Resolução do Conselho Federal de Medicina n. 1.634, de 11 de abril de 2002.

CONSELHO FEDERAL DE MEDICINA [Internet]. Resolução do Conselho Federal de Medicina n. 156, de 10 de outubro de 2006.

LA-ROTTA, Ehideé Isabel Gómez et al. Nomeação e institucionalização da saúde do trabalhador: um campo em disputa. *Trabalho, Educação e Saúde*, Rio de Janeiro, v. 17, n. 2, e0017928, 2019.

MENDES, René et al. *Dicionário de saúde e segurança do trabalhador*: conceitos, definições, história e cultura. Proteção Publicações, 2018.

MENDES, René; DIAS, Elizabeth Costa. Da medicina do trabalho à saúde do trabalhador. *Revista de Saúde Pública*, São Paulo, v. 25, n. 5, p. 341-9, out. 1991.

RAMOS, João Pereira. Conflito de deveres do médico de saúde ocupacional face à entidade patronal no Brasil. *Revista Brasileira de Saúde Materno Infantil*, Recife, v. 10, supl. 2, p. S369-75, dez. 2010.

Capítulo 3

Anamnese Ocupacional

Clarissa Mari de Medeiros
Eduardo Costa Sá

Questionamentos sobre a rotina de trabalho dos pacientes são registrados desde 1713, quando se verifica o conteúdo do livro de Bernardini Ramazzini, *As Doenças dos Trabalhadores*. Ramazzini foi pioneiro na transcrição das queixas dos pacientes relacionadas às suas atividades laborativas, não se limitando a determinar possíveis agentes ocupacionais para os incômodos trazidos pelos colaboradores, mas também preocupado em descrever a forma como as pessoas de fato realizavam suas atividades profissionais. O estudo pôde determinar o início das hipóteses diagnósticas de entidades tidas, hoje, como doenças ocupacionais, quando explicita, por exemplo, acreditar que as lesões encontradas em escreventes eram causadas pelo uso repetitivo das mãos, pela posição das cadeiras e pelo trabalho mental excessivo.

Quanto aos instrumentos utilizados para a investigação das relações entre saúde-doença e trabalho, ainda nos dias de hoje, verifica-se que formular perguntas referentes ao ofício dos pacientes, que tendem a investir tempo significativo nas tarefas ocupacionais, mostra-se essencial para o entendimento de suas queixas, possíveis causas destas e possíveis adequações, para viabilidade de tratamento efetivo.

O termo "anamnese" vem do grego *anamnesis*, "lembrança, ato de trazer à mente", formado por *ana*, "para trás", prefixo associado à raiz de *mimnekesthai*, "recordar, fazer lembrar". Desta forma, anamnese ocupacional suscita a recordação do cotidiano laborativo, muitas vezes já automático pelo colaborador, buscando entendimento das necessidades físicas e psíquicas para o desempenho de suas funções.

Para fins de organização, os elementos da anamnese médica assistencial podem ser utilizados para a prática da Medicina do Trabalho, mas deve-se complementar a entrevista do colaborador com aspectos específicos da área ocupacional. Identificação, queixa e duração, história pregressa da moléstia atual, interrogatório sobre os diversos aparelhos e antecedentes pessoais e familiares devem ser contemplados, mas é necessário o entendimento de que, muitas vezes, o trabalhador não apresentará desconfortos a serem facilmente identificados e conduzidos pelo médico do trabalho. Compreendendo as necessidades de cumprimento de determinados aspectos trazidos pela legislação vigente, muitas vezes a frequência da realização das avaliações ocupacionais não coincidirá com manifestações clínicas ou sintomas vivenciados pelo colaborador. Por isso, a entrevista deve ser cautelosa e detalhada, a fim de que não sejam desprezados fatores relacionados, ainda que não direta ou exclusivamente, às condições de trabalho dos indivíduos assistidos.

Com finalidade didática, este capítulo tratará de cada item, ressaltando a importância de seu registro adequado, para que não se trate, apenas, de uma mera transcrição de prontuário, ou mais um formulário a ser preenchido pelo trabalhador, e sim de uma fonte rica de informações sobre o que o paciente faz e a quais condições ele está exposto, que podem determinar o desencadeamento ou o agravamento de uma enfermidade.

Identificação

A identificação contempla itens que caracterizam o indivíduo como pessoa única e singular. Dados como nome completo, gênero, idade, escolaridade e naturalidade podem parecer triviais, mas permitem ao médico do trabalho atentar à cultura do colaborador, linguagem apropriada para melhor comunicação e entendimento durante a consulta, além de trazer dados epidemiológicos importantes, que podem ser referentes a condições apresentadas no momento da avaliação. Entender e confirmar a origem do encaminhamento para avaliação do médico do trabalho é fundamental para orientações precisas, não apenas de cunho técnico, médico, como, muitas vezes, também sobre questões administrativas, a exemplo de aspectos relacionados à previdência social, questões do setor de relacionamento humano de empresas, entre outras possibilidades.

Em relação a aspectos do exercício laboratório do paciente, importante se faz enfatizar que, apesar de utilizados como sinônimos no dia a dia, os termos "profissão", "ocupação" e "cargo" não remetem à mesma condição. Profissão se associa com a formação acadêmica do indivíduo, ou seja, associa-se, geralmente, aos estudos, formação ou qualificação por meio dos quais houve a possibilidade de o indivíduo ter determinado ofício. Por exemplo, uma pessoa que cursou a faculdade de Direito e passou no exame da Ordem dos Advogados do Brasil (OAB) é um advogado: essa é a sua profissão, independentemente de trabalhar de forma direta com a respectiva área. A ocupação tem a ver com o que a pessoa faz de fato e, no exemplo mencionado, pode ser que o advogado resolva trabalhar como vendedor: neste caso, mesmo tendo a profissão de advogado, sua ocupação é a de vendedor. Já o termo "cargo" está relacionado à ocupação, mas mais direcionado a uma atribuição dentro de uma empresa. Seguindo o mesmo exemplo, uma pessoa pode ter se formado em Direito e, portanto, ter a profissão de advogado, trabalhar com vendas e, assim, ter como ocupação de vendedor e ser promovido, em virtude de seu desempenho, a gerente de vendas, cargo exercido em uma determinada empresa.

Ainda no item identificação, o registro acerca do tempo na ocupação atual é importante para que seja estabelecido ou descartado o nexo temporal, ou seja, se quaisquer condições mencionadas pelo paciente podem ter relação de causa e efeito com o seu trabalho, e se o tempo investido nessa atividade foi suficiente para causar o sintoma em questão. Como exemplo, pode-se mencionar a perda auditiva induzida por ruído. O tempo de exposição a este agente físico, o som, é determinante para se estabelecer a causa da perda auditiva, pois um tempo muito breve que o paciente tenha se submetido a um local ruidoso pode não ser suficiente para ser tratado como causa dessa queixa.

Outras condições como tipo de vínculo, se empregado formal, autônomo ou aposentado determinam não apenas a existência de maior regularidade, rigidez na jornada de trabalho, como também a existência de benefícios que se associam diretamente à saúde do colaborador, como convênio médico, por exemplo. A organização do trabalho varia de forma significativa, de acordo com o tipo de vínculo, condição a que o médico deve atentar principalmente quando questões relacionadas à saúde mental se fizerem presentes durante a avaliação médico-ocupacional.

A situação atual de trabalho, se ativo na mesma função para a qual foi contratado, se o paciente permanece afastado ou desempenhando funções distintas do contrato formal também devem ser cuidadosamente questionadas. Apesar de ser possível a não percepção do paciente no momento da consulta, algumas condições surgem durante o período em que ele não está desempenhando suas atividades, seja por questões como licença médica, seja porque está férias, por exemplo. É importante detalhar essas condições para que seja possível descartar alguns agentes ocupacionais como causa de determinadas queixas trazidas ao consultório médico.

Objetivo da consulta

A avaliação médico-ocupacional tem a finalidade de verificar a aptidão de um indivíduo para um determinado trabalho. Para isso, entende-se ser essencial o conhecimento sobre o próprio trabalho e suas exigências, de modo que a avaliação acerca da aptidão não seja mera conjectura. Por esse motivo, faz-se necessário que o médico consiga extrair o máximo possível de informações sobre o processo de produção no qual o colaborador está inserido, os instrumentos e máquinas utilizados, processos auxiliares, produto final, subprodutos e resíduos, fluxograma de produção, entre outros aspectos, de maneira detalhada, ainda que não muito técnica, uma vez que as informações virão sob a perspectiva do trabalhador, podendo esta ser bastante subjetiva.

De maneira ainda mais detalhada, questões relacionadas à organização do trabalho, como o tipo de contrato, o salário, a jornada e os turnos, pausas, férias, relacionamento com colegas e chefia, percepção do trabalhador sobre seu trabalho, grau de satisfação e realização profissional, mecanismos de controle de ritmo e da produção devem ser abordadas, ainda que não sistematicamente, tendo em vista o pleno entendimento do avaliador acerca de questões mais abrangentes sobre o papel do trabalho na vida daquele paciente. Quando o indivíduo transparece contentamento com a sua ocupação e com as condições de trabalho, existe certa tendência a se menosprezarem, ou mesmo ignorar, determinados aspectos laborais; da mesma forma que a insatisfação com o clima organizacional, sentimento de menos valia ou a ingratidão podem subestimar as queixas do trabalhador, nuances estas para as quais não apenas o médico do trabalho, mas qualquer profissional da área da saúde, deve atentar e ponderá-las.

Por um lado, durante o discurso livre do colaborador, a informação objetiva acerca da descrição da função em um dia típico de trabalho – o que faz, como faz, com quem faz, quanto faz, com o que faz – deve ser sempre associada com as impressões mais objetivas do conteúdo de seu discurso; portanto, para pleno entendimento da relação que o paciente estabelece com o seu labor – satisfação, prazer, frustração, tédio, obrigação, entre outras associações ainda mais complexas.

Por outro lado, para verificação de características mais objetivas do trabalho, com o intuito de se identificarem possíveis riscos mais concretos, questionamentos acerca das instalações da empresa – área física, tipo de construção, condições de ventilação e iluminação, conforto, higiene – não podem ser desprezadas.

Na construção do raciocínio quanto à real exposição aos riscos aparentemente presentes, não se pode desprezar a confirmação sobre medidas de proteção coletiva, medidas de proteção individual, uso cotidiano, adaptação e fiscalização de programas que podem amenizar ou mesmo neutralizar agentes com potencial lesivo.

Por fim, não apenas a existência de recursos e programas de qualidade de vida ofertados pela empresa, como o real acesso e hábito de realização de procedimentos relacionados à saúde e à segurança no trabalho, deve ser devidamente confirmada, como exames complementares, atuação do SESMT na empresa, participação da CIPA, ou mesmo oferta de plano de saúde, odontológico e de demais benefícios.

Questões relacionadas ao histórico médico pessoal e familiar do paciente, da mesma forma, devem ser registradas, uma vez que diversas enfermidades apresentam predisposição genética importante, que não podem ser confundidas com a exposição a agentes ocupacionais, mas podem ser agravadas por esta. O registro de antecedentes médicos, portanto, mostra-se importante, mesmo na ausência de queixas do colaborador, entendendo-se que o prontuário médico-ocupacional deve servir como fonte de informações em situações de doenças crônicas, suspeitas de doença ocupacional, entre outras condições mais complexas como os transtornos mentais.

Hipóteses diagnósticas – doenças e nexos

A obtenção das informações até então apresentadas permitem a identificação de fatores de risco para a saúde (físico, químico, biológico, ergonômico), que deve ser **sempre** associada aos achados do exame físico e do adequado estudo do local de trabalho.

Faz-se importante mencionar que a Resolução n. 1.488/98, elaborada pelo próprio Conselho Federal de Medicina, sinaliza a premissa dos itens necessários para que seja feita qualquer asserção sobre nexo causal, como se identifica a seguir, sendo a inicial, mas não única e exclusiva, a histórica clínica e ocupacional:

> RESOLUÇÃO CFM n. 1.488/1998 (Publicada no DOU, de 06 março 1998, Seção I, p. 150)
> Art. 2º – Para o estabelecimento do nexo causal entre os transtornos de saúde e as atividades do trabalhador (Figura 3.1), além do exame clínico (físico e mental) e os exames complementares, quando necessários, deve o médico considerar:
> I – a história clínica e ocupacional, decisiva em qualquer diagnóstico e/ou investigação de nexo causal;
> II – o estudo do local de trabalho;
> III – o estudo da organização do trabalho
> IV – os dados epidemiológicos;
> V – a literatura atualizada;
> VI – a ocorrência de quadro clínico ou subclínico em trabalhador exposto a condições agressivas;

VII – a identificação de riscos físicos, químicos, biológicos, mecânicos, estressantes e outros;
VIII – o depoimento e a experiência dos trabalhadores;
IX – os conhecimentos e as práticas de outras disciplinas e de seus profissionais, sejam ou não da área da saúde.

Figura 3.1 – Estabelecimento do nexo causal entre os transtornos de saúde e as atividades do trabalhador.

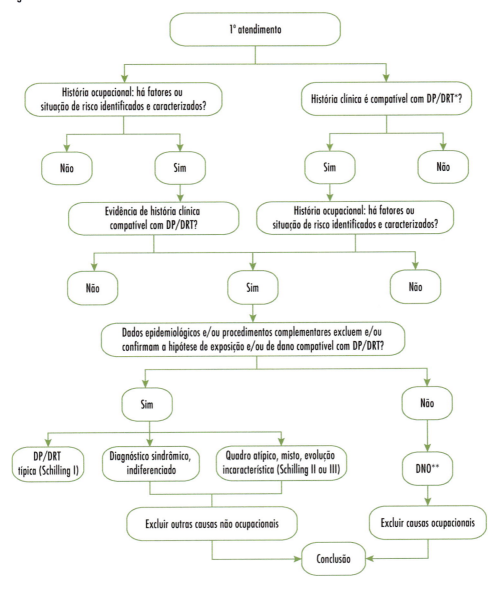

*DP/DRT: doença profissional ou doença relacionada ao trabalho; **DNO: dano não ocupacional.
Fonte: Adaptada de Ministério da Saúde; Organização Pan-Americana da Saúde no Brasil, 2001.

Observa-se, desta forma, que qualquer associação entre as informações apresentadas pelo indivíduo referentes a seu estado de saúde, e as condições de seu trabalho deve começar por uma adequada entrevista, que contemple questionamentos sobre sua histórica clínica e laboral. O fluxograma a seguir, retirado do livro-texto *Doenças Relacionadas ao Trabalho*, elaborado pelo Ministério da Saúde do Brasil junto à Organização Pan-Americana da Saúde/Brasil, evidencia que apenas com a investigação inicial realizada, por meio da anamnese, já é possível descartar ou aventar alguma associação entre o trabalho e a saúde do paciente.

A classificação de Schilling, abordada mais adiante neste Manual, determina de que forma os agentes ocupacionais atuam na saúde do trabalhador, seja de forma direta e exclusiva, seja como agravamento ou desencadeamento de condição inerente daquele indivíduo.

Conclusão e conduta

Por fim, deve-se ter em mente que, diante das informações apresentadas durante a consulta médico-ocupacional, é papel do médico que ministra esta investigação, educar e orientar o trabalhador. O paciente tem o direito de entender a possibilidade de sua saúde ser afetada, positiva ou negativamente, por determinadas condições de trabalho, ainda que seja uma suspeita do médico do trabalho, evidenciando, no entanto, a necessidade de comprovação por meio de muitos outros itens, mencionados na Resolução n. 1.488/98 do CFM.

Além disso, cabe ao médico do trabalho realizar o devido encaminhamento do trabalhador, seja para as demais especialidades médicas, buscando-se aprofundamento do diagnóstico aventado, seja para proceder a assuntos de ordem previdenciária, nos casos de trabalhadores com vínculo formal. Novamente, frise-se a importância da transparência na comunicação entre o médico do trabalho e o trabalhador, nem sempre familiarizado com esses procedimentos. Além de explicar verbalmente o motivo da necessidade de algum tipo de encaminhamento, o médico do trabalho deve registrar sempre em relatório médico as informações determinantes para as hipóteses diagnósticas e a ciência do colaborador sobre elas.

Podem ser necessárias, ainda, adaptações, afastamentos de alguns postos, ou mudanças de trabalho, desde que confirmadas as informações apresentadas e de fato conhecido o local de trabalho do indivíduo.

Mesmo em caso de suspeita, a legislação determina a necessidade da emissão da Comunicação de Acidente de Trabalho (CAT), incluídas neste rol as doenças profissionais e as doenças do trabalho ocorridas em trabalhadores. Mesmo que não haja afastamento das atividades laborativas a comunicação é compulsória nos casos de acidentes ou doenças relacionadas ao trabalho. A recomendação da ANAMT é que seja realizada, na confirmação ou suspeita de agravo ao trabalhador gerado pelo acidente de trabalho, a notificação junto ao SINAN, consoante Anexo da Portaria do Ministério de Saúde n. 204/2016. Entre os eventos de notificação compulsória, verificam-se acidentes de trabalho fatal, acidentes de trabalho com mutilação, acidente com exposição a material biológico, acidentes do trabalho com crianças e adolescentes, dermatoses ocupacionais, intoxicações exógenas, lesões por esforços repetitivos (LER), distúrbios osteomusculares relacionados ao trabalho (DORT), pneumocomioses, perda auditiva induzida por ruído (PAIR), transtornos mentais relacionados ao trabalho e câncer relacionado ao trabalho.

Nos casos em que a avaliação ocupacional não apontou características que determinam a presença de doenças ocupacionais ou disfuncionalidades que interfiram na aptidão do trabalhador, o atestado de saúde ocupacional (ASO) deve ser emitido registrando os dados de identificação da empresa, as informações cadastrais do colaborador, a assinatura do médico examinador e o nome do médico do trabalho responsável pelo PCMSO, que permite a constatação dos riscos ocupacionais, além da assinatura do próprio colaborador.

Referências bibliográficas

BRASIL. Ministério da Saúde, Secretaria de Atenção à Saúde. Departamento de Ações Programáticas Estratégicas. *Anamnese ocupacional*: manual de preenchimento da ficha resumo de atendimento ambulatorial em saúde do trabalhador (Firaast). Ministério da Saúde, 2006. Disponível em: https://central3.to.gov.br/arquivo/276629.

BRASIL. Ministério da Saúde; Organização Pan-Americana da Saúde no Brasil. *Doenças relacionadas ao trabalho*: manual de procedimentos para os serviços de saúde. DIAS, Elizabeth Costa; ALMEIDA, Ildeberto Muniz et al. (org.). Brasília: Ministério da Saúde; Organização Pan-Americana da Saúde no Brasil, 2001. cap. 2, p. 32.

MENDES, René. *Patologia do trabalho*. 2. ed. atual. e ampl. Rio de Janeiro: Atheneu, 2003.

Capítulo 4

Instituições da Área de Saúde e do Trabalho

Eduardo Costa Sá
Kleber José do Prado Campos
William Vaz Sousa
Arielle Anzai

Introdução

A Saúde do Trabalhador é o domínio da Saúde Pública que tem por objetivo estudar e intervir nas relações entre o ser humano, o trabalho e a saúde. O trabalho é organizador da vida social e determinante das condições de vida e de saúde das pessoas, espaço de dominação e de resistência dos trabalhadores.

O desafio permanente do campo é promover a saúde, e não o adoecimento, por meio de modificações nos processos produtivos. A vigilância da relação produção-consumo possibilita identificação dos agravos à saúde do trabalhador, bem como dos riscos presentes no ambiente e condições de trabalho. Isso viabiliza melhor organização dos elementos de diagnóstico e de assistência, mitigando o desenvolvimento do processo saúde-doença.

A prática da Saúde do Trabalhador é regulada por regimento específico formalizado em leis, decretos, portarias, normas e resoluções submetidos à Constituição Federal de 1988 (CF/1988), sobretudo no seu artigo 7º, item XXII; e à Consolidação das Leis do Trabalho (CLT) cujo Título II, Capítulo V, dispõe sobre a Segurança e Medicina do Trabalho.

Este capítulo visa familiarizar o leitor com as instituições envolvidas na regulamentação complementar e fiscalização do binômio homem × trabalho: Ministério da Economia (ME); e Ministério da Saúde (MS). Além dessas entidades, destacaremos o papel do Ministério Público do Trabalho (MPT), que é a faceta judiciária que fiscaliza as atividades relacionadas ao trabalho em conjunto com as entidades representativas dos empregadores e trabalhadores.

Ministério da Saúde (SUS e CRTS)

O Ministério da Saúde tem a função de coordenar, por meio do Sistema Único de Saúde (SUS), a política de saúde do trabalhador. Este papel foi definido majoritariamente na Constituição Federal de 1988 e na Lei n. 8.080/90.

Na Constituição Federal, de 5 de maio de 1988, o artigo 7º determina os direitos dos trabalhadores urbanos e rurais. O artigo 200 especifica que compete ao SUS executar as ações de vigilância sanitária e epidemiológica, bem como as de saúde do trabalhador, e colaborar na proteção do meio ambiente, nele compreendido o do trabalho.

A Lei n. 8.080, de 19 de setembro de 1990 (conhecida como Lei Orgânica da Saúde), em seu artigo 6º, inclui, no campo de atuação do SUS, a saúde do trabalhador. No parágrafo 3º, define-a como um conjunto de atividades que se destina, por meio das ações de vigilância epidemiológica e vigilância sanitária, à promoção e proteção da saúde dos trabalhadores e à recuperação e reabilitação da saúde dos trabalhadores submetidos aos riscos e agravos advindos das condições de trabalho.

Em 19 de setembro de 2002, foi criada a Rede Nacional de Atenção Integral à Saúde do Trabalhador (Renast), mediante a Portaria GM/MS n. 1.679, como a principal estratégia da Política Nacional de Saúde do Trabalhador (PNST) para o SUS. A portaria GM/MS n. 2.728, de 11 de novembro de 2009, dispõe que o eixo integrador da Renast é a rede regionalizada de Centros de Referência em Saúde do Trabalhador (Cerest). A Renast é composta por Cerest e por uma rede sentinela de serviços médicos e ambulatoriais de média e alta complexidade responsáveis por diagnosticar os acidentes e as doenças relacionadas ao trabalho e por registrá-los no Sistema de Informação de Agravos de Notificação (SINAN).

A Portaria GM/MS n. 777, de 28 de abril de 2004, versa sobre os procedimentos técnicos para a notificação compulsória dos agravos à saúde do trabalhador em rede específica de serviços sentinela, a saber: acidente de trabalho fatal; acidentes de trabalho com mutilações; acidente com exposição a material biológico; acidentes do trabalho em crianças e adolescentes; dermatoses ocupacionais; intoxicações exógenas (por substâncias químicas, incluindo agrotóxicos, gases tóxicos e metais pesados), lesões por esforços repetitivos (LER) e distúrbios osteomusculares relacionados ao trabalho (DORT), pneumoconioses, perda auditiva induzida por ruído (PAIR), transtornos mentais relacionados ao trabalho e câncer relacionado ao trabalho.

Deste modo, o Ministério da Saúde promove a capacitação técnica dos profissionais para atuarem na promoção e vigilância da saúde do trabalhador. Ainda, é responsável por organizar a rede de diagnóstico, notificação e tratamento dos trabalhadores nos processos saúde-doença desenvolvidos no ambiente laboral. Outras frentes de atuação incluem a elaboração e a difusão de informações, protocolos, normas e diretrizes.

Ministério da Economia (Subsecretaria do Trabalho – CLT e NR)

O Ministério da Economia foi criado em 01 de janeiro de 2019, por meio da Medida Provisória n. 870/2019, da Presidência da República, posteriormente convertida na Lei Federal n. 1.3844/2019. Já o Ministério do Trabalho foi extinto e suas atribuições passaram para a Secretaria Especial de Previdência e Trabalho (SEPRT), a qual engloba a Secretaria de Previdência (SPREV) e a Secretaria do Trabalho (SETRAB), que são parte integrante do Ministério da Economia. Neste capítulo, não abordaremos a Secretaria da Previdência. O foco estará nas atribuições que competiam ao antigo Ministério do Trabalho e Emprego e passaram para a Secretaria do Trabalho, sendo esta responsável por coordenar, orientar e controlar, na área de sua jurisdição, a execução das atividades relacionadas com a fiscalização do trabalho, inspeção das condições ambientais do trabalho, aplicações de sanções previstas em normas legais ou coletivas, e a orientação ao trabalhador.

O Programa de Controle Médico em Saúde Ocupacional (PCMSO), a NR7, tem o objetivo de proteger e preservar a saúde de seus colaboradores em relação ao risco ocupacional. Estabelece um programa mínimo de ações a ser obrigatoriamente cumprindo, sempre dialogando com a NR9, desde a contratação do colaborador até a demissão. Seu cerne são os exames médicos, a saber: admissional; periódico; para mudança de função; de retorno ao trabalho após afastamento por doença; e o demissional, por meio dos quais o médico pode acompanhar a trajetória de saúde do trabalhador. Todos devem sempre ser concluídos com a emissão do Atestado de Saúde Ocupacional (ASO), em duas vias, ficando uma cópia com o trabalhador. O PCMSO é a norma mais importante para o médico clínico e está diretamente relacionada com as práticas do Médico do Trabalho. Houve modificação do texto que passou a viger em 2021.

Por meio dela, encontram-se dispostos parâmetros que, à luz do conhecimento e de recurso atuais, permitem a identificação da exposição, o controle e a monitorização de agentes de risco, em diferentes componentes, estruturas ou funções do organismo humano.

A Avaliação e Controle das Exposições Ocupacionais a Agentes Físicos, Químicos e Biológicos, antigo Programa de Prevenção de Riscos Ambientais (PPRA), a NR9, determina as condições necessárias para avaliação qualitativa e quantitativa, o estabelecimento de medidas corretivas e de controles para todas as situações de risco à saúde presentes no ambiente ocupacionais e por agentes físicos, químicos e biológicos. É um programa básico que orienta e fornece elementos essenciais para as ações do médico do trabalho. Novo texto entrou em vigor em 2021.

Por sua vez, tanto a Atividade e Operações Insalubre quanto a Atividade e Operações Perigosas, a NR15 e a NR16, respectivamente, estão descritas, em forma de anexos, agentes e condições de trabalhos e seus respectivos limites de intolerância, ou seja, limites estes acima dos quais pode haver danos, até irreversíveis, ao organismo humano.

Podemos destacar também como órgão importante para a Secretaria do Trabalho, a Fundação Jorge Duprat Figueiredo de Segurança e Medicina do Trabalho (Fundacentro), criada em 1966, para auxiliar em algumas competências direcionadas para realizar atividades de estudos e pesquisas acerca das condições de trabalho e do trabalhador, com o objetivo de identificar determinantes que ocasionam acidentes e doenças do trabalho, propondo ações preventivas e corretivas para evitar sua ocorrência ou reincidência.

Ministério Público do Trabalho

O Ministério Público do Trabalho (MPT), integrante do Ministério Público da União (MPU), atua nas causas trabalhistas e de repercussão social, tanto na tutela preventiva como nas ações. Tem atribuições constitucionais voltadas para defesa da ordem jurídica dos interesses sociais, coletivos e individuais, das relações de trabalho e de emprego. A lei deve ser acionada quando constatada uma agressão na ordem trabalhista e grande repercussão social quando envolve saúde do trabalhador, assim como direitos sociais constitucionais dos trabalhadores são postos em cheque.

Além disso, o MPT promove ações com objetivos prioritários, entre os quais se destacam: erradicar o trabalho infantil e proteger o adolescente; erradicar o trabalho escravo e degradante; combater as fraudes trabalhistas; defender os direitos e interesses dos menores, incapazes e índios; proporcionar ambiente de trabalho adequado; proteger trabalho portuário e aquaviário; garantir a liberdade sindical e buscar pacificar conflitos de trabalho; promover a igualdade de oportunidades e combater a discriminação nas relações de trabalho.

Adicionalmente, o MPT assume atribuições extrajudiciais, ou seja, de atuação na esfera administrativa. Por meio de denúncias, representações ou de ofício, pode instaurar inquérito civil e outros procedimentos administrativos, fazer requisições à autoridade administrativa federal competente no que for de interesse à sua atividade, ser cientificado diretamente das decisões proferidas pela Justiça do Trabalho e exercer outras atribuições que lhe forem conferidas por lei.

O Ministério Público do Trabalho é composto por órgãos responsáveis por desempenhar funções administrativas e demais atividades necessárias para o cumprimento das suas atribuições, como: Procurador-Geral do Trabalho; Procuradorias Regionais; Conselho Superior; Câmara de Coordenação e Revisão; Corregedoria-Geral, Ouvidoria e o Colégio de Procuradores.

Conclusão

Neste texto, apresentamos as principais instituições que regem a saúde do trabalhador, tanto na promoção e prevenção de doenças como na regularização, por meio das normas que emitem.

A compreensão das atribuições e das funções de cada instituição é de suma importância para o médico do trabalho se nortear e aplicar as políticas públicas voltadas para o trabalhador, bem como assegurar o respeito aos direitos e deveres dos colaboradores.

Referências bibliográficas

BRASIL. [Constituição (1988)]. *Constituição da República Federativa do Brasil*: promulgada em 5 de outubro de 1988. Brasília: Senado Federal, 1988.

BRASIL. Lei Complementar n. 75, de 20 de maio de 1993. Brasília: Presidência da República, 1993.

BRASIL. Lei n. 13.844, de 18 de junho de 2019. *Diário Oficial da União*: seção 1 (extra), Brasília, p. 1-38, 16 jun. 2019.

BRASIL. Lei n. 8.080, de 19 de setembro de 1990. Brasília: Ministério da Saúde; 1990.

BRASIL. Medida Provisória n. 870, de 1º de janeiro de 2019. *Diário Oficial da União*: seção 1 (ed. especial), Brasília, p. 1-13, 1º jan. 2019.

BRASIL. Ministério da Saúde. Portaria GM/MS n. 1.679, de 20 de setembro de 2002. Brasília, 2002.

BRASIL. Ministério da Saúde. Portaria GM/MS n. 2.728, de 11 de novembro de 2009. *Diário Oficial da União*, Brasília, p. 76, 12 nov. 2009.

BRASIL. Ministério da Saúde. Portaria GM/MS n. 777, de 28 de abril de 2004. Brasília, 2004.

BRASIL. Ministério da Saúde; Organização Pan-Americana da Saúde no Brasil. *Doenças relacionadas ao trabalho*: manual de procedimentos para os serviços de saúde. DIAS, Elizabeth Costa; ALMEIDA, Ildeberto Muniz et al. (org.). Brasília: Ministério da Saúde; Organização Pan-Americana da Saúde no Brasil, 2001.

Seção II

Ética em Medicina do Trabalho

Coordenação

Daniel Romero Muñoz

Capítulo 5
Introdução à Ética Médica e à Bioética

Daniel Romero Muñoz

Ética e moral

A ética é considerada um ramo da Filosofia. Na literatura, podemos encontrar mais de uma forma de defini-la e de apresentar o seu conteúdo; porém, na Medicina (ética médica), a finalidade é utilizá-la na obtenção de elementos para embasar condutas médicas. Por isso, partimos de um conceito bastante prático: "Ética é o estudo da moral", entendendo a moral como o caráter (modo de ser, de sentir, pensar e agir), de uma pessoa ou de um grupo social, formado pelos costumes.

Os costumes são, em termos sociológicos, atitudes relacionadas a valores sociais consagrados pela tradição que o grupo impõe aos seus membros e transmite-as por intermédio de gerações. Assim, a moral pode ser vista como o caráter, o modo de ser de uma pessoa ou de um povo, que foi culturalmente imposto, tornando-o um produto do meio em que vive. Os principais mecanismos pelos quais o meio social impõe o seu modo de sentir, pensar e agir são os condicionamentos, efetuados, habitualmente, pela educação e pela tradição. A moral pode ser também conceituada, filosoficamente, como um conjunto de regras de conduta para disciplinar a vida em sociedade. A moral estabelece os direitos e deveres de cada indivíduo dentro do grupo social, podendo fixar o que deverá ser cumprido (pelos membros do grupo) mediante regras (leis, normas, regulamentações etc.) estabelecidas em códigos (jurídicos, religiosos, profissionais etc.) ou simplesmente pela educação e pela tradição. Destaque-se que o principal objetivo da moral é resguardar os valores da sociedade, por isso ela é fundamental para a manutenção do grupo social. Entretanto, apesar dessa caraterística extremamente positiva, ela poderá ser questionada por outros pontos eventualmente negativos.

Papel da ética

A ética é o estudo da moral para termos condutas conscientes e ações mais autônomas. Estudar a moral para, como agente da evolução, exercer seu livre-arbítrio por meio de posturas mais adequadas, mais autênticas, de acordo com seus princípios de verdade, mas assumindo a responsabilidade pelos seus atos e omissões e sempre no sentido de construir um mundo melhor.

Em outros termos, o papel da ética é não fazer algo de uma determinada maneira só porque é assim que os outros fazem, ou porque assim manda a moral vigente, mas porque, após analisar, "eu decidi que esta não é a melhor forma de agir". Mas, a partir de então assumo o dever de propor e de lutar pela modificação das regras para que o resultado venha a ser o melhor para todos.

Ética médica e deontologia

Em termos práticos, a ética antecede o Direito (ciência das normas, moral codificada): é aquilo que deve ser (p. ex., o que foi planejado para se construir um mundo melhor) e o Direito aquilo que é (o que tem de ser feito, o que tem de ser cumprido para se atingir aquilo que foi estabelecido como o melhor, o correto ou adequado). O Direito, como moral codificada, estabelece os direitos e deveres de cada membro do grupo social para que haja justiça social.

A Medicina (os médicos) tem um papel fundamental na construção de um mundo melhor.

A ética médica/bioética, como disciplina acadêmica, deve desenvolver o ensino, a pesquisa e o serviço à comunidade não apenas no que se refere aos direitos e deveres dos médicos, mas também para essa construção de um mundo mais digno onde se viver. Por um lado, o médico, nesse aspecto, é um verdadeiro arquiteto social, uma vez que os avanços técnicos da Medicina obrigam à elaboração de novos conceitos (ou à reformulação dos antigos) que embasarão e modificarão condutas sociais, vejam-se, por exemplo, as mudanças sociais provocadas pelo conceito médico contemporâneo de morte e pelos progressos da Medicina na reprodução humana.

Por outro lado, a deontologia (do grego *deon, deonto*, dever), complementada pela diceologia (do grego *dike*, direito), refere-se, na Medicina, ao estudo dos deveres e direitos do médico como profissional.

Neste contexto, entretanto, é interessante confrontar essas ideias e as de Jeremy Bentham (1748-1832), tido como "Pai do Utilitarismo" e cunhador do termo "deontologia". Em seu livro *Deontologia ou a Ciência da Moral,* expõe um sistema de assistência que chamou de *Panopticon:*

> a moral reformada; a saúde preservada; a indústria revigorada; a instrução difundida; os encargos públicos aliviados; a Economia assente como deve ser etc. Seriam assistidos os criminosos, os pobres e indigentes, as crianças das camadas médias, inseridos em prisões, casas de indústria e escolas, respectivamente. As casas de indústrias seriam instituições que deveriam ser lucrativas, projetadas para sanar o aumento da miséria pelas mãos do Estado e geridas pela iniciativa privada. Elas acolheriam os interessados em nelas trabalhar e reembolsá-los-iam por meio do montante recebido (lucro auferido pela indústria). O trabalho seria a condição da assistência. A deontologia, nesse panorama, seria o conjunto de regras de conduta que deveriam ser seguidas pelo profissional, passando a ser tratadas como ética profissional.

Nas faculdades brasileiras de Medicina, essas ideias embasaram a deontologia médica. O ensino da disciplina teve, porém, uma mudança de paradigma, uma vez que o conceito de dever unicamente como obrigação social é bastante restritivo quando comparado, por exemplo, à visão de Kant do dever como imperativo categórico de nossa consciência moral: o dever se torna uma obrigação interna (autógena), e não externa (heterógena). Ademais, se o objetivo é aplicar a ética à Medicina, tomando por base que ética é o ramo da Filosofia que estuda a moral, o seu campo de estudo se expande e a postura ética do médico pode ser, inclusive, idealizada como instrumento para a construção de um mundo melhor.

Ética médica e bioética – princípios para a conduta ética do médico

A conduta ética dos médicos assentava-se, tradicionalmente, nos princípios expostos no juramento hipocrático. Essa obra prima do pensamento universal, entretanto, foi feita por médicos e para os médicos e, em nenhum momento, afirma a opção de a decisão levar em conta a vontade do paciente. Essa postura ficou conhecida como uma conduta paternalista do médico.

O termo "bioética" foi cunhado por Potter e usado em 1971 como título do seu livro *Bioethics: bridge to the future*. A abordagem de importantes conflitos entre a ciência e as humanidades, ligados aos avanços científicos e às mudanças sociais ocorridas no século XX, desencadeou um verdadeiro fenômeno cultural no sentido de se repensarem, do ponto de vista ético, conceitos de suma importância em Medicina e que se estenderam para outras ciências da vida. A ampliação e a divulgação das discussões fizeram surgir o que foi denominado "uma nova área de conhecimento acadêmico". As novas ideias, aplicadas aos problemas que se buscavam equacionar, propiciaram o estabelecimento de bases que inovaram as condutas éticas, agora denominadas "bioéticas". Uma dessas bases foi o estabelecimento dos princípios da bioética, paulatinamente implantados na Medicina, passando a nortear condutas médicas.

Princípios da bioética

Vários princípios foram propostos para as condutas em bioética e quatro se destacaram por sua importância para as condutas médicas e ficaram conhecidos como: beneficência; não maleficência; autonomia e justiça (equidade).

Os dois primeiros princípios se assentam no juramento hipocrático e fundamentam o exercício tradicional da medicina assistencial: "Aplicarei os regimes para o bem dos doentes, nunca para fazer mal a ninguém!".

Beneficência

Expressa a postura da benevolência, a virtude do médico de dispor a sua vida para cuidar do bem-estar do ser humano sob seus cuidados. É o caráter da bondade, caridade, misericórdia, que deve imperar como postura do médico.

Não maleficência

A priori pode parecer que este princípio já está englobado no anterior, mas enquanto o primeiro invoca a *intenção* de fazer o bem, este adverte para a postura de estar sempre alerta para não fazer o mal. É o que expressa o velho aforisma: *Primum non nocere*: em primeiro lugar, não lesar. Ou seja, antes de adotar uma conduta, o médico deve pesar os riscos e os benefícios dela decorrentes.

Autonomia

O termo *nomus* significa governo e auto é referente a si próprio. Em Medicina, corresponde ao direito do paciente de governar a si próprio, de se autodeterminar, de exercer seu livre arbítrio e de fazer a opção diagnóstica, terapêutica ou de outra natureza que mais lhe convém.

Justiça ou equidade

Equidade é reconhecer o direito de quem o tem. Em outras palavras, as pessoas têm direitos de nascença (p. ex., o direito à vida) e direitos adquiridos (p. ex., o direito de exercer a Medicina deve ser adquirido cursando-se uma faculdade de Medicina). Em termos práticos, porém, o princípio de justiça pode ser aplicado quando houver litígio entre os dois primeiros (beneficência e não maleficência) e o terceiro princípio (autonomia do paciente); por exemplo, quando houver necessidade de uma transfusão de sangue em uma criança, mas os pais não permitem por motivos religiosos, o Poder Judiciário (juiz de plantão) pode ser acionado para decidir.

Ética e trabalho – papel do médico do trabalho

Do ponto de vista ético, o trabalho é um direito inalienável do ser humano para se "realizar como pessoa". As relações entre a ética e o trabalho/trabalhador são patentes.

Ademais, pelo viés social (e também ético), é o meio de vida que todo ser humano deve ter; o meio para garantir a sobrevivência própria e dos seus familiares ou agregados.

O homem tem, portanto, o direito de desempenhar uma profissão e garantir o próprio sustento, sem que esse exercício lhe provoque incapacidade ou a morte por acidente de trabalho ou uma doença profissional.

A Medicina do Trabalho tem como uma de suas missões a avaliação das condições de trabalho, adaptando o trabalho ao trabalhador e o trabalhador ao trabalho. Esta é a missão do médico do trabalho, e o alvo de toda a sua atenção profissional é o de cuidar e prevenir. Neste sentido, a relação médico do trabalho-trabalhador é, fundamentalmente, do tipo assistencial: todos os trabalhadores da empresa são seus pacientes!

Referências bibliográficas

BENTHAM, Jeremy. *Deontology*: the science of morality. General Books, 2009.

KANT, Immanuel. *Fundamentos da metafísica dos costumes*. Lisboa: Didáctica, 1999.

MUÑOZ, Daniel Romero. Noções de responsabilidade em bioética. In: SEGRE, Marco; COHEN, Claudio (org.). *Bioética*. São Paulo: Edusp, 1995.

MUÑOZ, Daniel Romero. O papel da ética. *Revista Brasileira de Otorrinolaringologia*, v. 69, n. 2, p. 3-10, 2003.

Capítulo 6
Código de Ética em Saúde Ocupacional
Saúde no Trabalho

René Mendes

Eu sei quem eu sou e quem posso ser, se eu desejar.
Miguel de Cervantes y Saavedra (1547-1616). "Dom Quixote de la Mancha"

Introdução

O objetivo deste breve capítulo é o de apresentar aos médicos do trabalho, já em exercício ou em formação, a abrangência, importância e atualidade dos conceitos éticos e deontológicos preconizados pela International Commission on Occupational Health (ICOH) – Comissão Internacional de Saúde no Trabalho (às vezes traduzido como Saúde Ocupacional), aplicáveis a todas as profissões deste campo e das áreas profissionais que o integram, com destaque para os profissionais que exercem a Medicina do Trabalho.

Fundada em 1906, na cidade de Milão, a ICOH é a mais antiga e mais sólida associação de todas as profissões vinculadas ao campo da Saúde no Trabalho, no mundo inteiro, tendo antiga e sólida presença na vida associativa brasileira. Uma de suas mais importantes contribuições para este campo, com expressão destacada na Medicina do Trabalho enquanto especialidade médica, é seu Código Internacional de Ética para as Profissões de Saúde no Trabalho, no Brasil traduzido e adotado pela Associação Nacional de Medicina do Trabalho (ANAMT). Atualmente, o Código Internacional de Ética está em sua 3ª edição, publicado pela ICOH em 2014, e desde 2016 disponível em sua versão em português, tanto no *website* da ICOH como no da ANAMT (ICOH, 2014; ICOH, 2016).

Código Internacional de Ética
Uma visão panorâmica

O Código Internacional de Ética para as Profissões de Saúde no Trabalho e, neste texto, totalmente focado na Medicina do Trabalho, é estruturado em três grandes blocos ou seções e, dentro deles, em tópicos que contêm um título e um número, como se fossem parágrafos numerados.

A seguir, apresenta-se sua estrutura, a qual, por si só, permite uma visão panorâmica de seu conteúdo e abrangência e, por extensão, de sua aplicabilidade e importância na vida profissional de cada médico do trabalho.

» Prefácio e introdução
» Princípios básicos
» Deveres e obrigações dos profissionais de saúde no trabalho
- Objetivos e função consultiva (1)
- Conhecimento e *expertise* (2)
- Desenvolvimento de uma política e de um programa (3)
- Prioridade à prevenção e à rapidez de ação (4)
- Acompanhamento das medidas corretivas (5)
- Informação, comunicação e treinamento (6)
- Segredo industrial ou comercial (7)
- Vigilância da saúde (8)
- Informação ao trabalhador (9)
- Informação ao empregador (10)
- Danos a terceiros (11)
- Monitorização biológica e investigações (12)
- Promoção da saúde (13)
- Proteção da comunidade e do meio ambiente (14)
- Contribuição para o conhecimento científico (15)
» Condições de execução das funções dos profissionais de saúde no trabalho
- Competência, integridade e imparcialidade (16)
- Independência profissional (17)
- Equidade, não discriminação e comunicação (18)
- Princípios de ética organizacional e contratos de trabalho (19)
- Registros e arquivos de dados (20)
- Confidencialidade médica (21)
- Informações de saúde de natureza coletiva (22)
- Relações com profissionais de saúde (23)
- Combate a abusos (24)
- Relacionamento com outros atores sociais (25)
- Promoção da ética e de boas práticas profissionais (26)

Alguns destaques comentados

Nunca é demais relembrar que

"(...) o objetivo primário do exercício da Saúde no Trabalho [Medicina do Trabalho] é **proteger e promover a saúde dos trabalhadores, promover um ambiente de trabalho seguro e saudável, proteger a capacidade de trabalho dos trabalhadores e seu acesso ao emprego**", como preconiza, logo na introdução, o Código Internacional de Ética das Profissões de Saúde no Trabalho da ICOH, traduzido e adotado pela Associação Nacional de Medicina do Trabalho (ANAMT). (ICOH, 2016 – negritos introduzidos)

Prossegue o Código, especificando alguns "deveres e obrigações", entre os quais, o de informar trabalhadores e empregadores: os profissionais, como reza o item 6:

> "(...) devem contribuir para **informar os trabalhadores sobre riscos ocupacionais** (...) de forma objetiva e facilmente compreensível, **não omitindo nenhum fato**, e **enfatizando as medidas e prevenção**". Para tanto, os profissionais "devem esforçar-se continuamente para **estar bem informados sobre o trabalho e os ambientes de trabalho**; (...) de modo regular e rotineiro, **visitar os locais de trabalho e consultar os trabalhadores e a administração**, sobre o trabalho que está sendo realizado". (ICOH, 2016 – negritos introduzidos)

De igual modo,

> "(...) **os resultados dos exames** realizados dentro do contexto de vigilância de saúde [na empresa] devem ser **explicados aos trabalhadores** envolvidos.", segundo o item 9 dos "Deveres e Obrigações". (ICOH, 2016 – negritos introduzidos)

No caso de recusa ou má vontade da empresa em tomar as providências adequadas para remover uma condição de risco injustificável, os profissionais

> "(...) devem **notificar por escrito e de forma clara a direção da organização**...", preconiza o item 5 dos "Deveres e Obrigações". (ICOH, 2016 – negritos introduzidos)

Da mais elevada importância e frequentemente negligenciado é o exercício do dever e obrigação de informar e orientar os trabalhadores a respeito de seus direitos:

> "Os trabalhadores devem ser informados sobre a possibilidade de recorrerem de conclusões médicas relativas à avaliação de sua capacidade para o trabalho, caso sejam contrárias ao seu interesse (...). Devem ser definidos os procedimentos..." (Item 9 dos "Deveres e Obrigações"). (ICOH, 2016)

Quanto à monitorização biológica, o Código preconiza:

> "A indicação de algum **exame invasivo** ou que pode significar algum grau de risco para o trabalhador somente pode ser feita após a **avaliação dos benefícios e dos riscos**. Se indicados, devem ser precedidos do **consentimento informado do trabalhador**..." (Item 12 dos "Deveres e Obrigações"). (ICOH, 2016 – negritos introduzidos).

No bloco das "condições de execução das funções", cabe destacar que

> "(...) os profissionais de Saúde no Trabalho [Medicina do Trabalho] devem conseguir e manter **total independência profissional**, observando, na execução de suas funções, as **regras de confidencialidade**", preconiza o Código Internacional de Ética, no Item 17 das "Condições de Execução das Funções dos Profissionais de Saúde no Trabalho". (ICOH, 2016 – negritos introduzidos)

Tal prescrição é ampliada e reforçada no mesmo item, nos seguintes termos:

> "(...) sob nenhuma circunstância deverão permitir que seus julgamentos e suas posições se tornem influenciados por algum **conflito de interesses**, particularmente no exercício de sua **função orientadora aos empregadores, aos trabalhadores**..." (ICOH, 2016 – negritos introduzidos)

Sobre o direito (e obrigação) de aderência aos deveres éticos da Medicina do Trabalho, o Código Internacional preconiza que

> "(...) os profissionais de Saúde no Trabalho devem requerer a inclusão de uma **cláusula sobre ética, em seus contratos de trabalho** (...) sobre o direito de cumprir as normas de exercício profissional..." (Item 19 das "Condições de Execução das Funções dos Profissionais de Saúde no Trabalho"). (ICOH, 2016 – negritos introduzidos)

Prossegue este mesmo parágrafo, que

> "(...) os profissionais devem ter certeza de que seu **contrato de trabalho não contém cláusulas que poderiam limitar sua independência profissional**." (Item 19 das "Condições de Execução das Funções dos Profissionais de Saúde no Trabalho"). (ICOH, 2016 – negritos introduzidos)

O Código Internacional dedica parágrafos muito explícitos sobre a questão da **confidencialidade**, atualmente tão abusada no campo da Medicina do Trabalho. Com efeito, preconiza o Código que

> "(...) o **acesso aos prontuários médicos**, sua transmissão, assim como a liberação de informações neles contidas, devem ser **manejados de acordo com a legislação nacional pertinente** (...) e **de acordo com os códigos de ética das profissões de saúde** (...) **exclusivamente para os propósitos da Saúde no Trabalho**." (Item 21 das "Condições de Execução das Funções dos Profissionais de Saúde no Trabalho"). (ICOH, 2016 – negritos introduzidos)

Neste mesmo diapasão, o Código Internacional de Ética preconiza medidas de combate a abusos na questão da confidencialidade, tendo em vista que nem todos os profissionais que lidam neste campo são médicos. A saber:

> "(...) devem colaborar com outros profissionais de saúde, na **proteção da confidencialidade de dados de saúde e informações médicas concernentes** aos trabalhadores (...) especialmente no que concerne à informação inserida e armazenada em sistemas computadorizados de informação." (Item 24 das "Condições de Execução das Funções dos Profissionais de Saúde no Trabalho". (ICOH, 2016 – negritos introduzidos).

Considerações finais

Assim como ocorre na vida em geral, e em todas as profissões e ocupações, há tentações pelo caminho, armadilhas, "cascas de banana", desvios, atalhos e outros perigos, dos quais necessitamos nos livrar, por nós mesmos, ou com a ajuda de amigos, colegas, companheiros de trabalho, conselhos profissionais, tutores, professores e outros. Os médicos e médicas, de qualquer especialidade, e os médicos e médicas do trabalho, mesmo vacinados e com todas as "medidas universais de precaução", não estão imunes às tentações e perigos que podem desviá-los do bem e do que é certo; sobretudo frente aos desafios, aos privilégios, às oportunidades e aos deveres de colocar sua profissão (nossa profissão!) a serviço da proteção da saúde dos trabalhadores.

Assim, pensamos que o Código Internacional de Ética da ICOH devesse ser adotado como referência pelas Câmaras Técnicas de Medicina do Trabalho dos Conselhos Regionais de Medicina (CRM) e pela Câmara Técnica de Medicina do Trabalho do Conselho Federal de Medicina (CFM), o qual deveria elevar o Código ao *status* de Resolução do CFM, aplicável, minimamente, a todos os médicos que atendem trabalhadores, como um complemento mais ampliado e atualizado de outras resoluções.

Obviamente, o compromisso de cumprimento obrigatório ainda não será suficiente para garantir a elevação do patamar das condutas e dos procedimentos dos profissionais em nosso país, mas acreditamos que o *processo* de familiaridade com o Código Internacional de Ética da ICOH e sua discussão aprofundada e sincera, em todas as instâncias possíveis, poderiam produzir dividendos extremamente importantes, principalmente para a saúde dos trabalhadores e das trabalhadoras em nosso país.

Referências bibliográficas

BANDINI, Marcia; BONCIANI, Mário; REBELO, Paulo (org.). *Questões éticas na prática da medicina do trabalho*: sigilo profissional e confidencialidade. São Paulo: ANAMT, 2017.

INTERNATIONAL COMMISSION ON OCCUPATIONAL HEALTH (ICOH). *Código internacional de ética para os profissionais de saúde no trabalho*. 3. ed. 2016. Trad. ANAMT. Disponível em: http://www.anamt.org.br/site/upload_arquivos/arquivos_diversos_28420161611117055475.pdf. Acesso em: 11.07.2019.

INTERNATIONAL COMMISSION ON OCCUPATIONAL HEALTH (ICOH). *International code of ethics for occupational health professionals*. 2014. Disponível em: http://www.icohweb.org/site/multimedia/code_of_ethics/code-of-ethics-en.pdf. Acesso em: 11.07.2019.

ORGANIZACIÓN INTERNACIONAL DEL TRABAJO (OIT). *Principios directivos técnicos y éticos relativos a la vigilancia de la salud de los trabajadores*. Ginebra: OIT, 1998. (Serie Salud y Seguridad en el Trabajo, n. 72). Disponível em: http://www.bvsde.paho.org/bvsast/e/fulltext/vigila.pdf. Acesso em 11.07.2019.

Capítulo 7

Análise do Código de Ética Médica e de Pareceres do Conselho Federal de Medicina Relacionados à Medicina do Trabalho

Rafael Augusto Tamasauskas Torres

A prática médica é intimamente relacionada a contextos históricos e sociais vigentes em cada período. Códigos de conduta são de extrema importância para nortear os médicos durante suas atividades, ainda mais em um campo complexo como a Medicina do Trabalho, no qual há várias interfaces legislativas e interesses diversos permeando a atividade.

Ao mesmo tempo que construímos uma relação de confiança e cuidado com o trabalhador, também devemos atuar de forma a proteger o coletivo e intervir no ambiente de trabalho.

Este capítulo não pretende abranger todas as questões éticas/morais envolvidos nesta prática, mas servir como norte para as principais resoluções publicadas pelo Conselho Federal de Medicina (CFM).

Muitas dessas resoluções apresentam desdobramentos e detalhamentos nos Conselhos Regionais, mas, como chave-mestra, optamos por focar nas resoluções e normas em âmbito nacional, ficando a cargo de cada médico do trabalho entrar nas nuances do estado em que atua.

Código de Ética Médica (CEM) – 2019

Antes de se iniciar o estudo das resoluções, vale a pena enumerarmos alguns pontos listados pelo CEM, com intima relação em nossa prática diária. Em sua nova edição (2019), abrange claramente a responsabilidade com a coletividade, citando, inclusive, em seu princípio fundamental XII, a adequação do trabalho ao ser humano e o controle dos riscos à saúde. Como pontos de destaque, aborda em seus artigos o sigilo médico, a não maleficência mesmo por omissão e a necessidade de regulamentação da telemedicina.

No Quadro 7.1, deixamos esses pontos em destaque.

Quadro 7.1 – Princípios fundamentais e artigos do CEM com destaque em relação à Medicina do Trabalho.

Princípios fundamentais

I – A medicina é uma profissão a serviço da saúde do ser humano e da coletividade e será exercida sem discriminação de nenhuma natureza.

II – O alvo de toda a atenção do médico é a saúde do ser humano, em benefício da qual deverá agir com o máximo de zelo e o melhor de sua capacidade profissional.

XI – O médico guardará sigilo a respeito das informações de que detenha conhecimento no desempenho de suas funções, com exceção dos casos previstos em lei.

XII – O médico empenhar-se-á pela melhor adequação do trabalho ao ser humano, pela eliminação e pelo controle dos riscos à saúde inerentes às atividades laborais.

XIII – O médico comunicará às autoridades competentes quaisquer formas de deterioração do ecossistema, prejudiciais à saúde e à vida.

XIV – O médico empenhar-se-á em melhorar os padrões dos serviços médicos e em assumir sua responsabilidade em relação à saúde pública, à educação sanitária e à legislação referente à saúde.

É vetado ao médico

Art. 1º Causar dano ao paciente, por ação ou omissão, caracterizável como imperícia, imprudência ou negligência.

Art. 12. Deixar de esclarecer o trabalhador sobre as condições de trabalho que ponham em risco sua saúde, devendo comunicar o fato aos empregadores responsáveis.
  Parágrafo único. Se o fato persistir, é dever do médico comunicar o ocorrido às autoridades competentes e ao Conselho Regional de Medicina.

Art. 13. Deixar de esclarecer o paciente sobre as determinantes sociais, ambientais ou profissionais de sua doença.

Art. 37. Prescrever tratamento e outros procedimentos sem exame direto do paciente, salvo em casos de urgência ou emergência e impossibilidade comprovada de realizá-lo, devendo, nesse caso, fazê-lo imediatamente depois de cessado o impedimento, assim como consultar, diagnosticar ou prescrever por qualquer meio de comunicação de massa.
  § 1º O atendimento médico a distância, nos moldes da telemedicina ou de outro método, dar-se-á sob regulamentação do Conselho Federal de Medicina.
  § 2º Ao utilizar mídias sociais e instrumentos correlatos, o médico deve respeitar as normas elaboradas pelo Conselho Federal de Medicina.

Art. 73. Revelar fato de que tenha conhecimento em virtude do exercício de sua profissão, salvo por motivo justo, dever legal ou consentimento, por escrito, do paciente.

Art. 76. Revelar informações confidenciais obtidas quando do exame médico de trabalhadores, inclusive por exigência dos dirigentes de empresas ou de instituições, salvo se o silêncio puser em risco a saúde dos empregados ou da comunidade.

Art. 85. Permitir o manuseio e o conhecimento dos prontuários por pessoas não obrigadas ao sigilo profissional quando sob sua responsabilidade.

Art. 89. Liberar cópias do prontuário sob sua guarda exceto para atender a ordem judicial ou para sua própria defesa, assim como quando autorizado por escrito pelo paciente.
  § 1º Quando requisitado judicialmente, o prontuário será encaminhado ao juízo requisitante.
  § 2º Quando o prontuário for apresentado em sua própria defesa, o médico deverá solicitar que seja observado o sigilo profissional.

Fonte: Conselho Federal de Medicina, 2019.

Resoluções CFM

Para este capítulo, utilizaremos as principais resoluções emitidas pelo CFM até dezembro de 2020.

Vale destaque (e leitura na íntegra) da Resolução n. 2.183 de 2018 que, entre outras diretrizes, versa sobre o estabelecimento de nexo entre agravos de saúde e as atividades dos trabalhadores, contestações de benefícios previdenciários e a necessidade de familiarização com os princípios das patologias ocupacionais, suas causas, condições de trabalho e riscos a que está exposto cada trabalhador para emissão do Atestado de Saúde Ocupacional (ASO). O *caput* do artigo 9º desta resolução bem como o Parecer do Processo Consulta n. 2 de 2017 foram anulados por decisão judicial, pois permitiam a utilização de prontuário médico para contestação de benefícios previdenciários, o que contraria o próprio sigilo médico.

Entre outros temas, as resoluções versam sobre a necessidade de exame médico direto para emissão do ASO, sobre a possibilidade de assistência técnica quando médico da empresa e sobre a necessidade de exame médico para alteração de atestados, conforme consta no Quadro 7.2.

Quadro 7.2 – Resumo das principais resoluções, recomendações e pareceres do Conselho Federal de Medicina.

Ano de publicação	Identificação	Assunto
Resoluções		
2018	Resolução CFM n. 2.183/18	Dispõe de normas específicas para médicos que atendem o trabalhador
2004	Resolução CFM n. 1.715/04	Regulamenta o procedimento ético-médico relacionado ao Perfil Profissiográfico Previdenciário (PPP)
Recomendações		
2014	Recomendação CFM n. 5/14	Recomendar que os médicos de empresas, quando atuarem como assistentes técnicos, ajam de acordo com sua livre consciência, nos exatos termos dos princípios, direitos e vedações previstas no atual Código de Ética Médica
Pareceres/Consultas		
2020	Processo Consulta CFM n. 12/20	É vedado realizar exames médicos ocupacionais com recursos de telemedicina sem proceder ao exame clínico direto no trabalhador
2016	Parecer CFM n. 28/16	Questiona se visão monocular e ambliopia devem ser consideradas inaptas para trabalhos em altura
2015	Parecer CFM n. 15/15	Os médicos do trabalho estarão respeitando normas éticas e regulamentares quando, nos exames ocupacionais, com destaque ao exame admissional, tenham como parâmetro principal a prevenção de agravos futuros à saúde dos trabalhadores

(Continua)

Quadro 7.2 – Resumo das principais resoluções, recomendações e pareceres do Conselho Federal de Medicina (continuação).

Ano de publicação	Identificação	Assunto
Pareceres/Consultas		
2015	Parecer CFM n. 26/15	Prontuário Médico Eletrônico e Medicina do Trabalho
2015	Parecer CFM n. 44/15	Programa de Controle Médico de Saúde Ocupacional (PCMSO)
2015	Parecer CFM n. 54/15	Emissão de ASO de retorno ao trabalho
2014	Parecer CFM n. 23/14	Inexistindo médico do trabalho na localidade, o empregador poderá contratar médico de outra especialidade para coordenar o PCMSO
2012	Processo Consulta CFM n. 19/12	Médico do trabalho atuar como assistente técnico em casos envolvendo a empresa contratante e/ou seus assistidos
2008	Processo Consulta CFM n. 1.074/08	Atuação de médico assistente técnico em processo judicial
2001	Processo Consulta CFM n. 6.310/01	O médico do trabalho deve avaliar o estado de saúde do trabalhador mediante exame direto. A alteração da recomendação contida em atestado emitido por outro médico impõe-lhe a responsabilidade sobre o examinado. Atestados médicos sem a identificação do emitente não devem ser acatados. Ao médico responsável pela definição de capacidade laboral cabe firmar diagnóstico
1997	Processo Consulta CFM n. 4.146/97	Emissão de atestado por psicólogo
1989	Parecer Consulta CFM n. 2735/89	Funções do médico do trabalho e fontes para escrever um livro sobre a especialidade
1919	Processo Consulta CFM n. 17/19	Emissão de ASO com exame direto do trabalhador
1919	Processo Consulta CFM n. 23/19	Avaliação dos pressupostos para concessão de aposentadoria especial por trabalho em condições insalubres
1919	Processo Consulta CFM n. 2/19	Avaliação dos pressupostos para concessão de aposentadoria especial por trabalho em condições insalubres
1916	Processo Consulta CFM n. 19/16	Responsabilidade técnica e atuação de diretor técnico em diferentes estados da Federação

Fonte: Conselho Federal de Medicina, 2021.

É muito importante que os médicos do trabalho estejam familiarizados com estes pareceres e resoluções, uma vez que abordam situações comuns na prática diária. Como muitas dessas recomendações tratam de procedimentos relativamente novos (p. ex., telemedicina) ou intimamente ligados a legislações (p. ex., contestação de Nexo Técnico Previdenciário), devemos periodicamente checar se houve atualizações desse material em fontes confiáveis (Conselhos Regionais e Federais de Medicina).

Referências bibliográficas

BRASIL. Conselho Federal de Medicina. *Código de Ética Médica*: Resolução CFM n. 2.217, de 27 de setembro de 2018, modificada pelas Resoluções CFM n. 2.222/2018 e 2.226/2019. Brasília: Conselho Federal de Medicina, 2019.

BRASIL. Conselho Federal de Medicina. Resoluções CFM [Internet]. Disponível em: https://portal.cfm.org.br/buscar-normas-cfmecrm/?page=1&uf=&ano=&numero=&assunto=&tipo=&texto. Acesso em: 01.2021.

Seção III

Sociologia, Legislação, Previdência Social e Perícia Médica

Coordenação

Eduardo Costa Sá

Daniel Romero Munõz

Capítulo 8

Sociologia Aplicada ao Trabalho
O Mundo do Trabalho e Suas Transformações

Luciano Pereira
Ludmila Costhek Abílio

O mundo do trabalho é tecido por elementos que estão em permanente movimento: as regulações do trabalho; as inovações tecnológicas; as formas de organização política dos trabalhadores; os meios de gerenciamento; gestão e controle do trabalho se transformam e desenvolvem-se por meio de processos sociais que envolvem conflitos, disputas e diferentes interesses. As transformações e permanências do trabalho abarcam as definições socialmente construídas e também os movimentos sobre justiça, igualdade e direitos, que perpassam a vida cotidiana dos trabalhadores e estão relacionadas às noções de bem-estar, saúde e segurança.

Os últimos 40 anos são intensamente marcados por transformações significativas, que podem ser compreendidas por meio das definições de globalização, de neoliberalismo, das novas formas de organização do trabalho, como o toyotismo e a uberização. Assistimos à integração global das cadeias produtivas, às mudanças globais sobre os direitos do trabalho, às novas formas de intensificação e de extensão do trabalho, assim como ao que podemos denominar "novos modos de subjetivação e engajamento dos trabalhadores e de sofrimento social". Termos como "precarização do trabalho" e "flexibilização do trabalho" passam a ser utilizados para analisar essas novas configurações. A respeito do mundo do trabalho brasileiro, somos desafiados a entender esses processos sem perder de vista as desigualdades abissais que costuram o mercado de trabalho, desde a sua formação. Entre nós, há altos índices de trabalho informal, de desemprego, além de uma ampla maioria de trabalhadores alocada em trabalhos precários, vivendo com aproximadamente um salário mínimo, enfrentando alta rotatividade e o difícil e instável acesso aos direitos e às proteções ao trabalho.

Para entender essas transformações, trataremos:
» Do Estado do bem-estar social e do fordismo, para compreendermos os fundamentos do trabalho formal, do assalariamento e da relação entre trabalho e inclusão social.
» Da globalização, do neoliberalismo e de novas formas de controle e de organização do trabalho que se formaram nas últimas décadas.

» Dos modos de subjetivação contemporâneos, do sofrimento social e de sua relação com as transformações do trabalho.

Estado de bem-estar social, fordismo, assalariamento

No século XX, a grande indústria atingiu seu apogeu e, nas últimas três décadas, entrou em crise e foi substituída por novas formas. Pode-se caracterizá-la por suas extensas plantas industriais, que buscam integrar todos os setores da produção de determinado bem na mesma unidade fabril, o que é denominado na literatura de "verticalização da produção". O exemplo mais representativo é a indústria automobilística e suas imensas fábricas que abarcavam a produção de peças e equipamentos necessários à fabricação de carros. Não à toa, o apogeu da grande indústria denomina-se **fordismo**. Ao verticalizar a produção, as fábricas se agigantavam e, ao mesmo tempo, caracterizavam a economia de toda uma região, lembremos, por exemplo, Detroit, nos Estados Unidos; Turim, na Itália; e, algumas décadas depois, o ABC paulista, que representa nosso "fordismo tardio", já que o Brasil está na periferia do capitalismo.

O fordismo é mais do que um arranjo da produção: como definiria Gramsci (2008), trata-se da produção de um **novo modo de vida**. A expansão da capacidade produtiva, iniciada com o taylorismo e intensificada com novos métodos e meios técnicos das **linhas de montagem** do fordismo, resulta na possibilidade da produção em massa de bens de consumo. As estratégias fordistas também envolveram o aumento significativo do valor do dia de trabalho dos operários. De forma que o mercado consumidor se expande pela **produção de massa** e pela incorporação dos **trabalhadores como consumidores**, que passam a ter acesso a bens antes restritos à elite, o que resulta na reconfiguração de modos de vida, do planejamento do espaço urbano, de hábitos e marcadores de classe.

A respeito da organização do trabalho, o fordismo se baseou na radical separação entre concepção e execução do trabalho, reservando aos engenheiros e gerentes a criação, o planejamento e a administração e, aos trabalhadores, as atividades operacionais e manuais. Evidentemente, essa separação não era imune a conflitos latentes ou abertos entre a gerência e o coletivo de trabalhadores, em outras palavras, entre a organização do trabalho prescrita e a organização do trabalho real, ou, entre hetero-organização e auto-organização do trabalho (DEJOURS, 2012).

O espaço no qual o fordismo vigorara, sobretudo nos "30 anos gloriosos" do pós-Segunda Guerra Mundial, era a economia nacional dos países do centro, ou seja, a produção estava, principalmente, voltada aos mercados internos, já que o comércio internacional era regulamentado com objetivo de fortalecer o desenvolvimento nacional. A contrapartida política e jurídica, ou seja, o modo de regulação, do fordismo era o keynesianismo, que propunha a intervenção estatal na economia para evitar recessões e depressões econômicas, isto é, as chamadas políticas anticíclicas. Neste sentido, ao Estado era atribuído um papel fundamental no desenvolvimento econômico e social e na regulação financeira e fiscal, tendo em seu cerne a geração de emprego e de renda.

A compreensão desta configuração histórica apenas é possível se recuarmos, temporalmente, para a analisarmos desde sua gênese. Lembremos como o historiador Eric Hobsbawm (1995) denominou a primeira fase do século XX, que termina em 1945: "era da catástrofe", quando tem fim a Segunda Guerra Mundial. Então, o passado recente era visto como um acúmulo de crises e de grandes tragédias humanas: a crise da 1929 – a maior crise da história do capitalismo –, duas guerras mundiais e o nazifascismo. Os diagnósticos dessas crises colocavam a conta no capitalismo liberal, cuja hegemonia atravessou o século XIX e termina, justamente, na crise de 1929. Além disso, as rachaduras do liberalismo e das guerras ocasionaram as revoluções socialistas que marcaram a primeira metade do século, isto é, a Revolução Russa de 1917 e a Revolução Chinesa de 1949. Assim, terminada a Guerra, em 1945, o keynesianismo se torna um consenso na política econômica que, além das políticas anticíclicas, se volta para a defesa das economias nacionais, o que gerava o ambiente propício para o fordismo.

Como, em linhas gerais, esses processos se relacionam com o mundo do trabalho e com a classe trabalhadora e sua tradução em movimentos sociais, sindicatos e partidos políticos?

Em primeiro lugar, o avanço do fordismo e a concentração da produção em grandes plantas industriais geravam demanda de mão de obra e contribuíam para o aumento do peso relativo, na sociedade, da classe trabalhadora, em especial, do operariado fabril. Em segundo lugar, vale lembrar que, à época, o projeto socialista era a própria expressão da classe trabalhadora e as revoluções eram uma alternativa real no tabuleiro político, o que levava as elites a temê-la e, assim, negociar com poderosos sindicatos de operários. Desta forma, na reconstrução do mundo no pós-Segunda Guerra, como uma resposta à crise econômica mundial, à ascensão do socialismo e às experiências nazifascistas, consolida-se o Estado do bem-estar social.

O **Estado de bem-estar social** é resultado de um acordo a partir do qual empresários aceitam pagar mais impostos, a classe política implementa a universalização dos direitos sociais, além de investir na infraestrutura, e trabalhadores e sindicatos aceitam os termos deste acordo e afastam-se de projetos revolucionários já que eram beneficiados pelos salários crescentes e pela ampliação do sistema público de saúde, da universalização da educação e de outros direitos sociais. Na associação entre fordismo e consolidação do Estado do bem-estar social, os trabalhadores passam a ser sujeitos de direitos. Na prática, pode-se dizer que se consolida a noção da inclusão social via mundo do trabalho. Vale sempre atentarmos que, em países de origem colonial – denominados "subdesenvolvidos", "em desenvolvimento", "economias emergentes", como o Brasil –, o Estado do bem-estar social operou mais como baliza para a luta pelos direitos sociais do que como realidade consolidada.

Sociologicamente, a expansão do trabalho assalariado gerou instituições que organizavam a vida social e vinculavam o indivíduo a sindicatos, partidos e a associações profissionais e extrapolavam as entidades diretamente relacionadas ao trabalho. Em torno do eixo da chamada "sociedade salarial" (CASTEL, 1998), orbitavam os direitos sociais e previdenciários e o próprio sentido de pertencimento à nação.

Aqui, estamos no coração da centralidade do trabalho no desenvolvimento capitalista, centralidade esta que pode ser observada na economia, na política, na sociedade e também na subjetividade, ou seja, o trabalho é fundamental para a produção de riquezas; no conflito político entre as classes sociais; nos aspectos sociais de pertencimento e desfiliação de classes, grupos e indivíduos; e, por fim, na construção de nossa identidade.

Globalização, neoliberalismo e as novas formas de controle e organização do trabalho

A partir dos anos 1970, o mundo do trabalho passa por uma série de transformações que estão intensamente relacionadas com o desenvolvimento tecnológico, redefinições do papel do Estado e com o que podemos denominar "novos arranjos produtivos". Estabelecem-se novas formas de organização e de controle do trabalho, que envolvem novos meios de gerenciamento da força de trabalho e, ao mesmo tempo, uma alta mobilidade do capital.

As **regulações estatais** implementadas mais vigorosamente a partir dos anos 1970 vêm promovendo, em âmbito global, processos de financeirização e promoção de fluxos financeiros globais, que têm impacto direto sobre a exploração do trabalho. Está em jogo a **alta mobilidade do capital**, que pode se traduzir em enormes pressões pelo rebaixamento do valor da força de trabalho, eliminação de direitos e proteções dos trabalhadores, isenção de impostos e mecanismos de regulação do mercado financeiro e de investimentos. Uma empresa estrangeira que se instala em determinado país, gerando empregos, conta sempre com a possibilidade de repentinamente migrar para outro, causando uma série de impactos sociais e pressões sobre garantias e direitos dos trabalhadores. Já as recentes crises econômicas mundiais evidenciam como as economias nacionais passam a estar profundamente atreladas aos mercados financeiros, que funcionam de forma integrada, pouco regulada e com alta instabilidade, movidas por interesses que são difíceis de mapear ou controlar.

Termos como **globalização** e **neoliberalismo** tornam-se uma espécie de guarda-chuva analítico para tratar de forma ampla destas transformações. Da perspectiva aqui apresentada, podemos tomar dois elementos essenciais para a compreensão destes temas, que são complexos e envolvem múltiplos aspectos: a globalização aqui nos remete a uma possibilidade de novos arranjos produtivos que se organizarão globalmente, envolvendo uma profunda integração entre fluxos financeiros, fluxos de investimento e a exploração do trabalho em âmbito global; já o neoliberalismo aqui se refere essencialmente a novas definições sobre o papel do Estado, as regulações do trabalho e a gestão da força de trabalho. Seguindo com David Harvey (2008), podemos ver no neoliberalismo novas regulações promovidas pelo Estado. Este, longe de estar ausente do funcionamento do mercado, cria e promove mecanismos legais para processos de financeirização, eliminação de direitos e da concentração de renda (HARVEY, 2008; PIKETTY, 2014). Alguns autores afirmam que o neoliberalismo também pode ser entendido como extensão da lógica de mercado para várias esferas da vida (LAVAL e DARDOT, 2018), em um mundo que se apresenta pela concorrência e seleção permanentes, instabilidade e constante ameaça de eliminação do mercado.

No mundo do trabalho, a flexibilização torna-se um jargão comum para definir uma série de extinção de direitos e proteções associados ao trabalho, assim como à transferência de riscos e aos custos para os trabalhadores. Associadas às **terceirizações**, novas regulações estatais e organização global das cadeias produtivas, o **toyotismo** e, mais recentemente, a **uberização** são definições fundamentais para a compreensão do mundo do trabalho das últimas décadas.

Se, no início do século XX, aquele operário tão bem representando por Charles Chaplin tornou-se a figura emblemática do fordismo; atualmente, as fábricas operadas por robôs e com menor contingente de operários, os *motoboys* entregadores por aplicativo, os ambientes coloridos e descolados das empresas, o *home office* nos mostram que as definições do trabalho se complexificaram. Reconhecer quem trabalha para quem, identificar o que está sendo produzido, perceber como o trabalho é controlado são alguns dos dilemas que hoje envolvem a compreensão do capitalismo contemporâneo. Já em países periféricos como o Brasil, assistimos à precarização do trabalho e à eliminação de direitos em um mercado de trabalho, como já dito, historicamente precário e desigual.

Ao analisar a figura de Charles Chaplin na esteira de produção, do relógio de ponto na fábrica, do gerente que vigia e comanda a produção, podemos pensar que estão claras as distinções entre o que é e o que não é tempo de trabalho, o que é e o que não é local de trabalho, qual a duração da jornada de trabalho, quais as tarefas executadas pelo trabalhador. Por sua vez, as novas formas de organização e de gerenciamento do trabalho tornam estas definições mais complexas. Por exemplo, para um profissional que trabalha em *home office*, o espaço de trabalho já não se distingue do da casa, o trabalho, em geral, se dá por metas e prazos, em vez de uma jornada de trabalho pré-definida.

Assim, o **toyotismo** – em uma perspectiva ampla – se refere às formas de controle e de gerenciamento do trabalho, que não necessariamente substituem as associadas ao fordismo, mas trazem novos elementos. Elas envolvem a transferência de parte do gerenciamento do trabalho para o próprio trabalhador, mas de forma subordinada e controlada. Assim, trabalhar por metas e fazer seu próprio horário, em vez de bater o cartão no relógio de ponto; espaços de *coworking*; tornar-se pessoa jurídica; receber bonificações entre outros, são exemplos de elementos destas novas formas de organização do trabalho.

Subjacente a esses fenômenos, estão a diminuição de regulações publicamente instituídas e a instauração de novas formas de controle sobre a qualidade e a produtividade do trabalhador. Veja-se a substituição do termo "trabalhador" por **colaborador**, o que evidencia que ficou mais difícil discernir as relações de trabalho e o que é demandado em termos de engajamento e de participação no ambiente de trabalho. Se antes pensamos em uma separação entre execução e concepção nos métodos de gestão do trabalho, agora o conhecimento e as estratégias do trabalhador estão explicitamente incorporados como elementos do gerenciamento do trabalho. A participação coletiva e individual dos trabalhadores é mobilizada em prol da maior eficiência da produção e do aumento da produtividade do trabalho. A **polivalência** ou a multifuncionalidade do trabalhador também se torna central na gestão toyotista. Um profissional da saúde, por exemplo, hoje pode ter o estatuto de pessoa jurídica trabalhando todos os dias para um mesmo estabelecimento. Apesar de não contratado como empregado, tem seu tempo de trabalho altamente controlado e ainda precisa desempenhar múltiplas funções e tarefas ao mesmo tempo, muitas das quais não diretamente relacionadas com sua formação, mas que passam a ser constitutivas de seu trabalho.

Todos estes processos e elementos estão diretamente conectados ao desenvolvimento de **meios técnico-políticos**. A partir dos anos 1970, destacam-se o desenvolvimento das **tecnologias da informação e da comunicação** (TIC) e, mais recentemente, o surgimento da **inteligência artificial**, *machine learning*, entre outros termos novos que nos desafiam a pensar no futuro do trabalho. O desenvolvimento e o uso das tecnologias não são eventos neutros, que correm em separado dos processos e conflitos sociais; pelo contrário, os modos como as tecnologias são desenvolvidas e utilizadas impactam o mundo do trabalho como um todo, contribuindo para o aumento ou a redução de desigualdades, para melhores ou piores condições de trabalho, para o desemprego, para o bem-estar de poucos ou de muitos; tudo isso é politicamente determinado e está em constante movimento.

Uberização – viver sob demanda

A imagem de um *bikeboy* dormindo na praça enquanto o aplicativo não toca talvez tenha se tornado a figura emblemática do trabalho na atualidade. Uberização é um termo que define processos contemporâneos de informalização, que correm associados a novas formas de gerenciamento do trabalho (ABÍLIO, 2020). Observando-se entregadores por aplicativo e motoristas Uber, evidencia-se a constituição de uma multidão de centenas de milhares de trabalhadores informais, que têm seu trabalho gerenciado por uma única empresa, sem pré-definições acordadas sobre a duração da jornada, a distribuição ou o valor do trabalho. Atualmente, há uma série de disputas judiciais pelo mundo sobre a definição da relação de trabalho destes que são tratados como empreendedores ou trabalhadores autônomos. Podemos ver nesta relação a transferência, para os trabalhadores, de uma série de riscos e de custos da, trabalhadores estes que já não contam com nenhuma garantia ou proteção sobre seu trabalho. De fato, eles gerenciam sua jornada de trabalho; entretanto, fazem-no de forma subordinada aos mecanismos de controle das empresas e são estas que definem como o trabalho é distribuído, o valor de cada tarefa executada e, consequentemente, o tempo de trabalho necessário para se alcançar a remuneração necessária para a sobrevivência do trabalhador.

Nesta relação, opera o **gerenciamento algorítmico**, que se refere aos meios que possibilitam mapear e controlar coletiva e individualmente as atividades de centenas de milhares de trabalhadores. Ou seja, é possível haver uma multidão gigantesca de trabalhadores dispersos e ao mesmo tempo gerenciá-los de forma centralizada, por meio de mecanismos que não estão claros nem pré-acordados.

O aspecto central da uberização a ser aqui destacado é o da consolidação da condição de um trabalhador sob demanda, que fica disponível ao trabalho e só é recrutado quando necessário. Não há garantias sobre sua remuneração, sendo pago estritamente pelo que produzir, mesmo que passe o dia todo disponível ao trabalho. Esta condição ultrapassa a relação de trabalho mediada por **plataformas digitais** e apresenta-se como uma tendência que hoje permeia todo o mundo do trabalho. Trata-se de reduzir o trabalhador a um fator de produção, a ser utilizado da forma mais eficiente e produtiva, transferindo para ele toda a responsabilização sobre sua própria sobrevivência, o que também é denominado **empreendedorismo**. Aqui, estão em jogo as redes de proteção social, as concepções sobre justiça e dignidade; também são minadas as determinações socialmente conquistadas sobre a duração da jornada de trabalho, saúde e segurança do trabalhador. Neste sentido, a condição sob demanda se apresenta como presente ou futuro possíveis para grande parte das ocupações.

Sofrimento social e suas relações com as transformações do trabalho

As novas formas de gestão do trabalho entram em causa no sofrimento relacionado ao mundo do trabalho e, dada a centralidade do trabalho em nossas vidas e em toda a sociedade, podemos afirmar que o mundo do trabalho engendra formas de sofrimento social.

Com Dejours, podemos afirmar que as novas formas de gestão foram bem-sucedidas em quebrar os laços que vinculam os coletivos de trabalho, o que resultou na individualização que impera nos dias de hoje. Ao transformar o trabalho vivo em números e impor uma realidade que não é absolutamente natural, a saber, a quantificação do trabalho e, consequentemente, transformar os números em metas e instaurar a competição, o mundo do trabalho retirou as defesas coletivas que funcionavam como um anteparo ao sofrimento e às injustiças que porventura fossem impostos pela gestão ou mesmo por colegas. Neste cenário, proliferam as doenças da sobrecarga (exaustão profissional e LER/DORT), diversas formas de adoecimento psíquico e o assédio no trabalho.

Referências bibliográficas

ABÍLIO, Ludmila Costhek. Uberização e juventude periférica: desigualdades, autogerenciamento e novas formas de controle do trabalho. *Novos Estudos – CEBRAP*, v. 39, p. 579-97, 2020.
DARDOT, Pierre; LAVAL, Christian. *A nova razão do mundo*. São Paulo: Boitempo, 2018.
DEJOURS, Christophe. *Trabalho vivo*. Brasília: Paralelo 15, 2012. (2 Volumes).
GRAMSCI, Antonio. *Americanismo e fordismo*. São Paulo: Hedra, 2008.
HARVEY, David. *Neoliberalismo*: história e implicações. São Paulo: Loyola, 2008.
HOBSBAWM, Eric J. *A era dos extremos*: o breve século XX, 1914-1991. São Paulo: Cia das Letras, 1995.
PEREIRA, Luciano. *Depressão*: mobilização e sofrimento social. Tese (Doutorado) – Departamento de Filosofia, Universidade de São Paulo, São Paulo, 2010.
PIKETTY, Thomas. *O capital no século XXI*. São Paulo: Intrínseca, 2014.

Capítulo 9

Convenções Internacionais Aplicadas à Saúde do Trabalhador

Páris Ali Ramadan

Histórico

A Organização Internacional do Trabalho (OIT) foi fundada no fim da Primeira Guerra Mundial, em 1919, como parte do Tratado de Versalhes e tem como objetivo a elaboração, adoção, aplicação e promoção das Normas Internacionais do Trabalho, sob a forma de convenções, recomendações e resoluções. Esses instrumentos são discutidos e adotados por intermédio da Conferência Internacional do Trabalho (CIT), que se reúne anualmente. É uma das agências das Nações Unidas, única com estrutura tripartite em que os representantes de governos, organizações de empregadores e de trabalhadores participam, em situação de igualdade, das diversas instâncias da OIT que conta com 183 Estados-membros.

As normas internacionais do trabalho

As convenções são tratados internacionais que definem padrões mínimos a serem cumpridos por todos os países que os ratificam. A ratificação de uma convenção da OIT por qualquer um de seus Estados-membros tem caráter vinculante, ou seja, implica sua incorporação total ao sistema jurídico, legislativo, executivo e administrativo dos países que ratificaram a convenção.

As recomendações não têm caráter vinculante em termos legais, pois, frequentemente, complementam uma convenção, propondo princípios mais definidos sobre a forma como esta poderia ser aplicada. Há também recomendações autônomas, não associadas a nenhuma convenção, que podem servir como guias para a legislação dos Estados-membros.

As pautas destinadas a orientar os Estados-membros em matérias específicas ou as contribuições para a criação de princípios gerais de direito internacional são feitas por meio de resoluções e declarações e não apresentam o caráter vinculante das convenções.

Desde a criação da OIT, foram elaboradas 189 Convenções Internacionais de Trabalho e 205 recomendações sobre diversos temas como emprego, proteção social, recursos humanos, saúde e segurança no trabalho.

Durante seus primeiros 40 anos de existência, a OIT se dedicou a desenvolver normas internacionais do trabalho e a garantir sua aplicação. Entre 1919 e 1939, foram adotadas 67 convenções e 66 recomendações.

Em 1944, os delegados da Conferência Internacional do Trabalho adotaram a Declaração de Filadélfia como anexo à Constituição da OIT, que passou a constituir carta de princípios e objetivos da Entidade, além de ter servido como referência para a adoção da Carta das Nações Unidas (1946) e da Declaração Universal dos Direitos Humanos (DUDH), de 1948.

A DUDH reafirmou o princípio de que a paz permanente só pode ter como base a justiça social por intermédio de quatro princípios básicos da OIT: o trabalho deve ser fonte de dignidade; o trabalho não é uma mercadoria; a pobreza, em qualquer lugar, é uma ameaça à prosperidade de todos; e todos os seres humanos têm o direito de perseguir o seu bem-estar material em condições de liberdade e dignidade, segurança econômica e igualdade de oportunidades.

No final da Segunda Guerra, nasce a Organização das Nações Unidas (ONU), com o objetivo de manter a paz por meio do diálogo entre as nações e, em 1946, a OIT torna-se a primeira agência especializada da ONU. Importante notar que há regras previstas na Constituição da OIT no que refere ao conflito entre as convenções internacionais do trabalho e normas internas de um Estado-membro.

O Art. 19 (8) do tratado constitutivo da OIT prevê que a adoção de uma convenção ou de uma recomendação, ou a ratificação, por um Estado-membro, de uma convenção não devem afetar leis, sentenças, costumes ou acordos que assegurem, aos trabalhadores, condições mais favoráveis do que as já previstas.

Em outras palavras, a Constituição da OIT determina que sejam aplicadas sempre as normas mais favoráveis aos cidadãos, não importando se internacionais ou internas. Também a Constituição brasileira, de 1988, no Art. 4º, II, rege-se, no cenário internacional, pelo princípio da prevalência dos direitos humanos, confirmando a ideia da prevalência da norma mais benéfica à pessoa protegida.

Portanto, a aplicação das convenções e das recomendações da OIT, no plano do direito doméstico, há de atender ao princípio *pro homine*, segundo o qual a primazia é da norma que mais proteja o trabalhador sujeito de direitos.

A fiscalização da aplicação das normas

Para garantir que os países implementem as convenções que ratificaram, a OIT examina a aplicação das normas pelos Estados-membros e assinala as áreas em que poderiam ser mais bem aplicadas.

Ao ratificarem uma convenção, os países se comprometem a apresentar periodicamente um relatório sobre as medidas tomadas para que ela entre em vigor. Para o exame desses relatórios, foi criada, em 1926, a Comissão de Peritos cujo papel é fornecer uma avaliação imparcial e técnica sobre a aplicação das normas internacionais do trabalho nos Estados-membros da OIT.

A OIT no Brasil

As convenções da OIT constituem-se tratados multilaterais abertos de natureza normativa cujo objetivo é a regulamentação do trabalho em âmbito internacional.

No Brasil, as convenções e as recomendações internacionais da OIT, como todo tratado ou ato de organismo internacional, não ingressam de maneira automática no respectivo ordenamento jurídico. É necessária a publicação de um decreto a respeito de atos que, então, passam a vigorar.

As principais convenções relacionadas à saúde e à segurança no trabalho ratificadas no Brasil estão exemplificadas na Tabela 9.1.

Tabela 9.1 – Principais convenções de saúde e segurança ratificadas pelo Brasil.

Convenção (n.)	Tema	Data de ratificação
81	Inspeção do trabalho na indústria e no comércio	11/10/1989
113	Exame médico dos pescadores	01/03/1965
115	Proteção contra as radiações	05/09/1966
120	Higiene no comércio e nos escritórios	24/03/1969
127	Peso máximo das cargas	21/08/1970
134	Prevenção de acidentes do trabalho dos marítimos	25/07/1996
136	Proteção contra os riscos da intoxicação pelo benzeno	24/03/1993
139	Prevenção de riscos profissionais de agentes cancerígenos	27/06/1990
148	Contaminação do ar, ruído e vibrações	14/01/1982
155	Segurança e saúde dos trabalhadores	18/05/1992
161	Serviços de saúde do trabalho	18/05/1990
162	Utilização do amianto com segurança	18/05/1990
167	Sobre a segurança e a saúde na construção	19/05/2006
170	Segurança no trabalho com produtos químicos	23/12/1996
171	Trabalho noturno	18/12/2002
174	Sobre a prevenção de acidentes industriais maiores	02/08/2001
176	Sobre segurança e saúde nas minas	18/05/2006

Fonte: Ministério da Economia, 2019.

Conforme o Art. 19 da Constituição da OIT, os Estados devem submeter as convenções e as recomendações ao crivo da autoridade competente em um prazo de 12 meses e, no Brasil, a competência para a representação internacional é da União Federal, assim como a competência para legislar sobre direito do trabalho (Art. 22, II, CF/88).

O Congresso Nacional é autoridade com competência para apreciar as convenções e as recomendações, com posterior sanção do Executivo. Após a aprovação pelo Congresso

Nacional, a convenção deverá ser ratificada pelo chefe do governo brasileiro, que enviará o instrumento de ratificação à Repartição Internacional do Trabalho (RIT). A convenção só passa a ter vigência no direito interno do Estado após 12 meses de sua ratificação.

A denúncia de uma convenção, ou seja, um Estado pôr fim às suas obrigações em relação a determinada convenção, poderá ser realizada dentro do prazo de dez anos a contar da sua entrada em vigor no ordenamento jurídico interno, sendo necessário que se faça um comunicado ao diretor geral da Repartição Internacional do Trabalho.

O Brasil está entre os membros fundadores da OIT e, desde a década de 1950, a OIT tem uma representação no Brasil, com programas e atividades que refletem os objetivos da Entidade ao longo de sua história. Atua pelo apoio à promoção do trabalho decente, envolvendo temas como a erradicação do trabalho escravo, do trabalho infantil e do tráfico de pessoas; a promoção do trabalho decente para jovens, da igualdade de condições e de tratamento no local de trabalho em decorrência da discriminação, sobretudo de mulheres e homens transexuais e de pessoas com deficiência.

A OIT também teve um papel histórico na saúde ocupacional por ser o órgão que fomentou a criação de institutos de saúde ocupacional pelo mundo. No Brasil, na década de 1950, a OIT também exerceu grande influência na movimentação em prol da saúde ocupacional: a Associação Brasileira de Medicina do Trabalho (ABMT), criada no Rio de Janeiro, em 1944, por um grupo de médicos do então Ministério do Trabalho, Indústria e Comércio, exemplifica algumas instituições cuja criação teve as normas da OIT como referência.

Da mesma forma, a ratificação pelo Brasil das convenções da OIT ajudou no desenvolvimento e na regulamentação de normas em saúde e segurança no trabalho. Como exemplo, a Recomendação n. 112 da Organização Internacional do Trabalho desde 1959 mencionava a necessidade da contratação de médicos com conhecimento em saúde ocupacional pelas empresas. No Brasil, em 1967, o Decreto-Lei n. 229 reformulou o capítulo V do título II da Consolidação das Lies do Trabalho (CLT) sobre Higiene e Segurança do Trabalho, dando nova redação ao art. 164, da CLT e criando o Serviço Especializado de Segurança, Higiene e Medicina do Trabalho dentro das empresas em geral. No início dos anos 1970, por meio da Portaria n. 3.237/72, a prevenção de moléstias profissionais e de acidentes do trabalho assumiria forma mais sistemática; porém, somente em 1978 e em decorrência dessa lei, foram estabelecidas 28 normas regulamentadoras por intermédio da Portaria n. 3214/78.

Em 1990, o Brasil ratificou a Convenção 152 da OIT, que aborda a saúde e segurança no trabalho (SST) na área portuária. Como consequência, foi criado um grupo de trabalho tripartite, em 1995, para analisar as contribuições e finalizar o texto em consenso com as partes envolvidas: governo, trabalhadores e empregadores da área portuária, resultando na implementação da Norma Regulamentadora NR 29, publicada no final de 1997.

Outros setores, como a área agrícola, ganharam grande visibilidade com a promulgação da Convenção de Segurança e Saúde na Agricultura da OIT, em junho de 2001. Assim, foi elaborada a norma regulamentadora específica para o setor: a NR 31 sobre a Segurança e Saúde no Trabalho na Agricultura, Pecuária, Silvicultura, Exploração Florestal e Aquicultura (publicada pela Portaria n. 86, 3 de março de 2005).

Importante mencionar a contribuição da Fundacentro, órgão federal vinculado à Secretaria de Trabalho do Ministério da Economia, que também participa como membro de delegações na Conferência Internacional do Trabalho, colaborando para a elaboração de convenções e recomendações da OIT, como ocorreu com a Convenção 167 (Segurança e Saúde na Construção) e a 162 (Segurança na Utilização do Amianto). Assumiu também papel importante no início dos anos 2000, com a implementação da Convenção OIT 174.

Essa convenção visa à prevenção de acidentes químicos ampliados e contribuiu na elaboração da NR 20 (Segurança e Saúde no Trabalho com Inflamáveis e Combustíveis), atuando na Comissão Nacional Tripartite Temática no processo de revisão da norma, a qual foi motivada pela adequação às Convenções 170 (Produtos Químicos) e 174 (Acidentes Ampliados) da OIT.

Outro marco histórico foi a implementação da Convenção 155 (Segurança e Saúde dos Trabalhadores e Meio Ambiente do Trabalho), ratificada pelo Brasil, em maio de 1992, que também criou as condições necessárias para a implementação da Convenção 187, voltada para a promoção da saúde e segurança no trabalho.

A importância do estudo das normas da OIT para o médico do trabalho não se justifica apenas pela necessidade de se conhecer a natureza jurídica das convenções, mas em compreender seu processo de integração à ordem jurídica interna e suas repercussões na evolução da legislação brasileira em saúde e segurança no trabalho.

Referências bibliográficas

BRASIL. Ministério da Economia, Secretaria de Trabalho. *Convenções SST*. Disponível em: http://trabalho.gov.br/participacao-social-mtps/participacao-social-do-trabalho/legislacao-seguranca-e-saude-no- trabalho/itemlist/category/636-sst-convencoes. Acesso em: 09.07.2019.

FRANCO FILHO, Georgenor de Sousa; MAZZUOLI, Valerio de Oliveira. Incorporação e aplicação das convenções internacionais da OIT no Brasil. *Revista de Direito do Trabalho*, v. 167, ano 42, p. 169-82. São Paulo: Revista dos Tribunais, jan./fev. 2016.

MAZZUOLI, Valerio de Oliveira. Integração das convenções e recomendações internacionais da OIT no Brasil e sua aplicação sob a perspectiva do princípio pro homine. *Revista do Tribunal Superior do Trabalho*, Brasília, v. 79, n. 3, p. 233-54, jul./set. 2013.

ORGANIZAÇÃO INTERNACIONAL DO TRABALHO (OIT). *A aplicação e a promoção das normas internacionais de trabalho*. 3. ed. rev. cap. 3, 2014.

ORGANIZAÇÃO INTERNACIONAL DO TRABALHO (OIT). *História da OIT*. Brasília. Disponível em: https://www.ilo.org/brasilia/conheca-a-oit/hist%C3%B3ria/lang– pt/index.htm. Acesso em: 17.07.2019.

ORGANIZAÇÃO INTERNACIONAL DO TRABALHO (OIT). *Manual de procedimentos relativos às convenções e recomendações internacionais do trabalho*. 2012.

REIMBERG, Cristiane Oliveira. *Fundacentro*: meio século de segurança e saúde no trabalho. São Paulo: Fundacentro, 2016.

ROLIM, Patricia Sarmento. O ingresso das convenções e as recomendações da OIT no ordenamento jurídico brasileiro. *Âmbito Jurídico*, Rio Grande do Sul, n. 158, ano XX, mar. 2017.

Capítulo 10
A Evolução da Legislação Trabalhista e a Medicina do Trabalho

Alexandre Muñoz

A obrigatoriedade de contratação pelas empresas de um médico que auxiliasse na saúde do trabalhador surgiu, historicamente, como uma tentativa de solucionar o problema do crescente número de acidentes de trabalho, além dos infortúnios ligados aos ambientes insalubres e perigosos.

Na realidade, como sempre acontece nesta seara, os direitos relacionados à saúde do trabalhador sofreram uma penosa e difícil evolução até chegarem ao estado atual.

Pode-se dizer que desde a Proclamação da República[1] já havia preocupação com normas sobre o trabalho e a saúde do trabalhador. É de se lembrar de que os principais fatores que influenciaram aquele contexto foram a crescente urbanização – com a vinda das pessoas do campo para as cidades – bem como as ondas imigratórias para o Brasil.

À época, as leis trabalhistas eram produzidas com foco em cada tipo de trabalho, sejam divididas por área de atuação (p. ex., trabalhadores do porto), sejam por categoria (p. ex., trabalhadores ferroviários). De maneira que somente com a Consolidação das Leis do Trabalho (CLT), em 1943, é que se "unificou" a legislação trabalhista.

Não havia, entretanto, nenhum dispositivo legal específico sobre Medicina do Trabalho ou mesmo sobre algum tipo de profissional voltado para tornar o ambiente do trabalho mais seguro.

A estruturação da carreira de médico do trabalho somente ocorreu em 1965, com a promulgação do Decreto n. 55.841.[2] Contudo, foi em 1972, por meio da Portaria n. 3.237, que

---

[1] Ver Decreto n. 1.313, de 17 de janeiro de 1891. Vale a menção de que, desde a Independência do Brasil, houve grande produção normativa visando romper com o sistema normativo anterior – com base ainda nas ordenações portuguesas.
Porém, em se tratando de Direito do Trabalho, respeitada a doutrina minoritária, apenas após a libertação dos escravos com a Lei Áurea e a posterior Proclamação da República é que isto se acentuou.

[2] O Decreto n. 55.841, de 15 de março de 1965, firmou o Regulamento da Inspeção do Trabalho, instituindo as carreiras dos agentes da inspeção do trabalho nas especialidades de fiscal do trabalho, médico do trabalho, engenheiro e assistente social, estabelecendo ainda normas de inspeção.

o Ministério do Trabalho e Emprego tornou obrigatória a existência de serviços de Medicina do Trabalho e de engenharia de segurança do trabalho em todas as empresas.

Em 1978, por meio da Portaria n. 3.214, aprovou-se a possibilidade de edição de Normas Regulamentadoras (NR), com a finalidade de se disciplinarem os dispositivos relativos à segurança e à Medicina do Trabalho na CLT.

Note-se que o processo legislativo brasileiro – que grosseiramente é a maneira como se elaboram leis no Brasil – não permite que haja uma resposta rápida do poder público sobre diversas questões de ordem prática. Além disso, dado o nível de detalhamento exigido, a obrigatoriedade de lei se mostra impossível.

Por isso, permite-se que normas infralegais (ou seja, hierarquicamente inferiores à lei) façam o detalhamento do que foi estabelecido de forma mais genérica na própria lei. A isso se denomina "regulamentação".

Assim, regulamentação tem significado técnico jurídico, ou seja, quer dizer que é necessária a norma regulamentadora para que se chegue às minúcias sobre como se aplicará a própria lei – em sentido próprio, ou seja, a que condiciona condutas humanas, nos termos do artigo 5º, inciso II, da Constituição Federal.

Isso tem grande relevância, eis que é impossível na prática a elaboração de lei para o disciplinamento de todas as condutas em saúde e segurança do trabalho, especialmente por se tratar de questões de natureza técnica.

Note-se que, por exemplo, as modificações sobre exames médicos obrigatórios (admissional, demissional e periódico) foram introduzidas na legislação em 1977. Porém, não poderia a lei entrar em minúcias sobre sua realização.

Não cabe, todavia, ao legislador ingressar em detalhes atrelados à Medicina do Trabalho para dizer como realizar esses exames. Não deveria se gastar esforço político para entrar em detalhes de propedêutica em Medicina do Trabalho, de escolha das técnicas mais adequadas, de quais os requisitos necessários mínimos, entre outros. Esse detalhamento veio somente com a regulamentação por meio das respectivas NR.

De qualquer forma, a regulamentação pode ocorrer por meio de diversos tipos de normas infralegais (p. ex., portarias, resoluções, ordens de serviço entre outras), dependendo basicamente de qual ente ou órgão a lei determina que efetue a regulamentação.

Importa salientar que, seja qual for a norma infralegal, ela sempre tem como limites o respeito à Constituição Federal e às leis – muitas vezes, é neste ponto que ocorrem as divergências jurídicas que culminam na judicialização.

Por outro lado, importantes modificações ocorreram em 1988, com a promulgação da Constituição Federal. Isso porque, a despeito de pouco mencionar a Medicina do Trabalho, a Carta faz duas referências que importam. A primeira ao mencionar, dentro da "ordem social" (título VIII), que esta tem como base o primado do trabalho.[3] A segunda, ao referir que o Sistema Único de Saúde (SUS) deve "colaborar na proteção do meio ambiente, nele compreendido o do trabalho".[4] Significa dizer que o trabalho é uma das bases da sociedade brasileira, tendo o poder público, por meio do SUS, a obrigação de zelar pelo saudável meio ambiente em que aquele se desenvolve.

---

3   Artigo 193, da Constituição Federal.
4   Artigo 200, inciso VIII, da Constituição Federal.

Extraem-se duas conclusões de início: a primeira, sobre o dever de implementar ações (políticas públicas em saúde do trabalhador) – ainda que por meio de regulamentações específicas – que propiciem o saudável desenvolvimento do trabalho. Por óbvio que, consequentemente à necessidade de uniformização e à abrangência, cabe à União este disciplinamento geral. Já a segunda conclusão é sobre os entes que podem colaborar nesta seara, quais sejam, os integrantes do SUS (União, estados-membros e municípios). Independentemente da maneira pela qual se formalize, há possibilidade de que a colaboração (inclusive de natureza fiscalizatória) seja realizada não apenas pela União ou pelo estado-membro, mas também pelos municípios – sendo necessária apenas a existência formal de instrumento que a viabilize.

Neste sentido, a própria lei criadora do SUS (Lei n. 8.080/90) explicita, de forma mais pormenorizada, como isso é feito – especialmente no artigo 6º, parágrafo 3º.[5]

Conclui-se que, se uma portaria do Ministério do Trabalho contrariar um dispositivo da Constituição Federal será inconstitucional. Se contrariar uma lei, como a CLT, por exemplo, será ilegal. Em ambos os casos, devem-se buscar os meios jurídicos próprios para retirar essa determinada norma do ordenamento jurídico.[6]

Outrossim, também é possível que sentenças normativas, convenções e acordos coletivos, além do próprio contrato de trabalho, prevejam regramentos sobre saúde e segurança do trabalhador. Exemplo disso é a previsão em diversos contratos de trabalho da utilização de equipamentos de proteção individual (EPI). E dessa forma, devem ser cumpridas, tanto que são categorizadas como normas concretas.

Estabelecido o panorama normativo sobre a saúde e a segurança do trabalho, faz-se necessário adentrar um pouco mais nas obrigações legais estabelecidas para o empregado, para o empregador e para o médico do trabalho.

Neste ponto, não se encontrará na CLT nenhuma obrigatoriedade para o médico do trabalho sobre sua forma de atuação, visto que este se configura como espécie de agente de inspeção.

---

5   Art. 6º Estão incluídas ainda no campo de atuação do Sistema Único de Saúde (SUS): I – a execução de ações: [...] c) de saúde do trabalhador; e [...] V – a colaboração na proteção do meio ambiente, nele compreendido o do trabalho; [...] § 3º Entende-se por saúde do trabalhador, para fins desta lei, um conjunto de atividades que se destina, através das ações de vigilância epidemiológica e vigilância sanitária, à promoção e proteção da saúde dos trabalhadores, assim como visa à recuperação e reabilitação da saúde dos trabalhadores submetidos aos riscos e agravos advindos das condições de trabalho, abrangendo: I – assistência ao trabalhador vítima de acidentes de trabalho ou portador de doença profissional e do trabalho; II – participação, no âmbito de competência do Sistema Único de Saúde (SUS), em estudos, pesquisas, avaliação e controle dos riscos e agravos potenciais à saúde existentes no processo de trabalho; III – participação, no âmbito de competência do Sistema Único de Saúde (SUS), da normatização, fiscalização e controle das condições de produção, extração, armazenamento, transporte, distribuição e manuseio de substâncias, de produtos, de máquinas e de equipamentos que apresentam riscos à saúde do trabalhador; IV – avaliação do impacto que as tecnologias provocam à saúde; V – informação ao trabalhador e à sua respectiva entidade sindical e às empresas sobre os riscos de acidentes de trabalho, doença profissional e do trabalho, bem como os resultados de fiscalizações, avaliações ambientais e exames de saúde, de admissão, periódicos e de demissão, respeitados os preceitos da ética profissional; VI – participação na normatização, fiscalização e controle dos serviços de saúde do trabalhador nas instituições e empresas públicas e privadas; VII – revisão periódica da listagem oficial de doenças originadas no processo de trabalho, tendo na sua elaboração a colaboração das entidades sindicais; e VIII – a garantia ao sindicato dos trabalhadores de requerer ao órgão competente a interdição de máquina, de setor de serviço ou de todo ambiente de trabalho, quando houver exposição a risco iminente para a vida ou saúde dos trabalhadores.

6   "Ordenamento jurídico" é o nome que se dá ao sistema normativo considerado como um todo, englobando as mais diversas normas existentes.

Há regras sobre exames médicos obrigatórios, comunicações obrigatórias de doenças profissionais, entre outros. Assim, apenas disciplina a lei quando esse profissional deve atuar. Porém, o médico é livre na forma de atuar e, mais que isso, é livre em concluir e decidir tecnicamente em seu trabalho, devendo ser respeitadas suas decisões.

Em outas palavras, o médico atua para que o sistema funcione como um todo, visando a inocorrência de anormalidades – tanto acidentes de trabalho como doenças ocupacionais. Permite-se, desta maneira, o respeito ao livre exercício de profissão – previsto no artigo 5º, inciso XIII, da Constituição Federal –, base de toda a atuação médica. Na prática, contudo, não é o que se constata em muitos casos.

Sabe-se que o médico do trabalho muitas vezes se sente pressionado e não raras são as ocasiões em que se vê entre dilemas éticos ou, até mesmo, dividido entre submeter sua ciência a arbítrio de terceiro – e manter seu emprego – ou atuar livremente e desagradar seu empregador.

De toda forma, a base da relação jurídica trabalhista é o contrato de trabalho. Durante sua vigência, há obrigações periodicamente previsíveis. Isso é imposto pela CLT em relação aos exames médicos, de custeio a cargo do empregador – conforme artigo 168[7] –, mas de comparecimento obrigatório ao empregado.

Causas excepcionais de realização de exame médico são a admissão e a demissão, além do próprio acidente de trabalho. As duas primeiras têm como premissa uma escolha pelas partes (apenas uma ou ambas). Já a última se refere a um infortúnio – a ocorrência de um fato imprevisível e indesejável – que afeta o contrato de trabalho.

Aqui deve ser feita a distinção necessária entre suspensão e interrupção do contrato de trabalho, pois são as consequências diretas relacionadas diretamente com acidente de trabalho. Como traços comuns, ambas mantêm as garantias e as vantagens do trabalhador quando do retorno deste ao trabalho, bem como impossibilitam a dissolução do contrato de trabalho. Contudo, como diferença, a interrupção somente paralisa as obrigações por parte do empregado, devendo o empregador seguir cumprindo as próprias – por exemplo: descanso semanal remunerado, gozo de férias, entre outras. A suspensão do contrato de trabalho causa a paralisação das obrigações por ambas as partes – por exemplo: licença não remunerada. A ocorrência de um acidente de trabalho é causa de uma paralisação temporária do contrato de trabalho. Porém, é considerada exceção às regras usuais tanto da interrupção

---

7   Art. 168 – Será obrigatório exame médico, por conta do empregador, nas condições estabelecidas neste artigo e nas instruções complementares a serem expedidas pelo Ministério do Trabalho: I – a admissão; II – na demissão; III – periodicamente. § 1º – O Ministério do Trabalho baixará instruções relativas aos casos em que serão exigíveis exames: a) por ocasião da demissão; b) complementares. § 2º – Outros exames complementares poderão ser exigidos, a critério médico, para apuração da capacidade ou aptidão física e mental do empregado para a função que deva exercer. § 3º – O Ministério do Trabalho estabelecerá, de acordo com o risco da atividade e o tempo de exposição, a periodicidade dos exames médicos. § 4º – O empregador manterá, no estabelecimento, o material necessário à prestação de primeiros socorros médicos, de acordo com o risco da atividade. § 5º – O resultado dos exames médicos, inclusive o exame complementar, será comunicado ao trabalhador, observados os preceitos da ética médica. § 6º Serão exigidos exames toxicológicos, previamente à admissão e por ocasião do desligamento, quando se tratar de motorista profissional, assegurados o direito à contraprova em caso de resultado positivo e a confidencialidade dos resultados dos respectivos exames. § 7º Para os fins do disposto no § 6º, será obrigatório exame toxicológico com janela de detecção mínima de 90 (noventa) dias, específico para substâncias psicoativas que causem dependência ou, comprovadamente, comprometam a capacidade de direção, podendo ser utilizado para essa finalidade o exame toxicológico previsto na Lei n. 9.503, de 23 de setembro de 1997 – Código de Trânsito Brasileiro, desde que realizado nos últimos 60 (sessenta) dias.

como da suspensão. Isso porque, se o empregado retorna ao trabalho dentro do intervalo de 15 dias, as obrigações continuam a cargo do empregador e, assim, é considerada espécie de interrupção. Entretanto, se o empregado permanece mais de 15 (quinze) dias afastado do trabalho, inicia-se, a partir do 16º dia, o período a cargo do ente previdenciário, motivo pelo qual é considerado espécie de suspensão. Interessante que as obrigações previdenciárias do empregador continuam mesmo havendo a suspensão do contrato de trabalho.

Há ainda a salientar que, se dentro de 60 (sessenta) dias da cessação do auxílio-doença, houver novo pedido de benefício, os 15 dias deste segundo período são encargo do ente previdenciário, não do empregador.

Já se o empregado retornar à atividade no 16º (décimo sexto) dia – a contar do acidente –, os encargos não são obrigação do ente previdenciário. Desta forma, requerido novo pedido em 60 (sessenta) dias, é considerado novo afastamento e, assim, os 15 (quinze) dias deste segundo período são encargo do empregador.

Portanto, percebe-se claramente que a atividade cotidiana do médico do trabalho causa impacto direto sobre a atividade e sobre os custos da empresa empregadora. Inclusive, não apenas quando tem atuação prevista e programada, como também, e especialmente, quando atua diante da ocorrência de um infortúnio.

Por óbvio, como já dito, os custos do próprio exame ficam a cargo do empregador, fato que muitas vezes causa uma confusão. Há quem imagine que, se o custeio ocorre às expensas da empresa, o médico do trabalho atua em benefício desta. Este pensamento não é o mais correto porque é de suma importância se distinguir a atuação mais ampla do médico do trabalho da simples e limitada realização de exames "para a empresa". Continua o médico do trabalho sendo um "médico", de forma que todos os preceitos da ciência médica, inclusive e especialmente da ética, o acompanham.

Então, não se pode esquecer que "(...) o alvo de toda a atenção do médico é a **saúde do ser humano, em benefício da qual deverá agir com o máximo de zelo e o melhor de sua capacidade profissional**"[8] (Princípio II, do Código de Ética Médica – negritei).

Com relação ao acesso, por parte da empresa, às informações sobre a saúde dos respectivos empregados, a despeito de serem de caráter sensível – segundo a Lei Geral de Proteção de Dados[9] –, ele é limitado.

O sigilo médico é característica da informação sobre a saúde do empregado (e não apenas do ato médico praticado), de maneira que o próprio médico do trabalho tem como função realizar uma filtragem das informações que podem ser transmitidas a prepostos da empresa. Tanto que nos resultados deve constar apenas a aptidão, total ou parcial, ou, ainda, a inaptidão para o serviço, com as consequências posteriores (readaptação, afastamento etc.).

Já os prontuários devem conter todas as informações que embasaram a atividade do médico do trabalho. Devem registrar todos os exames, todo o acompanhamento, todas as informações e todos os resultados, além dos períodos de afastamentos e da necessidade de readaptação. Por isso, estão igualmente protegidas por sigilo e, ainda que na prática haja um desvirtuamento, devem ser de acesso restrito a médicos e a profissionais de saúde com interesse direto.

---

8   BRASIL. Conselho Federal de Medicina. *Código de ética médica*. 2018.
9   Lei Geral de Proteção de Dados – Lei n. 13.709, de 14 de agosto de 2018.

Desde a Constituição Federal até as normativas infralegais, percebe-se que a Medicina do Trabalho é área profícua e de grande responsabilidade social.

Referências bibliográficas

BARBOSA FILHO, Antonio Nunes. *Insalubridade e periculosidade*: manual de iniciação pericial. São Paulo: GEN, 2004.

BARSANO, Paulo Roberto. *Legislação aplicada à segurança do trabalho*. São Paulo: Saraiva, 2014.

BRASIL. Conselho Federal de Medicina (CFM). *Código de ética médica*: Resolução CFM n. 2.226/2019. Brasília: Conselho Federal de Medicina, 2019.

BRASIL. *Constituição da República Federativa do Brasil de 1988*. Disponível em: http://www.planalto.gov.br/ccivil_03/constituicao/constituicao.htm.

BRASIL. Decreto-Lei n. 5.452, de 1º de maio de 1943. Consolidação das Leis do Trabalho. Disponível em: http://www.planalto.gov.br/ccivil_03/decreto-lei/del5452.htm.

BRASIL. Lei n. 13.105, de 16 de março de 2015. Código de Processo Civil. Disponível em: http://www.planalto.gov.br/ccivil_03/_ato2015-2018/2015/lei/l13105.htm.

MANUS, Pedro Paulo Teixeira. *Direito do trabalho*. 16. ed. São Paulo: GEN, 2015.

Capítulo 11

Políticas de Inclusão da Pessoa com Deficiência (PcD)

Paulo Rebelo
Daniela Bortman

Contextualização

Até os anos 1980, a inclusão das pessoas com deficiência (PcD), na sociedade e no trabalho, decorria do esforço e da dedicação pessoal e familiar, sendo reconhecida como excepcionalidade e resultante de uma história de superação. Por outro lado, indivíduos movidos por razões familiares, por compaixão, altruísmo ou vocação dedicavam-se a ajudar pessoas com deficiência a superarem barreiras, tendo como marco a fundação da Associação de Pais e Amigos dos Excepcionais[1] (APAE), em 1954.

A partir da década de 1970, o tema e as ações pela inclusão social das pessoas com deficiência ganha maior consistência e visibilidade, impulsionado pela promulgação, pela Organização das Nações Unidas (ONU), da Declaração dos Direitos das Pessoas Portadoras de Deficiência e, posteriormente, pela escolha do ano de 1981 como Ano Internacional das Pessoas Deficientes, o que fortaleceu a atuação dos movimentos das pessoas com deficiência e seus familiares e simpatizantes, na busca do reconhecimento dos direitos fundamentais das PcD. Na década de 1990, mudanças na legislação brasileira deram sustentação a este processo inserido no contexto dos direitos humanos e da diversidade humana.

A promulgação de leis, decretos e portarias proporcionou o arcabouço legal que dá sustentação à inclusão das PcD, merecendo destaque o Decreto n. 8.213/91, que estabeleceu as cotas para empresas com cem ou mais empregados;[2] o Decreto n. 3.298/99, a Lei n. 10.690/03 e o Decreto n. 5.296/04, que determinaram os critérios médico e legal de enquadramento; a Lei

---

1 O termo "excepcional" foi usado para dar conotação positiva às pessoas com síndrome de Down e outros comprometimentos.

2 Estabeleceu que a empresa com 100 (cem) ou mais empregados está obrigada a preencher de 2% a 5% dos seus cargos com beneficiários reabilitados ou com pessoas portadoras de deficiência, habilitadas, na seguinte proporção: 2% até 200 empregados; 3%, de 201 a 500 empregados; 4%, de 501 a 1.000 empregados; e 5%, a partir de 1.001 empregados. Para a reserva de cargos, será considerada somente a contratação

n. 12.764/12 com a Política Nacional de Proteção dos Direitos da Pessoa com Transtorno do Espectro Autista e a Súmula n. 337/2009 do Superior Tribunal de Justiça (STJ) sobre visão monocular.

Finalmente, em 2015, foi editada a Lei n. 13.146 – Lei Brasileira de Inclusão da Pessoa com Deficiência (LBI), popularmente conhecida como Estatuto da Pessoa com Deficiência, cuja finalidade é "assegurar e promover, em condições de igualdade, o exercício dos direitos e das liberdades fundamentais por pessoa com deficiência, visando à sua inclusão social e cidadania" e tendo como base a Convenção sobre os Direitos das Pessoas com Deficiência e seu protocolo facultativo, ratificados pelo Congresso Nacional por meio do Decreto Legislativo n. 186, de 9 de julho de 2008.

Esta multiplicidade de instrumentos legais e suas nuances trazem dificuldades aos médicos do trabalho e aos profissionais de recursos humanos (RH) para sua correta aplicação, assegurando que, nos ambientes de trabalho, este conjunto de ações e de instrumentos seja aplicado com equidade e justiça social, para assegurar os direitos das PcD.

O médico do trabalho tem papel fundamental como agente promotor de inclusão e deve estar capacitado em relação a este tema para evitar a segregação. O médico do trabalho deve ser capaz de definir a capacidade laborativa da PcD de acordo com a função a ser desempenhada, de forma individualizada, e garantir o atendimento aos critérios legais para fins de cota. Também deve compreender as limitações funcionais apresentadas e identificar a necessidade de tecnologia assistiva, quando houver. O potencial do trabalhador com deficiência deve ser valorizado e assegurado. O médico do trabalho pode ainda auxiliar na interface com as demais áreas da instituição, contribuindo para tornar o ambiente laboral inclusivo, saudável e seguro.

Quem são as pessoas com deficiência

Segundo a Lei Brasileira de Inclusão da Pessoa com Deficiência (LBI), "(...) pessoa com deficiência é aquela que tem impedimento de longo prazo de natureza física, mental, intelectual ou sensorial, o qual, em interação com uma ou mais barreiras, pode obstruir sua participação plena e efetiva na sociedade em igualdade de condições com as demais pessoas".

Esta deficiência é considerada de longa duração quando ocorreu ou se estabilizou durante um período de tempo suficiente para não permitir recuperação ou ter probabilidade de que se altere, apesar de novos tratamentos que venham a ser administrados. Portanto, é importante ressaltar que estão excluídos os comprometimentos transitórios e aqueles passíveis de recuperação por intervenções terapêuticas.

A primeira dificuldade para tratar das questões relacionadas à inclusão de PcD no trabalho, para a maioria dos médicos (que, em geral, não estão acostumados a lidar com leis e decretos), é entender, reconhecer e diferenciar os critérios utilizados para caracterizar a pessoa com deficiência.

Em geral, são utilizados três critérios, a saber:
i. a autodeclaração;
ii. o critério médico clínico; e
iii. o critério legal do Decreto n. 3.298/99 (modificado pela Lei n. 10.690/03) e o Decreto n. 5.296/2004.

---

direta de pessoa com deficiência, excluído o aprendiz com deficiência de que trata a Consolidação das Leis do Trabalho (CLT) e aqueles admitidos por empresas terceirizadas.

O primeiro deles, a autodeclaração, é o critério adotado nos inquéritos do Instituto Brasileiro de Geografia e Estatística (IBGE) e consiste na declaração do indivíduo que, ao comparar-se a um padrão por ele escolhido como representativo da normalidade, julga-se com comprometimento físico ou mental. O segundo critério é médico, com base na prática clínica, e que tem por base a avaliação do comprometimento orgânico ou funcional em relação aos parâmetros aceitos como representativos da anormalidade; deste modo, identifica, por exemplo, uma redução de acuidade visual ou auditiva. E, finalmente, a avaliação cotejada com os critérios estabelecidos pelo Decreto n. 5.296/2004, que estabelecem, à luz da legislação corrente, o que se enquadra ou não para efeitos de concessão de direitos e benefícios às pessoas com deficiência. Existem ainda critérios para fins específicos, que são utilizados por legislações estaduais, municipais, pela Receita Federal e pelos Detran.

A LBI determina que:

> "(...) a avaliação da deficiência, quando necessária, será biopsicossocial, realizada por equipe multiprofissional e interdisciplinar e considerará: os impedimentos nas funções e nas estruturas do corpo; os fatores socioambientais, psicológicos e pessoais; a limitação no desempenho de atividades; e a restrição de participação".

Nossa legislação é inclusiva e adota o princípio de cotas para dar a chance de acesso ao trabalho de pessoas que, sem esta tutela, dificilmente teriam esta oportunidade.

Assim, um mesmo indivíduo, dependendo do critério usado e da destinação da avaliação, pode ter conclusões concordantes ou discordantes. Por exemplo, o indivíduo pode informar que tem deficiência visual, por ter uma acuidade visual diminuída, que o oftalmologista atesta decorrer de um quadro de miopia, sendo indicado o uso de lentes corretivas; contudo, à luz do Decreto n. 5.296/04, esse indivíduo não será considerado pessoa com deficiência para o preenchimento de vaga destinada a cota para PcD. Portanto, é importantíssimo que estejam claramente definidos o propósito a que se destina a caracterização como PcD e os parâmetros a serem usados.

O Decreto n. 5.296/2004 estabeleceu que se considera-se pessoa portadora de deficiência[3] a que apresenta limitação ou incapacidade para o desempenho de atividade e enquadra-se nas seguintes categorias:

A) Deficiência física: alteração completa ou parcial de um ou mais segmentos do corpo humano, acarretando o comprometimento da função física, apresentando-se sob a forma de paraplegia, paraparesia, monoplegia, monoparesia, tetraplegia, tetraparesia, triplegia, triparesia, hemiplegia, hemiparesia,[4] ostomia,[5] amputação ou ausência de membro, paralisia

---

3   Terminologia usada à época, para designar as pessoas com deficiência.

4   **Paresia:** paralisia incompleta; **plegia:** paralisia completa; **monoplegia:** perda total das funções motoras de um só membro (inferior ou superior); **monoparesia:** perda parcial das funções motoras de um só membro (inferior ou superior); **paraplegia:** perda total das funções motoras dos membros inferiores; **paraparesia:** perda parcial das funções motoras dos membros inferiores; **hemiplegia:** perda total das funções motoras de um hemisfério do corpo (direito ou esquerdo); **triplegia:** perda total das funções motoras em três membros; **triparesia:** perda parcial das funções motoras em três membros; **tetraplegia:** perda total das funções motoras dos membros inferiores e superiores; e **tetraparesia:** perda parcial das funções motoras dos membros inferiores e superiores.

5   **Ostomia:** intervenção cirúrgica que cria acesso novo a um órgão interno – ostoma (abertura ou óstio). Pode ser: a) para eliminação de fezes (colostomia) ou urina (urostomia); b) no acesso ao estômago (gastrostomia); c) no acesso ao jejuno (jejuno/ileostomia), e d) Na via respiratória superior (traqueostomia).

cerebral,[6] nanismo,[7] membros com deformidade congênita ou adquirida, exceto as deformidades estéticas e as que não produzam dificuldades para o desempenho de funções.

B) **Deficiência auditiva:** perda bilateral, parcial ou total, de 41 decibéis (dB) ou mais, aferida por audiograma nas frequências de 500 Hz, 1.000 Hz, 2.000 Hz e 3.000 Hz.

C) **Deficiência visual:** cegueira, na qual a acuidade visual é igual ou menor do que 0,05 no melhor olho, com a melhor correção óptica; a baixa visão, que significa acuidade visual entre 0,3 e 0,05 no melhor olho, com a melhor correção óptica; os casos nos quais a somatória da medida do campo visual em ambos os olhos for igual ou menor do que 60º; ou a ocorrência simultânea de quaisquer das condições anteriores.[8]

D) **Deficiência mental:** funcionamento intelectual significativamente inferior à média, com manifestação antes dos 18 anos e limitações associadas a duas ou mais áreas de habilidades adaptativas, como: comunicação; cuidado pessoal; habilidades sociais; utilização dos recursos da comunidade; saúde e segurança; habilidades acadêmicas; lazer; e trabalho.

E) **Deficiência múltipla:** associação de duas ou mais deficiências.

Contudo, os parâmetros aqui descritos apresentam descrições genéricas e sujeitas à subjetividade do examinador, em especial aqueles casos considerados *borderline*.

Para reduzir a variabilidade resultante de interpretações individuais, em particular na caracterização da deficiência física, recomenda-se adotar, nestas situações, como subsídios complementares, outros instrumentos legais, notadamente os quadros n. 5 (perdas de segmentos de membros), n. 6 (alterações articulares), n. 7 (encurtamento de membro inferior) e n. 8 (redução da força e/ou da capacidade funcional dos membros) do Anexo III – Relação das situações que dão direito ao auxílio-acidente do Decreto n. 3.048 de 6 de maio de 1999, que também foi adotado pelo Ministério do Trabalho nas Orientações para Preenchimento do Laudo Caracterizador.

O Ministério do Trabalho orienta que no laudo caracterizador deve ser incluído

> "(...) o detalhamento das alterações corporais verificadas, principalmente para deficiência física. Não basta um diagnóstico ou termos genéricos como 'sequela de poliomielite'. É necessária a descrição detalhada da parte do corpo afetada, do grau de redução de força e de amplitude de movimentos, quais as partes faltantes ou sem funcionalidade em casos de amputações e deformidades".

É fundamental que conste neste documento a descrição detalhada da deficiência e dos seus impactos funcionais.

---

6 **Paralisia cerebral:** lesão de uma ou mais áreas do sistema nervoso central, que tem por consequência alterações psicomotoras, as quais podem ou não causar deficiência mental.

7 **Nanismo:** deficiência acentuada no crescimento. Na falta de parâmetro legal, sugere-se adotar a definição de nanismo conforme o "Tratado de pediatria Nelson", que é de até 1,45 metros para homens e de 1,40 metros para mulheres.

8 Até a promulgação do Decreto n. 5.296/04, vigoraram os critérios do Art. 2º, Decreto n. 3.298/99, que permanecem válidos para os casos com contratos na vigência daquele período e que considerava "aquela que apresenta acuidade visual igual ou menor que 20/200 (tabela de Snellen) no melhor olho, após a melhor correção, ou campo visual inferior a 20º, ou ocorrência simultânea de ambas as situações".

Os quadros n. 6 e 8 do Decreto n. 3.048 apresentam parâmetros que podem ser usados para auxiliar na avaliação das alterações articulares, do grau de redução de força e de amplitude de movimentos, aos quais deve ainda ser agregadas as informações sobre o comprometimento da funcionalidade.

Impedimentos e barreiras

A deficiência é toda perda ou toda anormalidade de uma estrutura ou função psicológica, fisiológica ou anatômica que comprometa o desempenho de atividade, dentro do padrão considerado normal para o ser humano.

Outro conceito introduzido pela Convenção sobre os Direitos das Pessoas com Deficiência e incorporado à LBI é o de barreira, definido como

> "(...) qualquer entrave, obstáculo, atitude ou comportamento que limite ou impeça a participação social da pessoa, bem como o gozo, a fruição e o exercício de seus direitos à acessibilidade, à liberdade de movimento e de expressão, à comunicação, ao acesso à informação, à compreensão, à circulação com segurança".

Portanto, as barreiras tanto podem estar associadas a atitudes ou comportamentos pessoais que impeçam ou prejudiquem a participação social da PcD em igualdade de condições e oportunidades com as demais pessoas, como podem estar ligadas a questões urbanísticas, arquitetônicas, de transportes, acesso a tecnologias ou de comunicação. Reconhecê-las é importante tanto para fazer a correta avaliação dos impedimentos, como para que se possam adotar ações de bloqueio e medidas visando sua remoção.

Membros da equipe de saúde, de segurança e saúde no trabalho e profissionais de RH podem ter papel de destaque na inclusão de PcD, internalizando que, para haver inclusão, se pressupõe que sejam modificadas as condições atitudinais e estruturais da sociedade, desconstruindo-se os obstáculos externos que causam a situação de deficiência. É colocar todos juntos e misturados, valorizando as potencialidades em detrimento das limitações.

Processos de admissão ao trabalho

A inclusão no mercado formal de trabalho pode ser feita por três modalidades:
i. colocação competitiva, processo de contratação regular, na qual o candidato concorre em igualdade de condições com os demais candidatos, independentemente da adoção de procedimentos especiais.
ii. colocação seletiva: em processo de contratação regular, que depende da adoção de procedimentos e apoios especiais para a concretização (aí incluído o preenchimento de cotas).
iii. por meio da promoção do trabalho por conta própria.

A Lei n. 8213 de 24/07/1991, popularmente conhecida como "Lei das Cotas", estabelece no Art. 93, que

> "(...) a empresa com 100 (cem) ou mais empregados está obrigada a preencher de 2% (dois por cento) a 5% (cinco por cento) dos seus cargos com beneficiários reabilitados ou pessoas portadoras de deficiência, habilitadas".

Portanto, são duas as condições que podem ser usadas para o preenchimento de cotas:
i. **PcD habilitado:** aquela que, sem ter se submetido a processo de habilitação ou reabilitação profissional, esteja capacitada para o exercício da função (Art. 36, §§ 2º e 3º, do Decreto n. 3.298/1999.
ii. **PcD reabilitado:** a pessoa que passou por processo orientado para possibilitar que adquira, a partir da identificação de suas potencialidades laborativas, o nível suficiente de desenvolvimento profissional para reingresso no mercado de trabalho e participação na vida comunitária (Decreto n. 3.298/99, Art. 31). A reabilitação torna a pessoa novamente capaz de desempenhar suas funções ou outras diferentes das que exercia, se estas forem adequadas e compatíveis com a sua limitação. Portanto, o reabilitado será considerado para a cota mesmo que não tenha deficiência.

Também foram incluídas, para efeitos de cota, as pessoas com transtorno do espectro autista (Lei n. 12.764/12) e aquelas com visão monocular (Súmula n. 337 do STJ). Contudo, vale ressaltar que o mesmo STJ, pela Súmula n. 552, negou igual direito às pessoas com surdez unilateral.

Pelo aqui apresentado, fica evidente que existem critérios legais que devem ser atendidos para que uma pessoa possa ser incluída nas cotas empregatícias e que vão além da caracterização como PcD, pois nossa legislação é inclusiva e tem por objetivo dar tratamento equitativo, oferecendo oportunidade de trabalho àqueles que, sem a proteção legal, teriam mais dificuldade em conseguir um emprego.

Os empregados que desejarem usufruir das cotas deverão manifestar esta vontade no momento da inscrição no processo seletivo para a vaga de trabalho e apresentar a documentação comprobatória da condição de pessoa com deficiência que pode ser:

A) Certificado de reabilitação profissional emitido pela Previdência Social.

B) Laudo médico, que pode ser emitido por médico do trabalho da empresa ou por outro médico, atestando enquadramento legal do(a) empregado(a) para integrar a cota, de acordo com as definições estabelecidas na Convenção n. 159 da OIT, parte I, Art. 1; Decreto n. 3.298/99, artigos 3º e 4º, com as alterações dadas pelo Art. 70 do Decreto n. 5.296/04.

Os que não tiverem apresentado a comprovação da condição de PcD para fins de preenchimento de cotas devem ser submetidos à avaliação da equipe multiprofissional estabelecida de acordo com o que estabelece o artigo 43 do Decreto n. 3.298, de 1999, devendo ser composta por três profissionais capacitados e atuantes nas áreas das deficiências em questão, sendo um deles médico, e três profissionais integrantes da carreira almejada pelo candidato. Esta equipe emitirá parecer conclusivo com base nas informações prestadas pelo candidato no ato da inscrição; na natureza das atribuições e tarefas essenciais do cargo ou da função a desempenhar; na viabilidade das condições de acessibilidade e as adequações do ambiente de trabalho na execução das tarefas; na possibilidade de uso, pelo candidato, de equipamentos ou outros meios que habitualmente utilize; e na CID e outros padrões reconhecidos nacional e internacionalmente.

Ao final do processo de caracterização, deverão estar disponíveis três documentos:
i. certificado de habilitação emitido pela Previdência Social, laudo médico ou laudo da comissão multiprofissional que deverá especificar o tipo de deficiência e as recomendações para adaptação do trabalho e as limitações ou comprometimentos apresentados pelo candidato a emprego.

ii. autorização expressa do trabalhador para utilização do laudo caracterizador, com especificação do tipo de deficiência, para sua inclusão na cota da empresa, o que torna pública sua condição de PcD junto ao RH e aos órgãos de fiscalização.

iii. laudo caracterizador emitido de acordo com as orientações emanadas pelo Ministério do Trabalho, para apresentação à fiscalização do trabalho.

Para os empregados reabilitados será exigido o Certificado de Reabilitação Profissional emitido pelo Instituo Nacional do Seguro Social (INSS).

De posse do laudo caracterizador, o candidato será, então, encaminhado para realização do exame médico admissional. O RH e a equipe de saúde deverão ser notificados da conclusão da avaliação e emissão do laudo conclusivo da equipe multiprofissional com base:

A) Nas informações prestadas pelo candidato no ato da inscrição.

B) Na natureza das atribuições e das tarefas essenciais do cargo ou da função a desempenhar.

C) Na viabilidade das condições de acessibilidade e nas adequações do ambiente de trabalho na execução das tarefas.

D) Na possibilidade de uso, pelo candidato, de equipamentos ou de outros meios que habitualmente utilize.

E) Na CID e outros padrões reconhecidos nacional e internacionalmente.

O uso de órteses e de próteses não descaracteriza a condição de ser pessoa com deficiência.

A equipe multiprofissional também recomendará a adoção de adequações no ambiente e no trabalho e avaliará a compatibilidade entre as atribuições do cargo (ou atividade) e a deficiência do candidato durante o estágio probatório.

É importante ressaltar que algumas pessoas com deficiência podem participar de processo seletivo competitivo, abrindo mão de concorrer às cotas. Nestes casos, a LBI garante a elas a manutenção do direito a atendimento prioritário e à acessibilidade,[9] ao fornecimento de recursos de tecnologia assistiva[10] e à adaptação razoável[11] no processo de seleção e no ambiente de trabalho.

Aos que foram admitidos antes da "Lei das Cotas" ou por processo competitivo, é assegurado que podem a qualquer momento concordar em fazer parte das cotas destinadas a PcD, devendo preencher o termo de concordância.

As empresas e instituições obrigadas a admitir trabalhadores para a reserva de cargos devem considerar somente a contratação direta de pessoa com deficiência ou reabilitados,

---

9 **Acessibilidade:** possibilidade e condição de alcance para utilização, com segurança e autonomia, de espaços, mobiliários, equipamentos urbanos, edificações, transportes, informação e comunicação, inclusive seus sistemas e tecnologias, bem como de outros serviços e instalações abertos ao público, de uso público ou privados de uso coletivo, tanto na zona urbana como na rural, por pessoa com deficiência ou com mobilidade reduzida.

10 **Tecnologia assistiva** (ou ajuda técnica): produtos, equipamentos, dispositivos, recursos, metodologias, estratégias, práticas e serviços que objetivem promover a funcionalidade, relacionada à atividade e à participação da pessoa com deficiência ou com mobilidade reduzida, visando à sua autonomia, independência, qualidade de vida e inclusão social.

11 **Adaptações razoáveis:** adaptações, modificações e ajustes necessários e adequados que não acarretem ônus desproporcional e indevido, quando requeridos em cada caso, a fim de assegurar que a pessoa com deficiência possa gozar ou exercer, em igualdade de condições e oportunidades com as demais pessoas, todos os direitos e liberdades fundamentais.

excluídos os empregados de empresas prestadoras de serviço e o aprendiz com deficiência de que trata a Consolidação das Leis do Trabalho (CLT), e que foram incluídos na LBI (Art. 101, § 3º) que estabelece que

> "(...) a dispensa de pessoa com deficiência ou de beneficiário reabilitado da Previdência Social ao final de contrato por prazo determinado de mais de 90 (noventa) dias e a dispensa imotivada em contrato por prazo indeterminado somente poderão ocorrer após a contratação de outro trabalhador com deficiência ou beneficiário reabilitado da Previdência Social".

Contudo, a Instrução Normativa n. 98/2012 do Ministério do Trabalho e Emprego determina que essa substituição não precisará ocorrer se a empresa mantiver atendido o cumprimento da reserva de vagas a ela estabelecido.

Outro ponto que merece destaque é o que trata das pessoas com mobilidade reduzida, que são aquelas que tenham, por qualquer motivo, dificuldade de movimentação, permanente ou temporária, gerando redução efetiva da mobilidade, da flexibilidade, da coordenação motora ou da percepção, incluindo idoso, gestante, lactante, pessoa com criança de colo e obeso. Assim, pessoas com deficiência podem ter mobilidade reduzida, mas nem todos que têm mobilidade reduzida são PcD.

Se a equipe multiprofissional concluir que o candidato não atente aos critérios de caracterização, será informado ao RH para decidir se mantém o candidato no processo seletivo ou se a vaga é destinada ao preenchimento de cota, sendo convocado outro candidato.

O exame médico admissional

Após a etapa inicial de recrutamento e seleção, o candidato a emprego deve ser submetido ao exame admissional (realizado antes do efetivo início das atividades) para avaliar a aptidão para o trabalho e identificar se o ambiente, as condições de trabalho e os riscos a que será exposto o trabalhador possam causar ou agravar alguma doença ou problema de saúde.

Os candidatos que estejam concorrendo ao preenchimento de vagas reservadas a PcD, ao serem convocados para o exame admissional, já devem ter realizado o exame com a equipe multiprofissional para comprovação de sua condição de PcD, segundo os requisitos legais.[12]

Nesta etapa, é importante salientar que a deficiência é uma característica do candidato e que não é necessariamente acompanhada de incapacidade parcial ou total para o trabalho e que também não é sinônimo de doença. A capacidade laborativa não implica ausência de doença ou lesão.

A avaliação da incapacidade é sempre individual e específica para aquele trabalhador, naquela atividade, e referente às condições e ao momento da avaliação, não havendo contraindicação *a priori* nem trabalho específico associado ao tipo de deficiência.

Na avaliação da capacidade, deve ser considerada a repercussão do comprometimento orgânico ou funcional associado à deficiência no desempenho das atividades laborais, assim como se o trabalho pode produzir ou agravar algum comprometimento orgânico ou funcional do candidato.

---

12 Alguns empregadores fazem as duas avaliações simultaneamente, o que pode trazer inconvenientes quando não se efetiva a caracterização como PcD. Fazer o processo em duas etapas distintas (uma multiprofissional e outra médica) proporciona que o exame admissional esteja voltado apenas para avaliação médica da aptidão para o trabalho.

As pessoas com deficiência podem desenvolver atividades laborais desde que tenham condições e apoios adequados às suas características. Devem atender às exigências de formação e de titulação do cargo, assim como às obrigações trabalhistas a que estão submetidos os demais trabalhadores.

A avaliação médica ocupacional da PcD deve contemplar o contexto social no qual ela está inserida. Embora esta prática seja recomendada para todos, independentemente de apresentar ou não alguma deficiência, para a PcD este tema é mais sensível, requer maior atenção por parte dos médicos do trabalho, uma vez que a deficiência pode não impactar na atividade laboral em si, mas pode comprometer outras questões que afetam o trabalho indiretamente como trajeto/mobilidade, cuidados pessoais ou alimentação, por exemplo.

Ao final do exame admissional, além da emissão do Atestado de Saúde Ocupacional (ASO), podem ser feitas novas recomendações, restrições e orientações, em complementação àquelas que constam do laudo da equipe multidisciplinar. Também é importante que o candidato e o gestor da área em que trabalhará e até mesmo os colegas de trabalho, quando necessário, sejam orientados em relação a compartilhamento e adaptação do trabalho.

Após a admissão e nos exames periódicos, é importante acompanhar o empregado com deficiência para identificar a necessidade de novas adaptações e adequações e a evolução nos casos de pessoas com doenças degenerativas.

Dicas de convivência (Manual da ANAMT)

Relacionamento pessoal
- Não se apoie na cadeira de rodas ou bengala. Isso pode causar incômodo à pessoa com deficiência.
- Nunca movimente a cadeira de rodas sem antes pedir permissão e perguntar como deve proceder.
- Para conversar com uma pessoa em cadeira de rodas, caso a conversa seja prolongada, sente-se para ficar no mesmo nível de seu olhar.
- Use palavras como "correr", "olhar", "ver" e "andar" naturalmente. As pessoas com deficiência física também utilizam esses termos.
- Para oferecer apoio a uma pessoa com deficiência visual, ofereça-lhe o braço em vez de pegá-la ou puxar a bengala.
- O cão-guia nunca deve ser distraído de seu dever. Evite brincar com o cão, pois a segurança de uma pessoa pode depender do alerta e da concentração do cão.
- Evite termos como: "por aqui" e "por ali". Informe sobre os obstáculos existentes, como degraus, desníveis e outros. Quando houver necessidade de passar por lugares estreitos, como portas e corredores, posicione seu braço para trás, de modo que a pessoa cega possa segui-lo. Sempre que se ausentar do local, informe a pessoa, caso contrário ela ficará falando sozinha.
- Se estiver acompanhando uma pessoa com dificuldade de locomoção, procure seguir o ritmo dela.
- A pessoa com paralisia cerebral pode apresentar alguma dificuldade na comunicação; no entanto, na maioria das vezes, o raciocínio dela está intacto. Caso não compreenda o que ela diz, peça-lhe que repita ou escreva, mas respeite o ritmo da fala da pessoa e não a trate de maneira infantilizada.

- » Com relação à pessoa com deficiência auditiva, quando falar com ela, procure fazê-lo pausadamente e manter contato visual, pois se desviar o olhar, ela poderá entender que a conversa acabou. Não grite, fale com tom de voz normal, a não ser que ela lhe peça para falar mais alto. Se tiver dificuldade de entendê-la, não tenha receio de pedir-lhe que repita. Pessoas surdas se comunicam de maneira essencialmente visual e pela Língua Brasileira de Sinais (LIBRAS).
- » Para iniciar uma conversa com uma pessoa surda, acene ou toque levemente em seu ombro ou braço. Quando o surdo estiver acompanhado de intérprete, fale diretamente com a pessoa surda, não com o intérprete. Se necessário, comunique-se por meio da escrita. Ou faça mímicas e gestos que possam identificar o que você quer dizer. Fale articuladamente, movimentando bem os lábios, e evite pôr objetos ou a própria mão na boca, para não atrapalhar a leitura labial.
- » A pessoa com deficiência (déficit) intelectual deve ser tratada com respeito e dignidade, como qualquer cidadão gostaria de ser tratado. Não tenha receio de orientá-la, quando perceber situação duvidosa ou inadequada.
- » A pessoa com deficiência intelectual necessita de uma orientação clara. Não reforce ou incentive atitudes e falas infantis, elogios desnecessários no diminutivo, como se conversasse com uma criança. Se for criança, trate-a como criança. Se for adolescente, trate-o como adolescente e, se adulto, trate-o como adulto.

Referências bibliográficas

BORTMAN, Daniela et al. *A inclusão de pessoas com deficiência no trabalho*: o papel de médicos do trabalho e outros profissionais de saúde e segurança. 2. ed. rev. e amp. Curitiba: ANAMT, 2016. p. 90. ISBN: 978-85-68943-00-7.

BORTMAN, Daniela et al. *Equipes integradas para inclusão, acompanhamento e permanência das pessoas com deficiência no trabalho*. Curitiba: ANAMT, 2016. p. 176.

BRASIL. Decreto n. 5.296 de 2 de dezembro de 2004. Regulamenta as Leis ns. 10.048, de 8 de novembro de 2000, que dá prioridade de atendimento às pessoas que especifica, e 10.098, de 19 de dezembro de 2000, que estabelece normas gerais e critérios básicos para a promoção da acessibilidade. Casa Civil da Presidência da República (ed.). Brasília, s. n., 02 dez. 2004.

BRASIL. Lei n. 10.690, de 16 de junho de 2003. Reabre o prazo para que os municípios que refinanciaram suas dívidas junto à União possam contratar empréstimos ou financiamentos, dá nova redação à Lei n. 8.989, de 24 de fevereiro de 1995, e dá outras providências. Brasília, s. n., 16 jun. 2003.

BRASIL. Lei n. 12.764 de 27 de dezembro de 2012. Institui a Política Nacional de Proteção dos Direitos da Pessoa com Transtorno do Espectro Autista. Casa Civil da Presidência da República (ed.). Brasília, s. n., 27 dez. 2012.

BRASIL. Ministério do Trabalho e Emprego. Instrução normativa MTE/SIT n. 98, de 15 de agosto de 2012. *Portal da ANAMT*. 2017 [citado em 20 jul. 2018]. Disponível em: https://www.anamt.org.br/portal/2017/03/02/instrucao-normativa-mtesit-no-98-de-15-de-agosto-de-2012.

BRASIL. Ministério do Trabalho, Secretaria de Inspeção do Trabalho. Instrução Normativa da Secretaria de Inspeção do Trabalho (SIT) n. 98 de 15.08.2012. Dispõe sobre procedimentos de fiscalização do cumprimento, por parte dos empregadores, das normas destinadas à inclusão no trabalho das pessoas com deficiência e beneficiários da Previdência Social reabilitados

[Online]. Disponível em: http://www.normaslegais.com.br/legislacao/instrucao-normativa-98-2012.htm.

BRASIL. Presidência da República. Decreto n. 3.298 de 20 de dezembro de 1999. Casa Civil da Presidência da República (ed.). Brasília, s. n., 20 dez. 1999.

BRASIL. Presidência da República. Decreto n. 6.949, de 25/08/2009. Promulga a Convenção Internacional sobre os Direitos da Pessoa com Deficiência e seus protocolos facultativos, assinada em Nova Iorque em 30/03/2007. Casa Civil da Presidência da República (ed.). Brasília, s. n., 25 ago. 2009.

BRASIL. Presidência da República. Lei n. 13.146/15 que institui a Lei Brasileira de Inclusão da Pessoa com Deficiência (Estatuto da Pessoa com Deficiência). Casa Civil da Presidência da República (ed.). Brasília, s. n., 07 jun. 2015.

BRASIL. Presidência da República. Lei n. 8.213 de 24/07/1991. Dispõe sobre os planos de benefícios da Previdência Social e dá outras providências. Casa Civil da Presidência da República (ed.). Brasília, s. n., 24 jul. 1991.

BRASIL. Superior Tribunal de Justiça (STJ). Súmula 377/STJ – Visão monocular, de 22 de abril de 2009. O portador de visão monocular tem direito de concorrer, em concurso público, às vagas reservadas aos deficientes. Brasília, s. n., 22 abr. 2009.

BRASIL. Superior Tribunal de Justiça (STJ). Súmula n. 552/STJ de 11 de julho de 2017. O portador de surdez unilateral não se qualifica como pessoa com deficiência para o fim de disputar as vagas reservadas em concursos públicos. Brasília, s. n., 11 jul. 2017.

REBELO, Paulo. *A pessoa com deficiência e o trabalho*. Rio de Janeiro: Qualitymark, 2008. p. 114.

Capítulo 12

Previdência Social
Conceitos de (In)capacidade, (In)aptidão e Tipos de Nexo Causal

Mario Jorge Tsuchyia
Daniele Muñoz Gianvecchio
Eduardo Costa Sá

Conceito de capacidade/incapacidade laboral e diferenciação entre aptidão e inaptidão para a função
Capacidade e incapacidade (laboral)

Conforme o dicionário Michaelis, capacidade é o poder, aptidão ou possibilidade de fazer ou produzir qualquer coisa; competência; habilidade.

A capacidade laboral pode ser definida como o estado físico e mental que define se aquele indivíduo está em condições para exercer as atividades inerentes ao seu cargo. Ter capacidade laborativa significa que o examinado reúne as condições morfopsicofisiológicas compatíveis com o desempenho dessas atividades. Na avaliação da capacidade laborativa do examinado, deve ser considerada a repercussão da sua doença ou da lesão no desempenho das atividades laborais.

Para caracterizar a capacidade ou incapacidade, devem ser avaliadas as habilidades e as capacitações desenvolvidas na vida profissional do trabalhador, tratando-se de valor diferenciado para cada pessoa dependendo do grau de instrução, preparo técnico, antecedentes profissionais, entre outros.

A incapacidade laboral é a impossibilidade de desempenhar as atribuições definidas para os cargos, funções ou empregos, provocada por alterações patológicas decorrentes de doenças ou acidentes. A avaliação da incapacidade deve considerar o agravamento da doença. A incapacidade pode ser considerada o "não conseguir" desempenhar as tarefas pertinentes a uma determinada atividade, ou seja, a perda do potencial de realização das tarefas ou atividade profissional, que habitualmente desempenhava.

A incapacidade laboral está relacionada às alterações funcionais de tal magnitude, decorrentes das manifestações clínicas da doença/lesão, que resultarem em impedimento ao desempenho da atividade profissional habitual. Nesta situação, e somente nesta, caracteriza-se a incapacidade para o trabalho, pois há limitações funcionais de tal magnitude que restringem ou eliminam as habilidades exigidas para o desempenho da atividade profissional habitual.

Cada indivíduo, durante a sua vida, dependendo de sua capacidade orgânica e mental, além do seu grau de instrução e de suas experiências profissionais, vai adquirindo o que podemos denominar "potencial de trabalho", que será único para cada indivíduo. Assim, a incapacidade laborativa deve necessariamente levar em consideração o potencial pregresso de trabalho de cada indivíduo de modo específico e representa a perda do potencial de trabalho deste indivíduo. Resumindo, a avaliação da incapacidade laborativa implica comparar o mesmo indivíduo antes e depois do evento danoso sofrido, seja por uma lesão, seja por uma doença.

Faz-se importante ressaltar que a capacidade laborativa não implica obrigatoriamente ausência de doença ou de lesão, pois uma doença estabilizada pode ser perfeitamente compatível com atividade laboral. A doença incapacitante é a enfermidade que produz incapacidade para desempenhar as tarefas da vida diária e/ou as atividades laborais do ser humano. Pode ser passível de tratamento e controle com recuperação total ou parcial da capacidade laborativa, não resultando, obrigatoriamente, em invalidez.

Geralmente, as situações classificadas como agudas costumam apresentar-se com sinais e sintomas mais exuberantes, portanto, dependendo da magnitude, são passíveis de apresentar alterações funcionais incapacitantes mais evidentes.

Nas situações de doenças/lesões de evolução crônica, embora mereçam a devida atenção médica, a sua manifestação clínica pode ser controlada, geralmente evoluindo com períodos de perfeito equilíbrio clínico, com remissão de sinais e sintomas, e outros períodos sintomáticos, com manifestações clínicas que podem gerar impotência funcional e, por conseguinte, até incapacidade laboral.

Isso explica e justifica que inúmeras pessoas portadoras das mais diversas doenças de evolução variável (agudas ou crônicas), mesmo sob acompanhamento médico, exerçam e continuem a exercer suas atividades laborais, o que lhes permite uma situação de vida produtiva para a sociedade.

Aptidão e inaptidão para a função laboral

Outro ponto relevante é não confundir o conceito de (in)capacidade com o de (in)aptidão, utilizado na Medicina do Trabalho, pois são conceitos diversos. Literalmente, aptidão é a capacidade daquele que tem habilidade e condições de realizar satisfatoriamente uma tarefa.

A Medicina do Trabalho, diferentemente da Medicina Legal e Perícias Médicas, tem como objetivo maior a prevenção de acidentes/doenças e promoção da saúde no ambiente laboral, utilizando-se dos conceitos de ergonomia, ou seja, adequação do trabalho ao indivíduo. Portanto, trabalha com a noção de "dever realizar" ou "não dever realizar"; assim, a sua capacidade deve existir a *priori*.

Este destaque se impõe em virtude de situações nas quais o indivíduo, após o acidente/doença, evoluiu com sequelas definitivas, restando-lhe limitações funcionais que não o impedem de realizar o seu trabalho, desde que este seja adequado a essa nova realidade de saúde. As adaptações necessárias no posto e/ou ambiente de trabalho, em busca da adequação do trabalho para aquele indivíduo, ficam a cargo do médico do trabalho.

Portanto, aptidão é a habilidade específica em realizar determinadas atividades que compõem um cargo/função e adequação do trabalho para aquele indivíduo. Em algumas situações, inicialmente, indivíduos com sequelas limitantes poderão ser considerados inaptos pelo médico do trabalho. Porém, aqui deve ser considerada a possibilidade de se adaptar o trabalho ao indivíduo, sendo consideradas necessárias adaptações no ambiente de trabalho.

A Norma Regulamentadora n. 7, relativa ao Programa de Controle Médico de Saúde Ocupacional (PCMSO), estabelece a realização obrigatória dos exames médicos de admissão, demissão, periódicos, mudança de função e retorno ao trabalho. Para cada um deles, o médico do trabalho deve registrar no Atestado de Saúde Ocupacional (ASO), a aptidão ou inaptidão do trabalhador para aquela função.

Conforme a Organização Mundial do Trabalho (OIT), na sua Recomendação n. 112, o objetivo desses exames é assegurar a proteção dos trabalhadores contra os riscos ocupacionais e contribuir para a adaptação física e mental dos trabalhadores ao trabalho.

Faz-se necessário definir o conceito de alguns termos bastante utilizados tanto na Medicina do Trabalho como na Medicina Legal e Perícia Médica, descritos no Quadro 12.1.

Quadro 12.1 – Termos bastante utilizados tanto na Medicina do Trabalho como na Medicina Legal e Perícia Médica.

Cargo/função	Denominação da categoria profissional ou de atribuições do vínculo empregatício. Cada cargo/função é composto por uma ou mais atividades e cada atividade é composta por tarefas, que, por sua vez, exige determinados atos ou gestos para realizá-las	**Exemplo:** médico do trabalho
Tarefa	Conjunto de prescrições definidas ao trabalhador para atingir os objetivos fixados pelo empregador	**Exemplos:** realizar consultas e atendimentos médicos; tratar pacientes e clientes; implementar ações de prevenção de doenças e promoção da saúde tanto individuais como coletivas; coordenar programas e serviços em saúde, efetuar perícias, auditorias e sindicâncias médicas; elaborar documentos e difundir conhecimentos da área médica ocupacional (Classificação Brasileira de Ocupações – CBO)
Atividade	Pode ser considerada como a distância entre o que foi prescrito e o real, é a estratégia de adaptação pelo trabalhador do objeto da prescrição à situação real de trabalho	**Exemplos:** a maneira como o médico do trabalho realiza as consultas; o encadeamento das perguntas da anamnese geral e a anamnese ocupacional; como realiza o exame físico entre outros, incluindo a sua forma de atuação frente a alguma dificuldade

Fonte: GUÉRIN, François; DURAFFOURG, Jacques et al., 2001 e FALZON, Pierre, 2007.

Nexo causal

O nexo causal, no campo jurídico, é a "relação que une a causa e o efeito". Para a Medicina, é a relação de causa e efeito entre a lesão/doença, isto é, a etiologia desta e as condições previstas na legislação, incluindo as condições do trabalho.

Ao realizarmos um diagnóstico, inicialmente, realizamos o diagnóstico anatômico, ou seja, localizamos o órgão, sistema, ou segmento corpóreo atingido pelos sinais/sintomas da doença/lesão para, em seguida, estabelecermos um diagnóstico etiológico do mal e, finalmente, atingirmos o diagnóstico clínico, ou seja, o nome da doença/lesão. Ao traçarmos uma analogia deste raciocínio médico com o que envolve as atividades periciais, o nexo causal corresponderia ao diagnóstico etiológico; porém, para a Medicina do Trabalho e a Medicina Legal e Perícia Médica, será necessário comprovar que o fator etiológico está presente no trabalho ou nas tarefas cumpridas pelo indivíduo.

Desta maneira, podemos identificar dois momentos em diagnóstico ocupacional e pericial: um primeiro diagnóstico clínico, que podemos denominar "nexo imediato", que estabelece o nexo etiológico (nexo causal) e um segundo nexo que denominaremos "nexo mediato", isto é, a comprovação de que a causa etiológica, ou condições geradoras, está presente no ambiente de trabalho ou nas próprias tarefas cumpridas pelo trabalhador. Por exemplo, quando se trata de acidente de trabalho típico, a compatibilidade da lesão sofrida com o trauma referido estabelece o nexo causal ou etiológico com o trauma – nexo imediato. Para os casos de doença ocupacional – doença profissional e doença do trabalho –, a caracterização do nexo de causalidade deve ter como base evidências técnico-científicas que permitam definir a relação de causa e efeito.

Cabe lembrar que se o nexo causal é quase imediato nas tecnopatias (doenças profissionais), pois os agentes estão intimamente relacionados às respectivas doenças, e estarão presentes no próprio processo produtivo, determinando o chamado "risco profissional", existe a possibilidade do nexo presumido, denominado "nexo imediato" ou "nexo etiológico", entre a doença e o agente de risco, como a relação entre a sílica e a silicose, porém há a necessidade de se estabelecer um segundo nexo, o nexo mediato, aquele que determina se o trabalhador de fato realizou a tarefa em atividade de risco, por exemplo, jateamento com areia.

Todavia, em se tratando de mesopatias (doenças do trabalho), definidas como aquelas provocadas pelas condições em que as tarefas são realizadas, torna-se necessária a identificação de quais destas condições e de que maneira estas agirão para produzir as alterações patológicas, na vigência do trabalho, sem as quais não é possível falar-se em nexo de causalidade. Assim, nesta situação, não é possível, tecnicamente, estabelecer-se nexo causal por presunção, o que se constituiria em ausência de fundamento técnico e científico. Nestes casos, para afirmar o nexo mediato, impõe-se a possibilidade de vistoria técnica do ambiente de trabalho, como previsto na Resolução CFM n. 2.297, de 5 de agosto de 2021 (Art. 2º).

É preciso, ainda, ressaltar que o ser humano nasce, cresce e envelhece, e, durante o processo de envelhecimento, surgem alterações morfofuncionais próprias da faixa etária, os quais denominamos "alterações degenerativas" desde as alterações visíveis como as de feições – manchas senis, rugas, calvície entre outras – até as invisíveis, como os processos de osteoartrose, acometimentos e enfraquecimentos musculares, que ocasionam reduções de suas capacidades físicas e mentais, que, por sua própria natureza, não guardam nexo de causalidade com o trabalho.

Nexo concausal

O nexo causal por concausalidade leva em consideração o trabalho como concausa de uma doença ou patologia, em especial nas doenças ocupacionais.

Concausa, do ponto de vista da Saúde do Trabalhador, pode ser definida como a associação de fatores laborais e extralaborais, que atuam em conjunto na gênese ou no agravamento de uma lesão ou patologia.

Podem ser considerados os fatores que, embora não estabeleçam relação direta entre o acidente e a atividade desenvolvida, concorrem de forma direta ou indireta para a produção do resultado da lesão ou do acidente.

De acordo com a legislação previdenciária:

> "Art. 21. Equiparam-se também ao acidente do trabalho, para efeitos desta Lei:
> I – o acidente ligado ao trabalho que, embora não tenha sido a causa única, haja contribuído diretamente para a morte do segurado, para redução ou perda da sua capacidade para o trabalho, ou produzido lesão que exija atenção médica para a sua recuperação".

No campo das doenças ocupacionais, o estabelecimento do nexo concausal carece de fundamentos técnicos e científicos. Quando se trata de doença ocupacional, seja doença profissional, seja doença do trabalho, não há como se falar em concausalidade entre a doença e o trabalho, pois se o trabalho contribuir para o agravamento de uma lesão ou doença considerada de origem não ocupacional, em princípio, o trabalho somente pode contribuir de forma direta para o evento; portanto, é a própria causa, e não concausa. Assim, para o trabalho ser caracterizado como concausa em doenças ocupacionais, o trabalho deveria, necessariamente, alterar a evolução da doença profissional ou do trabalho diagnosticados, o que não ocorre. Do ponto de vista médico e, sobretudo ocupacional e pericial, é necessária a identificação do momento em que foi alterada a evolução da doença, além de justificar de que maneira essa evolução contribuiu para a alteração do resultado, sob o risco de se tornar uma mera afirmação categórica sem o devido embasamento científico.

Por exemplo, nos casos de lesões por esforços repetitivos/doenças osteomusculares relacionadas ao trabalho (LER/DORT), consideradas exemplos típicos de doença do trabalho, somente poderão ser relacionados com o trabalho se existirem condições antiergonômicas para o seu desenvolvimento.

Assim, não há que se considerar concausalidade em outras situações, como as alterações degenerativas, simplesmente porque não há como o trabalho promover a evolução natural do processo de senescência. Por exemplo, as patologias como espondiloartrose, osteoartrose, presbiacusia, presbiopia entre outras, que sempre seguem no caminho da evolução natural, independentemente do tipo de trabalho executado. Se o trabalho agravou essas doenças, será necessário explicar de que maneira isso ocorreu e, se de fato ocorreu, o trabalho será a própria causa, e não concausa.

Finalmente, o professor Richard Schilling (1984), ao apresentar a sua classificação, desejava demonstrar que a doença ocupacional seria fruto da interação de variados fatores e, entre eles, fatores inerentes ao trabalhador, o ambiente externo e o comportamento individual, denominada "multiplicidade de causas". O professor estabeleceu as categorias de doença relacionada ao trabalho, dividindo-as em três grupos:

i. doenças nas quais o trabalho é uma causa necessária (p. ex., silicose).
ii. doenças nas quais o trabalho é um fator causal contributivo, mas não necessário (p. ex., doença coronariana).
iii. situações nas quais o trabalho provoca uma desordem latente ou agrava uma doença estabelecida, como os casos de úlcera péptica.

Portanto, a existência de doenças que não têm relação causal com o trabalho é uma consequência evidente e necessária do conceito em que se baseou: a inter-relação entre fatores individuais, o comportamento e o ambiente.

Os diagnósticos médicos somente devem ser feitos orientados pela identificação correta e justa dos fatores causais das doenças, permitindo intervir adequadamente tanto no diagnóstico como no tratamento, inclusive na área de saúde do trabalhador.

Referências bibliográficas

BRASIL. Conselho Federal de Medicina. Resolução CFM nº 2.297, de 05 de agosto de 2021. Diário Oficial da União, Poder Executivo, Brasília: 2021. Disponível em: https://sistemas.cfm.org.br/normas/visualizar/resolucoes/BR/2021/2297.

BRASIL. Lei n. 8.213 de 24 de julho de 1991. *Diário Oficial da União*, Brasília, 1991. Disponível em: http://www.planalto.gov.br/ccivil_03/leis/l8213cons.htm. Acesso em: 02.01.2021.

BRASIL. Ministério do Planejamento, Desenvolvimento e Gestão, Secretaria de Gestão de Pessoas e Relações de Trabalho no Serviço Público. *Manual de perícia oficial em saúde do servidor público federal*. 3. ed. Brasília: Ministério do Planejamento, 2017.

CAPACIDADE. In: Michaelis – *Dicionário brasileiro da língua portuguesa*. Melhoramentos, 2021. Disponível em: https://michaelis.uol.com.br/moderno-portugues/busca/portugues-brasileiro/capacidade.

FALZON, Pierre. *Ergonomia*. São Paulo: Blücher, 2007.

FERREIRA, Aurelio Buarque de Holanda. *Dicionário da língua portuguesa*. 5. ed. Curitiba: Positivo, 2010. 2.222 p.

GUÉRIN, François; DURAFFOURG, Jacques et al. *Compreender o trabalho para transformá-lo*: a prática da ergonomia. São Paulo: Blücher, 2001.

HOUAISS, Antônio; VILLAR, Mauro Salles. *Dicionário Houaiss da língua portuguesa*. Rio de Janeiro: Objetiva, 2001.

MENDES, René et al. (org.). *Dicionário de saúde e segurança do trabalhador*: conceitos, definições, história e cultura. Novo Hamburgo (RS): Proteção Publicações, 2018. 1.280 p.

SCHILLING, RSF. More effective prevention in Occupational Health practice? Journal of Society of Occupational Medicine. 1984;34(3):71-9.

Capítulo 13

Previdência Social
Benefícios Previdenciários por Incapacidade e Sua Aplicabilidade

Daniele Muñoz Gianvecchio
Eduardo Costa Sá
Mario Jorge Tsuchyia
Camila Rodrigues Bressane Cruz

A Seguridade Social compreende um conjunto integrado de ações de iniciativa dos poderes públicos e da sociedade, destinadas a assegurar os direitos relativos à saúde, à previdência e à assistência social, constituindo um amplo sistema de proteção social (Art. 194 da Constituição Federal/88).

A Previdência Social é o Seguro Social e está organizada sob a forma de regime geral, de caráter contributivo e de filiação obrigatória (Figura 13.1).

Figura 13.1 – Esquema simplificado da estrutura da Seguridade Social no Brasil.

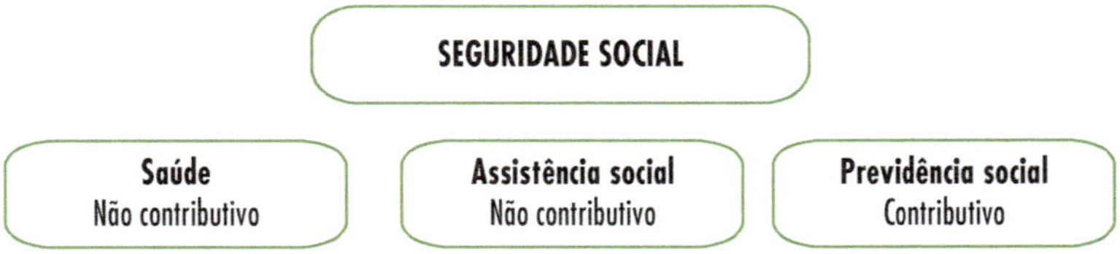

```
                    SEGURIDADE SOCIAL
                           |
        ┌──────────────────┼──────────────────┐
      Saúde          Assistência social    Previdência social
   Não contributivo   Não contributivo      Contributivo
```

Fonte: Desenvolvida pela autoria do capítulo.

Critérios de concessão dos benefícios por incapacidade

Para que os benefícios sejam concedidos, é necessário o cumprimento de três exigências: qualidade de segurado; carência; e incapacidade laborativa.

Qualidade de segurado

É o vínculo que se estabelece entre a Previdência Social e os seus contribuintes, do qual decorrem direitos e obrigações (Instrução Normativa n. 77/2015, Art. 3º).

A título de exemplo: os segurados empregados adquirem qualidade de segurado por meio de vínculo empregatício com registro em Carteira de Trabalho da Previdência Social (CTPS), que assegura o desconto mensal da contribuição ao Instituto Nacional do Seguro Social (INSS) na folha de pagamento do trabalhador. Já os contribuintes individuais (trabalhadores autônomos ou cooperados) adquirem a qualidade de segurado por meio da contribuição mensal ao INSS.

Carência

Período de carência é o tempo correspondente ao número mínimo de contribuições mensais indispensáveis para que o beneficiário faça jus ao benefício, consideradas as competências cujo salário de contribuição seja igual ou superior ao seu limite mínimo mensal, conforme a Lei n. 8.213/91 (Art. 24).

A isenção de carência é definida pelo perito médico.

O período de carência é distinto entre os benefícios. Todavia, há benefícios por incapacidade que independem de carência:

» Auxílio-acidente de qualquer natureza: entende-se como acidente de qualquer natureza ou causa aquele de origem traumática e por exposição a agentes exógenos, físicos, químicos ou biológicos, que acarrete lesão corporal ou perturbação funcional que cause a morte ou a perda ou a redução permanente ou temporária da capacidade laborativa.
» Auxílio por incapacidade temporária e aposentadoria por incapacidade permanente nos casos de acidente de qualquer natureza ou causa e de doença profissional ou do trabalho.
» Auxílio por incapacidade temporária e aposentadoria por incapacidade permanente nos casos de segurado que, após filiar-se ao Regime Geral da Previdência Social (RGPS), seja acometido de alguma das doenças ou afecções especificadas em lista elaborada pelos Ministérios da Saúde e da Economia (Quadro 13.1), atualizada a cada 3 anos, de acordo com os critérios de estigma, deformação, mutilação, deficiência ou outro fator que lhe confira especificidade e gravidade que mereçam tratamento particularizado.

Quadro 13.1 – Lista de doenças ou afecções que possibilitam o recebimento de auxílio por incapacidade temporária e aposentadoria por incapacidade permanente, com isenção de carência.

- tuberculose ativa;
- hanseníase;
- alienação mental;
- esclerose múltipla;
- hepatopatia grave;
- neoplasia maligna;
- cegueira;
- paralisia irreversível e incapacitante;
- cardiopatia grave;
- doença de Parkinson;
- espondiloartrose anquilosante;
- nefropatia grave;
- estado avançado da doença de Paget (osteíte deformante);
- síndrome da imunodeficiência adquirida (aids); ou
- contaminação por radiação, com base em conclusão da medicina especializada.

Fonte: Decreto n. 10.410/2020 (Art. 30).

Incapacidade laborativa

Incapacidade laborativa não é sinônimo de doença.

A avaliação da incapacidade laborativa do requerente é feita pela Perícia Médica; todavia, cabe ao segurado comprovar a incapacidade. Desta forma, é importante que o segurado apresente ao médico perito todos os documentos médicos pertinentes para comprovar sua doença/lesão atual ou pregressa.

Incapacidade laborativa e desempenho profissional

Quanto à profissão, a incapacidade laborativa pode ser:
» **Uniprofissional:** aquela que alcança apenas uma atividade, função ou ocupação específica.
» **Multiprofissional:** aquela que abrange diversas atividades, funções ou ocupações profissionais.
» **Omniprofissional:** aquela que implica a impossibilidade do desempenho de toda e qualquer atividade função ou ocupação laborativa.

Invalidez

A invalidez pode ser conceituada como a incapacidade laborativa total, permanente ou com prazo indefinido, omniprofissional/multiprofissional e insuscetível de recuperação ou reabilitação profissional, em consequência de doença ou acidente.

Para indicação de aposentadoria por invalidez, o perito médico deverá considerar a gravidade e a irreversibilidade da doença/lesão e da alteração funcional, a impossibilidade de se determinar um prazo de recuperação, sua repercussão sobre a capacidade laborativa, bem como a insuscetibilidade à reabilitação profissional.

As aposentadorias por invalidez estão sujeitas às revisões previstas em lei (Art. 46 do Decreto n. 3.048, de 6 de maio de 1999). Na revisão bienal, o perito médico verificará se as condições que geraram a invalidez permanecem ou se houve recuperação da capacidade laborativa parcial/total.

O INSS poderá, a qualquer tempo, convocar o segurado para nova avaliação médico--pericial, inclusive nos casos de implantação/reativação do benefício por incapacidade por decisão judicial.

Fixação de datas técnicas

Durante a perícia médica, é obrigatório que o perito fixe as datas do início da doença (DID) e da incapacidade (DII) para gerar, ou não, o reconhecimento do direito ao benefício com base nos critérios de qualidade de segurado e cumprimento de carência.

Data do Início da Doença (DID)

É a data em que surgiram os primeiros sinais e sintomas que despertaram a atenção do requerente ou quando procurou atendimento médico pela primeira vez ou quando foi diagnosticada a doença. Poderá ser documentada com informações constantes dos relatórios/atestados e/ou do prontuário médico ou dos exames complementares.

Também poderá ser fixada com base no relato do requerente desde que seja compatível com a história natural da doença.

Em caso de acidente, a DID é a data do evento.

As doenças que isentam de carência darão direito ao recebimento de benefício somente se adquiridas após a filiação ao RGPS.

Data do Início da Incapacidade (DII)

É a data em que as manifestações da doença ou seu agravamento impediram o desempenho do trabalho ou da atividade habitual.

Sempre deve ser fixada e fundamentada nos documentos médicos apresentados.

Benefícios por incapacidade

O Quadro 13.2 apresenta os principais benefícios por incapacidade, os respectivos artigos do Decreto n. 10.410/2020 e períodos de carência de acordo com a espécie de benefício.

Quadro 13.2 – Principais benefícios por incapacidade, os respectivos artigos do Decreto n. 10.410/2020 e períodos de carência.

Benefício	Decreto n. 10.410/2020	Período de carência
Auxílio por incapacidade temporária	**Art. 71.** O auxílio por incapacidade temporária será devido ao segurado que, uma vez cumprido, quando for o caso, o período de carência exigido, ficar incapacitado para o seu trabalho ou para a sua atividade habitual por mais de 15 dias consecutivos, conforme definido em avaliação médico-pericial	• **Tipo previdenciário (espécie 31):** 12 contribuições mensais • **Tipo acidentário (espécie 91):** isenta carência
Aposentadoria por incapacidade permanente	**Art. 43.** A aposentadoria por incapacidade permanente, uma vez cumprido o período de carência exigido, quando for o caso, será devida ao segurado que, em gozo ou não de auxílio por incapacidade temporária, for considerado incapaz para o trabalho e insuscetível de reabilitação para o exercício de atividade que lhe garanta a subsistência, que lhe será paga enquanto permanecer nessa condição	• **Tipo previdenciário (B32):** 12 contribuições mensais • **Tipo acidentário (espécie 92):** isenta carência
Auxílio-acidente	**Art. 104.** O auxílio-acidente será concedido, como indenização, ao segurado empregado, inclusive o doméstico, ao trabalhador avulso e ao segurado especial quando, após a consolidação das lesões decorrentes de acidente de qualquer natureza, resultar sequela definitiva que, a exemplo das situações discriminadas no Anexo III, implique redução da capacidade para o trabalho que habitualmente exerça	• **Tipo previdenciário (B36):** isenta carência • **Tipo acidentário (espécie 94):** isenta carência

Fonte: Desenvolvido pela autoria do capítulo.

Classificação da incapacidade em relação aos benefícios por incapacidade

As relações entre os benefícios e os respectivos tipos de incapacidade estão descritos no Quadro 13.3.

Quadro 13.3 – Relação entre os benefícios por incapacidade e os tipos de incapacidade laborativa.

Benefício	Incapacidade laborativa
Auxílio por incapacidade temporária	Total e temporária
Aposentadoria por incapacidade permanente	Total e permanente (insusceptível de reabilitação profissional)
Auxílio-acidente	Parcial e permanente (resultante de sequela de acidente de qualquer natureza)

Fonte: Desenvolvido pela autoria do capítulo.

Referências bibliográficas

BRASIL. *Constituição da República Federativa do Brasil de 1988*. Brasília, 1988.

BRASIL. Decreto n. 10.410, de 30 de junho de 2020. *Diário Oficial da União*, Brasília, 2020. Disponível em: http://www.planalto.gov.br/ccivil_03/_ato2019-2022/2020/decreto/D10410.htm. Acesso em: 02.01.2021.

BRASIL. Decreto n. 3.048, de 06 de maio de 1999. *Diário Oficial da União*, Brasília, 1999. Disponível em: http://www.planalto.gov.br/ccivil_03/decreto/d3048.htm. Acesso em: 02.01.2021.

BRASIL. Lei n. 8.213 de 24 de julho de 1991. *Diário Oficial da União*, Brasília, 1991. Disponível em: http://www.planalto.gov.br/ccivil_03/leis/l8213cons.htm. Acesso em: 02.01.2021.

BRASIL. Ministério da Previdência Social, Instituto Nacional do Seguro Social. *Manual técnico de perícia médica previdenciária*. Brasília: Instituto Nacional do Seguro Social, 2018. p. 27-8.

Capítulo 14
O Limbo Previdenciário-Trabalhista

Marcos Henrique Mendanha

Um dos maiores problemas na prática da Medicina do Trabalho se estabelece quando o médico do trabalho, após ter qualificado o empregado como "inapto" para determinada função, encaminha-o para o serviço de Perícias Médicas do Instituto Nacional do Seguro Social (INSS), sugerindo, mediante atestado médico, determinado lapso de tempo para respectivos tratamento e recuperação.

O médico perito do INSS, por sua vez, após concessão de benefício previdenciário por um prazo menor do que o sugerido pelo médico do trabalho, qualifica este empregado como "capaz" para retorno às suas atividades laborais. Estabelece-se, então, o chamado "limbo trabalhista-previdenciário". Qual a conduta mais apropriada do médico do trabalho a partir de então, com relação ao empregado, à empresa, e ao INSS?

A Norma Regulamentadora n. 7 (NR7) assim nos traz no item 7.4.4.3:

> "(...) o ASO (Atestado de Saúde Ocupacional) deverá conter, no mínimo: (e) definição de apto ou inapto para a função específica que o trabalhador vai exercer, exerce ou exerceu".

Uma análise literal da norma supra nos sugere que essa definição de aptidão/inaptidão é prerrogativa do médico do trabalho, a quem coube a função de emitir o ASO.

No entanto, a Lei n. 11.907/2009, em seu Art. 30, § 3º, assim coloca:

> "(...) compete privativamente aos ocupantes do cargo de Perito Médico Previdenciário ou de Perito Médico da Previdência Social..., em especial a: (I) emissão de parecer conclusivo quanto à capacidade laboral para fins previdenciários".

Ocorre que, muitas vezes, o INSS qualifica o segurado como "capaz" enquanto o médico do trabalho o julga como "inapto". Conquanto estejamos tratando de legislações diferentes (previdenciária – Lei n. 11.907/2009, e trabalhista – NR7), por terem repercussões fáticas interligadas (consubstanciadas no chamado "limbo trabalhista-previdenciário"), entendemos que se verifica, entre essas normas, o que no estudo do Direito recebe o nome de "antinomia", ou seja, a presença de duas normas conflitantes, gerando dúvidas sobre qual delas deverá ser aplicada no exemplo dado. No caso em tela, a Lei n. 11.907/2009 goza de uma posição hierárquica privilegiada em nosso ordenamento jurídico, uma vez que se classifica como lei federal ordinária, enquanto a NR7 foi editada por força de uma portaria (Portaria do Ministério do Trabalho e do Emprego (MTE) n. 24/1994). Como hierarquicamente as leis ordinárias prevalecem sobre as portarias, da perspectiva jurídica, deve prevalecer a Lei n. 11.907/2009.

Outras normativas apontam no sentido de que a decisão do médico perito do INSS deva, legalmente, prevalecer sobre a decisão do Médico do Trabalho:

Súmula n. 32 do TST:
"Presume-se o abandono de emprego se o trabalhador não retornar ao serviço no prazo de 30 (trinta) dias após a cessação do benefício previdenciário nem justificar o motivo de não o fazer".

Comparando-se o poder decisório do médico do trabalho com o do médico perito do INSS, vemos que a aptidão ao trabalho é conferida pela cessação do benefício previdenciário definida pelo médico perito do INSS, e não pelo médico do trabalho. Aqui, ratificamos que não estamos julgando tecnicamente a conduta desses profissionais, o que dependerá de cada caso, e tampouco suas motivações, limitações, entre outras. Nossa análise é exclusivamente do teor literal da Súmula n. 32 do Tribunal Superior do Trabalho (TST). Lembramos também que o abandono de emprego é considerado uma "justa causa" de rescisão do contrato de trabalho, conforme Art. 482 da CLT.

Lei n. 605/1949, art. 6º, § 2º:
"A doença será comprovada mediante atestado de médico da instituição da previdência social a que estiver filiado o empregado, e, na falta deste e sucessivamente, de médico do Serviço Social do Comércio ou da Indústria; de médico da empresa ou por ela designado; de médico a serviço de representação federal, estadual ou municipal incumbido de assuntos de higiene ou de saúde pública; ou não existindo estes, na localidade em que trabalhar, de médico de sua escolha".

Essa lei deixa clara a hierarquia existente entre os atestados médicos para fins de abonos de faltas ao trabalho (o que também entendemos como "hierarquia das decisões médicas", e não apenas dos atestados médicos), na qual o atestado de médico da instituição da previdência social prevalece sobre o atestado de médico da empresa ou por ela designado (médico do trabalho ou "médico examinador"). Isso equivale dizer que a decisão proferida pelo médico da instituição da previdência social prevalece sobre a decisão proferida pelo médico da empresa. Mais uma vez, enfatizamos que nossa interpretação é da literalidade da Lei n. 605/1949, Art. 6º, § 2º.

Súmula n. 15 do TST:
"A justificação da ausência do empregado motivada por doença, para a percepção do salário-enfermidade e da remuneração do repouso semanal, deve observar a ordem preferencial dos atestados médicos, estabelecida em lei".

A ordem dos atestados estabelecida em lei nos remete obrigatoriamente à Lei n. 605/1949 (vista anteriormente). Trata-se da única lei federal em que o *ranking* dos atestados médicos foi colocado. Em outras palavras, essa Súmula diz que deve ser obedecida primeiro a decisão do médico perito do INSS, para, só depois, a decisão do médico do trabalho.

Importante lembrar que esta Súmula foi reavaliada e mantida pelo TST em 2003, o que mostra a inquestionável importância da Lei n. 605/49 ainda atualmente.

Por toda a fundamentação legal exposta, na situação exemplificada na introdução deste subcapítulo, ao receber um empregado considerado "capaz" pelo serviço de Perícias Médicas do INSS, entendemos que o médico do trabalho, caso julgue "inapto" o mesmo trabalhador, deverá:

A) Explicar ao trabalhador todas as repercussões (inclusive legais) do impasse instalado.

B) Enfatizar ao empregado todos os possíveis riscos à saúde advindos do seu ambiente de trabalho, nos termos dos Arts. 12 e 13 do Código de Ética Médica.

C) Orientar e auxiliar esse segurado quanto à interposição de pedido de recurso ou novo pedido junto ao INSS, explicando-lhe todas as possíveis consequências de cada possibilidade (obs.: excluímos aqui o Pedido de Prorrogação (PP) pelas circunstâncias do exemplo dado, que já considera o empregado fora da vigência do benefício, o que inviabiliza a solicitação do PP).

D) Orientar e auxiliar esse segurado quanto à possibilidade de ação judicial em face da decisão proferida pelo serviço de perícias médicas do INSS, também lhe explicando as possíveis repercussões.

E) Enquanto vigorar a discordância com o serviço de perícias médicas do INSS (ainda que aguardando resultado do pedido de recurso etc.), deverá considerar o empregado "apto" ao trabalho, revogando, inclusive, o seu próprio atestado, já emitido quando do encaminhamento inicial do empregado ao INSS. Nesse período de impasse, não há sustentação legal para que o médico do trabalho (que age como se empresa fosse, conforme interpretação extraída do Art. 932, inciso III, do Código Civil), confronte a decisão do médico perito do INSS, não recepcione esse empregado no trabalho (em funções adequadas e não prejudiciais ao trabalhador), mas, ao contrário, mantenha-o afastado (especialmente, sem o pagamento do respectivo salário). Sobre o tema, assim vêm se pronunciando de forma majoritária (não unânime) os tribunais, em diversas situações:

"EMENTA: 'DANO MORAL – RECUSA INJUSTIFICADA NO RETORNO DO EMPREGADO AO TRABALHO – A recusa em receber o autor de volta ao trabalho, deixando-o sem recebimento de remuneração, tendo ciência da negativa do INSS em pagar-lhe benefício previdenciário, mostra-se não só arbitrária, como antiética e contrária aos parâmetros sociais. Essa atitude, além de não ter respaldo no ordenamento jurídico, revela apenas seu intuito de esquivar-se dos ônus devidos perante o trabalhador. Praticou verdadeira burla aos direitos da dignidade do cidadão empregado, de forma abusiva e absolutamente alheia às garantias constitucionais. Assim, é imperioso reconhecer que a demandada deixou de observar o princípio básico da dignidade da pessoa humana (art. 1º, III, CR/88), além de vulnerar o primado valor social do trabalho (art. 1º, IV, CR/88), pelo que, a indenização decorrente do dano moral mostra-se plenamente devida.'" (RO 00399-2008-068-03-00-2)

"EMENTA: 'AFASTAMENTO DO EMPREGADO. INDEFERIMENTO DE BENEFÍCIO PREVIDENCIÁRIO. INAPTIDÃO DECLARADA PELO MÉDICO DA EMPRESA. Comprovada a tentativa do autor de retornar ao trabalho e atestada a sua capacidade pela autarquia previdenciária, cabia à reclamada, no mínimo, readaptar o obreiro em função compatível com a sua condição de saúde, e não simplesmente negar-lhe o direito de retornar ao trabalho, deixando de lhe pagar os salários. Como tal providência não foi tomada, fica a empregadora responsável pelo pagamento dos salários e demais verbas do período compreendido entre o afastamento do empregado e a efetiva concessão do benefício previdenciário.'" (RO 01096-2009-114-03-00-4)

Portanto, além da devida documentação em prontuário médico, sugerimos que esse ASO de aptidão vá acompanhado de um documento que apresente a seguinte redação:

"Este trabalhador teve o pedido de prorrogação (PP) indeferido e/ou término/negação de seu benefício previdenciário em __/__/__. Diante do exposto e considerando que: (a) a decisão do médico da empresa está subordinada à decisão da perícia médica previdenciária nos termos da Lei n. 605/1949, art. 6º, § 2º; Lei n. 11.907/2009, art. 30, § 3º, inciso I; Súmula TST n. 15; além da consolidada jurisprudência nesse sentido; (b) mesmo que esteja aguardando resposta ao pedido de recurso administrativo/nova perícia/decisão judicial em face do INSS, o contrato de trabalho deste empregado não está suspenso e, portanto, não se encaixa na situação prevista na CLT, art. 476 e Lei n. 8.213/1991, art. 63, consequentemente, sua ausência na empresa a partir da data da referida negação/cessação do benefício previdenciário poderá lhe imputar faltas injustificadas e até abandono de emprego nos termos dos arts. 131 (incisos III e IV) e 482 da CLT, combinados com Súmula TST n. 32; sem outra alternativa de conduta, submeto-me à decisão da Perícia Médica Previdenciária e qualifico este trabalhador como APTO para retorno às suas atividades laborais. Autorizo-lhe a exercer as tarefas previstas em sua profissiografia e de forma readaptada, observando todas as recomendações de ordem médica abaixo, que também foram expressas verbalmente ao trabalhador (em obediência aos arts. 12 e 13 do Código de Ética Médica), e disponibilizadas aos responsáveis e supervisores do seu trabalho. Na impossibilidade de atendimento das recomendações de ordem médica prescritas e/ou readaptação e no sentido de evitar o que a jurisprudência convencionou chamar de "limbo previdenciário-trabalhista", sugiro a manutenção do pagamento dos salários deste trabalhador, mesmo sem a devida contraprestação de seus serviços, enquanto se aguarda resposta ao pedido de recurso administrativo/nova perícia/decisão judicial em face do INSS.

Recomendações: _____."

Percebam: o propósito dessa conduta não é expor o empregado a algum risco de adoecimento/agravamento/acidente. Não! Pelo contrário. Quando elencamos todas as "recomendações" (que muitos médicos preferem caracterizar com o uso do termo "restrições"), estamos deixando clara a nossa intenção de preservar a integridade do trabalhador, sem, contudo, percorrer trilhas de elevada insegurança jurídica. No entanto, sabemos que, na prática, muitas vezes, as "recomendações" solicitadas praticamente se equivalerão à própria inaptidão desse empregado. Por isso, a partir de então, o bom-senso e a boa habilidade de diálogo do médico do trabalho junto ao empregado, ao empregador e ao INSS é que definirão a melhor conduta a ser tomada, sempre visando ao bem maior: a preservação da dignidade, e da saúde do trabalhador (princípio da dignidade da pessoa humana, consagrado pelo Art. 1º, inciso III, da Constituição Federal de 1988).

Sugerimos, então, algumas possíveis condutas:

» **Quanto ao INSS:** caso haja possibilidade de aproximação com o serviço de perícias médicas do INSS no sentido de viabilizar uma solução para o caso, o médico do trabalho deverá fazê-lo.

» **Quanto ao empregador:** nosso entendimento está firmado no sentido de que o empregador precisa entender toda essa problemática, com todos os seus fundamentos legais, e também as prováveis repercussões em casos de processos judiciais futuros. Assim, o ideal é que haja um posto de trabalho inócuo (não nocivo) à saúde do trabalhador e que o empregado atue por lá enquanto não estiver no pleno de sua capacidade laboral (do ponto de vista do médico do trabalho). Isso não deve ser confundido com o chamado "desvio de função", comumente usado para fins de pagamentos de menores salários. No caso em questão, o motivo da mudança da atividade laboral se justifica pela preservação da dignidade do empregado, uma garantia constitucional. A manutenção do empregado na mesma função (caso haja possibilidade de agravamento da doença/acidentes) deve ser fortemente contraindicada. Além dos riscos indesejáveis ao trabalhador, caso haja algum dano, o próprio empregador poderá ser penalizado com fulcro nos artigos 129 e 132 do Código Penal, e 927 do Código Civil. Dessa forma, não havendo algum ambiente inócuo em que se possa acomodar o empregado durante sua completa convalescença, até mesmo a permanência do empregado em sua própria residência, sem o desconto no respectivo salário (situação em que a falta será considerada justificada, conforme Art. 131 da CLT), deverá ser considerada pelo empregador.

Concluindo: legalmente, com relação à aptidão laboral, a decisão do médico perito do INSS deve prevalecer sobre a decisão do médico do trabalho, por mais polêmico que isso seja. No entanto, o assunto extrapola as balizas legais, resultando em que o médico do trabalho assuma uma posição de destaque na conciliação de todos os atores envolvidos: empregado; empregador; e INSS. Oportuno ratificar que a submissão legal do médico do trabalho jamais pode ser confundida com negligência médica. Isto é, o fato de o médico do trabalho ter de acatar (mesmo não concordando) a decisão do médico perito do INSS, por obediência legal, não o afasta do cuidado com o trabalhador em nenhuma hipótese.

Referências bibliográficas

ANGHER, Anne Joyce (org.). *Código civil*. 20. ed. São Paulo: Rideel, 2015. (Série Vade Mecum).

ANGHER, Anne Joyce (org.). *Código penal*. 20. ed. São Paulo: Rideel, 2015. (Série Vade Mecum).

BRASIL. Lei n. 5.584, de 26 de junho de 1970. Dispõe sobre normas de Direito Processual do Trabalho, altera dispositivos da Consolidação das Leis do Trabalho, disciplina a concessão e prestação de assistência judiciária na Justiça do Trabalho e dá outras providências.

BRASIL. Lei n. 605, de 5 de janeiro de 1949. Dispõe sobre o repouso semanal remunerado e o pagamento de salário nos dias feriados civis e religiosos.

BRASIL. Lei n. 8.213, de 24 de julho de 1991. Dispõe sobre os planos de benefício da previdência social e dá outras providências.

BRASIL. Norma Regulamentadora n. 07, de 06 de julho de 1978. *Diário Oficial [da] República Federativa do Brasil*, Poder Executivo, Brasília, 06 jul. 1978.

BRASIL. Portaria MTE n. 24/1994, de 29 de dezembro de 1994. Aprova nova redação da Norma Regulamentadora n. 7. *Diário Oficial [da] República Federativa do Brasil*, Poder Executivo, Brasília, 30 dez. 1994.

BRASIL. Resolução CFM n. 1.931/2009, de 17 de setembro de 2009. Aprova o Código de Ética Médica. *Diário Oficial [da] República Federativa do Brasil*, Poder Executivo, Brasília, 24 set. 2009. Seção 1, p. 90.

BRASIL. Súmula TST n. 15. A justificação da ausência do empregado motivada por doença, para a percepção do salário-enfermidade e da remuneração do repouso semanal, deve observar a ordem por preferencial dos atestados médicos estabelecida em lei.

BRASIL. Súmula TST n. 32. Presume-se o abandono de emprego se o trabalhador não retornar ao serviço no prazo de 30 (trinta) dias após a cessação do benefício previdenciário nem justificar o motivo de não o fazer.

MENDANHA, Marcos Henrique. *Medicina do trabalho e perícias médicas*: aspectos práticos (e polêmicos). 4. ed. São Paulo: LTr, 2015.

OLIVEIRA, Juarez de (org.). *Constituição da República Federativa do Brasil*: promulgada em 5 de outubro de 1988. 4. ed. São Paulo: Saraiva, 1990. 168 p. (Série Legislação Brasileira).

Capítulo 15
Reabilitação Profissional no Instituto Nacional de Seguro Social

Arquimedes Ramos

A **reabilitação profissional** (RP) é definida como **a assistência educativa ou reeducativa e de adaptação ou readaptação profissional**, instituída sob a denominação genérica de "habilitação e reabilitação profissional" e que visa proporcionar **aos beneficiários incapacitados**, parcial ou totalmente para o trabalho, **em caráter obrigatório** e independente de carência, e às pessoas com deficiência, os meios indicados para o reingresso no mercado de trabalho e no contexto em que vivem.

Entende-se por **habilitação** a ação de capacitar o indivíduo para o desenvolvimento de atividades laborais, levando-se em consideração as suas aptidões, interesses e experiências.

A reabilitação profissional atua nos casos em que a incapacidade e a consequente restrição laboral sejam avaliadas como estabilizadas e de longa duração. Segundo a legislação brasileira, o Ministério da Previdência Social, através do Instituto Nacional do Seguro Social (INSS), é o responsável por esta atribuição. Diferentemente da reabilitação profissional, a reabilitação física e psicossocial faz parte das atribuições da área assistencial e compete ao setor da Saúde, ainda que a linha divisória entre ambas seja tênue e suas ações estejam diretamente embricadas.

A reabilitação profissional deve ser entendida como parte do processo de intervenção que incide sobre o indivíduo, de modo articulado com a intervenção sobre o processo terapêutico e sobre as condições nocivas de trabalho, que geraram o agravo e/ou acolherão novamente o trabalhador.

A **readaptação profissional** procura tornar o indivíduo capaz de retornar às atividades profissionais e, para isso, deve proporcionar os meios de adaptação que se fizerem necessários, aí podendo-se incluir a qualificação ou requalificação profissional, os recursos materiais (prescrição e dispensação de órteses, próteses, meios auxiliares de locomoção etc.) e o fornecimento de implementos profissionais, além do pagamento de diárias, auxílio-alimentação e auxílio-transporte, entre outros.

A **equipe de reabilitação profissional nas agências da Previdência Social** (APS) do INSS, no modelo atualmente vigente, é constituída pelo **perito médico** que encaminhou o caso e pelo **profissional de referência** e tem por atribuições **a avaliação do potencial laboral do segurado, a orientação e o acompanhamento do caso ao longo de todo o Programa de Reabilitação Profissional** (PRP) até o desligamento do(a) segurado(a) no final do Programa. O profissional de referência é um(a) servidor(a) de nível superior da autarquia com formação em áreas afins ao processo de RP (geralmente um profissional do serviço social, psicologia, sociologia, fisioterapia, terapia ocupacional ou pedagogia etc.) e que atua, juntamente com o perito médico, nas diversas fases do processo de reabilitação profissional, orientando e acompanhando os segurados encaminhados para o PRP. São consideradas, portanto, funções básicas desta equipe de reabilitação profissional:

» **A avaliação do potencial laboral do(a) segurado(a):** considerando-se a real capacidade do(a) segurado(a) de retorno ao trabalho com as perdas funcionais apresentadas, mas também as suas potencialidades, habilidades e aptidões, o seu potencial de aprendizagem, as experiências profissionais anteriores, a sua situação empregatícia, o seu nível de escolaridade, a sua faixa etária e ainda o mercado de trabalho em que deverá se inserir.

» **A orientação e o acompanhamento do PRP:** busca identificar os requisitos necessários ao exercício das profissões, junto ao empregador (treinamentos supervisionados na empresa) e/ou no mercado de trabalho de modo geral, levando-se em conta para isso as demandas solicitadas e as oportunidades oferecidas por este mercado de trabalho, o que geralmente envolve a realização de cursos de qualificação ou de formação profissionais, entre outros.

» **A articulação com a comunidade para parcerias, convênios e outros:** vis ao reingresso do(a) segurado(a) no mercado de trabalho e ao levantamento de tendências e oportunidades oferecidas, preferencialmente, na localidade de domicílio do segurado reabilitando.

» **A pesquisa da fixação no mercado de trabalho (*follow up*):** deve ser realizada cerca de 18 meses após a conclusão do PRP e visa constatar a efetividade do processo reabilitatório realizado e a adaptação do segurado ao trabalho e, assim, poder criar um *feedback* que vise à correção, ao aprimoramento e ao gerenciamento do serviço prestado pela reabilitação profissional do INSS ao longo do tempo.

Todavia, não se deve esquecer que, embora caiba ao INSS a habilitação ou a reabilitação do(a) segurado(a), provendo os meios necessários e os recursos exigidos para este fim, não há obrigatoriedade por parte da autarquia da efetiva inserção/reinserção do trabalhador no mercado de trabalho no final do processo.

Público-alvo

São considerados clientes em potencial para atendimento de reabilitação profissional pelo INSS, na seguinte ordem de prioridade:

1. O(a) segurado(a) em gozo de auxílio-doença, acidentário ou previdenciário.
2. O(a) segurado(a) sem carência para auxílio-doença previdenciário e portador de incapacidade laborativa.
3. O(a) segurado(a) em gozo de aposentadoria por invalidez.
4. O(a) segurado(a) em gozo de aposentadoria especial, por tempo de contribuição ou idade que, em atividade laboral, tenha reduzido a sua capacidade funcional em decorrência de doença ou acidente de qualquer natureza ou causa.

5. O dependente do(a) segurado(a).
6. As pessoas com deficiência (PcD).

O encaminhamento à RP dos segurados das situações 1 a 4 é realizado pela Perícia Médica do INSS e o atendimento é feito pela equipe de RP de cada APS do INSS. Os dependentes dos segurados e as PcD também poderão ser atendidos pela equipe de RP, mas de acordo com as possibilidades administrativas, técnicas e financeiras e com as condições locais do INSS. Além do encaminhamento do segurado para Programa de Reabilitação Profissional, que é feito, habitualmente, pela perícia médica do INSS, outros casos podem ser encaminhados também por demanda do Poder Judiciário.

Elegibilidade para o Programa de Reabilitação Profissional (PRP)

O encaminhamento do segurado em percepção de benefício por incapacidade (auxílio doença) ao PRP, quando pertinente (ou seja, segurado com incapacidade permanente para sua função atual ou para a função habitualmente exercida, mas suscetível de reabilitação para o desempenho de outras funções/atividades que lhe garantam a subsistência), **deve ser realizado o mais precocemente possível**, pois quanto mais cedo houver a abordagem laborativa, desde que haja condições para isso, tanto maiores tendem a ser as chances de sucesso. É, portanto, necessário que as seguintes situações sejam analisadas na avaliação conjunta de elegibilidade para o PRP:

» Se existe de fato incapacidade permanente, total ou parcial, para a atividade laboral atual ou habitual.
» A idade do(a) segurado(a).
» O nível de escolaridade e as potencialidades do indivíduo no que se refere à aquisição de novas habilidades e competências (potencial de aprendizagem).
» Presença de morbidades associadas e que possam influir no potencial laboral e na(s) nova(s) atividade(s) a ser(em) exercida(s).
» As experiências ou atividades profissionais já desenvolvidas, compatíveis com o potencial laboral.
» As características do mercado de trabalho da região, a existência ou não de vínculo empregatício atual e a perspectiva de retorno à empresa de vínculo (avaliar o potencial que o empregador tem de readaptar o(a) segurado(a), levando-se em consideração o tipo e o porte da empresa, a diversificação ou não dos postos de trabalho da empresa, bem como seu nível de colaboração e de envolvimento no processo, presença de litígios trabalhistas etc.).
» A motivação, as habilidades, aptidões e expectativas do próprio indivíduo/segurado(a) para o retorno ao trabalho.

Os critérios de elegibilidade enumerados são elementos de apoio à decisão médico-pericial que devem ser analisados de modo relativizado, ou seja, em conjunto com todos os demais fatores que possam favorecer ou desfavorecer o PRP no caso concreto, e não avaliados isoladamente e de forma absoluta.

Os(as) segurados(as), ao longo do processo, podem ser desligados do PRP, entre outras, por alguma das seguintes situações:

> Conclusão satisfatória do PRP (quando os(as) segurado(as) são considerados reabilitados pelo INSS).
> Evolução com intercorrência médica que impeça a continuidade, temporária ou permanente, do PRP.
> Evolução desfavorável do PRP: por insuscetibilidade do segurado em ser reabilitado (após diversas e distintas estratégias fracassadas de reabilitação profissional) ou por impossibilidade técnica da autarquia de prover os meios e recursos necessários para a efetiva reabilitação do caso concreto.
> Por recusa do segurado(a) em cumprir o PRP proposto ou por abandono do segurado. Nestes casos, já que a reabilitação profissional se trata de um processo compulsório, há suspensão do pagamento do auxílio-doença pago pela autarquia ao(à) segurado(a).

Uma vez concluído satisfatoriamente o PRP, é emitido o Certificado de Reabilitação Profissional pela equipe responsável do INSS que conduziu o caso em questão, considerando-se, assim, o segurado devidamente reabilitado para o trabalho e com as restrições laborativas pertinentes explicitadas no referido documento. Conforme redação do artigo 93 da Lei n. 8.213 ("Lei de cotas"), o segurado reabilitado e certificado pelo INSS passa a ter prerrogativa legal de ocupar vagas reservadas a PcD, nas empresas brasileiras com cem ou mais empregados e que estão sujeitas à exigência de cumprimento de cotas de contratação de empregados com deficiência.

Referências bibliográficas

BRASIL. Artigo 89 da Lei n. 8.213, de 24 de julho de 1991 e art. 136 do Decreto n. 3.048, de 6 de maio de 1999, que aprovou o Regulamento da Previdência Social – RPS.

BRASIL. Instituto Nacional do Seguro Social. *Manual técnico de procedimentos da área de reabilitação profissional do INSS.* 2018. v. 1.

BRASIL. Presidência da República. Decreto n. 3.048, de 6 de maio de 1999. Regulamento da Previdência Social. Casa Civil da Presidência da República (ed.). Brasília, 6 maio 1999.

BRASIL. Resolução n. 118/INSS/PRES, de 4 de novembro de 2010. Dispõe sobre o encaminhamento de clientela à reabilitação profissional e acordos de cooperação técnica e dá outras providências. *Diário Oficial da União*, 8 nov. 2010.

MAENO, Maria; TAKAHASHI, Mara Alice Conti; LIMA, Mônica Angelim Gomes. Reabilitação profissional como política de inclusão social (artigo de revisão). *Acta Fisiátrica*, v. 16, n. 2, p. 53-8, 2009.

MAENO, Maria; VILELA, Rodolfo Andrade de Gouveia. Reabilitação profissional no Brasil: elementos para a construção de uma política pública. *Revista Brasileira de Saúde Ocupacional*, v. 35, n. 121, p. 87-99, jan.-jun. 2010.

Capítulo 16

Retorno ao Trabalho e Readaptação ao Posto de Trabalho
Aplicabilidade e Implicações

João Silvestre da Silva Junior

"Absenteísmo-doença" é o termo que caracteriza as ausências no trabalho em virtude de agravos à saúde. Determinantes sociais, como exposições laborais, podem influenciar negativamente a capacidade laborativa requerendo do trabalhador um período para recuperação afastado das suas obrigações profissionais. O exercício de promover atenção integral à saúde do trabalhador envolve desafios como a prevenção de episódios de incapacidade laborativa por meio de ações de promoção da saúde e proteção aos fatores de risco laborais e extralaborais, assim como a assistência precoce e a reabilitação físico-mental.

Após um episódio de absenteísmo por doença, é esperado um retorno ao trabalho. Esta etapa é influenciada por facilitadores e barreiras em um processo que deve estimular uma volta em tempo mínimo, mas com recuperação suficiente para o exercício das tarefas de trabalho. Entre os fatores que influenciam esta dinâmica estão as políticas e práticas nos serviços de saúde do trabalhador das empresas, o acesso a serviços sociais e de assistência à saúde e a legislação trabalhista-previdenciária.

Quanto à legislação trabalhista, a Norma Regulamentadora 07 de Segurança e Saúde no Trabalho, referente ao Programa de Controle Médico de Saúde Ocupacional (PCMSO), estabelece diretrizes e determina requisitos com o objetivo de proteger e preservar a saúde de seus empregados. O PCMSO estimula o desenvolvimento de ações que impactarão o processo de retorno. Nesta ótica, o médico do trabalho, ou aquele responsável por executar o Programa, será um mediador responsável por promover intervenções que minimizem danos à saúde e reduzam risco para recidivas de afastamento ou o desenvolvimento de novos casos. Portanto, deve desempenhar um papel de avaliação e supervisão constante de grupos susceptíveis a episódios de incapacidade laborativa, em especial aqueles decorrentes de exposição a condições de risco no trabalho.

A Associação Nacional de Medicina do Trabalho (ANAMT) indica que fazem parte das competências requeridas para o exercício desta especialidade médica habilidades como:

a escuta qualificada do trabalhador para colher a percepção sobre o seu trabalho e repercussões sobre sua vida; avaliar a aptidão para o trabalho considerando as características individuais do trabalhador e as situações de vulnerabilidade ou deficiência; assegurar que o trabalho não cause adoecimento ou agrave estados pré-existentes; e, principalmente, assegurar a adequação do trabalho ao trabalhador, em especial para trabalhadores que apresentem restrições ou incapacidades transitórias ou permanentes.

Para o gerenciamento e práticas no processo de retorno ao trabalho, Young et al. (2005) propuseram quatro etapas:
  i. avaliação da recuperação físico-mental do trabalhador.
  ii. cuidados na reintegração profissional.
  iii. manutenção da permanência no trabalho.
  iv. incentivo ao progresso para realização plena das atividades laborais.

Avaliação da recuperação físico-mental do trabalhador

Nesta etapa, que antecede o ato de retorno ao trabalho, cabe aos profissionais do serviço de saúde do trabalhador estudar o caso em questão a fim de executarem um acompanhamento que proporcione ao paciente segurança no suporte prestado pela equipe. É necessária a manutenção de avaliações periódicas ao longo do período de afastamento para acompanhar a evolução do quadro clínico e garantir que seja estabelecido um tempo adequado de recuperação. O médico do trabalho precisa desenvolver uma visão geral do quadro do paciente e pode buscar mais informações por meio de interações com o médico assistente. Este contato, que em geral é realizado apenas no momento do encaminhamento para a perícia previdenciária, deveria ser contínuo ao longo do tempo em que o trabalhador estiver em seguimento clínico.

O futuro retorno ao trabalho também será beneficiado pela troca de informações entre o médico do trabalho e o perito médico federal. Além do frequente relatório emitido para o responsável pela avaliação inicial do requerimento do benefício por incapacidade, a manutenção de fluxo de informações entre os profissionais pode auxiliar na avaliação previdenciária nos pedidos de manutenção ou prorrogação dos benefícios. Dados como o histórico clínico-ocupacional e o impacto do adoecimento para o desempenho das tarefas são de grande valia na avaliação da incapacidade laborativa, auxiliando na definição de um tempo suficiente para o afastamento, ou o encaminhamento para o serviço previdenciário de reabilitação profissional (RP). Em geral, a RP será indicada para os trabalhadores com sequela definitiva com limitações ao desempenho do trabalho; portanto, subsidiar a perícia de informações pode ser um facilitador do encaminhamento para este serviço.

Cuidados na reintegração profissional

Para que esta etapa seja eficaz, é sugerida a construção de um plano longitudinal a partir das informações prévias, como as características do trabalho exercido previamente ao afastamento e quanto ao quadro clínico incapacitante, pois subsidiarão o desenho de ações de retorno ao trabalho. A avaliação do exame de retorno ao trabalho é apenas uma parte deste processo.

O PCMSO indica que a avaliação deve ser realizada "(...) antes que o empregado reassuma suas funções, quando ausente por período igual ou superior a 30 (trinta) dias por motivo de doença ou acidente, de natureza ocupacional ou não". (Item 7.5.9)

O que não impede o empregador de realizar o exame em uma periodicidade inferior à estabelecida, em casos de afastamento de menor duração. Entretanto, a emissão do Atestado de Saúde Ocupacional (ASO), com aptidão ou inaptidão, não deve ser o final deste processo. Por exemplo, caso o médico que avalia o trabalhador o considere inapto para o trabalho, volta-se à etapa anterior, com encaminhamento de informações para a perícia médica federal a fim de subsidiar a reavaliação do caso.

Considerando-se a aptidão, cabe estabelecer se há adequação do trabalho às capacidades do trabalhador, cujo enfoque é a manutenção do desempenho produtivo das atividades de trabalho sem prejuízo à saúde e ao bem-estar do trabalhador. Em algumas situações, será necessário estabelecer uma readaptação ao posto de trabalho, com restrição ao exercício de tarefas próprias da função, a fim de se promover um equilíbrio entre as demandas laborais e o possível de ser executado. O objetivo é evitar o agravamento do estado de saúde pelo desgaste profissional, que pode resultar em recidiva do afastamento pela piora de um estado clínico previamente estabilizado – e que pode ser relacionada à exposição ao ambiente ou às condições de trabalho.

A Atualização 2020/2021 do PCMSO estabelece que a avaliação médica do retorno ao trabalho pode definir a necessidade de retorno gradativo ao trabalho (item 7.5.9.1), conforme o estado clínico do trabalhador. Esta gradação pode envolver uma progressão na exposição às condições de risco ocupacional, redução da jornada laboral diária ou semanal, mudanças na quantificação e qualificação de tarefas, redução de metas e ampliação de prazos, entre outras. Nos casos de sequela permanente, com impossibilidade de cumprir os requisitos para o cargo ou função, é necessário discutir a mudança de função ou a homologação da readaptação profissional por meio de celebração de Acordo de Cooperação Técnica com o Instituto Nacional de Seguro Social (INSS).

É fundamental que haja o envolvimento das diversas instâncias da empresa, como setor operacional e gestão de recursos humanos, para implantação temporária ou definitiva de readaptação funcional indicada pelo médico do trabalho. A comunicação técnica deve ser clara para que não haja dificuldade na compreensão da necessidade, que deve vir acompanhada de um planejamento de progressão das restrições temporárias. O trabalhador deve participar das discussões sobre o seu caso para contribuir com a sua visão da situação e esteja engajado no projeto de um retorno eficaz.

A autoeficácia é uma dimensão psicológica que estima a crença de um indivíduo sobre a própria capacidade de desempenhar de forma satisfatória uma atividade ou um comportamento, sendo reconhecida na área da Saúde do Trabalhador como uma variável que prediz o tempo de afastamento e sucesso nas tentativas de retorno. Uma alta autoeficácia é indicativa de um retorno em menor tempo e com uma menor chance de recidiva. Portanto, conhecer a percepção do trabalhador pode subsidiar ações específicas que auxiliem o processo, principalmente quando há uma postura reativa ao retorno por baixa confiança quanto à capacidade de reintegração profissional.

Manutenção da permanência no trabalho

Após a volta às atividades laborais, será necessário definir uma programação de reavaliações periódicas a fim de se analisar se há uma equalização entre o exercício profissional e as capacidades do trabalhador. Conforme cada caso, o médico do trabalho determina a frequência e o modo deste contato, se presencial ou à distância. O principal enfoque é a prevenção de recidiva no afastamento.

O retorno sustentado (ou eficaz) ao trabalho é definido como aquele no qual há o exercício laboral pleno (tarefas, jornada etc.) por um período mínimo de 4 semanas, sem novos episódios de ausências. Um dos pontos fundamentais para a sustentabilidade do retorno é a rede de apoio com acolhimento adequado do trabalhador tanto pelas lideranças (vertical), como pelos pares (horizontal). A efetiva reintegração social no trabalho mitiga uma sensação de isolamento e valoriza o pertencimento ao grupo, auxiliando no processo de sublimação dos estressores cotidianos responsáveis por impactar negativamente a saúde física e mental do trabalhador.

No caso de indicação de restrições nas tarefas e atividades de trabalho, é importante estabelecer estratégias de auditoria quanto ao cumprimento das recomendações técnicas. Esta auditoria pode ser feita pelo próprio setor de saúde pelo contato com o próprio trabalhador, visitas não agendadas ao posto de trabalho, convocação dos supervisores e/ou colegas do trabalhador, entre outras. O objetivo é certificar que o plano de retorno gradual esteja sendo cumprido para que haja a efetividade planejada.

Incentivo ao progresso para a realização plena das atividades laborais

O ideal seria que todos os trabalhadores que voltassem de um episódio de afastamento pudessem exercer plenamente suas atividades profissionais, mas existirão casos em que o médico indicará restrições laborais. Nessas situações, é importante que haja um planejamento para a tentativa de progressão para a realização plena das tarefas de trabalho. No plano longitudinal de retorno, deve existir um cronograma que analisa a relação entre evolução clínica e a capacidade laborativa, com etapas para estimular o pleno desempenho do trabalho.

Considerando-se que a preocupação é a saúde do trabalhador, é necessário que as metas sejam pactuadas, com avaliação contínua para a definição da progressão, com a opção de manter ou regredir o *status* se não for alcançado o(s) objetivo(s) inicialmente proposto(s). O estímulo para alcançar o melhor nível possível de produtividade do sistema é desejável e precisa ser equilibrado com o compromisso quanto à manutenção da saúde, do bem-estar e da qualidade de vida do trabalhador.

A redução permanente da capacidade laborativa, por sequela do quadro clínico, é uma situação possível e pode criar dificuldades para se operacionalizar uma mudança de função ou a readaptação funcional. Portanto, é necessário documentar todo o percurso das etapas anteriores para se justificar uma decisão que talvez não seja bem acolhida pelo trabalhador, gestores e outras partes envolvidas.

Considerações finais

No processo de retorno ao trabalho, é necessário que as empresas definam uma política organizacional de valorização da reintegração e de acolhimento das pessoas afastadas por doença. O médico do trabalho deve ser um facilitador que desenvolverá ações para uma cultura corporativa que inclua o seguimento dos trabalhadores em absenteísmo, a criação de protocolos padronizados para avaliação clínica, o desenvolvimento de critérios para estabelecer restrições laborais e o acompanhamento após a volta ao exercício profissional.

O compromisso da empresa com a sustentabilidade no retorno ao trabalho e a segurança da manutenção do emprego podem auxiliar a minimizar os episódios de presenteísmo, na qual o trabalhador doente minimiza ou oculta seus problemas, gerando impactos negativos na sua produtividade. O medo do afastamento é alimentado por uma percepção de desinteresse da empresa ou punição do trabalhador quando é necessário ausentar-se do trabalho para recuperação clínica.

Nas situações em que há cessação de benefício previdenciário por não haver o reconhecimento da incapacidade laborativa pela perícia previdenciária, mas o médico da empresa não considera o trabalhador apto para a função de vínculo, fica estabelecido o impasse conhecido como "limbo trabalhista-previdenciário". É comum a discordância entre profissionais que avaliam o mesmo caso clínico; portanto, é importante que haja uma estratégia coordenada com comunicação entre as partes interessadas a fim de dar suporte ao trabalhador na resolução da pendência.

Por fim, é esperado que os médicos do trabalho que coordenem o PCMSO das empresas definam protocolos gerais com abordagens individualizadas na definição do retorno ao trabalho compatível com o nível de saúde biopsicossocial, adequando as cargas de trabalho e gerenciando os estressores ocupacionais. A atenção integral à saúde do trabalhador precisa se pautar pela reinserção produtiva e segura no trabalho, mas sem esquecer que intervenções nos níveis primário e secundário podem reduzir a frequência de episódios de incapacidade – relacionados ou não relacionados ao trabalho.

Referências bibliográficas

BRASIL. Decreto n. 127, de 22 de maio de 1991. Promulga a Convenção n. 161, da Organização Internacional do Trabalho (OIT), relativa aos serviços de saúde do trabalho. *Diário Oficial da União*, 23 maio 1991.

BRASIL. Instituto Nacional do Seguro Social. Resolução INSS n. 626 de 09/02/2018. Aprova o manual técnico de procedimentos da área de reabilitação profissional. v. I. *Diário Oficial da União*, 15 fev. 2018.

BRASIL. Lei n. 8.213, de 24 de julho de 1991. Dispõe sobre os planos de benefícios da previdência social e dá outras providências. *Diário Oficial da União*, 14 ago. 1991.

BRASIL. Ministério da Economia. Portaria SEPRT n. 6.734, de 10 de março de 2020. Aprova a nova redação da Norma Regulamentadora n. 07 – Programa de Controle Médico de Saúde Ocupacional (PCMSO). *Diário Oficial da União*, 13 mar. 2020.

DIAS, Elizabeth Costa (coord.). *Competências essenciais requeridas para o exercício da medicina do trabalho* (revisão 2016). Curitiba: Associação Nacional de Medicina do Trabalho (ANAMT), 2016.

POMAKI, Georgia et al. *Best practices for return-to-work/stay-at-work interventions for workers with mental health conditions*: final report. Vancouver (BC): Occupational Health and Safety Agency for Healthcare (OHSAH), 2010.

SILVA JÚNIOR, João Silvestre da. *Retorno ao trabalho após afastamento de longa duração por transtornos mentais*: um estudo longitudinal com trabalhadores do mercado formal. Tese (Doutorado), 2017.

STEENSTRA, I. A; HOGG-JOHNSON, S. et al. Comparing current definitions of return to work: a measurement approach. *Journal of Occupational Rehabilitation*, v. 22, n. 3, p. 394-400, 2012.

YOUNG, A. E. A developmental conceptualization of return to work. *Journal of Occupational Rehabilitation*, v. 15, n. 4, p. 557-68, 2005.

Capítulo 17
Perícia Médica

Victor Alexandre Percinio Gianvecchio
Daniele Muñoz Gianvecchio
Daniele Pimentel Maciel
Daniel Romero Muñoz

O médico como perito e as perícias médicas

O Direito, ciência das normas que disciplinam as relações dos homens em sociedade, tem por objetivo assegurar a Justiça Social. Com muita frequência, os fatos discutidos na busca por justiça envolvem conhecimentos médicos. Nestas situações, o Direito necessita do auxílio da ciência médica para a correta aplicação das normas. Assim, a Medicina presta sua colaboração para a edificação de uma sociedade mais justa, na qual as pessoas possam ter assegurados os seus direitos no contexto de uma vida digna.

Na prática, essa relação entre o Direito e a Medicina ocorre, não só, mas principalmente, por meio das perícias médicas.

Perícia médica, segundo Muñoz, é uma sindicância de natureza médica que visa esclarecer fatos que interessam em um processo judicial ou administrativo. É um elemento de prova fundamental quando as normas (trabalhistas, penais, civis, administrativas etc.) exigem conhecimentos médicos para serem executadas. Por meio das perícias, as avaliações médicas assumiram papel essencial na preservação dos direitos do ser humano e a atividade do médico, como perito, tornou-se cada vez mais necessária para garantir a correta aplicação das normas.

Perito médico, de acordo com a Resolução n. 126/2005, do Conselho Regional de Medicina do Estado de São Paulo,

> "(...) é a designação genérica de quem atua na área médico-legal, realizando exame de natureza médica em procedimentos administrativos e processos judiciais, securitários ou previdenciários; atribuindo-se esta designação ao médico investido por força de cargo/função pública, ou nomeação judicial ou administrativa, ou ainda por contratação como assistente técnico das partes".

Perícias médicas e medicina do trabalho

A perícia médica visa produzir provas para se enquadrar determinado caso em legislação específica. A legislação trabalhista brasileira surgiu na década de 1930 e, portanto, as perícias médicas na área trabalhista só passaram a existir posteriormente a esse período.

Na Justiça do Trabalho, os processos frequentemente envolvem questões de natureza médica, já que muitos tratam de reclamações de acidente ou doença relacionada ao trabalho. Diante dessa situação, os operadores do Direito (juízes, advogados etc.), que são leigos nas questões técnicas específicas da Medicina, necessitam do auxílio de médicos para esclarecê-las.

A atuação do médico perito nos processos trabalhistas pode se efetivar como perito judicial, situação na qual o médico exerce um papel de auxiliar do juízo, ou como assistente técnico das partes, constituídas pelo autor que corresponde ao trabalhador e pela empresa que figura como réu. Ambos podem indicar seus assistentes, os quais participam do ato pericial juntamente com o perito do juiz (Quadro 17.1).

Quadro 17.1 – Formas de atuação do médico perito em processos trabalhistas.

Perito judicial	Escolhido e nomeado pelo juiz (perito de confiança do juízo)	Conduz e realiza o exame pericial
Assistentes técnicos	Indicados pelas partes do processo – autor e réu	Acompanha e realiza o exame, durante o ato pericial, com o perito do juiz

Fonte: Desenvolvido pela autoria do capítulo.

Desta maneira, com a participação de médicos em papéis distintos, a perícia pode se constituir em uma verdadeira junta médica.

Diversos são os agravos à saúde que podem estar relacionados ao trabalho, como distúrbios musculoesqueléticos, transtornos mentais, dermatoses, pneumopatias, perdas auditivas induzidas por ruído, intoxicações exógenas, neoplasias, além de acidentes no próprio ambiente do trabalho, entre outros. Assim, conhecimento em Medicina do Trabalho é fundamental para o médico realizar perícias na Justiça do Trabalho, uma vez que é a especialidade médica que lida com as relações entre a saúde do ser humano e sua atividade profissional e propicia aos especialistas ferramentas para o reconhecimento dos fatores de risco presentes nos ambientes e processos de trabalho capazes de lesar a saúde e o bem-estar dos trabalhadores, ou contribuir para o adoecimento destes.

Nos processos trabalhistas, os questionamentos mais comumente feitos ao médico perito são: se o periciando é portador de doença e/ou lesão; se a doença o incapacitou ou o incapacita para o trabalho; se há nexo com as atividades desenvolvidas no trabalho e a quantificação do dano.

Capacidade ou incapacidade para o trabalho

Capacidade laborativa implica a pessoa ter potencial para realizar as tarefas exigidas em determinada atividade produtiva, enquanto incapacidade é a impossibilidade de desempenho das tarefas específicas de uma atividade, função ou ocupação habitualmente exercida, em consequência de alterações morfopsicofisiológicas provocadas por doença ou acidente.

Na avaliação da incapacidade para o trabalho, o médico perito deve analisar as repercussões funcionais decorrentes de uma doença ou sequela em relação às exigências físicas e/ou mentais inerentes ao rol de atividades executada pelo municipiando.

Avaliação do nexo ocupacional

Para avaliação do nexo ocupacional, é fundamental que se conheçam as atividades laborais realizadas pelo municipiando, e não apenas a função que ele desempenha. Deve-se realizar uma anamnese ocupacional minuciosa, sendo, na grande maioria dos casos, também necessária a vistoria do ambiente de trabalho.

Para tanto, fica claro que as noções de Medicina do Trabalho, ou seja, o conhecimento do processo produtivo e da organização do trabalho, são fundamentais para essa avaliação.

Laudo médico pericial

Após a realização de uma perícia médica, o exame pericial deverá ser documentado por meio de um relatório médico-legal denominado, habitualmente, **laudo**, o qual, por sua vez, é o documento que servirá de prova técnica no processo judicial ou no procedimento administrativo.

É definido, segundo Flamínio Fávero, como "a narração escrita e minuciosa de todas as operações de uma perícia médica".

O laudo, que deve ser metódico e redigido de forma padronizada, constará das seguintes partes: preâmbulo; quesitos; histórico; descrição; discussão; conclusões; e resposta aos quesitos.

Preâmbulo e quesitos

O preâmbulo é a introdução do laudo. Quesitos são as perguntas formuladas no processo pelo juízo e/ou pelas partes e expressam as dúvidas que a Justiça deseja que sejam esclarecidas pelo perito. Devem ser respondidos ao final do laudo, de forma precisa, concisa e conclusiva.

Histórico

No histórico, são relatados os fatos que deram origem à perícia médica e que têm interesse para a avaliação pericial, extraídos do relato do municipiando e de documentos contidos nos autos, como a petição inicial, a contestação, documentos médicos, entre outros.

Durante a anamnese pericial, deve-se indagar ao municipiando sobre o início e duração dos sintomas da doença alegada, a evolução do quadro e a situação clínica atual (tratamentos que foram e estão sendo realizados). Importante perguntar ao municipiando quais os elementos da atividade laboral ele entende que contribuíram para o acidente ou para a doença, bem como questionar sobre readaptações ou restrições de atividades e o seu acompanhamento clínico pelo ambulatório de Medicina do Trabalho. Além disso, também se deve perguntar os antecedentes pessoais (outras doenças ou acidentes), antecedentes familiares, antecedentes previdenciários com informações sobre afastamentos do trabalho, duração e motivo do afastamento e antecedentes ocupacionais com descrição pormenorizada das atividades profissionais realizadas.

Nesta parte do laudo, também são descritos os documentos contidos nos autos, por exemplo: atestados médicos; relatórios de exames complementares; Comunicações de

Acidentes do Trabalho (CAT), Carteira de Trabalho Profissional e Social (CTPS) com descrição das funções exercidas com período data de ingresso e demissão; entre outros.

Vale lembrar que os dados da anamnese pericial são importantes para direcionar o exame pericial e entender o comportamento da doença ao longo do histórico de trabalho; porém, em virtude do seu caráter subjetivo, devem ser considerados com cautela nas conclusões do laudo.

Descrição

Na descrição, deve estar contido o chamado *visum et repertum*, expressão latina antiga que significa "ver bem e referir exatamente o que viu", em outras palavras, examinar minuciosamente e descrever e documentar com precisão o que foi visto. É a parte do laudo na qual o perito registra os exames que realizou no municiando, demonstrando a utilização da ciência médica e a vistoria do local de trabalho quando realizada.

As vistorias têm por objetivo identificar, no ambiente de trabalho, a presença ou a ausência dos fatores de riscos específicos relacionados à doença em questão. É necessário observar todas as atividades efetivamente realizadas pelo municiando na sua jornada de trabalho. Nessa avaliação, o perito busca compreender a sequência e a distribuição das tarefas que compõem o rol de atividades do municiando para definir sua intensidade e frequência ao longo da jornada de trabalho. É realizada essencialmente por meio da observação das atividades desenvolvidas por outros trabalhadores que executam as mesmas funções, os quais se denominam "paradigma" e pela confrontação das verbalizações do trabalhador/autor e dos representantes da empresa. Devem-se observar o ritmo de trabalho, os movimentos e as posturas adotadas a fim de se possibilitar uma análise detalhada dos determinantes da tarefa.

É importante que o perito esteja atento à organização do trabalho, como divisão de tarefas, turnos, variabilidade sazonal da produção, metas e produtividade, controle de qualidade da produção e os critérios de avaliação de desempenho específico da atividade do trabalhador. Essa etapa é fundamental para que o perito compreenda outros fatores de adoecimento relacionados ao trabalho, não necessariamente visíveis à observação simples.

Devem-se também observar as características físicas do ambiente de trabalho (iluminação, ventilação etc.), indagar os profissionais acerca de alterações no leiaute da empresa, automação dos processos de trabalho e sobre a presença de equipamentos de proteção individual e coletiva. Além disso, quando necessário, podem ser realizadas medições (p. ex., aferição de ruído).

Os dados de identificação de todas as pessoas que acompanharam a vistoria, como técnico segurança, engenheiro de segurança, chefe do setor, paradigma, municiado, assistentes técnicos, entre outros, devem estar descritos no laudo.

Por se tratar de exames realizados pelo próprio perito, a descrição tem caráter objetivo e é considerada a parte mais importante do laudo. Isso significa, na prática, que as conclusões periciais devem estar embasadas nos achados contidos na descrição, confrontadas com o histórico e a documentação apresentada.

Discussão e conclusão

Na discussão, os peritos fazem uma análise do caso, observando as informações do histórico, cotejando-as com os dados evidenciados na descrição.

A discussão deve ser orientada no sentido de o perito estabelecer os diagnósticos necessários à elucidação das questões propostas, deixando claro, no laudo, o raciocínio seguido, alicerçando-se em dados de literatura científica e exteriorizando, quando entender necessário, impressões pessoais, porém sem perder a objetividade e a arte da prática médica.

A conclusão deve conter uma síntese do laudo, constituindo-se na dedução sintética natural da discussão. Deve ser redigida de forma clara e objetiva, preferencialmente numerada e ordenada de modo coerente.

O Quadro 17.2 ilustra as partes do laudo e as informações que devem estar contidas em cada uma destas partes em um laudo trabalhista.

Quadro 17.2 – Partes do laudo e informações que devem estar contidas em cada parte.

Parte do laudo	Informações que devem estar contidas
1. Preâmbulo	• Qualificação do perito • Autoridade que determinou o exame • Local, dia e hora da perícia • Tipo de exame solicitado • Presença de assistentes técnicos (laudo do perito judicial) • Qualificação do examinado
2. Quesitos	Replicados dos autos do processo judicial: 2.1. Quesitos do juízo 2.2. Quesitos das partes
3. Histórico	Pode ser subdividido em: 3.1. Da petição inicial 3.2. Da contestação 3.3. Do periciando 3.4. Informações complementares
4. Descrição	4.1. Exame físico completo do periciando • Dados de identificação do periciando • Exame físico geral • Exame físico específico 4.2. Exames complementares 4.3. Vistoria do local de trabalho (se houver)
5. Discussão	1. Estabelecer se existe uma doença, lesão ou uma sequela (de doença ou de acidente) 2. Avaliar as repercussões funcionais (desta doença, lesão ou sequela) 3. Analisar se existe incapacidade para o trabalho 4. Estabelecer o tipo de incapacidade (quantificação do dano) 5. Estabelecer se há nexo ocupacional
6. Conclusão	6.1. Há/Não há: doença/lesão e/ou sequela (e qual) 6.2. Há/Não há: incapacidade (e quantificar) 6.3. Há/Não há: nexo ocupacional
7. Respostas aos quesitos	• Respostas objetivas • "Sim" ou "não" (sempre que possível)

Fonte: Desenvolvido pela autoria do capítulo.

Referências bibliográficas

BRASIL. Conselho Regional de Medicina do Estado de São Paulo. Resolução CREMESP n. 126, de 17 de outubro de 2005. Dispõe sobre a realização de perícia médica e dá outras providências.

BRASIL. Instituto Nacional do Seguro Social. *Manual técnico de perícia médica previdenciária.* Brasília: Instituto Nacional do Seguro Social (INSS), 2018. p. 27-8.

CARVALHO, Hilário Veiga de; SEGRE, Marco. *Compêndio de medicina legal.* São Paulo: Saraiva, 1987.

DIAS, Elizabeth Costa; CONTIJO, Eliane Dias; OLIVEIRA, Raquel Bonesana de. Formação, educação continuada e certificação em medicina do trabalho: uma proposta orientada pelas competências requeridas para o exercício profissional. *Revista Brasileira de Medicina do Trabalho*, v. 1, n. 1, p. 6-21, 2003.

FAVERO, Flamínio. *Medicina legal.* 9. ed. São Paulo: Martins, 1973.

GIANVECCHIO, Victor Alexandre Percinio; MIZIARA, Ivan Dieb; MUÑOZ, Daniel Romero et al. Residência médica em medicina legal e perícias médicas. *Saúde, Ética e Justiça*, v. 21, n. 2, p. 63-6, 2016.

MUÑOZ, Daniel Romero; MUÑOZ-GIANVECCHIO, Daniele; GIANVECCHIO, Victor Alexandre Percinio. Momento histórico de uma especialidade. *Saúde, Ética e Justiça*, v. 15, n. 2, p. 69-74, 2010.

MUÑOZ, Daniel Romero; GIANVECCHIO, Victor Alexandre Percinio. Residência médica em medicina legal: objetivos. *Saúde, Ética e Justiça*, v. 10, n. 1/2, p. 6-11, 2005.

MUÑOZ, Daniel Romero; GIANVECCHIO, Victor Alexandre Percinio; MIZIARA, Ivan Dieb. Especialidades médicas: medicina legal e perícias médicas. *Revista de Medicina (São Paulo)*, v. 91, ed. esp., p. 45-8, 2012.

Seção IV

Ergonomia Aplicada à Saúde do Trabalhador

Coordenação

Gisele Mussi

Daniel Romero Muñoz

Capítulo 18
Introdução à Ergonomia

Gisele Mussi
Alexander Buarque Costa Cardoso

A Ergonomia surgiu com o homem primitivo, que tinha a necessidade de se proteger de predadores e de sobreviver em um meio hostil. Sem querer, o homem primitivo começou a aplicar os princípios da ergonomia ao fazer seus utensílios de barro para tirar água de cacimbas e cozinhar alimentos, fazer tacapes para se defender e abater animais.

A Ergonomia começou a se desenvolver durante a Segunda Guerra Mundial (1939-1945), pois foi nesse período que, pela primeira vez, houve uma convergência de esforços entre a tecnologia e as ciências humanas e as biológicas para resolver problemas de projetos.

Em 1949, K. F. H. Murrel, engenheiro inglês, começou a dar um conteúdo ao termo "ergonomia" e fez o reconhecimento dessa disciplina científica criando a primeira Associação Nacional de Ergonomia – a Ergonomics Research Society, que reunia fisiologistas, psicólogos e engenheiros interessados na adaptação do trabalho ao homem.

Em 1957, surgiu, nos Estados Unidos, a Human Factors Society; em 1961, foi criada a Associação Internacional de Ergonomia (IEA); e, em 1983, foi criada no Brasil a Associação Brasileira de Ergonomia (Abergo).

Wisner, médico fisiologista, definiu Ergonomia como "o conjunto dos conhecimentos científicos relativos ao homem e necessários à concepção de instrumentos, máquinas e dispositivos que possam ser utilizados com o máximo conforto, segurança e eficiência".

Desta forma, a tríade básica da Ergonomia é formada por conforto, segurança e eficiência. A Ergonomia é considerada a ciência do conforto.

Itiro Iida, um dos precursores da Ergonomia no Brasil, destaca que ela estuda os diversos fatores que podem influenciar no desempenho do sistema produtivo com o objetivo de reduzir as consequências negativas sobre o trabalhador. Assim, visa reduzir a fadiga, erros, acidentes, estresse, de forma a proporcionar saúde, segurança e satisfação aos trabalhadores na sua interação com o sistema produtivo. Este autor, define a Ergonomia como "o estudo da adaptação do trabalho ao ser humano". Neste contexto, ele alerta para a importância de se considerar, além das máquinas e equipamentos utilizados na transformação de materiais, também a de se analisar a situação em que ocorre o relacionamento entre o ser humano e o seu trabalho, ou seja, não apenas o ambiente físico, mas também os aspectos organizacionais de como esse trabalho é programado e controlado para produzir os resultados desejados.

Em agosto de 2000, a Associação Internacional de Ergonomia (IEA) adotou uma definição oficial de Ergonomia: a Ergonomia (ou fatores humanos) é uma disciplina científica relacionada ao entendimento das interações entre os seres humanos e outros elementos de um sistema; é a profissão que aplica teorias, princípios, dados e métodos a projetos que visam otimizar o bem-estar humano e a performance global dos sistemas.

A Abergo refere que a Ergonomia tem como finalidade modificar os sistemas de trabalho para adequar as atividades de trabalho às características, habilidades e limitações dos trabalhadores visando a eficiência, o conforto e a segurança.

Mascia e Snelwar destacam que existem diferentes abordagens em Ergonomia e citam duas grandes correntes complementares:

Uma corrente (anglo-saxônica e japonesa) se baseia na ideia clássica de sistemas homem-máquina, cujo enfoque é a interface entre os componentes materiais e os fatores humanos. Os ergonomistas que se baseiam nesta corrente estudam as características ligadas ao esforço físico, as características antropométricas dos trabalhadores, as influências do ambiente, as características psicofisiológicas, os efeitos do envelhecimento e outros.

A outra corrente (França e Bélgica) preconiza a análise do trabalho em campo, o trabalho em situação real. Enfatiza a dinâmica da atividade humana no trabalho. O trabalho é analisado como um processo, há uma interação entre o trabalhador e seu ambiente de trabalho. As duas abordagens ergonômicas se complementam, sendo adotadas isoladas ou em conjunto dependendo da demanda a ser solucionada. No Brasil, os ergonomistas se especializam sob os dois enfoques apesar de forte influência da corrente francesa na construção da metodologia aplicada na Norma Regulamentadora n. 17 (Ergonomia).

Esta ciência abrange vários aspectos: a postura e os movimentos corporais (em pé, sentado, empurrando, puxando, levantando cargas e outros); os fatores ambientais (ruídos, vibrações, iluminação, clima, agentes químicos); as relações entre mostradores e controles; a cognição e a organização do trabalho (divisão de cargos e tarefas). As conjugações adequadas desses fatores permitem projetar ambientes seguros, saudáveis, confortáveis e eficientes, tanto no trabalho como na vida cotidiana.

A Ergonomia se concentra em dois objetivos principais: um centrado nas pessoas, desdobrado em diferentes dimensões como saúde, segurança, conforto, facilidade de uso, satisfação, desenvolvimento, prazer; o outro é centrado nas organizações e no seu desempenho, que pode ser entendido por diversos aspectos como eficiência, produtividade, confiabilidade, qualidade, durabilidade e outros.

A partir da realização da análise ergonômica de um posto de trabalho, máquinas, equipamentos, materiais e ferramentas serão adaptados às características do trabalho e à capacidade do trabalhador, com o objetivo de se promover o equilíbrio biomecânico, reduzir as contrações estáticas da musculatura, assim como reduzir o estresse de forma geral.

A IEA divide a Ergonomia em três domínios de especialização:

A) **Ergonomia física:** lida com as respostas do corpo humano à carga física e psicológica. Tópicos relevantes incluem manipulação de materiais, arranjo físico de estações de trabalho, demandas do trabalho e fatores como repetição, vibração, força e postura estática relacionada com as lesões musculoesqueléticas.

B) **Ergonomia cognitiva:** refere-se aos processos mentais como percepção, atenção, cognição, controle motor, armazenamento e recuperação da memória, ou seja, como estes processos afetam as interações entre seres humanos e outros elementos de um sistema. Tópicos relevantes incluem carga mental do trabalho, vigilância, tomada de decisão, desempenho de habilidades, erro humano, interação homem-computador e treinamento.

C) **Ergonomia organizacional:** relacionada com a otimização dos sistemas sociotécnicos, incluindo sua estrutura organizacional, política e processos. Tópicos relevantes incluem trabalho em turnos, programação do trabalho, satisfação no trabalho, teoria motivacional, supervisão, trabalho em equipe, trabalho à distância e ética.

Principais conceitos em Ergonomia

A) **Tarefa:** o que o trabalhador deve fazer, o que é prescrito pela organização. Ela se resume ao conjunto de prescrições definidas para que o trabalhador atinja os objetivos fixados pela empresa.

B) **Atividade de trabalho:** o trabalho real, manifestando-se de forma concreta entre o que é pedido e o que é feito. É a maneira pela qual o trabalhador coloca seu corpo, sua personalidade e suas competências em contribuição para realizar um trabalho. São determinantes para a realização da atividade de trabalho os fatores internos (sexo, idade, experiência, ritmo biológico, fadiga, estado de saúde, formação) e os fatores externos (objetivos a alcançar, meios técnicos, regras e normas, meios humanos, organização e espaço de trabalho, contrato de trabalho e outros).

C) **Análise ergonômica do trabalho (AET):** método utilizado pela Ergonomia para a abordagem da atividade de trabalho. Tem por finalidade corrigir as distorções da realidade do trabalho por meio de ações e intervenções ergonômicas situadas em um contexto social, econômico e técnicos específicos.

D) **Intervenção ergonômica:** aplicação das possibilidades de transformações no trabalho com a participação dos trabalhadores. É a transformação das situações de trabalho a partir das recomendações elaboradas por meio de uma análise ergonômica do trabalho.

Formas de aplicação da Ergonomia

A Ergonomia é uma ciência que tem interação com diversas disciplinas, tais como Engenharia de Produção, Sociologia, Psicologia, Fisiologia, Medicina do Trabalho, Engenharia de Segurança, Design, Arquitetura, Administração e Economia, porém sem se limitar a estas, conforme se explicita a seguir:

» **Ergonomia de correção:** modifica os elementos parciais do posto de trabalho como dimensões, iluminação, ruído, temperatura e outros.

» **Ergonomia de concepção:** interfere amplamente nos projetos do posto de trabalho, do instrumento, da máquina ou do sistema de produção, na organização do trabalho e na formação de pessoal.

» **Ergonomia participativa:** formada por meio de um Comitê Interno de Ergonomia que reúne representantes da empresa e dos funcionários.

» **Ergonomia construtiva:** não se limita à adaptabilidade do trabalho ao homem, mas parte para uma ergonomia que permite o desenvolvimento dos trabalhadores e implementa ações que permitem a construção do saber-fazer.
» **Macroergonomia:** tem como base um método participativo, no qual o trabalhador envolvido no processo de trabalho participa das intervenções com o objetivo de maior assertividade. Desta forma, reduz a margem de erros na sua criação e permite melhor aceitação dos trabalhadores.

Referências bibliográficas

ABRAHÃO, Júlia; SZNELWAR, Laerte; SILVINO, Alexandre; SARMET, Maurício; PINHO, Diana. *Introdução à ergonomia:* da teoria à prática. São Paulo: Blücher, 2009.

ASSOCIAÇÃO BRASILEIRA DE ERGONOMIA (ABERGO) [homepage na internet]. Disponível em: www.abergo.org.br.

ASSOCIAÇÃO BRASILEIRA DE ERGONOMIA (ABERGO). *A definição brasileira da ergonomia:* contribuição para a definição internacional de ergonomia. Rio de Janeiro/San Diego: Brasilian Ergonomics Association, 2000.

ASSOCIAÇÃO INTERNACIONAL DE ERGONOMIA (IEA) [homepage na internet]. Disponível em: www.iea.cc.

BARBOSA FILHO, Antonio Nunes. *Segurança do trabalho e gestão ambiental.* São Paulo: Atlas, 2010.

DUL, Jan; WEERDMEESTER, Bernard. *Ergonomia prática.* São Paulo: Blücher, 2004.

IIDA, Itiro; GUIMARÃES, Lia Buarque de Macedo. *Ergonomia, projeto e produção.* 3. ed. São Paulo: Blücher, 2016.

MASCIA, Fausto Leopoldo; SZNELWAR, Laerte Idal. Ergonomia. In: CONTADOR, José Celso (coord.). *Gestão de operações:* a engenharia de produção a serviço da modernização da empresa. São Paulo: Blücher, 2010.

MENDES, René. *Dicionário de saúde e segurança do trabalhador:* conceitos, definições, história, cultura. Nova Hamburgo: Proteção Publicações, 2018.

MURRELL, Kenneth Frank Hywel. *Ergonomics.* Chapman and Hall, 1965.

SILVEIRA, Luciene de Barros Rodrigues; SALUSTIANO, Eleine de Oliveira. A importância da ergonomia nos estudos de tempos e movimentos. *P&D Engenharia de Produção*, Itajubá, v. 10, n. 1, p. 71-80, 2012.

WISNER, Alain. *Por dentro do trabalho:* ergonomia, método e técnica. São Paulo: FTD/Oboré, 1987.

Capítulo 19

Biomecânica Ocupacional Aplicada à Saúde Musculoesquelética do Trabalhador

Ana Paula Ribeiro
Raquel Aparecida Casarotto
Gisele Mussi
Páris Ali Ramadan

Biomecânica ocupacional – compreensão do homem perante o trabalho

A biomecânica ocupacional é definida como parte da Biomecânica geral, direcionada à área da Ergonomia, que se ocupa das análises físicas do movimento humano, de forma especial dos princípios mecânicos das forças para conceber, projetar, desenvolver e realizar a atividade laboral. Nesta direção, procuram-se quantificar as cargas mecânicas que ocorrem durante a jornada de trabalho, analisando-se o seu impacto sobre os sistemas osteoarticular e muscular, que resultem no surgimento de lesões e/ou de limitações motoras no trabalhador (AMMORI, ABU-ZIDAN, 2018). Em síntese, a biomecânica ocupacional analisa as posturas corporais no trabalho, as aplicações das forças e suas consequências sobre os sistemas corporais (AMMORI, ABU-ZIDAN, 2018; FRANSSILA, OKKONEN, SAVOLAINEN, 2016).

Na contemporaneidade conceitual, a Biomecânica recorre a diversos campos da Mecânica Aplicada, em acordo com a natureza dos fenômenos existentes. Nesta direção, consideram-se os princípios da condição estática para se determinarem a magnitude e a natureza das forças envolvidas nas várias articulações e nos músculos do sistema musculoesquelético, nas diversas posições posturais adotadas (sentada, semissentada ou em pé), de acordo com as tarefas ou funções desenvolvidas pelo trabalhador (JAROMI NEMETH, KRANICZ et al., 2012). Nos princípios dinâmicos, propõem-se a descrição detalhada dos movimentos articulares e da atividade muscular dispendida para cada atividade e habilidade motora desenvolvida pelo trabalhador (PRESSUS, FUNG, 2008).

O contínuo e crescente advento das pesquisas em Biomecânica tem produzido repercussões positivas nas diversas atuações da saúde, explicadas pela compreensão quantitativa do sistema homem-máquina-ambiente, que é composto por três eixos de subsistemas – o ser humano, a máquina e o ambiente –, que interagem continuamente. O ser humano, para atuar, precisa receber informações fornecidas pela própria máquina e pelos ambientes externo e interno, além das instruções sobre o trabalho e sua evolução. Essas informações são captadas pelos órgãos sensoriais, principalmente a visão, a audição, o tato e o senso cinestésico (movimento das articulações do corpo), e são processadas no sistema nervoso central (cérebro e medula espinhal) gerando uma decisão. Esta se converte em movimentos musculares, comandando a máquina por meio dos controles. A máquina, por sua vez, realiza o trabalho e emite uma saída, atuando sobre o ambiente externo. Dessa forma, buscam-se metodologias para avaliar esta interação e seus efeitos (JAROMI NEMETH, KRANICZ et al., 2012; PREUSS, FUNG, 2008; MÁSCULO, VIDAL, 2011).

Consequências ocupacionais do trabalho humano advindas da biomecânica

As afecções e consequências ocupacionais do trabalho humano podem ser diversas, mas, atualmente, a Ergonomia direcionada à biomecânica ocupacional tem abordado com maior ênfase clínica e científica as lombalgias, responsáveis pelos altos custos com assistência médica, faltas no trabalho, diminuição de produtividade, substituição da atividade por terceiros e afastamento do trabalho (temporário ou definitivo), e os denominados "distúrbios osteomusculares relacionados ao trabalho" (DORT), ambos – as lombalgias e os DORT – considerados lesões em estágios agudo ou crônico de seu desenvolvimento (JAROMI NEMETH, KRANICZ et al., 2012; PREUSS, FUNG, 2008).

A lesão aguda refere-se à aplicação de uma força que exceda a tolerância da estrutura do tecido musculoesquelético, sendo tipicamente associada aos esforços repetitivos e de grande intensidade de demanda promovida pelo trabalho. Uma lesão crônica, também referida como acumulativa, refere-se a aplicações contínuas de forças repetitivas a uma determinada estrutura tecidual que tendem a desgastar a estrutura ao longo do tempo, reduzindo o limiar tensional do tecido tendinoso ou muscular para suportar as forças atuantes. Este último tipo de lesão tem se tornado comum nos postos de trabalho, visto que as tarefas repetitivas estão se tornando cada vez mais comuns nas atividades laborais, que podem resultar em necessidade de intervenções. Para melhor compreender as disfunções e as consequências ocupacionais, os princípios fisiológicos devem fazer parte do processo de avaliação dos profissionais de Ergonomia atuantes na área.

Princípios fisiológicos da biomecânica ocupacional – carga física para o trabalho

A fisiologia do trabalho pode ser definida como a ciência dos fenômenos do corpo humano nas situações de trabalho, as quais envolvem os músculos, o sistema nervoso, o sistema cardiovascular, o metabolismo e a alimentação do trabalhador (MÁSCULO, VIDAL, 2011). Nesta direção, a Fisiologia distingue duas formas de esforço muscular: 1) trabalho muscular dinâmico (rítmico); e 2) trabalho muscular estático (postural). De forma simples, diríamos que o músculo respira e alimenta-se por meio da irrigação sanguínea, pelo processamento da transformação do sangue venoso em arterial e pela adição de nutrientes advindos da alimentação e/ou da queima de nossas reservas de gordura (MÁSCULO, VIDAL, 2011). Esse sangue é renovado com oxigênio e bombeado pelo sistema cardiovascular, chegando aos músculos, de forma que estes possam respirar e alimentar-se.

O trabalho muscular estático caracteriza-se por um estado de contração muscular prolongada da musculatura. A ocorrência mais frequente, deste tipo de trabalho, é a manutenção da postura corporal em uma dada tarefa ou ambiente de trabalho, na qual a musculatura permanece em alta tensão, produzindo força durante certo período de tempo. Neste contexto, os vasos sanguíneos são estreitados, pela pressão interna, contra o tecido muscular; em sequência, o músculo reduz seu suprimento de energia e de nutrientes, resultando em dor e fadiga muscular no trabalhador. Dependendo do tipo de trabalho, a fadiga muscular pode ser classificada como física, explicada pelo desequilíbrio bioquímico local provocada pelo esforço físico. Outro tipo é a fadiga psíquica, não explicável por um só nível, pois advém de aspectos psicofisiológicos de conduta e psicoendócrinos, geralmente, reparáveis pelo sono e descanso (MCDONALD, TSE, KEIR, 2016; PRITCHARD, TSE et al., 2019; HOLTERMANN, MATHIASSEN, STRAKER, 2019).

Já no trabalho muscular dinâmico, obtém-se uma sequência rítmica de contração e de relaxamento da musculatura em trabalho, na qual a contração expulsa o sangue dos músculos enquanto o relaxamento subsequente favorece o influxo de sangue renovado, sendo expresso como o produto de encurtamento dos músculos e a força desenvolvida (trabalho = peso × altura). Para que este ritmo permaneça adequado, é necessária a correta transmissão de impulso elétrico pelo tecido nervoso, recrutando a quantidade de fibras musculares necessárias ao trabalho imposto, permitindo longos períodos de tempo da tarefa motora solicitada, sem a presença de desconforto, de dor, cansaço ou fadiga muscular (MCDONALD, TSE, KEIR, 2016).

Além do sistema muscular, o sistema cardiovascular tem importante lugar no funcionamento sistêmico da bomba muscular do corpo humano e, por isso, sua observação nos permite melhor acompanhar o indivíduo no trabalho. Nos últimos anos, a frequência cardíaca (FC) se destacou como o parâmetro mais adequado para avaliar a carga de trabalho imposta, pelo qual a FC aumenta de acordo com a temperatura elevada do ambiente, do trabalho estático realizado e do menor recrutamento de fibra muscular para o trabalho dinâmico. Estudos apontam que todo tipo de trabalho exige uma frequência cardíaca (batimentos por minutos (bpm), que pode ser classificada em:

A) **< 75 bpm:** trabalho muito leve.
B) **76 a 100 bpm:** trabalho moderadamente pesado.
C) **101 a 125 bpm:** trabalho pesado.
D) **126 a 150 bpm:** trabalho extremamente pesado.

Segundo Apud et al. (1989), para se determinar a carga cardiovascular, utiliza-se a seguinte equação:

$$CCV = \frac{(FCT - FCR)\,100}{FCM - FCR}$$

Em que: CCV = carga cardiovascular, em %; FCT = frequência cardiovascular de trabalho, em bpm; FCR = frequência cardíaca em repouso (bpm) e FCM = frequência cardíaca máxima (bpm).

Quando a carga cardiovascular ultrapassa 40%, é necessário calcular o tempo de repouso (Tr) necessário para a recuperação da frequência cardíaca do trabalhador em atividade.

O tempo de repouso geralmente é expresso em minutos por hora trabalhada. O cálculo é realizado pela seguinte expressão:

$$TR = \frac{Ht \times (FCT - FCL)}{FCT - FCR}$$

Fonte: Apud et al., 1989.

Em que: TR = tempo de repouso (minutos); Ht = Tempo de trabalho (minutos); FCT = frequência cardiovascular de trabalho, em bpm; FCL = frequência cardíaca limite (bpm); FCR = frequência cardíaca em repouso (bpm).

Já para o cálculo da frequência cardíaca limite (FCL) em bpm, para a carga cardiovascular de 40%, utiliza-se a seguinte equação:

$$FCL = CCV (FCM - FCR) + FCR$$

Fonte: Apud et al., 1989.

Em que: CCV = carga cardiovascular, em %; FCM = frequência cardiovascular máxima, em bpm, e FCR = frequência cardíaca em repouso (bpm).

Os parâmetros supracitados devem se situar numa faixa de aceitabilidade para que configurem uma condição de execução em conformidade com os preceitos da biomecânica ocupacional. Nesta compreensão, o limite da carga máxima aceitável deverá ser aquele no qual a frequência cardíaca de trabalho não aumente continuamente e que, após o fim do trabalho, a frequência retorne aos valores basais cerca de 15 minutos após cessar a atividade de trabalho (APUD et al., 1989).

Na interação metabólica e aeróbica do trabalho, a biomecânica ocupacional se direciona a compreender dois pontos distintos da atividade energética envolvida no trabalho, sendo eles: a) atividade aeróbica, em que predomina o esforço dinâmico; e b) atividade anaeróbica, que se dá pela ocorrência significativa de esforço estático. Com esta perspectiva, os trabalhadores que realizam suas atividades profissionais sentados apresentam em média um consumo metabólico de 2.000 a 3.000 kcal/dia (70% a 80% do contingente que trabalha); para trabalhadores com exigência física do trabalho dinâmico, o consumo médio varia de 3.000 a 4.000 kcal/dia. Com base nesses pressupostos, um gasto de força muscular elevada exige contrações de 10 segundos ou mais de duração; gastos médios de força muscular exigem contrações com duração de 1 minuto ou mais e, por fim e não menos importante, em um gasto leve da força muscular a contração dura cerca de 4 minutos ou mais (MÁSCULO, VIDAL., 2011; REIS, LOSSO et al., 2005). Neste contexto, é necessário não somente abordar a interação do sistema cardiovascular e metabólico da carga física, mas também compreender suas consequências no desempenho físico do trabalhador, utilizando ferramentas confiáveis e precisas para um adequando diagnóstico e planejamento ergonômico ao posto de trabalho do indivíduo.

Métodos e técnicas de avaliação na biomecânica ocupacional

A literatura apresenta uma variedade de abordagem metodológica, métodos, técnicas e ferramentas para avaliação da biomecânica ocupacional. Entre eles, destacam-se alguns métodos e ferramentas, como a antropometria, a cinemática ou cinemetria, a cinética, a eletromiografia e as ferramentas OWAS, RULA, REBA, NIOSH e OCRA (MÁSCULO, VIDAL., 2011; REIS,

A antropometria ocupacional é um método da biomecânica ocupacional que realiza as medidas do corpo humano a fim de estabelecer diferenças entre indivíduos, sexo, idade, entre outros, as quais podem ser divididas em três tipos:

1. **Estática:** referentes às medidas de pontos anatômicos claramente definidos do corpo parado, propondo medida entre o homem e os objetos dos postos de trabalho, sem partes móveis ou com pouca mobilidade (p. ex., mobiliário).
2. **Dinâmica:** direcionada às medidas do alcance dos movimentos de cada parte do corpo (movimentos articulares), mantendo o resto do corpo estático, em que se deve manipular partes de máquinas ou de postos de trabalho que se movimentam.
3. **Funcional:** medidas relacionadas com a execução de tarefas específicas realizadas por meio de movimentos conjuntos em mais de uma articulação simultaneamente (KARHU, KANSI, KUORINKA, 1977) (Figura 19.1).

Figura 19.1 – Principais medidas do corpo humano por meio da antropometria ocupacional.

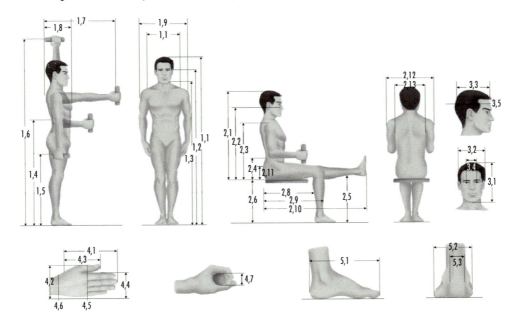

Fonte: Adaptada de Karhu, Kansi e Kuorinka, 1977.

Outro método de análise é a cinemática, que descreve os movimentos articulares, podendo ser eles lineares ou angulares, a partir da posição, velocidade e aceleração de uma determinada tarefa de trabalho realizada. Além dos movimentos, a cinemática também permite a avaliação postural assumida em cada intervalo de tempo, por meio de paralização das imagens, para uma precisa análise da postura em detrimento dos movimentos articulares durante a tarefa funcional assumida no posto de trabalho. Vários instrumentos podem auxiliar nesta avaliação, sendo eles: as câmeras de vídeo; as filmagens; o eletrogoniômetro; e o acelerômetro (Figura 19.2) (REIS, LOSSO et al., 2005).

Figura 19.2 – Instrumentos para uma avaliação cinemática e exemplo de sua aplicabilidade.

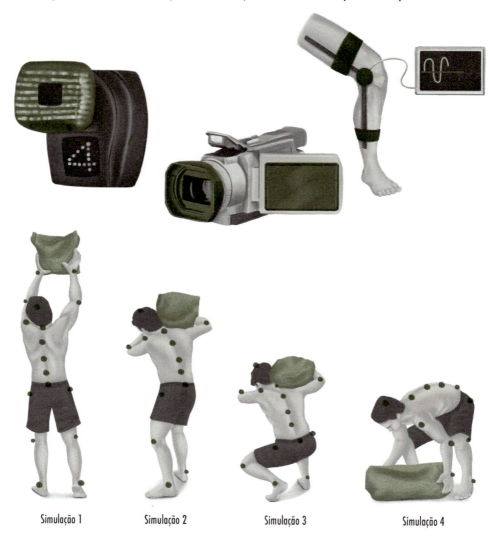

Fonte: Adaptada de REIS, Diogo Cunha dos; LOSSO, Iseu Reichmann et al., 2005.

Na análise cinética, o foco se direciona para a compreensão das causas do movimento, podendo estes ser lineares, especificamente relacionados à força reação do solo, ou angulares, relacionados ao torque. Para isso, utilizam-se instrumentos como a plataforma de força ou a plataforma de pressão para análise do trabalhador em seu posto de trabalho, seja em condições de trabalho estático, como a descarga de peso em pé e o equilíbrio corporal; seja em condição de trabalho dinâmico, direcionada a qualquer atividade motora desempenhada, em especial o andar (REIS, LOSSO et al., 2005; KARHU, KANSI, KUORINKA, 1977). E por fim, o método de eletromiografia (EMG), que registra a atividade elétrica de um músculo quando se realiza contração para desempenhar alguma atividade motora, neste caso, o trabalho efetuado pelo trabalhador. Para esta avaliação, utilizam-se eletrodos de superfície colocados em algumas regiões de tecido muscular para mensuração elétrica das fibras musculares recrutadas em determinada ação (REIS, LOSSO et al., 2005).

Além desses métodos biomecânicos ocupacionais, observam-se outras ferramentas específicas e efetivas para a análise ergonômica do trabalhador e de seu posto de trabalho (MÁSCULO, VIDAL., 2011). Uma delas é o sistema OWAS *(Ovako Working Posture Analysing System)*, Desenvolvido na Finlândia por Karku, Kansi e Kuriona, 1977, a partir de uma observação inicial das posturas assumidas por trabalhadores de uma indústria siderúrgica. O seu propósito foi analisar as posturas de trabalho e classificá-las em:

» **Classe 1:** postura normal que dispensa medidas corretivas.
» **Classe 2:** postura que deve ser verificada durante a próxima revisão rotineira, necessitando de medidas preventivas em futuro próximo.
» **Classe 3:** postura que necessita de medida preventiva a curto prazo.
» **Classe 4:** postura que necessita de atenção imediata (Figura 19.3).

Outra ferramenta biomecânica é o método *Rapid Upper Limb Asessment* (RULA), desenvolvido por McAtamney e Corlett, 1993, para avaliação dos fatores de risco relacionados às solicitações mecânicas e articulares dos membros superiores dos trabalhadores cuja vantagem é a análise rápida de um grande número de trabalhadores. O propósito básico desta ferramenta é avaliar a postura, a força e as atividades musculares inadequadas do trabalhador e o possível risco de LER/DORT.

Neste método, o segmento corpóreo é dividido em:

A) Braço, antebraço e punho.
B) Pescoço, tronco e pernas.

As análises podem ser monitoradas antes e após a ação realizada. A sua aplicação resulta em um risco descrito por um escore que varia entre 1 e 7, em que as pontuações mais altas indicam risco mais elevado. A interpretação e o escore de risco do RULA se dão da seguinte forma:

» **Nível 1 (pontuação de 1 ou 2):** a postura é aceitável se não for mantida ou repetida por longos períodos de tempo.
» **Nível 2 (pontuação de 3 ou 4):** é necessária mais uma investigação e mudanças podem ser requeridas.
» **Nível 3 (pontuação de 5 e 6):** são requeridas investigações e mudanças brevemente.
» **Nível 4 (pontuação 7):** imediatamente requeridas investigação e mudanças (Figura 19.4).

Figura 19.3 – Demonstração do método OWAS.

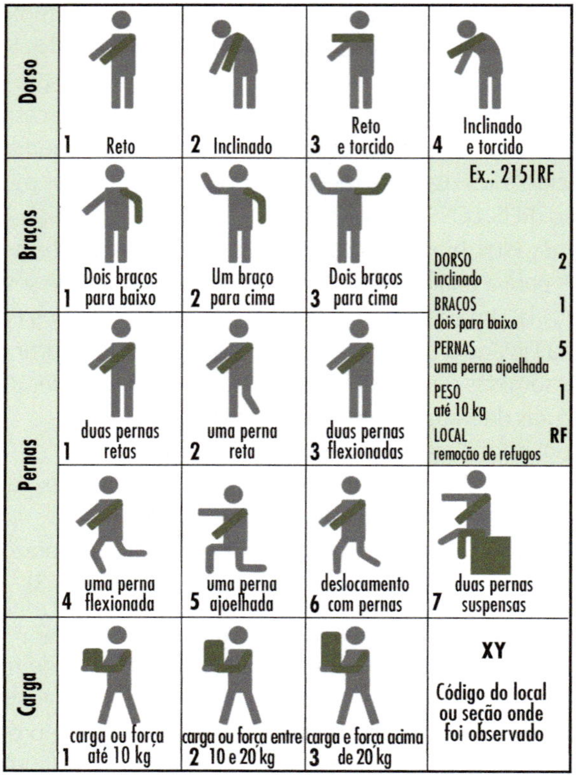

Dorso	1 Reto	2 Inclinado	3 Reto e torcido	4 Inclinado e torcido
Braços	1 Dois braços para baixo	2 Um braço para cima	3 Dois braços para cima	Ex.: 2151RF
Pernas	1 duas pernas retas	2 uma perna reta	3 duas pernas flexionadas	DORSO inclinado 2 BRAÇOS dois para baixo 1 PERNAS uma perna ajoelhada 5 PESO até 10 kg 1 LOCAL remoção de refugos RF
	4 uma perna flexionada	5 uma perna ajoelhada	6 deslocamento com pernas	7 duas pernas suspensas
Carga	1 carga ou força até 10 kg	2 carga ou força entre 10 e 20 kg	3 carga e força acima de 20 kg	XY Código do local ou seção onde foi observado

Interpretação – OWAS

Costas	Braços	1			2			3			4			5			6			7			Pernas
		1	2	3	1	2	3	1	2	3	1	2	3	1	2	3	1	2	3	1	2	3	Força
1	1	1	1	1	1	1	1	1	1	1	2	2	2	2	2	2	1	1	1	1	1	1	
	2	1	1	1	1	1	1	1	1	1	2	2	2	2	2	2	1	1	1	1	1	1	
	3	1	1	1	1	1	1	1	1	1	2	2	3	2	2	3	1	1	1	1	1	2	
2	1	2	2	3	2	2	3	2	2	3	3	3	3	3	3	3	2	2	2	2	3	3	
	2	2	2	3	2	2	3	2	3	3	3	4	4	3	4	4	3	3	4	2	3	4	
	3	3	3	4	2	2	3	3	3	3	3	4	4	4	4	4	4	4	4	2	3	4	
3	1	1	1	1	1	1	1	1	2	3	3	3	4	4	4	1	1	1	1	1	1	1	
	2	2	2	3	1	1	1	1	2	4	4	4	4	4	3	3	3	1	1	1			
	3	2	2	3	1	1	1	2	3	3	4	4	4	4	4	4	4	1	1	1			
4	1	2	2	3	2	2	3	2	2	3	4	4	4	4	4	4	4	4	4	2	3	4	
	2	3	3	4	2	3	4	3	3	4	4	4	4	4	4	4	4	4	4	2	3	4	
	3	4	4	4	2	3	4	3	3	4	4	4	4	4	4	4	4	4	4	2	3	4	

Categorias de ação
1. Não são necessárias medidas corretivas.
2. São necessárias medidas corretivas em um futuro próximo.
3. São necessárias correções tão logo quanto possível.
4. São necessárias correções imediatas.

Fonte: Adaptada de Karhu, Kansi e Kuorinka, 1977.

Figura 19.4 – Demonstração do método RULA.

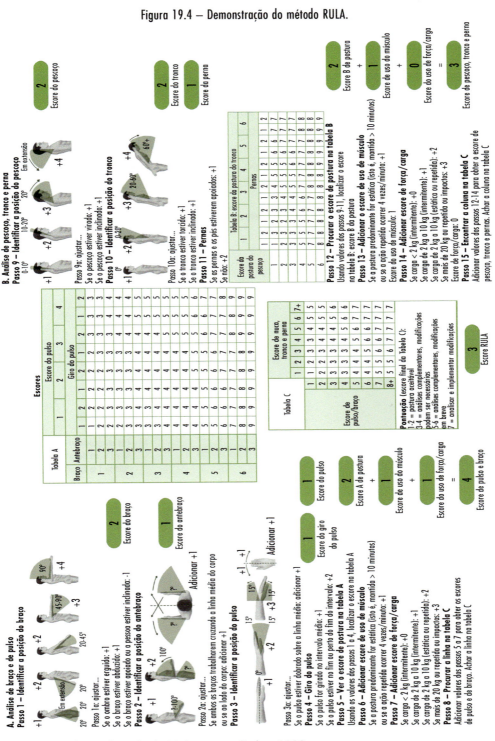

Fonte: Traduzida e adaptada de McAtamney e Corlett, 1993.

Outra opção de ferramenta é o método de *Rapid Entire Body Assessment* (REBA), proposto por Hignett e McAtamney, 2000, como resultado do trabalho conjunto de uma equipe de ergonomistas, fisioterapeutas, terapeutas ocupacionais e enfermeiros que identificou cerca de 600 posições em sua elaboração. O seu propósito é verificar as posturas sensíveis aos fatores de risco de desordens musculoesqueléticas a que os trabalhadores estão expostos. É, portanto, uma ferramenta útil para a prevenção de riscos por indicar as condições de trabalho inadequadas. A análise da postura que permanece no plano sagital e envolve mudanças inesperadas de movimentação, os quais caracterizam as ações executadas no trabalho, gera recomendações de urgência ao trabalhador. O método permite a análise conjunta das posições tomadas pelos membros superiores do corpo (braço, antebraço, punho), tronco, pescoço e pernas (Figura 19.5).

Figura 19.5 – Demonstração do REBA.

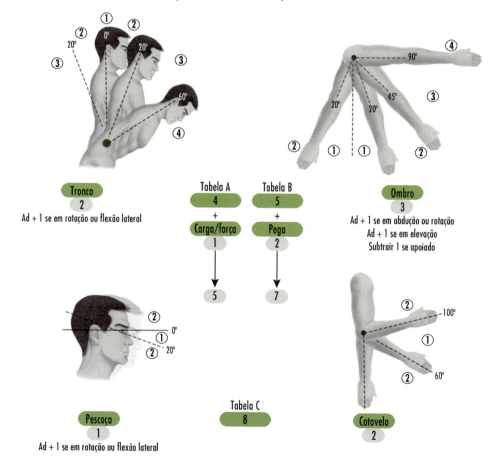

Fonte: Adaptada de Hignett e McAtamney, 2000.

A determinação da carga máxima a ser levantada em um posto de trabalho pode ser avaliada por meio da ferramenta do NIOSH (National Institute for Occupational Safety and

Health, dos Estados Unidos). Trata-se de uma equação desenvolvida com base em critérios biomecânicos, fisiológicos e psicofísicos, cujo propósito é calcular as cargas máximas em condições desfavoráveis, a fim de prevenir ou reduzir a ocorrência de dores causadas pelo levantamento de cargas. Para seu cálculo, considera-se a fórmula exposta na Figura 19.6.

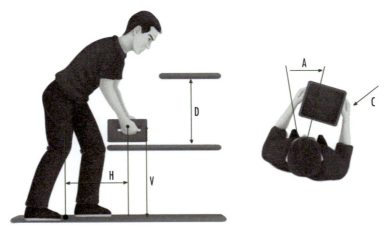

Figura 19.6 – Demonstração da equação para cálculo das cargas máximas aplicadas ao sistema corporal em condições desfavoráveis.

$$PRL = 23 \times (25/H) \times (1 - 0,003 [V - 75]) \times (0,82 + 4,5/D) \times (1 - 0,0032 \times A) \times F \times C$$

Fonte: Adaptada de MÁSCULO, Francisco Soares; VIDAL, Mario Cesar, 2000.

As variáveis que compõem a fórmula são: PLR = peso limite recomendável; H = distância horizontal entre o indivíduo e a carga (em cm); V = distância vertical na origem da carga (em cm); D = deslocamento vertical, entre a origem e o destino (em cm); A = ângulo de assimetria, medido a partir do plano sagital, em graus; F = frequência média de levantamentos/minuto, e C = qualidade da pega (Másculo; Vidal, 2011).

E, por fim, é conveniente citar a ferramenta OCRA *(Occupational Repetitive Action)*, que se trata de um método desenvolvido por Occhipinti (1996) (Occhipinti, 1998), cujo propósito é calcular um índice quantitativo que represente os riscos associados aos movimentos repetitivos dos membros superiores, para, então, estabelecer um número recomendado de movimentos por minuto, considerando o esforço físico, a postura dos membros superiores e as pausas durante a jornada de trabalho. Os fatores de risco que compõem a análise são: a) frequência; b) repetitividade; c) força; d) postura, e) ausência de repouso para recuperação de fadiga.

Referências bibliográficas

AMMORI, Mohannad B.; ABU-ZIDAN, Fikri M. The biomechanics of lower limb injuries in frontal-impact road traffic collisions. *Afr Health Sci*, v. 18, n. 2, p. 321-32, 2018.

APUD, E.; BOSTRAND, L.; MOBBS, I. D.; STREHLKE, B. *Guide-lines on ergonomic study in forestry:* prepared for research workers in developing countries. Genebra: International Labour Organisation (ILO), 1989. 241p.

FRANSSILA, Heljä; OKKONEN, Jussi; SAVOLAINEN, Reijo. Developing measures for information ergonomics in knowledge work. *Ergonomics*, v. 59, n. 3, p. 435-48, 2016.

HANSEN, Mille Charlotte; AAGAARD, Tine; CHRISTENSEN, Henrik Wulff et al. Work-related acute physical injuries, chronic overuse complaints and the psychosocial work environment in Danish primary care chiropractic practice: a cross-sectional study. *Chiropr Man Therap*, v. 13, n. 26, p. 4, 2018.

HIGNETT, S.; MCATAMNEY, L. Rapid entire body assessment (REBA). *Appl Ergon*, v. 31, n. 2, p. 201-5, 2000.

HOLTERMANN, Andreas; MATHIASSEN, Svend Erik; STRAKER, Leon. Promoting health and physical capacity during productive work: the goldilocks principle. *Scand J Work Environ Health*, v. 45, n. 1, p. 90-7, 2019.

JAROMI, Melinda; NEMETH, Andrea; KRANICZ, Janos et al. Treatment and ergonomics training of work-related lower back pain and body posture problems for nurses. *J Clin Nurs*, v. 21, n. 11/12, p. 1776-84, 2012.

KARHU, O.; KANSI, P.; KUORINKA, I. Correcting working postures in industry: a practical method for analysis. *Applied Ergonomics*, v. 8, n. 4, p. 199-201, 1977.

MÁSCULO, Francisco Soares; VIDAL, Mario Cesar. *Ergonomia:* trabalho adequado e eficiente. Rio de Janeiro: Elsevier, 2011. 648p.

MCATAMNEY, L.; NIGEL, C. E. RULA: a survey method for the investigation of work-related upper limb disorders. *Appl Ergon*, v. 24, n. 2, p. 91-9, 1993.

OCCHIPINTI, E. OCRA: a concise index for the assessment of exposure to repetitive movements of the upper limbs. *Ergonomics*, v. 41, n. 9, p. 1290-311, 1998.

PREUSS, Richard; FUNG, Joyce. Musculature and biomechanics of the trunk in the maintenance of upright posture. *J Electromyogr Kinesiol*, v. 18, n. 5, p. 815-28, 2008.

PRITCHARD, S. E.; TSE, C. T. F.; MCDONALD, A. C. et al. Postural and muscular adaptations to repetitive simulated work. *Ergonomics*, v. 62, n. 9, p. 1214-26, 2019.

REIS, Diogo Cunha dos; LOSSO, Iseu Reichmann; BIAZUS, Marisa Angela; MORO, Antônio Renato Pereira. Three-dimensional analysis of manual transportation of load in the civil construction. *Rev Bras Saude Ocup*, v. 30, n. 112, p. 27-35, 2005.

TSE, Calvin T. F.; MCDONALD, Alison C.; KEIR, Peter J. Adaptations to isolated shoulder fatigue during simulated repetitive work – Part II: Recovery. *J Electromyogr Kinesiol*, v. 29, p. 42-9, 2016.

Capítulo 20

Tópicos em Ergonomia

Raquel Aparecida Casarotto
Gisele Mussi

Antropometria

» **Definição de antropometria:** conjunto das características físicas e funcionais do homem. Ela estuda as medidas e as proporções das diferentes partes do corpo humano (peso, altura, comprimento de braços, comprimento das pernas entre outros); volumes resultantes de movimento, para determinar diferenças em indivíduos e grupos. As pessoas têm tamanhos diferentes e há uma necessidade de se levarem em consideração essas variações sempre que um produto ou local de trabalho for projetado para seu uso (Qutubuddin; Hebbal, 2012).

Os dados antropométricos podem ser utilizados para projetar ferramentas, postos de trabalho, equipamentos de proteção individual e vestuário mais adaptados aos trabalhadores que os utilizam.

Os dados antropométricos podem ser medidos das seguintes formas:

» **Estática:** aquela em que as medidas se referem ao corpo parado ou com poucos movimentos. Está relacionada às medidas estruturais como peso, altura, comprimentos e circunferência de membros, entre outras. Sua utilização é feita para produtos e postos de trabalho em que ocorram pequenos movimentos corporais, como o projeto de cadeiras e mesas de trabalho.
» **Dinâmica:** relacionada aos alcances dos movimentos, utilizando medidas feitas em pontos anatômicos, realizados como indivíduo realizando um movimento específico.
» **Funcional:** feita com o indivíduo realizando movimentos, como acionar controles no painel de um avião.

Diversos países do mundo elaboraram tabelas de medidas antropométricas de suas populações. No Brasil, o Laboratório de Ergonomia do Instituto Nacional de Tecnologia (INT), do Rio de Janeiro, realizou as medidas da população brasileira e disponibiliza os respectivos dados por meio do Ergokit, um conjunto de medidas antropométricas de mais de 15 mil homens e mulheres (INSTITUTO NACIONAL DE TECNOLOGIA, 2014). Este conjunto de dados deve ser utilizado para projetar e adquirir produtos mais ergonômicos, uma vez que pode haver rotatividade nos postos de trabalho, e a confecção de medidas específicas para um determinado posto de trabalho pode não ser válida para futuros trabalhadores que ocupem aquele local de trabalho.

As medidas antropométricas são influenciadas por diferentes fatores, como:

- **Idade:** há uma variação no crescimento e no desenvolvimento na proporção dos segmentos corporais. Em recém-nascidos, a estatura equivale a 3,8 vezes o tamanho da cabeça, enquanto no adulto representa 7,5 vezes.
- **Sexo:** os homens são mais altos do que as mulheres. O comprimento dos braços de homens é maior do que o dos braços das mulheres em virtude do comprimento do antebraço. Os homens têm mais massa muscular, enquanto as mulheres têm mais tecido adiposo em decorrência das diferenças hormonais.
- **Biotipo:** endomorfo (tipo físico mais arredondado), mesomorfo (musculoso de formas angulosas), ectomorfo (formas alongadas, longilíneas). O biótipo independe da altura. Pode haver um indivíduo ectomorfo com estatura baixa, assim como um endomorfo com estatura grande.
- **Etnias:** os pés dos brasileiros são mais curtos e mais largos em relação aos pés dos europeus, que são mais finos e alongados. Estas medidas estão relacionadas à miscigenação que ocorreu no Brasil, uma vez que somos uma mistura de brancos, negros e índios.
- **Clima:** os corpos dos habitantes de regiões mais frias tendem a ser mais arredondados e volumosos do que os daqueles que vivem em regiões mais quentes, que são mais alongados e finos.
- **Tendência secular de crescimento:** a média da altura dos brasileiros aumentou 3 cm de 1950 a 1980.
- **Hábitos alimentares:** populações que passaram por períodos de privação alimentar tiveram suas médias de altura acrescidas em 8 cm, quando os filhos destes indivíduos tiveram melhores condições alimentares.

As medidas antropométricas são distribuídas em 100 pontos percentuais e, em antropometria, utilizam-se dois extremos antropométricos para a confecção de postos de trabalho: os percentis 5% e 95%.

- **Percentil 5%:** significa que 95% das pessoas que fazem parte do levantamento antropométrico têm dimensões ou capacidade física superiores a deste padrão ou que 5% das pessoas da amostra estão abaixo do padrão.
- **Percentil 95%:** significa que 5% das pessoas que fazem parte do levantamento antropométrico têm dimensões ou capacidade física superiores a este padrão ou que 95% da amostra está abaixo deste padrão.

Exemplos de utilização dos percentis:

1. A medida utilizada para a confecção de um banco de praça é o percentil 5% feminino da população brasileira, pois entende-se que se a pessoa com pequena dimensão na altura entre o chão e a prega poplíteal, que é a medida utilizada para confeccionar cadeira e banco, consegue sentar-se apoiando o pé no chão, então o restante da população também conseguirá.

2. Para a medida da largura de um assento, pode-se utilizar o percentil 95% feminino.
3. Uma cadeira regulável tem sua regulagem mínima dada pelo percentil 5% feminino e máxima pelo percentil 95% masculino.
4. Para o conjunto cadeira-mesa, se a mesa é fixa, pode-se projetar a altura da mesa com o percentil 95% da altura do cotovelo de um indivíduo na postura sentada, pois assim os indivíduos altos conseguem encaixar as coxas embaixo da mesa. A cadeira pode variar do percentil 5% ao 95% e os indivíduos baixos podem contar com apoios de pés para compensar a altura da cadeira de forma que fiquem ergonomicamente posicionados.

O desenvolvimento dos modelos computacionais contribuiu para a realização de medidas em 2, 3 e 4 dimensões (2D, 3D e 4D). Esses modelos apresentam vantagens por permitir maior precisão no desenvolvimento de protótipos. Apesar disso, esses modelos são caros e, se o projeto for simples, talvez não se justifique sua utilização.

Os dados antropométricos também são utilizados para projetos de acessibilidade para indivíduos com necessidades especiais em edificações, mobiliário, espaços e equipamentos urbanos. A Lei NBR 9.050 prevê essas condições e dá parâmetros para indivíduos com diversas condições de mobilidade e de percepção do ambiente, com ou sem a ajuda de aparelhos específicos, como próteses, aparelhos de apoio, cadeiras de rodas, bengalas de rastreamento, sistemas assistivos de audição ou qualquer outro que complemente as necessidades individuais.

Posturas no trabalho

Uma das questões mais discutidas sobre posturas no trabalho relaciona-se às vantagens e desvantagens das posturas em pé e sentada. Considerando o tipo de trabalho a ser realizado, a postura em pé pode ser mais adequada, como em trabalhos em que se exige grande mobilidade corporal, como na agricultura, por exemplo. A postura em pé apresenta menor pressão intradiscal, quando comparada à postura sentada, principalmente na coluna lombar. O consumo energético na postura em pé, no entanto, é maior comparado à postura sentada, uma vez que o coração encontra mais resistência para bombear sangue para as extremidades do corpo. Quando se permanece em pé por períodos prolongados de tempo, principalmente em trabalhos estáticos, como postos de vigilância, há um acionamento dos músculos para manter a postura estática, gerando fadiga muscular, além de gerar diminuição do retorno venoso em membros inferiores, podendo causar sensação de peso e desconforto.

A postura em pé deve ser adotada apenas quando a tarefa exige, uma vez que há evidências de que a adoção desta postura por períodos prolongados de tempo favorece o aparecimento de lombalgia, problemas cardiovasculares, como insuficiência venosa crônica, aumento da espessura da camada íntima da carótida, aumento de doenças venosas crônicas, fadiga e desconforto e dor em várias partes do corpo (mesmo a permanência por períodos curtos de tempo, como 30 minutos, pode provocar este efeito, podendo ser piorado com o envelhecimento); em gestantes, pode provocar nascimento de natimortos, aborto espontâneo e parto pré-termo.

Waters (2015) revisou medidas que podem ser adotadas para prevenir estas alterações na postura em pé. Sobre o uso de meias de compressão, observa que a maioria dos estudos revisados sustenta o uso de meias de compressão na redução de queixas subjetivas de fadiga nas pernas, dor e inchaço no trabalho que exige postura em pé por períodos prolongados. Essas medidas são mais benéficas para trabalhadores com insuficiência venosa crônica. Não é possível ainda recomendar uma quantidade ideal de compressão feita pelas meias, apenas o seu uso.

O autor também discute o tipo de piso, o uso de tapetes antifadiga e palmilhas, apontando benefícios na utilização destes três recursos para reduzir o desconforto e a fadiga após várias horas de permanência prolongada em pé. Postos de trabalho que permitam variação de postura entre em pé e sentada são recomendados, embora sejam necessários mais estudos com metodologia robusta para consolidar os dados.

A postura sentada deve ser adotada em trabalhos que exijam estabilidade dos membros superiores para sua realização. A postura sentada apresenta vantagens relacionadas à diminuição da solicitação muscular dos membros inferiores, contribuindo para uma sensação menor de cansaço e desconforto, menor consumo de energia, facilitação do retorno venoso. As desvantagens relacionam-se ao sedentarismo proporcionado pela postura, possibilidade de adotar posturas incorretas como cifose e lordose excessiva, estase venosa em membros inferiores caso o assento proporcione compressão na região posterior da coxa e perna.

A permanência por tempo prolongado nesta posição associada ao trabalho com computadores tem mostrado associação positiva com LER/DORT. Para lombalgia, esta relação não é tão clara. A postura sentada com inclinação anterior do tronco ocasiona deslocamento do núcleo pulposo do disco intervertebral para trás. Este deslocamento pode produzir compressão nas raízes nervosas e na medula espinhal. Não se sentar corretamente, ou seja, sobre os ísquios e mantendo-se a lordose fisiológica, pode gerar uma postura de cifose lombar e diminuir a ativação dos músculos *multifidus* e eretores espinhais, que provoca fraqueza músculos abdominais e do quadril. A fraqueza dos músculos *multifidus* e transverso do abdômen está associada ao aparecimento de lombalgia. A postura incorreta de se sentar também pode provocar dor cervical, principalmente quando há projeção da cabeça para frente ou elevação do ombro.

A postura sentada apresenta um aumento da pressão intradiscal e compressão dos discos lombares. Assim, há a necessidade de levantar-se periodicamente para melhorar a nutrição do disco.

Ainda com relação à pressão intradiscal, esta foi maior em flexão e menor na inclinação lateral. Uma combinação de inclinação lateral mais flexão ou inclinação lateral mais extensão aumentou fortemente as deformações proporcionadas por forças de cisalhamento. As maiores forças de cisalhamento e compressão foram localizadas posterolateralmente, favorecendo a protusão do disco intervertebral. Estas posições de trabalho devem ser evitadas tanto na postura em pé como na sentada (Schmidt; Kettler et al., 2007).

Sobre manuseio seguro de carga, o National Institute for Occupational and Safety Health (NIOSH) chamou peritos de todo o mundo para discutir os limites seguros de levantamento de peso que não proporcionassem riscos para lesões na coluna dos trabalhadores. O peso máximo recomendado para levantamento em condições ideais na equação NIOSH é 23 kg. O que é uma condição ideal: o peso deve estar depositado em uma superfície a 75 cm de altura do chão; o deslocamento vertical da carga deve ser no máximo de 25 cm; o centro da carga pode ficar distante do corpo no máximo a 25 cm do centro de gravidade do corpo; não pode haver movimento de rotação de tronco para seu manuseio; para levantamentos com duração ≤ 1 hora, o ideal é que sejam manuseadas 1 carga a cada 5 minutos; a interface entre a carga e a mão deve ser ótima, ou seja, a carga deve ter alça para que as mãos possam segurá-la adequadamente. Se estas condições não forem ideais, a equação desconta peso e a carga levantada será menor.

Para avaliação de sobrecarga postural em trabalhos em pé, o método OWAS pode ser utilizado. Para a postura sentada, o método ROSA. Ambos os métodos têm como base pontuações, sendo as maiores relacionadas a um maior estresse postural.

Ginástica laboral

A ginástica laboral pode ser definida como uma série de exercícios físicos realizados no ambiente de trabalho com a finalidade de diminuir a dor musculoesquelética, nos diferentes segmentos corporais, podendo ser ministrada por profissionais de educação física e fisioterapeutas.

Os programas de ginástica laboral têm duração que varia entre 10 e 15 minutos e a frequência pode ser diária em programas voltados para a prevenção de doenças e acidentes. Quando o objetivo se volta para qualidade de vida, a prática de duas a três vezes por semana é indicada (Ollay; Kanaza; Koiti, 2016).

A ginástica laboral pode ser dividida em:

1. **Preparatória ou de aquecimento:** os exercícios são realizados antes da jornada de trabalho e tem como objetivo preparar o trabalhador para o trabalho. Em geral, são aplicados exercícios de alongamento, flexibilidade, coordenação motora e de equilíbrio.
2. **Compensatória ou de pausa:** os exercícios são realizados durante a jornada de trabalho e objetivam alongar, relaxar e ativar a circulação dos grupos musculares mais sobrecarregados durante a execução das tarefas.
3. **Relaxamento:** os exercícios são realizados no término da jornada de trabalho e têm por objetivo oxigenar as estruturas musculares envolvidas na tarefa diária.

» **Objetivos da ginástica laboral:** diminuir os custos com assistência médica; diminuir o absenteísmo e o *turnover*; preparar o corpo para a execução do trabalho e recuperá-lo da fadiga; corrigir os vícios posturais com a adoção de posturas corretas para a função; aumentar a flexibilidade e a força muscular, prevenindo a ocorrência de lesão inflamatória; recuperar o nível de atenção e a capacidade de concentração após um determinado período de trabalho; diminuir a queixa de dor no corpo provocada pelo trabalho e, com isso, as idas ao departamento médico.

A ginástica laboral tem algumas etapas para sua implantação:
» **Diagnóstico inicial:** conhecer a empresa e seus principais problemas; avaliar os recursos humanos da empresa; conhecer as limitações corporais dos funcionários para que a ginástica possa ser prescrita;
» **Execução da ginástica:** determinar o tipo de ginástica a ser realizada e os horários com base nos dados obtidos nas etapas anteriores (Mendes; Leite, 2004).

Organização do trabalho

A organização do trabalho está relacionada ao conjunto de regras e normas que determinam a maneira de se fazer a produção na empresa.

Ao longo dos anos, o trabalho passou por transformações consequentes a um processo de modificações na forma de organizar o trabalho e também à introdução de novas tecnologias. O local de trabalho é definido como o conjunto das condições e ações que servem para fazer um produto.

As consequências para o homem, decorrentes do modelo de organização do trabalho adotado, geram uma série de repercussões sociais, pois, dependendo do modelo de organização implantado, os riscos inerentes ao trabalho podem ser intensificados.

Os modelos de organização do trabalho, resumidamente, podem ser:

Modelo clássico – taylorista-fordista

Foi o primeiro modelo formalizado e desenvolvido na administração da produção, sendo implantado na maioria das empresas. Este modelo tinha como base dois elementos fundamentais: a operacionalização de forma sistemática da divisão do trabalho a partir dos princípios de Taylor; e a integração do sistema de produção mediante o emprego da linha de montagem proposta por Ford.

O modelo taylorista tem como objetivo principal aumentar a produtividade das empresas. Desta forma, a lógica da produção consiste na análise do processo de trabalho e nas operações que o compõem, como o intuito de eliminar as atividades que não agregam valor, utilizando estudos de métodos do trabalho para prescrevê-los a cada trabalhador, especificando como, quando e com que meios este deve realizar o seu trabalho.

Este sistema impede que o trabalhador consiga regular o seu ritmo de trabalho, pois a velocidade imposta determina o tempo em que a operação deve ser concluída, refletindo, assim, diretamente na produtividade. O trabalho repetitivo resulta em sobrecarga cognitiva, patologias articulares, efeitos sobre a organização da vida fora do trabalho e até sobre a personalidade do trabalhador.

Abordagem sociotécnica

Seu enfoque principal é um sistema integrado no qual as demandas e a capacitação do sistema social devem ser adequadamente articuladas às exigências e aos requisitos do sistema técnico, tendo em vista a consecução das metas da produção, dos objetivos da organização e também das pessoas.

A utilização de grupos semiautônomos preconiza que, para uma mesma tecnologia, existem diferentes modos de se organizar o trabalho. Desta forma, o projeto e o trabalho na fábrica são adaptados às necessidades humanas, e não o contrário, em que o trabalhador deve se adaptar ao modelo fabril. Os grupos semiautônomos (GSA) representam equipes de trabalho que executam cooperativamente as tarefas direcionadas ao grupo, sem que haja uma predefinição de funções.

Assim, contempla o aspecto social, enfatizando as relações de trabalho, a cooperação entre os elementos do grupo e o aspecto técnico através da autorregulação.

Esta técnica requer a gestão da organização:

» Redução dos níveis hierárquicos; incentivo à participação; elaboração de um sistema de informação que auxilie a tomada de decisão; avaliação de desempenho do grupo;
» O controle do trabalho passa a ser feito pelo grupo; o supervisor coordena o relacionamento entre os grupos, fornece auxílio técnico e atua no treinamento dos operadores;

» O projeto de trabalho passa a ser baseado nas funções – desenvolvimento de múltiplas habilidades; maior incentivo e valorização da iniciativa; treinamento contínuo e solução de problemas do Setor pelos próprios operários; maior autonomia na distribuição de tarefas.

Os GSA se estruturam com base nos princípios sociotécnicos: coerência; multifuncionalidade; colocação de fronteiras; fluxo de informações; consistência; planejamento; e valores humanos.

Sistema de produção Toyota

O trabalhador passa a ser enxergado como parte fundamental do processo produtivo e organizacional. Os trabalhadores conseguem conquistas sociais importantes por meio de movimentos sindicais, aprimoramento de teorias administrativas e do desenvolvimento econômico e social alcançado pela sociedade em geral. O modelo japonês de organização (Princípios do Sistema Toyota de Produção) se tornou referência como melhoria dos processos de trabalho.

Uma prioridade deste modelo é o trabalho em equipe, a forma como o trabalho é implantado e organizado, proporcionando a integração dos trabalhadores à realização das suas atividades.

O toyotismo criou um trabalhador polivalente, proporcionou um espaço para que ele usasse o seu conhecimento e tivesse uma visão mais humanizada das relações de trabalho.

Este modelo de organização tem uma abordagem mais humanizada, valoriza a criatividade do trabalhador, a sua autonomia, o seu autocontrole, a sua participação no processo de trabalho.

Desta forma, a autonomia do trabalhador, a flexibilidade, a polivalência, o trabalho em equipe são fatores positivos para o avanço na qualidade de vida dos trabalhadores no interior das empresas (Gomes; Másculo, 2013).

Metodologia de análise ergonômica

A análise ergonômica do trabalho (AET) tem como objetivos observar, diagnosticar e corrigir uma situação real de trabalho, aplicando os conhecimentos de Ergonomia. A AET deve ser apresentada por escrito, por meio de um laudo ergonômico, que deve contemplar os seguintes itens:

1. Demanda da análise: quais serão as situações estudadas e o porquê desta demanda.
2. Análise das tarefas, atividades e situações de trabalho.
3. Divulgação e discussão dos resultados com os trabalhadores envolvidos.
4. Recomendações ergonômicas específicas para os postos de trabalho avaliados.
5. Avaliação e revisão das providências adotadas com a participação dos trabalhadores, supervisores e gerentes.
6. Avaliação da eficiência das recomendações.

O modelo francês de AET propõe as seguintes etapas para uma intervenção ergonômica:

1. Análise da solicitação inicial: nesta etapa, esclarecem-se como o trabalho será desenvolvido, os custos, prazos, o acesso aos dados da empresa/trabalhadores e da situação de trabalho, apresentação dos resultados e ética profissional. Os dados gerados em entrevistas e questionários serão apresentados de forma global, sem identificar os trabalhadores que os forneceram.
2. Análise dos fatores organizacionais, técnicos e econômicos da empresa avaliada.

3. Análise de atividades, que corresponde à análise da situação real de trabalho, e não apenas à descrição da tarefa.
4. Propostas de soluções.
5. Avaliação da intervenção.

O ergonomista pode avaliar diferentes problemas encontrados nas atividades desenvolvidas pelos trabalhadores, utilizando-se das seguintes técnicas e medidas:

1. **Problemas posturais e de movimentação:** podem estar relacionados às dimensões dos postos de trabalho, aos instrumentos utilizados pelos operadores e ao ritmo de trabalho imposto pela organização (falta de pausas). A modificação de condições inadequadas de trabalho deve ser realizada com base no banco de dados antropométricos da população brasileira.
2. **Problemas relacionados ao custo energético:** podem ser avaliados por intermédio das seguintes técnicas de mensuração:
   i. método de Müller – mensuração da frequência cardíaca antes e durante o trabalho. O limite de aumento da frequência cardíaca para trabalhos contínuos é alcançado quando a frequência média do pulso durante o trabalho atingir 30 batidas acima do pulso de repouso;
   ii. pode-se também realizar o cálculo do consumo energético mediante avaliação do consumo de O_2 ou CO_2.
3. **Problemas biomecânicos:** a sobrecarga biomecânica gerada pela realização de atividades pode ser avaliada de forma quantitativa ou de forma quantiqualitativa.
4. **Métodos quantitativos:** eletromiografia, eletrogoniometria e dinamometria.
5. **Métodos quantiqualitativos:** métodos RULA e REBA para trabalhos repetitivos; OWAS, para postura em pé; ROSA, para postura sentada; e equação NIOSH, para levantamento de peso.
6. **Problemas musculares por movimentos repetitivos ou manipulativos:** além da utilização de métodos biomecânicos citados anteriormente para análise de sobrecarga biomecânica causada por movimentos repetitivos ou com manipulação de carga, pode-se contar o tempo realizado para o desenvolvimento de atividade para classificá-la como repetitiva. O NIOSH estabelece que uma atividade pode ser considerada repetitiva quando o seu ciclo de trabalho é ≤ 30 segundos ou quando a realização da atividade requer a repetição de padrões de movimentos similares durante 50% do período de trabalho. Nesta categoria também se inclui o trabalho com emprego de uso de força com os membros superiores e com posturas inadequadas de trabalho (pinça de dedos, flexão/extensão/pronação/supinação/desvio radial ou ulnar de punho, ombro fletido, estendido ou abduzido).
7. **Problemas decorrentes das condições ambientais inadequadas relacionadas com ruído, iluminação, temperatura e vibração:** para cada tarefa, são recomendados níveis de iluminação, temperatura ambiental, quantidade de tempo de exposição à vibração, níveis de ruído. Utilizam-se equipamentos como decibelímetro, luxímetro, termômetros de bulbo úmido, de globo e de mercúrio comum.
8. **Problemas relacionados a novas tecnologias e a exigências mentais elevadas:** trabalhos que exigem tomada de decisão, solução de problemas, memorização, atenção e julgamento podem requerer a análise cognitiva da tarefa (ACT). Esta se

refere a um conjunto de métodos científicos projetados para identificar as habilidades cognitivas, estratégias e conhecimentos necessários para se executarem as tarefas de forma proficiente. O objetivo da ACT é usar essas informações para melhorar a instrução, o treinamento e o *design* tecnológico com o objetivo de tornar o trabalho mais eficiente, produtivo, satisfatório e de maior qualidade, ou para acelerar a proficiência. Ela avalia a inter-relação de conhecimentos requeridos em uma rede de tarefas por métodos como o de decisões críticas (CDM), mapas conceituais, *Think-Aloud*, observação.

9. **Problemas relacionados a aspectos mentais não cognitivos: em geral, são de natureza emocional ou motivacional:** situações em que a falha humana pode causar perda de vidas (controle de tráfego aéreo), risco de assaltos (bancos), ou agressões constantes dos usuários (*telemarketing*).

Análise de postos de trabalho

Para fazer a análise de postos de trabalho, adota-se o modelo francês de análise ergonômica do trabalho (AET) apresentado anteriormente. É importante ressaltar que para se iniciar a análise direta das atividades, os trabalhadores devem ser previamente avisados pela chefia imediata de como será desenvolvida a atividade e que devem ter uma participação ativa neste processo, tanto fornecendo dados para a avaliação como participando da validação dos dados encontrados, das propostas de intervenção e das reavaliações das ações tomadas.

A análise é feita mediante observação direta da atividade e pode ser complementada com entrevistas com trabalhadores, chefias, diretores; com questionários e filmagens ou fotografias. Quando não se pode entrevistar todos os funcionários, recomenda-se que se entrevistem o mais novo e o mais velho na função, pois o mais novo fornecerá dados sobre as dificuldades da tarefa, do treinamento para exercer a função, e o mais velho tem uma visão global dos problemas diversos que a atividade pode trazer aos trabalhadores, como doenças e acidentes de trabalho, assim como poderá propor estratégias para minimizar o impacto na saúde do trabalhador.

Existe uma diferença entre o trabalho prescrito e o trabalho real que os trabalhadores desenvolvem. Para o ergonomista, é importante conhecer o trabalho prescrito, mas o que importa para a análise é o trabalho real desenvolvido, observado e avaliado diretamente na situação de trabalho.

Finalizando, há uma recomendação para que se formem comitês de ergonomia (Coergo) nas empresas, para atuarem com os especialistas durante todas as fases de uma intervenção ergonômica.

Referências bibliográficas

BRASIL. Instituto Nacional de Tecnologia (INT). *Manual de aplicação dos dados antropométricos*. Disponível em: http://blog.lidis.ufrj.br/wp-content/uploads/2014/02/MANUAIS-DO-ERGOKIT-co%CC%81pia-co%CC%81pia.pdf.

BRASIL. Ministério do Trabalho e Emprego. *Manual de aplicação da Norma Regulamentadora n. 17*. 2. ed. Brasília: MTE/SIT, 2002. Disponível em: http://www.ergonomia.ufpr.br/MANUAL_NR_17.pdf. Acesso em: 13.07.2018.

FERREIRA, L. L.; MACIEL, R. H.; PARAGUAY, A. I. A contribuição da ergonomia. In: ROCHA, Lys Esther; RIGOTTO, Raquel Maria; BUSCHINELLI, José Tarcísio Penteado (org.). *Isto é trabalho de gente?* Vida, doença e trabalho no Brasil. Petrópolis: Vozes, 1994. p. 215-29.

GOMES, M. L. B.; MÁSCULO, F. S. Organização do trabalho. In: MÁSCULO, Francisco Soares; VIDAL, Mario Cesar. *Ergonomia:* trabalho adequado e eficiente. Rio de Janeiro: Elsevier, 2013. p. 212-29.

KANAZAWA, Flavio Koiti; OLLAY, Claudia Dias. *Ginástica laboral:* método de trabalho, planejamento e execução das aulas. São Paulo: Andreoli, 2016. 240p.

MENDES, Ricardo Alves; LEITE, Neiva. *Ginástica laboral:* princípios e aplicações práticas. São Paulo: Manole, 2004. 208p.

QUTUBUDDIN, S. M.; HEBBAL, S.; KUMAR, A. C. S. Significance of anthropometric data for the manufacturing organizations. *International J of Engg Research & Indu Appls,* v. 5, n. 1, p. 111-26, 2012.

SCHMIDT, Hendrik; KETTLER, Annette; HEUER, Frank et al. Intradiscal pressure, shear strain and fiber strain in the intervertebral disc under combined loading. *Spine (Phila Pa 1976),* v. 32, n. 7, p. 748-55, 2007 Apr 1.

WATERS, Thomas R.; DICK, Robert B. Evidence of health risks associated with prolonged standing at work and intervention effectiveness. *Rehabil Nurs,* v. 40, n. 3, p. 148-65, 2015 May-Jun.

Capítulo 21
Norma Regulamentadora n. 17

Alexander Buarque Costa Cardoso

Criada pela Portaria GM n. 3.214, de 08 de junho de 1978, teve posteriormente a redação atualizada na Portaria MTPS n. 3.751, de 23 de novembro de 1990, e, em 2007, a incorporação de dois anexos. Pode ser dividida didaticamente em três partes: Princípios gerais (7.1); Parâmetros qualitativos e quantitativos dos aspectos da atividade de trabalho (7.2 a 7.6); e anexos (I e II).

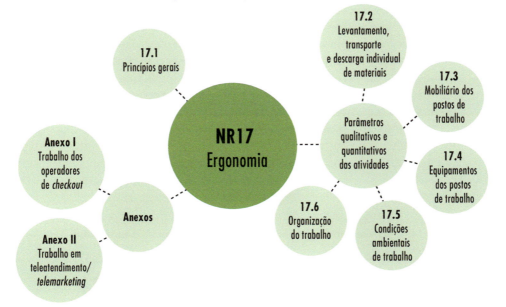

Figura 21.1 – Mapa mental da NR 17.

Fonte: Adaptada de NR 17.

Os princípios gerais de que trata a Norma 17 são definidos em apenas um item e em seus dois subitens.

> 17.1. Esta Norma Regulamentadora visa a estabelecer parâmetros que permitam a adaptação das condições de trabalho às características psicofisiológicas dos trabalhadores, de modo a proporcionar um máximo de conforto, segurança e desempenho eficiente.

A Norma traz, neste item, o conceito de ergonomia conforme estabelecido pela International Ergonomics Association (IEA) em 2000 – a aplicação de teorias, princípios, dados, métodos e projetos a fim de otimizar o bem-estar humano e o desempenho global do sistema.

O objetivo da Ergonomia é adaptar o planejamento, o projeto, a avaliação de tarefas, os postos de trabalho, os ambientes e os sistemas de modo a torná-los compatíveis com as necessidades, habilidades, variabilidades e limitações das pessoas.

Os parâmetros que a Norma estabelece não são precisos, mas, na sua integridade, os conceitos aplicados a cada termo abrem vastas possibilidades de aplicação da ergonomia.

Características psicofisiológicas dos trabalhadores

Autorregulação de posturas e alternância de movimentos; apresenta capacidades sensitivas e motoras limitadas, necessita de recuperação da fadiga para exercer novo ciclo de atividades, tem sistema musculoesquelético com características de resistências específicas. Estas características e capacidades alteram-se em cada indivíduo e ao longo do tempo com o envelhecimento, saúde, desenvolvimento no trabalho, interferência do trabalho coletivo etc.

É importante lembrar que nenhuma atividade tem demanda exclusivamente biomecânica, cognitiva ou organizacional e, por isso, toda análise deve considerar os aspectos da atividade conforme a demanda estabelecida.

» **Conforto:** o conceito de conforto na norma está condicionado à avaliação do trabalhador. É individual e representa as características de determinada condição de trabalho ou atividade. Distingue-se do conceito tradicional de risco, que está ligado diretamente ao dano à saúde. Aqui o conforto interfere na fadiga, concentração e mesmo no desempenho. Por exemplo, enquanto o ruído ambiente pode ser prejudicial para uma determinada atividade que exige concentração, ele pode ser importante para que o operador de uma máquina possa identificar o bom funcionamento do equipamento.
» **Desempenho eficiente:** a Ergonomia busca a preservação da saúde dos trabalhadores e o desempenho eficiente. É seu duplo objetivo e indissociável da ergonomia e, conforme descrito na Norma, o compromisso da Ergonomia não se estabelece com a produtividade. Esta última é, sim, a consequência natural de um desempenho eficiente (Figura 21.2).

> 17.1.1. As condições de trabalho incluem aspectos relacionados ao levantamento, transporte e descarga de materiais, ao mobiliário, aos equipamentos e às condições ambientais do posto de trabalho e à própria organização do trabalho.

No item 17.1.1, a Norma é apresentada como está dividida nos itens da Figura 21.1.

Figura 21.2 – A Ergonomia com foco somente na saúde e segurança ou no desempenho se traduz de forma limitada.

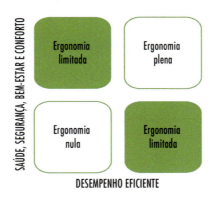

Fonte: Desenvolvida pela autoria do capítulo.

17.1.2. Para avaliar a adaptação das condições de trabalho às características psicofisiológicas dos trabalhadores, cabe ao empregador realizar a análise ergonômica do trabalho, devendo a mesma abordar, no mínimo, as condições de trabalho, conforme estabelecido nesta Norma Regulamentadora.

A Norma determina qual metodologia deve ser empregada e é importante salientar que não se coloca a Ergonomia na categoria de risco como definido no item anterior. Ela é o meio pelo qual se intervém no trabalho a partir de uma demanda. Como referência para o modo de intervenção, a Norma determina que a análise ergonômica do trabalho (AET) deva ser o método de escolha. Trata-se de uma metodologia estruturada, aberta e validada, que permite o uso de diversas ferramentas de coleta de dados (NIOSH, Liberty Mutual Tables, RULA etc.) em função da natureza da demanda. Por esse motivo, não se identifica o termo "risco ergonômico" em nenhum ponto da Norma.

A AET analisa as estratégias usadas pelo trabalhador para administrar a distância entre o que é prescrito pela empresa e a situação real de trabalho. A partir desta análise, propõe soluções que permitem a melhoria do conteúdo das tarefas e da organização do trabalho.

A AET é dividida em diversas etapas: análise da demanda e do contexto e reformulação da demanda; levantamento dos dados gerais da empresa e das características da população e escolhe-se situação de análise; análise do processo técnico e das tarefas; observações globais da atividade (observações abertas); formulação do pré-diagnóstico; definição do plano de observação; observações sistemáticas, tratamento dos dados e validação; diagnóstico local (sobre a situação de análise) e global (incidindo sobre o funcionamento da empresa); e recomendações e transformação (Figura 21.3).

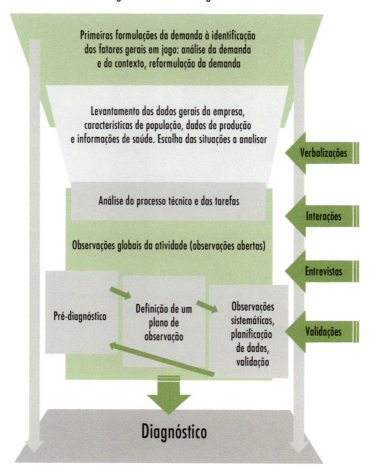

Figura 21.3 – Abordagem da AET.

Fonte: Adaptada de GUÉRIN, François; LAVILLE, Antoine; DANIELLOU, François; DURAFFOURG, Jacques, 2001.

Parâmetros qualitativos e quantitativos dos aspectos da atividade de trabalho

Levantamento, transporte e descarga individual de materiais

Neste item, a Norma estabelece alguns critérios qualitativos sobre a forma de avaliar o transporte manual de cargas. O ergonomista deve utilizar, na sua análise, quando necessário, critérios normativos já estabelecidos ou conhecidos ou ferramentas da ergonomia (p. ex., NIOSH, Liberty Mutual Tables, RULA, OWAS etc.).

17.2.1.1. Transporte manual de cargas designa todo transporte no qual o peso da carga é suportado inteiramente por um só trabalhador, compreendendo o levantamento e a deposição da carga.

17.2.1.2. Transporte manual regular de cargas designa toda atividade realizada de maneira contínua ou que inclua, mesmo de forma descontínua, o transporte manual de cargas.

17.2.1.3. Trabalhador jovem designa todo trabalhador com idade inferior a dezoito anos e maior de quatorze anos.

17.2.2. Não deverá ser exigido nem admitido o transporte manual de cargas, por um trabalhador cujo peso seja suscetível de comprometer sua saúde ou sua segurança.

17.2.3. Todo trabalhador designado para o transporte manual regular de cargas, que não as leves, deve receber treinamento ou instruções satisfatórias quanto aos métodos de trabalho que deverá utilizar, com vistas a salvaguardar sua saúde e prevenir acidentes.

17.2.4. Com vistas a limitar ou facilitar o transporte manual de cargas, deverão ser usados meios técnicos apropriados.

17.2.5. Quando mulheres e trabalhadores jovens forem designados para o transporte manual de cargas, o peso máximo destas cargas deverá ser nitidamente inferior àquele admitido para os homens, para não comprometer a sua saúde ou a sua segurança.

17.2.6. O transporte e a descarga de materiais feitos por impulsão ou tração de vagonetes sobre trilhos, carros de mão ou qualquer outro aparelho mecânico deverão ser executados de forma que o esforço físico realizado pelo trabalhador seja compatível com sua capacidade de força e não comprometa a sua saúde ou a sua segurança.

17.2.7. O trabalho de levantamento de material feito com equipamento mecânico de ação manual deverá ser executado de forma que o esforço físico realizado pelo trabalhador seja compatível com sua capacidade de força e não comprometa a sua saúde ou a sua segurança.

Mobiliário dos postos de trabalho

A Norma estabelece que o mobiliário deve ser concebido com regulagens que permitam ao trabalhador adaptá-lo às suas características antropométricas (altura, peso, comprimento das pernas etc.), assim como permitir as alternâncias de posturas (sentado, em pé etc.), pois não existe nenhuma postura fixa que seja confortável.

Regulagens de altura, distâncias e demais ajustes dos postos de trabalho são fundamentais para permitir a adaptação a qualquer trabalhador ou modificadas para atender as pessoas com deficiência. Com a imensa variabilidade de postos de trabalho, é difícil definir parâmetros mais específicos. Por isso, normas específicas, manuais e até mesmo a AET auxiliam o ergonomista a estabelecer os parâmetros mais adequados àquela realidade.

Equipamentos dos postos de trabalho

A Norma descreve que os equipamentos de uso nos postos de trabalho também devem ser adequados às características psicofisiológicas dos trabalhadores e da natureza do trabalho a ser executado. Este item da Norma descreve condições de postos de trabalhos fixos e não atendem as situações atuais cada vez mais comuns, como: uso de *notebooks*; o trabalho em *home office* ou teletrabalho; *tablets*, trabalhos de escritório sem mesa fixa; ambientes corporativos etc.

Condições ambientais de trabalho

Para adequar as atividades que exijam solicitação intelectual e atenção constantes, como salas de controle, laboratórios, escritórios, salas de desenvolvimento ou análise de projetos, entre outros, a Norma recomenda as seguintes condições de conforto:

a) níveis de ruído de acordo com o estabelecido na NBR 10.152, norma brasileira registrada no INMETRO;

b) índice de temperatura efetiva entre 20 ºC e 23 ºC;
c) velocidade do ar não superior a 0,75 m/s;
d) umidade relativa do ar não inferior a 40%.

Um grande equívoco, aplicado no cotidiano do trabalho, relaciona-se com o controle de temperatura. Este normalmente se dá por meio do termômetro de bulbo seco estabelecido pelos equipamentos (ar-condicionado, termômetros e termostatos em geral). A medida de conforto é dada pela avaliação da temperatura efetiva feita também pelo bulbo úmido (que considera a umidade relativa do ar e a velocidade do ar). Assim, em ambientes abertos e com distribuição irregular de ar, somados às variabilidades individuais e de vestimentas em um país como o Brasil, a temperatura torna-se um motivo de desconforto no trabalho. Algumas soluções podem ser propostas pelo ergonomista para minimizar, a partir da AET, os impactos da temperatura sobre a atividade laboral.

Organização do trabalho

Os aspectos mínimos definidos na Norma para a avaliação da organização do trabalho são:

A) **Normas de produção:** inclui o conhecimento do processo técnico (que permite maior possibilidade de ação no processo de transformação), o processo de produção (permite conhecer melhor as relações entre o setor e as demais áreas da empresa), critérios de qualidade estabelecidos etc.

B) **Modo operatório:** é o resultado das estratégias utilizadas pelos trabalhadores para serem enfrentadas as diversas variabilidades e imprevisibilidades das situações de trabalho e atingir os resultados dos objetivos definidos pela empresa, por ele e/ou coletivamente que possam resultar em ação.

C) **Exigência de tempo:** quantidade que deve ser produzida em determinado tempo.

D) **Determinação do conteúdo de tempo:** forma como o tempo é empregado na execução das tarefas ou subtarefas. A pausa também faz parte do tempo de trabalho.

E) **Ritmo de trabalho:** maneira como as cadências são ajustadas ou arranjadas: pode ser livre (quando o indivíduo tem autonomia para determinar sua própria cadência) ou imposto (por uma máquina, pela esteira da linha de montagem e até por incentivos à produção).

F) **Conteúdo das tarefas:** modo como o trabalhador percebe as condições de seu trabalho: estimulante, socialmente importante, monótono ou aquém de suas capacidades.

Nas atividades que exijam sobrecarga muscular estática ou dinâmica do pescoço, ombros, dorso e membros superiores e inferiores e a partir da análise ergonômica do trabalho, deve ser observado o seguinte:

A) Todo e qualquer sistema de avaliação de desempenho para efeito de remuneração e vantagens de qualquer espécie deve levar em consideração as repercussões sobre a saúde dos trabalhadores.

B) Devem ser incluídas pausas para descanso.

C) Quando do retorno do trabalho, após qualquer tipo de afastamento igual ou superior a 15 dias, a exigência de produção deverá permitir um retorno gradativo aos níveis de produção vigentes na época anterior ao afastamento.

Para a Ergonomia, esses itens da organização do trabalho se aplicam a quaisquer atividades, sejam elas com maior demanda biomecânica, cognitiva ou subjetiva no trabalho. Avaliações de desempenho e vantagens de remuneração atreladas às metas atualmente estão relacionadas às causas de afastamentos por doenças psiquiátricas. A pausa é considerada parte da jornada de trabalho e permite que o trabalhador não somente se restabeleça de um período de fadiga como também o seu desenvolvimento e sua adaptação à atividade, podendo estabelecer, inclusive, ganho de desempenho quando devidamente respeitada. Por isso, ela é fundamental e, sempre que possível, autogerenciada pelos trabalhadores.

Trabalho dos operadores de *checkout* (Anexo I – NR 17)

Estabelece outros parâmetros e diretrizes mínimas para adequação das condições de trabalho dos operadores de *checkout* relativos à Ergonomia, saúde e segurança do trabalho.

As atividades de operadores de *checkout* são aquelas desenvolvidas no meio comercial utilizando-se de sistema de autosserviço e de *checkout*, como supermercados, hipermercados e comércio atacadista. Também mais conhecidos como "operadores de caixa".

Trabalho em teleatendimento/*telemarketing* (Anexo II – NR 17)

Estabelece os parâmetros mínimos para o trabalho em atividades de teleatendimento/*telemarketing* nas diversas modalidades desse serviço (ativo ou receptivo) em centrais de atendimento telefônico e/ou centrais de relacionamento com clientes (*call-centers*), para prestação de serviços, informações e comercialização de produtos.

» **Call-center:** ambiente de trabalho no qual a principal atividade é conduzida via telefone e/ou rádio com utilização simultânea de terminais de computador.
» **Trabalho de teleatendimento/*telemarketing*:** aquele cuja comunicação com interlocutores clientes e usuários é realizada à distância por intermédio da voz e/ou mensagens eletrônicas, com a utilização simultânea de equipamentos de audição/escuta, fala telefônica e sistemas informatizados ou manuais de processamento de dados.

Referências bibliográficas

ABRAHÃO, Júlia; SZNELWAR, Laerte; SILVINO, Alexandre; SARMET, Maurício; PINHO, Diana. *Introdução à ergonomia:* da teoria à prática. São Paulo: Blücher, 2009.

BRASIL. Ministério do Trabalho e Emprego. Norma Regulamentadora 17. Disponível em: <http://trabalho.gov.br/images/Documentos/SST/NR/NR17.pdf>. Acesso em: 02.05.2017.

GUÉRIN, François; LAVILLE, Antoine; DANIELLOU, François; DURAFFOURG, Jacques. *Compreender o trabalho para transformá-lo:* a prática da ergonomia. São Paulo: Blücher, 2001.

MÁSCULO, Francisco Soares; VIDAL, Mario Cesar. *Ergonomia:* trabalho adequado e eficiente. Rio de Janeiro: Elsevier, 2011.

MENDES, René. *Dicionário de saúde e segurança do trabalhador:* conceitos, definições, história, cultura. Nova Hamburgo: Proteção, 2018.

Capítulo 22
Trabalho em Turnos e Noturno

Elaine Cristina Marqueze
Frida Marina Fischer

Antes de iniciarmos nossa exposição, há que apresentar alguns conceitos importantes que explicam os efeitos deletérios decorrentes da exposição ao trabalho em turnos e noturno: os ritmos biológicos. Todo o nosso funcionamento biológico é rítmico e as alterações que ocorrem nesta ritmicidade resultam em prejuízos à nossa saúde. Esses ritmos são determinados de modo endógeno e ajustados periodicamente pelos ciclos ambientais (geofísicos e bióticos) (veja notas de rodapé); estes últimos são denominados *Zeitgebers* (termo alemão que significa "doador de tempo"). Como exemplo, podemos citar a disponibilidade dos alimentos e a organização social. Mudança bruscas de um *Zeitgeber*, por exemplo, nos horários de atividade e de repouso podem gerar dessincronização interna e externa dos ritmos biológicos circadianos.[1]

Os horários de trabalho alternados e também os noturnos, mesmo que fixos, assim como viagens transmeridianas, podem causar o que se denomina "dessincronização interna temporária" dos ritmos biológicos. Esta é uma das causas dos maiores adoecimentos das pessoas que trabalham em horários não diurnos. Por natureza, somos seres diurnos; portanto, a partir do momento que essa organização do trabalho exige que o trabalhador fique acordado durante a noite e "obrigue-o" a dormir durante o dia, podem ser observadas alterações dos ritmos circadianos. Um dos ritmos que têm sido bastante estudados é o do hormônio melatonina. Quando as pessoas se expõem à luz no período noturno, ocorre a supressão da melatonina, que somente é produzida durante a noite, na ausência de luz. A privação aguda

---

[1] A dessincronização interna ocorre quando as relações de fase entre os ritmos mudam constantemente e os períodos de oscilação não se mantêm. Ou seja, ocorre uma alteração na relação de fase entre dois ritmos do mesmo organismo. Como mencionam os autores já citados (MARQUES, et al, 2003, p. 95-96), "esta dessincronização interna recebeu o nome de 'dessincronização interna temporária'. Ocorre entre pessoas que realizam viagens transmeridianas e com trabalhadores que modificam rapidamente seus horários de trabalho, sobretudo aqueles que deslocam o período de vigília e sono (no caso de trabalhadores em turnos e noturno)". Já a dessincronização externa ocorre quando há alterações entre um ritmo e seu ciclo arrastador (Marques e Menna-Barreto, 2003, p. 364).

do sono e sua restrição crônica também provocam alterações na produção deste hormônio, que é bastante importante para vários processos fisiológicos. Também é frequente que trabalhadores em turnos e noturnos adotem estilos de vida pouco saudáveis, como sedentarismo, tabagismo, consumo de bebidas alcoólicas e modificações nos padrões dietéticos, priorizando alimentos mais calóricos, com alto teor de gordura e açúcares.

Podemos dizer que trabalhar à noite é viver no sentido contrário ao do bom funcionamento cronobiológico do organismo. Estima-se que apenas 5% a 10% dos trabalhadores não apresentarão nenhuma queixa de saúde ao longo da vida decorrente dessa inversão ou de contínuas alterações do ciclo vigília-sono. Diversos estudos mostram uma forte associação entre a exposição ao trabalho em turnos e noturno e as doenças cardiovasculares e metabólicas, a saúde mental, os problemas na saúde reprodutiva, os distúrbios gastrointestinais, câncer e o sono de má qualidade, sendo que os distúrbios de sono são alguns dos problemas de saúde mais frequentes entre esses trabalhadores (Costa, 2010; Rajaratnam et al., 2013).

O sono diurno apresenta desvantagens tanto por questões fisiológicas, uma vez que ocorre em horário circadiano desfavorável, como também por questões ambientais (luz do dia, barulho) e compromissos sociais e familiares (horário das refeições, cuidados dos filhos). Os trabalhadores em turnos e noturnos tendem a ter um sono mais fragmentado, com redução da quantidade de sono REM (movimento rápido dos olhos, na sigla do inglês *rapid eye movement*) e de sono de ondas lentas; portanto, com menor eficiência e qualidade. Quanto à duração do sono, alguns estudos verificaram a diminuição da sua duração total, enquanto outros não encontraram diferenças na duração total do sono quando comparado ao sono dos trabalhadores diurnos, sendo o maior problema a má qualidade desse sono.

É importante ressaltar que os problemas decorrentes do trabalho noturno se estendem às empresas. É mais difícil ficar acordado durante a noite, pois o alerta é menor nos horários da madrugada em função dos motivos supracitados. Outros motivos também contribuem para maior risco de acidentes durante o trabalho noturno, como pior iluminação ambiental e menor apoio operacional. Observações com distintos grupos ocupacionais podem revelar distintas tendências. No caso dos motoristas profissionais, a gravidade dos acidentes nas estradas é superior à noite comparada com ao dos ocorridos no horário diurno (Plainis et al., 2006). Outro agravante são as longas e irregulares jornadas de trabalho, às quais muitos trabalhadores em turnos e noturnos são submetidos. Tornaram-se comuns jornadas de trabalho de 12 horas contínuas, com poucas pausas, o que diminui o desempenho em virtude dos longos períodos de vigília. Entre profissionais da saúde, é comum haver plantões com longas jornadas, sendo ainda bastante frequentes plantões de 24 horas entre médicos. No estudo de Lamond e Dawson (1999), os autores demonstraram que a performance de uma pessoa com 23 horas de vigília é semelhante a uma pessoa que está com 0,10% de concentração de álcool no sangue. Ou seja, o desempenho fica prejudicado a ponto de aumentar, e muito, o risco de acidentes/incidentes.

Estudos sobre os mecanismos que desencadeiam os problemas de saúde decorrentes da exposição ao trabalho em turnos e noturno evidenciam duas questões-chaves, sendo elas:

1. Modificações sociotemporais e de padrões comportamentais, que podem causar diretamente o desenvolvimento de doenças, como também serem essas doenças mediadas pelos distúrbios de sono e de humor provocados por essas modificações sociotemporais e comportamentais.
2. Dessincronização dos ritmos circadianos que pode resultar em distúrbios de sono, do ciclo vigília-sono, restrição crônica de sono, dessincronização interna e entre, várias

perturbações, alterações ou supressão dos níveis de melatonina, e esses problemas, isoladamente e ou em conjunto, culminam no desenvolvimento de doenças (Rajaratnam et al., 2013).

Destaque-se que não existe uma real adaptação ao trabalho em turnos e noturno, pois somos seres com vigília diurna. Além disso, nos dias de folga, o trabalhador tende a ter o ciclo vigília-sono semelhante ao dos trabalhadores diurnos, ou seja, ficam acordados durante o dia e dormem durante a noite. Todavia, alguns aspectos podem auxiliar uma certa tolerância ao trabalho em turnos e noturno. Entre eles, podemos destacar algumas características individuais, aspectos familiares, condições sociais e de trabalho e o esquema dos turnos de trabalho.

Nas características individuais, as pessoas que tendem a ter melhor tolerância ao trabalho em turnos e noturno são as mais jovens, os indivíduos com melhor condicionamento físico, os profissionais com experiência prévia no trabalho em turnos e noturno, trabalhadores de cronotipo vespertino,[2] pessoas com hábitos alimentares e de sono mais estruturados (com rotina). Nos aspectos familiares, a melhor tolerância é observada entre os solteiros ou quando o(a) parceiro(a) também tem esquema de trabalho semelhante, ter filhos que não necessitem de cuidados contínuos, usufruir de bom nível socioeconômico e de moradia com local adequado para o repouso (com melhor isolamento acústico, térmico e de luminosidade).

Quanto às condições sociais, é favorável à melhor tolerância ter o apoio dos familiares frente aos horários de trabalho, desenvolver atividades de lazer, precisar de menor tempo de deslocamento ao trabalho e de retorno à residência, bem como ter acesso a transporte de qualidade para o trabalho e para o retorno à casa. É desejável que as atividades de trabalho tenham adequado apoio para serem desenvolvidas, sem que seja necessário, por parte dos trabalhadores, grandes esforços para serem realizadas. Usualmente, a remuneração para quem trabalha em turnos, sobretudo em jornadas noturnas, é maior do que no período diurno, o que acaba sendo um fator positivo. É importante que haja oportunidades de crescimento profissional, com bons relacionamentos entre os colegas e a chefia, para que as pessoas possam realizar seu trabalho com satisfação. Os trabalhadores em turnos e noturnos devem ter acompanhamento médico e de outros profissionais de saúde. Boas instalações devem ser oferecidas para alimentação, tempo adequado para a pausa das refeições, assim como cardápios adequados e equilibrados. Por fim, mas não menos importante, os esquemas dos horários de trabalho devem ter rotação horária, no caso de turnos alternantes, menor número de noites consecutivas (ideal até duas noites), dias de folgas prioritariamente durante o final de semana para que o trabalhador tenha maior oportunidade de contato social e familiar, jornadas noturnas mais curtas em relação a jornadas diurnas, maior número de dias de folga após o trabalho noturno, tempo de descanso suficiente entre as jornadas de trabalho, possibilidade de cochilo durante o trabalho e maior número de equipes para o rodízio dos turnos de trabalho. É importante que o trabalhador tenha uma participação ativa na construção das

---

2 **Cronotipo** refere-se ao padrão fisiológico do ciclo sono-vigília e apresenta amplo espectro de variabilidade dentro de duas classificações extremas: matutinos, para indivíduos que tendem a ser mais produtivos e alertas na primeira metade do dia; e vespertinos, para aqueles que tendem a ser mais alertas e produtivos na segunda metade do dia. Escores baixos sugerem maior vespertinidade, enquanto altos escores sugerem maior matutinidade. Os tipos vespertinos são frequentemente referidos como corujas, enquanto os matutinos, como cotovias. Citado por: Schimitt RL, Loayza Hidalgo MP, Caumo W. Ritmo social e suas formas de mensuração: uma perspectiva histórica. *Est Pesq Psicol*, v. 10, n. 2. Disponível em http://www.e--publicacoes.uerj.br/index.php/revispsi/article/view/8968/7438.

escalas de trabalho, e estas devem ser monitoradas a fim de que sejam permitidas revisões e, se necessário, reestruturações.

São muitas as contraindicações relativas para o trabalho em turnos e noturno que inclui jornadas noturnas e trabalho noturno fixo: pessoas extremamente matutinas; com horários rígidos de sono; que apresentem distúrbios de sono ou asma moderada; com idade acima de 40 anos; principalmente pessoas quem nunca trabalharam à noite; que já apresentaram história prévia de intolerância ao trabalho noturno; que tenham fatores de risco para doença cardíaca (p. ex., hábito de fumar, histórico familiar de doença coronariana, colesterol elevado e/ou hipertensão); com histórico de depressão anterior; aquelas sob uso de medicação que tenha variação circadiana na efetividade; com histórico de epilepsia, mas sem necessidade de medicação e sem episódios de convulsões pelo menos no último ano; com problemas frequentes de má digestão; aquelas com síndrome do colo irritável; com doença de Crohn; irregularidades hormonais; instabilidade familiar, responsabilidades familiares excessivas; e longo tempo de transporte de ida/volta ao trabalho. Já as contraindicações mais importantes são: doença coronariana, especialmente presença de angina instável ou história de infarto do miocárdio; asma com necessidade de medicação regular, especialmente se é esteroide-dependente; diabetes insulinodependente (diabéticos podem ser capazes de tolerar um turno noturno permanente se houver regularidade nas refeições, na atividade física, e a medicação puder ser mantida durante os dias de trabalho e de folga); irregularidades hormonais severas; hipertensão requerendo o uso de múltiplos medicamentos para controle; úlcera péptica recorrente; quadro de epilepsia que requer medicação constante; depressão crônica ou outros problemas psiquiátricos severos que requerem medicação; doenças degenerativas como câncer e lúpus; disfunção gastrointestinal severa; e outras doenças crônicas como doenças hepáticas e do pâncreas, doenças cardiovasculares, histórico de síndrome de má-adaptação ao trabalho em turnos, epilepsia e outros tipos de ataques nervosos e distúrbios crônicos de sono (Costa et al., 2010).

Este capítulo teve como principal objetivo apresentar conceitos, informações sobre acidentes, sintomas e doenças relacionadas ao trabalho em turnos e noturno. Medidas preventivas e de promoção à saúde do trabalhador em turnos e noturno requerem da equipe de saúde múltiplas abordagens ligadas ao trabalho, ao trabalhador e ao seu entorno social.

Referências bibliográficas

COSTA, Giovanni. Shift work and health: current problems and preventive actions. *Saf Health Work*, v. 1, n. 2, p. 112-23, 2010. doi: 10.5491/SHAW.2010.1.2.112.

COSTA, Giovanni. Shift work and occupational medicine: an overview. *Occup Med*, v. 53, p. 83-8, 2003. doi: 10.1093/occmed/kqg045.

LAMOND, Nicole; DAWSON, Drew. Quantifying the performance impairment associated with fatigue. *J Sleep Res*, v. 8, n. 4, p. 255-62, 1999. doi: 10.1046/j.1365-2869.1999.00167.x.

MARQUES, Mirian David; GOLOMBEK, Diego; MORENO, Claudia Roberta de Castro. Adaptação temporal. In: MARQUES, Nelson; MENNA-BARRETO, Luiz (org.). *Cronobiologia*: princípios e aplicações. São Paulo: Edusp, 2003. 3. ed. p. 55-98.

PLAINIS, S.; MURRAY, I. J.; PALLIKARIS, I. G. Road traffic casualties: understanding the night-time death toll. *Inj Prev*, v. 12, n. 2, p. 125-8, 2006. doi: 10.1136/ip.2005.011056.

RAJARATNAM, Shantha M. W.; HOWARD, Mark E.; GRUNSTEIN, Ronald R. Sleep loss and circadian disruption in shift work: health burden and management. *Med J Aust*, v. 199, n. 8 (suppl.), p. 11-5, 2013. doi: 10.5694/mja13.10561.

Seção V

Noções Básicas de Bioestatística e Epidemiologia para o Médico do Trabalho

Coordenação

Fernando Akio Mariya

Daniel Romero Muñoz

Capítulo 23
Noções de Bioestatística

Rogério Muniz de Andrade

Contexto e definições

Estatística é o ramo da Matemática que fornece os princípios e métodos para a coleta, análise, interpretação e apresentação de dados numéricos. A estatística pode ser aplicada em diversas áreas do conhecimento humano. A Bioestatística é a estatística aplicada às ciências biológicas e da saúde.

O médico do trabalho precisa dominar ferramentas e técnicas básicas de Estatística. A Medicina do Trabalho tem forte vocação pela saúde coletiva, de maneira que o estudo de lugar, indivíduo, tempo e risco (campo da Epidemiologia) necessita de parâmetros qualitativos e quantitativos para a análise. Os métodos quantitativos necessitam da Estatística para sua execução.

Conhecer e aplicar métodos estatísticos fornece ao médico do trabalho as condições de estudar a realidade da população trabalhadora e apresentar os dados de maneira organizada e lógica. É uma etapa fundamental para o planejamento de ações de saúde, como base para a criação de indicadores de saúde e como ferramenta de gestão. Além disso, o médico do trabalho precisa conhecer estatística quando lê um artigo científico ou quando se dispõe a produzir ou publicar conhecimento novo na área.

Não é objetivo deste capítulo aprofundar conhecimentos de Estatística ou utilizar bases matemáticas complexas, e sim oferecer o essencial para o aprimoramento da prática em Medicina do Trabalho. Da mesma forma, não serão apresentados muitos cálculos: atualmente as planilhas, aplicativos e outras ferramentas eletrônicas estão disponíveis para essa finalidade. O que se quer é que o médico do trabalho saiba escolher a melhor forma de transformar os dados, organizá-los e interpretá-los e criar conhecimento, ação e resultado.

Neste capítulo, também houve o cuidado em simplificar a linguagem e os exemplos, pois sabemos que os profissionais da saúde costumam ser pouco afeitos aos temas de ciências exatas.

Porcentagens e taxas

O conceito de porcentagem é comum e a maior parte dos médicos sabe lidar (intuitivamente ou não) com essa ferramenta estatística.

Toda porcentagem expressa uma proporção de 100. Então, antes de calcular a porcentagem, é necessário obter a proporção. Para obtê-la, deve-se dividir o número de unidades da variável de interesse pelo total de unidades examinadas. Para se obter a porcentagem, basta multiplicar por 100.

Exemplo:

Qual é a porcentagem de trabalhadores, de uma empresa, que receberam vacina contra a gripe no ano anterior?
Dados:
» Número de trabalhadores que receberam a vacina contra a gripe = 1.444
» Número total de trabalhadores da empresa = 2.000

Calcula-se a proporção dividindo o número de trabalhadores vacinados pelo número total de trabalhadores da empresa: 1.444/2.000 = 0,722.

Para se obter a porcentagem, basta multiplicar a proporção por 100: 0,722 × 100 = 72,2%.

Taxa ou coeficiente é o quociente entre o número de indivíduos que têm ou tinham determinada característica ao longo do tempo em relação ao número de indivíduos da população estudada.

As taxas podem ser demonstradas em porcentagens, mas é mais comum que sejam dadas por mil ou 10 mil indivíduos. Portanto, as taxas são proporções convertidas em outra base que não 100.

Exemplo:

Qual é a taxa de trabalhadores da empresa que tiveram gripe no ano anterior?
Dados:
» Número de trabalhadores da empresa que tiveram gripe no ano anterior = 80
» Número de trabalhadores da empresa = 2.000

Iniciamos calculando a proporção de trabalhadores que tiveram gripe no ano anterior: 80/2.000 = 0,04.

Então, podemos calcular a taxa multiplicando por 1.000: 0,04 × 1.000 = 40, isto é, a taxa de gripe nessa empresa no ano anterior foi de "40 casos de gripe por grupo de mil trabalhadores".

Medidas de tendência central

As medidas de tendência central caracterizam o centro de uma distribuição numérica. Elas nos fornecem o valor do ponto em torno do qual os dados se distribuem.

Duas medidas de tendência central de interesse em medicina do trabalho são a média e a mediana.

Média

A média aritmética (frequentemente denominada apenas "média") de um conjunto de valores é calculada somando-se todos os valores e dividindo-se essa soma pelo número de valores do conjunto.

Exemplo:

Queremos saber qual foi a média do número de acidente em uma empresa em 1 ano.
Dado o número de acidentes por setores da empresa:
- » Setor A = 9 acidentes
- » Setor B = 10 acidentes
- » Setor C = 6 acidentes
- » Setor D = 9 acidentes
- » Setor E = 56 acidentes

Para calcular a média, somamos o número de acidentes dos cinco setores: 9 + 10 + 6 + 9 + 56 = 90 acidentes.

Então, dividimos o número total de acidentes pelo número de setores, ou seja, cinco: 90/5 = 18 acidentes por setor.

Portanto, nessa empresa, a média foi de 18 acidentes por setor em 1 ano.

Mediana

A mediana é o valor central de um conjunto ordenado de valores. Desta forma, a mediana divide esses valores ordenados em duas metades, com número igual de valores acima e abaixo dela.

Utilizando o mesmo exemplo descrito para o cálculo da média, para obtemos a mediana, antes de tudo, devemos ordenar os valores, do menor para o maior, ou seja:

6 | 9 | 9 | 10 | 56

A mediana será o elemento central dessa sequência:

6 | 9 | 9 | 10 | 56

A mediana, portanto, é 9. Em outras palavras, podemos dizer que metade dos setores dessa empresa teve 9 ou menos acidentes de trabalho no ano. Também é verdade dizer que metade dos setores dessa empresa teve 9 ou mais acidentes de trabalho no ano.

Se o número de valores for par, não teremos um único elemento central. Então, a mediana será definida pela média aritmética dos dois elementos centrais. Vamos usar os valores do exemplo anterior, excluindo o setor E. Assim, teremos:
- » Setor A = 9 acidentes
- » Setor B = 10 acidentes
- » Setor C = 6 acidentes
- » Setor D = 9 acidentes
  - — Valores ordenados: 6 | 9 | 9 | 10
  - — Elementos centrais: 6 | 9 | 9 | 10
  - — Média aritmética dos elementos centrais: (9 + 9)/2 = 18/2 = 9
  - — Mediana = 9

Comparação entre média e mediana

Você deve ter percebido que o setor E da empresa do exemplo anterior apresentava um número de acidentes notadamente discrepante em relação aos demais setores. Quando calculamos a média, esse elemento discrepante (chamado *outlier*) influencia o resultado. Dizer que, em média, ocorreram 18 acidentes por setor da empresa não expressa a realidade de nenhum dos setores. E mais: em relação aos setores A, B, C e D, a média foi deslocada para um valor quase o dobro (ou triplo) dos acidentes ocorridos nesses locais.

Se por um lado a média aritmética tem como vantagem usar todos os valores da amostra e ser algebricamente definida (portanto, matematicamente tratável), a desvantagem é que a média é distorcida por elementos discrepantes.

A mediana não é distorcida por *outliers*. Considerando ou não o setor E na análise, a mediana se manteve em 9, que reflete de maneira mais apropriada a realidade da quase totalidade dos setores estudados. Em outras palavras, neste exemplo a mediana define de maneira mais fidedigna qual é o centro da distribuição.

A mediana tem como desvantagem ignorar algumas informações do conjunto e não ser algebricamente definida. Considerar apenas mediana com medida de tendência central no nosso exemplo poderia ignorar a realidade do setor E.

A conclusão é que não há medida de tendência central melhor ou pior. A escolha entre média e mediana se baseia no que se deseja informar ou demonstrar e que tipo de análise se pretende para melhor entendimento do fenômeno em estudo.

Medidas de variabilidade

As medidas de tendência central não são suficientes para descrever o conjunto de dados. Nem sempre os dados de um conjunto numérico se distribuem próximos à média ou à mediana.

Exemplo:

Considere uma empresa com um setor administrativo e um setor operacional. No setor administrativo, temos cinco trabalhadores, todos com 30 anos de idade. No setor operacional, existem outros cinco trabalhadores (T) com as seguintes idades: $T_1 = 18$ anos; $T_2 = 18$ anos; $T_3 = 30$ anos; $T_4 = 40$ anos; $T_5 = 44$ anos. Neste exemplo, tanto o setor administrativo como o operacional têm a média e a mediana dos trabalhadores em 30 anos. Contudo, no setor operacional, as idades têm maior variabilidade e, por isso, as medidas de tendência central não são suficientes para comparar os dois setores.

As medidas de variabilidade (também denominadas "medidas de dispersão") são um recurso estatístico que complementam a informação fornecida pelas medidas de tendência central. Neste mesmo capítulo, aprenderemos que essas medidas determinam a curva de normalidade, tão importante nas ciências biológicas.

Mínimo, máximo e amplitude

O mínimo de um conjunto numérico é o menor valor. O máximo, o maior. A amplitude de um conjunto numérico é a diferença entre o máximo e o mínimo e constitui a medida mais simples de variabilidade.

Utilizando-se o mesmo exemplo anterior, a amplitude de idade no setor administrativo é zero e, no setor operacional, é 26 anos.

Variância e desvio-padrão

Uma maneira de mensurar o espalhamento dos dados é determinar o quanto cada observação desvia-se da média aritmética. A variância e o desvio-padrão indicam como os valores variam de um indivíduo para o outro por meio do afastamento em relação à média. A variância é a base para o cálculo do desvio-padrão.

É possível determinar esse afastamento subtraindo-se cada valor de observação pela média observada e, depois, somar os valores desses afastamentos. Como o resultado dessa operação seria nulo, usamos o artifício matemático de elevar o somatório das diferenças ao quadrado. Assim, a variância da amostra é a soma dos quadrados dos desvios de cada observação em relação à média, dividida pelo número de elementos observados – 1 (esse divisor corresponde aos graus de liberdade associados à variância).

Dessa forma, o cálculo da variância envolve quadrados de desvios. Não é intuitivo e não estamos acostumados a interpretar números quadráticos; por isso, o desvio-padrão resolve esse problema mediante a extração da raiz quadrada da variância. Assim, podemos trabalhar com um número de mesma grandeza das observações e, por isso, o desvio-padrão é muito utilizado nos estudos em ciências da saúde.

Fórmula do desvio-padrão:

$$s = \sqrt{\frac{\sum (x_i - \bar{x})^2}{n - 1}}$$

Onde:
» x_i é o valor de cada observação
» $\bar{x}$ é a média do conjunto de dados
» n é o número de observações

Distribuição normal

Uma das mais importantes distribuições em estatística é a distribuição normal (ou distribuição de Gauss). Muitos fenômenos biológicos se distribuem em curvas do tipo gaussiana.

Intuitivamente, chamamos de "normais" observações que estão próximas de um padrão mais frequente e aquelas que, até certo limite, se afastam do padrão. Sabendo-se que em Biologia não tratamos de eventos que sigam padrões matemáticos exatos, os fenômenos estudados apresentam uma variedade considerada esperada, com observações excepcionalmente abaixo do padrão e outras excepcionalmente acima do padrão. Repare que dessa forma estamos considerando que a distribuição dos fenômenos naturais se mostra em torno daquilo que consideramos o padrão (tendência central) e daquilo que consideramos variação (variabilidade): esses são os determinantes da curva de distribuição normal.

Modelo de curva de distribuição normal

Na curva normal, a média e a mediana coincidem com o centro da distribuição. O gráfico tem a forma de sino, com uma curva simétrica em torno da média e com a base tão mais ou menos alargada em função do desvio-padrão (Figura 23.1). Assim, por um lado, fenômenos naturais cujas observações sejam mais aproximadas da média e com menos variações determinarão curvas mais apiculadas. Por outro lado, fenômenos com maior variação das observações (e, portanto, maior desvio-padrão) determinarão curvas mais achatadas.

Figura 23.1 – Modelo de curva de distribuição normal.

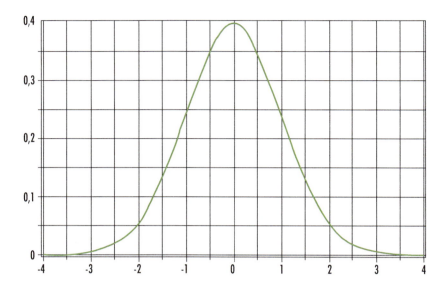

Fonte: Adaptada de https://pt.wikipedia.org/wiki/Distribui%C3%A7%C3%A3o_normal#/media/Ficheiro:Gauss_reduite.svg.

Amostragem

Amostra é todo subconjunto de unidades destacadas de uma população a fim de se obter uma informação desejada.

Em Medicina do Trabalho, usualmente, entendemos população como o conjunto de trabalhadores ou de pacientes. Mas para fins de amostragem, a "população" também pode ser entendida como o universo de outros elementos, tais como resultados de avaliações audiométricas, dosagens de marcadores biológicos, achados de exame físico, prontuários médicos e outros.

Por vezes, é possível estudar uma população completa, o que denominamos "censo". No entanto, isso nem sempre é possível porque os censos normalmente envolvem maiores custos, são mais demorados e muitas vezes é impossível examinar toda uma população.

É importante que se saiba obter amostras significativas entre os elementos da população de interesse que representem o conjunto que se quer estudar. O uso de amostras permite obter respostas e retratar fenômenos de uma população dentro de margens de erro conhecidas.

Amostra aleatória ou probabilística

É constituída por *n* unidades retiradas ao acaso em uma população. Em outras palavras, é a amostra obtida por sorteio.

Para se obter amostra aleatória, é necessário que a população seja conhecida e cada unidade seja identificada por um número ou nome. Existem diversas maneiras de se fazer o sorteio, desde que garantido que cada elemento do conjunto tenha a mesma chance de ser escolhido. Atualmente, meios eletrônicos em aplicativos simples são disponíveis para essa finalidade.

Amostra semiprobabilística

É obtida por *n* unidade retiradas da população por procedimento parcialmente aleatório.

Amostra sistemática: obtém *n* unidades de uma população por intermédio de um sistema predefinido. Por exemplo: queremos obter uma amostra de um décimo dos trabalhadores de uma indústria, então escolhemos um número qualquer do registro (como "todos os que terminam com o dígito 4"), desde que garantido que o meio de numeração distribua os dígitos finais de 0 a 9 de maneira não enviesada entre todos os trabalhadores.

Amostra por conglomerados: obtêm-se as unidades de uma população agrupada em conglomerados que tenham uma razão de interesse.

Exemplo

Todos os trabalhadores expostos a um agente ambiental em um determinado grupo homogêneo de exposição (GHE).

Amostra não probabilística ou de conveniência

É obtida por *n* unidades reunidas em uma amostra a critério do pesquisador, normalmente considerando-se a facilidade de acesso a essas unidades. Exemplo: trabalhadores que procuraram o ambulatório no mês de julho.

Tamanho da amostra

Existem diversas maneiras de se calcular o tamanho adequado de uma amostra, que pode incluir ferramentas matemáticas complexas.

Quando se faz pesquisa científica, existe a necessidade de se utilizarem métodos apurados para calcular o tamanho da amostra, dado o rigor que se espera nesse tipo de estudo. Nesse caso, a escolha do método de cálculo dependerá do tamanho do universo de estudo, do tipo e da classificação das variáveis de interesse.

No dia a dia do médico do trabalho, o tamanho da amostra muitas vezes será determinado com base nas possibilidades reais e recursos disponíveis, sendo necessário que se entenda o que tem sido feito naquele campo de estudo, o que os recursos disponíveis (orçamento, pessoas, tempo) permitem fazer.

De todo modo, o método estatístico para determinar o tamanho de uma amostra exige a escolha da margem de erro que se admite para o resultado. Usualmente, os estudos admitem uma margem de erro de 5%, para mais ou para menos. Da mesma forma, se admitirmos que em uma a cada vinte vezes que o mesmo estudo seja realizado seja necessário escolher uma amostra não representativa do grupo, estamos falando de um nível de confiança de 95%. Esses parâmetros (5% de margem de erro e 95% de nível de confiança) são comumente usados em pesquisas em ciências da saúde.

Exemplo:

Um médico do trabalho está organizando uma campanha de doação de sangue e quer estimar quantos trabalhadores de sua empresa têm sangue do tipo O. A empresa tem 20 mil trabalhadores e a informação do tipo sanguíneo não consta de nenhum relatório ou sistema informatizado: só está disponível a informação escrita em cada prontuário médico. Como o médico não terá recursos necessários para verificar cada prontuário, ele decidiu fazer uma amostragem. Quantos prontuários ele precisará verificar?

Inicialmente, uma consulta à literatura médica mostrou que, na população geral, a porcentagem de ocorrência de sangue tipo O varia entre 40% e 60%. Então, para fins de cálculo, utiliza-se o ponto médio, 50%, e aplica-se a fórmula:

$$n = \frac{z^2 \times p(100 - p)}{d^2}$$

Onde z é um valor dado por tabela associada ao nível de confiança. Neste caso, z = 2. A porcentagem de pessoas com sangue tipo O na população geral é 50% (p = 50), e d é a margem de erro 5% (d = 5). Logo, o tamanho da amostra deve ser:

$$n = \frac{4 \times 50 \times 50}{25} = 400$$

Repare que tendo escolhido 50% de frequência de população tipo O (o que pode parecer, em um primeiro momento, uma escolha arbitrária), não há prejuízo significativo no cálculo do tamanho da mostra. Faça o teste: se escolher 40% ou 60% o resultado será uma amostra de 384 prontuários, o que é um número muito próximo do cálculo original e não causa impactos em termos práticos para o fim a que se destina.

Dados e variáveis

Variável é uma característica dos indivíduos de uma população. Dados são os valores das variáveis, obtidos por meio de amostra. Por exemplo: um médico do trabalho deseja saber a opinião dos trabalhadores a respeito da qualidade do atendimento no ambulatório. A variável de interesse é a opinião dos trabalhadores. Os dados serão obtidos fornecendo-se um meio de pedir aos trabalhadores que atribuam nota ao atendimento recebido, como uma escala de zero a cinco.

As variáveis são classificadas em dois tipos: quantitativas (ou numéricas) e qualitativas (ou categóricas).

1. **Variáveis quantitativas:** são expressas por números e classificadas em discretas e contínuas. A variável discreta só pode assumir alguns valores em intervalos fixos, por exemplo: número de filhos; meses de afastamento do trabalho. A variável contínua assume qualquer valor, sem intervalos fixos, por exemplo: índice de massa corporal; dosagem de ácido hipúrico na urina.
2. **Variáveis qualitativas:** aquelas em que os dados são distribuídos em categorias mutuamente exclusivas e são classificadas em nominais e ordinais. A variável nominal é aquela em que não há importância na ordem em que os dados são apresentados, por exemplo: cor dos olhos; ocupação. A variável ordinal exige uma ordenação, pois sua interpretação depende da posição que o elemento estudado ocupa naquela categoria, por exemplo: gravidade de doença (leve, moderada, grave); classificação de Schilling (I, II ou II).

Apresentação de dados – tabelas e gráficos

As informações obtidas em estatística precisam ser organizadas de maneira lógica e clara a fim de facilitar e organizar a leitura. As tabelas e os gráficos são importantes recursos para a apresentação de dados, devem ser autoexplicativos e são os recursos apropriados para a comunicação científica.

Tabelas

Os dados apresentados em tabelas devem seguir as normas técnicas da Fundação Instituto Brasileiro de Geografia e Estatística (IBGE, 1993).

As tabelas devem ser inseridas na ordem em que aparecem no texto perto do ponto em que são mencionadas pela primeira vez.

Preferencialmente, as tabelas devem ser inseridas em uma única página, conter apenas traços horizontais e apresentar uniformidade quanto ao número de casas decimais dos dados apresentados.

As tabelas devem conter título (que descreve "o que", "como", "onde" e "quando"), corpo (conteúdo), cabeçalho, coluna indicadora e fonte. As tabelas também podem conter notas e chamadas para esclarecer siglas ou alguma outra particularidade (Tabela 23.1).

Exemplo: trabalho sobre a avaliação da qualidade de vida do açougueiro.

Tabela 23.1 – Descrição das características clínicas e pessoais por grupo e resultados de análises estatísticas.

Variáveis	Açougueiros (n = 50)	Controles (n = 50)	Total (n = 100)	Valor p
Anos (idade)				
Média ± SD	32,7 ± 9	25,8 ± 5,3	29,2 ± 8,1	< 0,001**
Mediana (mín.-máx.)	30,5 (18; 53)	25 (18; 44)	27 (18; 53)	
Peso (kg)				
Média ± SD	77 ± 11,6	71,4 ± 15,4	74 ± 13,9	0,042**
Mediana (mín.-máx.)	76 (58; 118)	70 (43; 110)	0,047**	
Altura (m)				
Média ± SD	1,73 ± 0,08	1,7 ± 0,1	1,71 ± 0,09	0,118**
Mediana (mín.-máx.)				
IMC (kg/m²)				
Média ± SD	25,7 ± 2	24,5 ± 4,2	25,1 ± 3,7	0,132**
Mediana (mín.-máx.)	25,1 (20,9; 36,8)	24,2 (16,7; 33,3)	24,5 (16,7; 36,8)	
Sexo, n (%)				
Masculino	50 (100)	27 (54)	77 (77)	< 0,01
Feminino	0 (0)	23 (46)	23 (23)	
HAS, n (%)				
Não	46 (94)	49 (98)	95 (96)	0,362*
Sim	3 (6)	1 (2)	4 (4)	

(Continua)

Tabela 23.1 – Descrição das características clínicas e pessoais por grupo e resultados de análises estatísticas (continuação).

Variáveis	Função Açougueiros (n = 50)	Função Controles (n = 50)	Total (n = 100)	Valor p
DM, n (%)				
Não	49 (98)	50 (100)	99 (99)	> 0,999*
Sim	1 (2)	0 (0)	1 (1)	
Fumante, n (%)				
Não	41 (82)	44 (88)	85 (85)	0,401
Sim	9 (18)	6 (12)	15 (15)	
Álcool, n (%)				
Não	17 (34)	26 (52)	43 (43)	0,069
Sim	33 (66)	24 (48)	57 (57)	
Atividade física, n (%)				
Não	34 (68)	18 (36)	52 (52)	0,001
Sim	16 (32)	32 (64)	48 (48)	

Algumas variáveis têm dados ausentes; teste χ^2;*teste exato de Fisher; **teste dos estudantes; IMC: índice de massa corporal; HAS: hipertensão arterial sistêmica; DM: diabetes *mellitus*; DV: desvio-padrão; mín.: mínimo; máx.: máximo.
Fonte: FERREIRA, J. C.; ROMERO, V. U.; ANDRADE, R. M.; SÁ, E. C. Butcher's quality of life evaluation with the WHOQOL-bref. *Rev Bras Med Trab*, v. 15, n. 3, p. 222-8, 2017.

Gráficos

Os gráficos são uma maneira mais visual de apresentar a distribuição das variáveis e seguem as normas de 1993 do IBGE citadas anteriormente.

Todo gráfico deve conter título (que deve ser colocado abaixo do gráfico) e escala (que deve crescer da esquerda para a direita e de baixo para cima). As legendas devem ser apresentadas preferencialmente à direita do gráfico. Exemplos:

Gráfico de barras verticais (Figura 23.2)

Figura 23.2 – Representação gráfica da distribuição de amostra por idade.

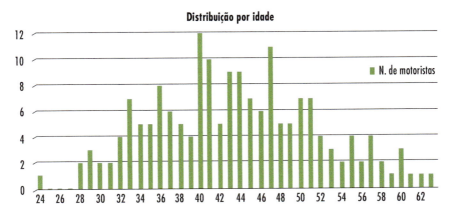

Fonte: Adaptada de CARVALHO, R. B. Fatores de risco psicossocial do trabalho associados ao adoecimento psíquico dos motoristas de ônibus urbano [tese de Doutorado]. São Paulo: Faculdade de Saúde Pública da Universidade de São Paulo; 2015.

Gráfico linear (Figura 23.3)

Figura 23.3 – Curva, em função do sexo do participante, de sobrevida do tempo entre o afastamento do trabalho por transtorno mental e o retorno ao trabalho, São Paulo, 2014-2016 (N = 204).

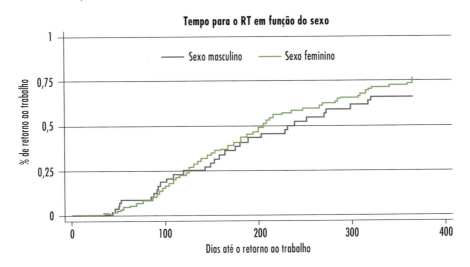

Fonte: Adaptada de SILVA JÚNIOR, J. S. Retorno ao trabalho após afastamento de longa duração por transtornos mentais: um estudo longitudinal com trabalhadores do mercado formal [tese de Doutorado]. São Paulo: Faculdade de Saúde Pública da Universidade de São Paulo; 2016.

Gráfico de seção circular – pizza (Figura 23.4)

Figura 23.4 – Grupos de doenças relacionadas à negativa de licença médica dos servidores municipais de Vitória, em 2012.

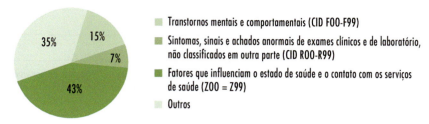

Fonte: Adaptada de BASTOS, V. G. A.; SARAIVA, P. G. C.; SARAIVA, F. P. Sickness-absenteeism among municipal civil servants in Vitoria, Brazil. *Rev Bras Med Trab*, v. 14, n. 3, p. 192-201, 2016.

Referências bibliográficas

PETRIE, Aviva; SABIN, Caroline. *Estatística médica*. 2. ed. Trad. de Claudio Fava Chagas. São Paulo: Roca, 2007.

VIEIRA, Sônia. *Introdução à bioestatística* [recurso eletrônico]. 4. ed. Rio de Janeiro: Elsevier, 2011. 345p.

Capítulo 24
Epidemiologia Ocupacional
Princípios

Fernando Akio Mariya

Introdução

Depois de estudar este capítulo, você deve ser capaz de: entender os conceitos de Epidemiologia e Epidemiologia Ocupacional; conhecer a metodologia dos estudos epidemiológicos; estruturar um sistema de vigilância epidemiológica; avaliar os sistemas de registros de dados e informações dos serviços de saúde; aplicar critérios para determinar a causalidade em um trabalhador; distinguir entre associações que provavelmente são causais e aquelas que provavelmente têm outras explicações; e aplicar a Epidemiologia na prática da Medicina do Trabalho.

Definição de epidemiologia

Epidemiologia é o estudo da ocorrência e distribuição de eventos, estados e processos relacionados à saúde em populações específicas, incluindo o estudo dos determinantes que influenciam esses processos e a aplicação desse conhecimento para controlar problemas de saúde relevantes (PORTA, 2014).

O estudo inclui vigilância, observação, triagem, teste de hipóteses, pesquisa analítica, experimentos e previsão. Distribuição refere-se à análise por tempo, lugar (ou espaço) e população (ou seja, classes ou subgrupos de pessoas afetadas em uma organização, população ou sociedade, ou em escalas regionais e globais). Os determinantes são os fatores geofísicos, biológicos, comportamentais, sociais, culturais, econômicos e políticos que influenciam a saúde. Eventos, estados e processos relacionados à saúde incluem surtos, doenças, distúrbios, causas de morte, comportamentos, processos ambientais e socioeconômicos, efeitos de programas preventivos e uso de serviços sociais e de saúde. Populações específicas são aquelas com contextos comuns e características identificáveis. Então, o objetivo da epidemiologia é avançar o conhecimento científico para promover, proteger e restaurar a saúde.

O principal "objeto de conhecimento" da Epidemiologia como disciplina científica são causas de eventos, estados e processos relacionados à saúde em grupos e populações. Nos últimos 90 anos, a definição ampliou-se da preocupação com epidemias de doenças transmissíveis para incluir todos os fenômenos relacionados à saúde em populações. Portanto, a Epidemiologia é muito mais do que um ramo da Medicina que trata de epidemias.

Epidemiologia Ocupacional é o estudo da distribuição das exposições no local de trabalho, condições de emprego e condições de trabalho (incluindo processos psicossociais, químicos e físicos) e seus efeitos nos estados de saúde e seus resultados em populações definidas. É a aplicação do conhecimento epidemiológico à força de trabalho.

Aplicações

As áreas de aplicação da Epidemiologia são:
1. Descrição das condições de saúde da população por meio da construção de indicadores de saúde. Por exemplo, taxa de mortalidade; taxa de incidência de uma doença.
2. Investigação dos fatores determinantes da situação de saúde. Por exemplo, investigação de agentes etiológicos, fatores de risco.
3. Avaliação do impacto das ações para alterar a situação de saúde. Por exemplo, avaliação do impacto do saneamento para diminuir parasitoses na comunidade.
4. Avaliação da utilização dos serviços de saúde, incluindo custos.

Causalidade e associação

O objetivo principal da Epidemiologia é orientar na prevenção e controle de doenças e na promoção da saúde, identificando as causas do adoecimento e as formas de evitá-lo, bem como o diagnóstico e o tratamento. Em estudos epidemiológicos, uma associação/relação observada entre exposição e efeito não é suficiente para decidir se a relação é causal. Este é particularmente o caso dos primeiros relatórios, que são apenas de natureza associativa. Os primeiros relatos de uma associação são frequentemente refutados por estudos posteriores. Os mesmos cuidados aplicam-se ao se investigarem sintomas em um trabalhador individual.

Dentro dos estudos, uma associação observada entre a exposição e o efeito na saúde pode decorrer de um ou mais dos seguintes fatores:
» Chance (erro aleatório).
» Viés (erro sistemático).
» Confundimento (um fator diferente, p. ex., fumar).

Considere alguém que trabalha com *psyllium* e que desenvolve rinite. Só porque o *psyllium* é um conhecido sensibilizador respiratório não é suficiente para demonstrar causa e efeito. A associação pode acontecer por acaso ou resultar de uma exposição separada; por exemplo, ele pode ser alérgico ao pelo do gato que tem em casa.

Causalidade

Causalidade é a relação entre um evento (a causa) e um segundo evento (o efeito), em que o segundo evento é a consequência do primeiro (Quadro 24.1).

Quadro 24.1 – Relação causa e efeito.

Causa	Efeito
Tabagismo	Câncer de pulmão
Obesidade	Diabetes tipo 2

Fonte: Desenvolvido pela autoria do capítulo.

Critérios para determinar o nexo de causalidade

Em 1965, Sir Austin Bradford-Hill, um estatístico médico, estabeleceu nove critérios para determinar a força de uma associação entre uma doença e seu suposto agente causador. São os "princípios de causalidade" ou "princípios de Hill": força de associação; consistência; especificidade; temporalidade; gradiente biológico; plausibilidade; coerência; evidência e analogia.

Força de associação

Quão forte é a associação entre a causa e o efeito? A exposição está associada a um alto risco relativo de adquirir a doença? Quão grande é o efeito?

Percivall Pott mostrou que a mortalidade de limpadores de chaminés por câncer escrotal foi 200 vezes maior do que a dos trabalhadores que não foram expostos ao alcatrão ou aos óleos minerais. Uma forte associação como o câncer escrotal nos limpadores de chaminés é uma boa evidência em favor da causalidade de uma exposição ocupacional.

Consistência

O efeito foi observado repetidamente por pessoas diferentes, em diferentes lugares, circunstâncias e tempos?

A associação é consistente quando resultados são replicados em estudos de boa qualidade de diferentes pesquisadores em diferentes lugares e utilizando métodos diferentes. Também denominada "replicabilidade".

Exemplo:

DT 04 – Rastreamento por Eletrocardiograma: acidentes, morte súbita, síncope e trabalho (https://www.anamt.org.br/portal/wp-content/uploads/2018/05/rastreamento_por_eletrocardiograma.pdf).

Especificidade

A causa gera um efeito específico (uma causa – um efeito) sem outra explicação plausível? Alterar apenas a causa altera o efeito?

Placas pleurais têm uma relação quase específica com a exposição ao amianto. No entanto, para a maioria dos efeitos na saúde, este não é o caso. Muitas doenças têm várias causas; por exemplo, o enfisema pode ser causado por exposição ocupacional a vapores de cádmio; tabagismo e/ou deficiência hereditária na α1-antitripsina.

Temporalidade

Uma causa deve preceder seu efeito. Além disso, se é de se esperar que haja um atraso entre causa e efeito, esse atraso também deve ser observado.

No entanto, apenas porque a exposição a um agente causador precede um efeito, isso não é suficiente para dizer que o efeito é a consequência direta da exposição.

Gradiente biológico

Uma pequena exposição deve causar um pequeno efeito; uma grande exposição deve causar um grande efeito. Existe uma dose-resposta?

A demonstração de um relacionamento "dose-resposta" tem duas implicações importantes:

1. É uma boa evidência de uma verdadeira relação causal entre a exposição a um agente em particular e um efeito na saúde.
2. Pode sugerir níveis de exposição abaixo dos quais o efeito na saúde é a consequência mais improvável ou mesmo impossível.

Por exemplo, o número de casos de asma de látex em trabalhadores de saúde na Alemanha aumenta linearmente com o número de luvas de látex com talco compradas pelos hospitais. Isso aumenta muito a evidência mais simples de que os profissionais de saúde têm uma incidência maior de asma do que a população geral.

Plausibilidade biológica

Existe um raciocínio lógico fundamentado no mecanismo biológico ligando a causa possível e o efeito? Isso faz sentido?

Será útil se a causalidade que suspeitamos for biologicamente plausível, ou seja, faz sentido (dependendo do conhecimento atual).

Coerência

A evidência se encaixa com o que se sabe sobre a história natural e a biologia do resultado? A interpretação de causa e efeito dos dados não deve conflitar com os fatos geralmente conhecidos da história natural e da biologia da doença. A diferença entre plausibilidade e coerência é sutil.

A plausibilidade é formulada positivamente (uma associação que deve estar de acordo com o conhecimento). Coerência é expressa de forma negativa (uma associação que não deve entrar em conflito com o conhecimento).

Evidência experimental

Existem estudos clínicos que apoiam a associação? Uma prova muito forte de causa e efeito vem dos resultados de experimentos, em que muitas variáveis significativas são mantidas estáveis para evitar que interfiram nos resultados.

Pode ser possível usar evidências observacionais. Por exemplo, na substituição gradual de luvas de látex com talco por luvas sem talco na Alemanha, o número de casos de asma caiu. Existe uma associação observada entre a ação preventiva realizada e a redução nos casos de asma.

Analogia

A associação observada é apoiada por associações semelhantes?

Por exemplo, se uma enzima detergente como a protease pode sensibilizar um trabalhador, é razoável sugerir que uma segunda enzima detergente como a lipase também pode sensibilizar.

História natural da doença (Leavell & Clark)

A maneira como uma doença progride na ausência de intervenção médica ou de saúde pública é muitas vezes chamada de história natural da doença. O médico do trabalho deve aproveitar o conhecimento disponível sobre os estágios, mecanismos e causas da doença para determinar como e quando intervir. O objetivo da intervenção na Medicina do Trabalho pode ser preventivo ou corretivo para alterar a história natural de uma doença de maneira favorável.

Estágios da doença

O desenvolvimento e a expressão de uma doença ocorrem ao longo do tempo e podem ser divididos em três estágios: pré-doença; latente; e sintomático. Durante a fase de pré-doença, antes do início do processo da doença, a intervenção precoce pode evitar a exposição ao agente da doença (p. ex., chumbo, ácidos graxos trans, micróbios), impedindo o início do processo da doença; isso é chamado de prevenção primária. Durante a fase latente, quando o processo da doença já começou, mas ainda é assintomático, o rastreamento da doença e o tratamento adequado podem impedir a progressão para doença sintomática; isso é denominado "prevenção secundária". Durante o estágio sintomático, quando as manifestações da doença são evidentes, a intervenção pode retardar, interromper ou reverter a progressão da doença; isso é denominado "prevenção terciária".

Referências bibliográficas

GOMES, Elainne Christine de Souza. *Conceitos e ferramentas da epidemiologia.* Recife: Ed. Universitária da UFPE, 2015.

KATZ, David; ELMORE, Joann; WILD, Dorothea et al. *Jekel's epidemiology, biostatistics, preventive medicine and public health.* 4th ed. Philadelphia: Elsevier, 2014.

MENDES, René. *Dicionário de saúde e segurança do trabalhador:* conceitos, definições, história, cultura. Novo Hamburgo (RS): Proteção Publicações, 2018.

MENDES, René. *Patologia do trabalho.* 3. ed. São Paulo: Atheneu, 2013.

PORTA, Miquel. *A dictionary of epidemiology.* 6th ed. New York: Oxford University Press, 2014.

Capítulo 25

Estudos Epidemiológicos Usados na Saúde do Trabalhador

José Domingos Neto
Eduardo Myung

Introdução

A Medicina do Trabalho é a especialidade médica que se ocupa das relações entre o trabalho e o processo saúde-doença dos trabalhadores, visando a promoção da saúde, a qualidade de vida e a prevenção dos acidentes e doenças por meio da melhoria contínua das condições de trabalho e da saúde.

Nesta perspectiva, entre as competências exigidas a este especialista, cita-se a capacidade de analisar a situação de saúde dos trabalhadores incluindo diagnóstico dos principais problemas e necessidades e incluindo a atuação em oportunidades e em facilitadores para atenção integral a saúde.

Dessa forma, o conhecimento aprofundado dos estudos epidemiológicos utilizados na saúde do trabalhador instrumentaliza o especialista a fim de garantir uma adequada análise de informações em saúde em âmbito individual ou coletivo. Ao mesmo tempo, durante formulação dos programas em saúde como o de Prevenção de Riscos Ambientais (PPRA) e de Controle Médico de Saúde Ocupacional (PCMSO), o conhecimento dos estudos epidemiológicos aprimora a tomada de decisão do médico do trabalho para reconhecer adequadamente os fatores de riscos associados a adoecimento no ambiente de trabalho e para reconhecer adequadamente intervenções para atuação sobre os determinantes de saúde.

Nesse sentido, observa-se a necessidade de uma noção relativa dos diferentes tipos de estudos primários e que, conforme seus delineamentos, determinam uma hierarquia de importância para tomada de decisão na prática médica que, por fim, estrutura os níveis de evidências (Figura 25.1).

A Figura 25.1 também expressa a evolução científica do entendimento da relação de causalidade acerca de um fator de risco, ou seja, a investigação da relação de nexo causal se inicia de uma suspeita clínica de casos individuais que geram os primeiros relatos de caso, evoluindo para estudos observacionais de maior custo e complexidade (caso-controle e coorte) e que exploram melhor a magnitude do risco entre outros fatores (Quadro 25.1). Ensaios clínicos, então, são utilizados para controle experimental do fator de risco, com mensuração da cura ou redução de risco de adoecimento.

Figura 25.1 – Níveis de evidências científicas por desenho de estudo.

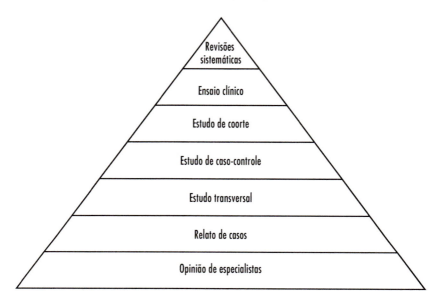

Fonte: Adaptada de Gordis, 2014.

Em 1986, o US Public Health Service convocou um grupo de especialistas para discussão acerca da eficácia das medidas preventivas de pré-natal. Os debates evoluíram também para a criação de critérios de avaliação das evidências acerca da relação de causalidade de fatores de risco (GORDIS; KLEINMAN; KLERMAN et al., 1990):

Quadro 25.1 – Critérios de avaliação da relação de causalidade.

Estágio 1 – Categorizando as evidências pela qualidade metodológica
1. Ensaios clínicos
2. Estudos de coorte ou caso-controle
3. Série temporal de estudos transversais
4. Série de relatos de caso
Estágio 2 – Critérios de relação de causalidade
1. Relação de temporalidade: exposição precede o adoecimento
2. Plausibilidade biológica
3. Consistência: resultados replicados em outros estudos

(Continua)

Quadro 25.1 – Critérios de avaliação da relação de causalidade (continuação).

Estágio 2 – Critérios de relação de causalidade
4. Grau de investigação de causas alternativas
5. Relação de dose-resposta
6. Força de associação (risco relativo ou razão de chances)
7. Cessação da exposição gera benefício

Fonte: Adaptado de Gordis, 2014.

A definição do nexo causal é feita por intermédio de um conjunto de evidências científicas, não se limitando a um achado estatisticamente significativo em um único estudo (GORDIS, 2014). O médico do trabalho capaz de avaliar a qualidade das evidências científicas pode dar prioridade ao controle dos fatores de risco que mais se aproximem de uma relação de causalidade pelos critérios apresentados anteriormente, com base na melhor evidência científica possível ou disponível. A seguir, exploraremos cada um dos estudos partindo da base da pirâmide de evidências e como eles podem ser úteis na prática da Medicina do Trabalho.

Relatos de caso ou série de relatos de caso

Os estudos de relato de caso ou série de relatos de casos exploram investigação e tratamento de casos individuais, podendo ser aproveitados para melhorar a anamnese e a sensibilidade do médico do trabalho acerca de uma doença de forma pormenorizada. Os relatos de caso também promovem a investigação científica de um tema com outros estudos mais complexos que envolvam um grupo de comparação no sentido de definir a força de associação de um fator de risco.

Como exemplo, temos o livro *Um novo olhar na prevenção de acidentes do trabalho: o fator ergonomia*, de Hudson Araújo Couto, em que 983 acidentes de trabalho foram avaliados, chegando-se à conclusão de que 41% dos acidentes foram decorrência direta de más condições de Ergonomia. É um exemplo em que a observação direta dos acidentes pode ser suficiente em atestar causalidade em fatores de risco indubitáveis. Outro exemplo são relatos de caso de investigação de perda neurossensorial em consequência de otosífilis, diagnóstico diferencial pouco explorado e potencialmente reversível (OLIVEIRA; OLIVEIRA, 2009).

Estudos transversais

Os estudos transversais avaliam a prevalência de uma doença e de fatores de risco de interesse em uma população. O estudo permite a comparação entre quatro grupos na população: população doente ou não doente com ou sem exposição ao fator de risco (Figura 25.2). É possível, então, o cálculo da razão de prevalência pela comparação da prevalência da doença em população exposta ao fator de risco com a prevalência em população não exposta. Por avaliar dados presentes em uma fatia do tempo, o estudo não avalia se a exposição a um fator de risco de fato precedeu o adoecimento. Portanto, estudos de caso-controle e coorte são mais adequados na investigação da etiologia de uma doença.

Figura 25.2 – Desenho de estudo transversal.

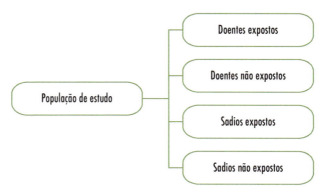

Fonte: Adaptada de Gordis, 2014.

O médico do trabalho utiliza em parte a metodologia dos estudos transversais na sua prática diária: qual a prevalência de audiometrias com perda neurossensorial em um determinado setor da empresa? Partindo dessa questão, ele pode comparar, por exemplo, a prevalência de diabetes, tabagismo, idade avançada, exposição a solventes ou ruído entre os trabalhadores que têm ou não perda neurossensorial. Outro exemplo é a comparação da prevalência de acidentes de trabalho e sonolência em população que atua em trabalho noturno em comparação com população que trabalha em horário diurno. Desses dados populacionais, a investigação científica pode evoluir para estudos de caso-controle e coorte.

Estudos de caso-controle

Os estudos de caso-controle trabalham diretamente na comparação de casos doentes e não doentes com o objetivo de avaliar a diferença de exposição de fatores de risco de interesse. Apresentam maior utilidade na investigação de possíveis fatores etiológicos de doenças raras ou quando esses fatores etiológicos não estão bem estabelecidos. Em virtude do alto risco de fatores de confusão, esses estudos dificilmente são conclusivos ou definidores de conduta, servindo para auxiliar na definição dos fatores de risco a serem explorados por estudos de coorte. Como vantagem, são mais baratos e exigem menor população participante do que os estudos de coorte. A Figura 25.3 mostra o desenho básico de um estudo de caso-controle.

Figura 25.3 – Desenho de um estudo de caso-controle.

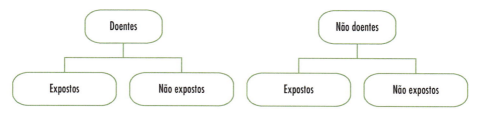

Fonte: Adaptada de Gordis, 2014.

Os fatores de viés ou de confusão dos estudos de caso-controle envolvem imprecisões que advêm da seleção da população doente e do grupo de não doentes, sendo desejável que tanto a população de doentes como a de não doentes constituam um recorte representativo acerca da exposição na população total de interesse e contemplem outros fatores de confusão como idade, nível socioeconômico e outros de forma pareada ou proporcional.

Por exemplo, um estudo de caso-controle, que busque associar o risco de tabagismo à perda auditiva neurossensorial comparando tabagismo entre população com perda auditiva e sem perda auditiva, pode encontrar dificuldades em provar a associação de forma consistente se houver grandes diferenças na prevalência ou interferência significativa de outros fatores de risco como diabetes, idade avançada e exposição a ruído excessivo entre os grupos do estudo.

O grau de associação de risco nos estudos de caso-controle ou de coorte é realizado pelo cálculo da razão de chances ou *odds ratio* (OR).

$$OR = \frac{(\text{Doentes expostos}) \times (\text{Não doentes não expostos})}{(\text{Doentes não expostos}) \times (\text{Não doentes expostos})}$$

Fonte: Adaptado de Gordis, 2014.

Por exemplo, um estudo de caso-controle comparou a presença de trabalhadores rurais em 1.317 mortos por linfoma não Hodgkin residentes em região não urbana em comparação com população falecida por outras causas selecionada aleatoriamente. A magnitude de risco calculada foi de (OR = 2,06; 95% IC: 1,2-3,14). O resultado significa que a razão entre a chance de haver um trabalhador rural entre população falecida por linfoma não Hodgkin é 2,06 vezes a mais em comparação com população falecida de outras causas (BOCCOLINI; CHRISMAN; KOIFMAN et al., 2017).

O intervalo de confiança (IC) é uma estimativa do verdadeiro valor populacional de interesse acerca do risco. O IC de 95% significa que se a investigação do estudo fosse repetida nas mesmas condições inúmeras vezes com IC de 95% definido em cada repetição, o verdadeiro valor populacional estaria contido no intervalo de confiança em 95% das vezes. No exemplo, o IC de 1,2 a 3,14 não ultrapassa o valor 1 e, por isso, a relação é considerada significante do ponto de vista estatístico, ou seja, provavelmente não ocorreu por acaso. Quanto mais distante o limite mais próximo do intervalo de confiança estiver do valor 1, maiores as chances de ser clinicamente relevante.

Em estudos de caso-controle, o intervalo de confiança costuma ser largo, refletindo a imprecisão da estimativa da magnitude de risco desses estudos. Um resultado estatisticamente (in)significante não comprova ou exclui relação de causalidade. Para excluir ou comprovar causalidade, é necessário um debate em torno de um conjunto de evidências científicas pelos critérios discutidos no Quadro 25.1.

Estudos de coorte

O estudo de coorte avalia a incidência de adoecimento ao longo do tempo entre a população exposta e não exposta. Ele pode ser prospectivo, com o investigador acompanhando a população concomitantemente ou retrospectivo por meio da avaliação de dados já coletados antes. Independentemente de ser retrospectivo ou prospectivo, o desenho de estudo é o mesmo ilustrado na Figura 25.4.

Figura 25.4 – Desenho de um estudo de coorte.

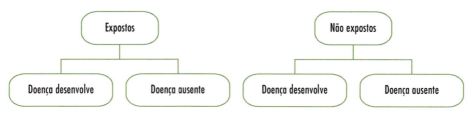

Fonte: Adaptada de Gordis, 2014.

O estudo difere de um ensaio clínico por não ter população randomizada e não ser experimental, ou seja, o investigador não realiza testes na população, apenas observa a história natural da doença e mensura a magnitude do risco. O estudo de coorte prospectivo é o que apresenta o melhor potencial de avaliar consistentemente a relação de risco de um fator de interesse. A vantagem do estudo é alcançar chance maior de conter uma amostra representativa da população e atestar a presença de exposição ao fator de risco antes do adoecimento de forma mais confiável do que os estudos de caso-controle ou coorte retrospectivo. Entretanto, o estudo costuma ser caro, com necessidade de longo período de seguimento, podendo haver perdas importantes de adesão ao estudo pela população. Os principais fatores de confusão dos resultados envolvem não participação da população ao longo dos anos de seguimento, imprecisão na definição de casos expostos e não expostos e ausência de mascaramento de grupos expostos e não expostos, podendo influenciar o julgamento dos investigadores.

A magnitude de risco no estudo de coorte é calculada por meio do risco relativo (RR).

$$RR = \frac{\text{(Incidência nos expostos)}}{\text{(Incidência nos não expostos)}} = \frac{\dfrac{\text{(Doentes expostos)}}{\text{(Doentes expostos + Sadios expostos)}}}{\dfrac{\text{(Doentes não expostos)}}{\text{(Doentes não expostos + Sadios não expostos)}}}$$

Fonte: Adaptado de Gordis, 2014.

O RR expressa uma razão sobre a incidência da doença entre expostos ao fator de risco e entre não expostos. Outro mérito do estudo de coorte com relação ao de caso-controle é de que a prevalência da doença na população do estudo é definida.

Quando a doença é rara e a amostra da população é representativa em um estudo de caso-controle, o *odds ratio* se torna uma aproximação razoável do valor do risco relativo.

Para fatores biomecânicos e fatores psicossociais, a mensuração acurada da exposição no sentido de definir uma relação de dose-resposta é desafiante. Não raro, os estudos de coorte ou de caso-controle utilizam questionários que dependem da memória dos participantes a fim de se definir a magnitude de exposição. Alguns estudos utilizam critérios que não diferenciam consistentemente graus variados de exposição. Um exemplo é o uso de tabelas de atividades profissionais padronizadas como instrumento para atestar exposição a solventes ou o uso de questionários para definir atividade de trabalho exaustiva, moderadamente exaustiva ou sedentária preenchidas de acordo com o julgamento do participante do estudo.

Há na literatura revisões sistemáticas e metanálises acerca do risco ocupacional de diversas doenças baseados em estudos de coorte. Associados a ensaios clínicos que atestem a diminuição do risco de adoecimento ou cura da doença pelo controle direto do fator de risco; há, então, maior clareza da relação de causalidade do fator de risco de interesse e maiores as chances de presença de benefício em seu controle. Do contrário, o controle de um fator de risco não necessariamente gera o benefício esperado.

Como exemplo ilustrativo, um estudo de coorte prospectivo acompanhou 6.257 trabalhadores por 28 anos comparando a incidência de doenças osteomusculares com a exposição reportada a fatores biomecânicos e estresse ocupacional (associação de grau de demanda e controle). Houve perda de 50,5% da população do estudo entre 1981 e 2009 consequente à morte ou à perda de seguimento. Fatores associados como idade, atividade ocupacional, tabagismo e outros foram considerados no estudo. O RR calculado após 4 anos de exposição conjunta de fatores biomecânicos e estresse ocupacional em mulheres foi de RR = 1,58 (95% IC: 1,15-2,18) para dorsalgia e de RR = 1,59 (95% IC: 1,21-2,07) para doenças degenerativas osteomusculares. Para homens, foi de RR = 1,5 (95% IC: 1,05-2,15) para dorsalgia e de RR = 1,61 (95% IC: 1,16-2,22) para doenças degenerativas osteomusculares. Após 11 anos, a relação de risco foi observada apenas em homens com RR = 1,72 (95% IC: 1,21-2,43) para dorsalgia e de RR = 1,68 (95% IC: 1,25-2,46) para doenças degenerativas osteomusculares. Em 28 anos, a exposição não foi preditiva de adoecimento tanto em homens como em mulheres.

Fatores como perda de seguimento dos participantes ao longo dos anos, diferença de exposição ocupacional entre homens e mulheres e fatores externos não mensurados podem ter influenciado o resultado do estudo. Outro fator de incerteza é o uso de questionários que dependem da memória e do discernimento dos participantes para avaliação da exposição, embora o alto número de participantes auxilia em diminuir essa fonte de viés. O estudo sugere uma relação de risco estatisticamente significante, entretanto seus resultados, de forma isolada, não comprovam totalmente o nexo de causalidade, o que cria a necessidade de se fazer estudo semelhante em outras populações, explorar meios de avaliar melhor a exposição (gradiente dose-resposta) e de ensaios clínicos com intervenções ergonômicas que avaliem redução do risco de adoecimento. O conjunto de evidências pode nortear ações preventivas e restrições no retorno ao trabalho em diferentes graus de certeza científica a depender do conjunto de evidências coletado pelo médico do trabalho.

Ensaio clínico

O ensaio clínico (EC) caracteriza-se como um estudo experimental que permite a avaliação dos efeitos de uma intervenção em uma população selecionada (grupo-intervenção) em comparação com uma população que não recebe a intervenção (grupo-controle) ao longo de determinado período. A intervenção selecionada pode ser aplicada em qualquer momento da história natural da doença; portanto, este tipo de estudo pode ser utilizado para prevenção primária, prevenção secundária precoce (rastreamento), prevenção secundária tardia (tratamento) ou prevenção terciária (reabilitação). A principal especificidade deste estudo diante do estudo de coorte é a presença naquele (ensaio clínico) da intervenção, enquanto neste (coorte) somente há observação do processo saúde-doença (BENSEÑOR; LOTUFO, 2011). A Figura 25.5 demonstra o desenho de um ensaio clínico.

Figura 25.5 – Desenho de um ensaio clínico.

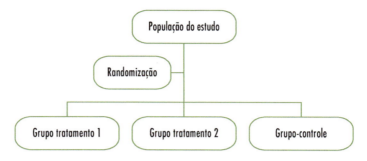

Fonte: Adaptada de Gordis, 2014.

Nesse sentido, os EC fornecem a metodologia de estudo mais adequada para esclarecer dúvidas sobre eficácia, benefício e malefício de uma intervenção. De qualquer forma, a confiabilidade de um estudo de EC depende da garantia da qualidade metodológica a fim de se assegurar adequado grau de controle e de redução de variáveis que possam influenciar o respectivo desfecho (BENSEÑOR; LOTUFO, 2011). Diante dessa necessidade de transparência e de melhor qualidade metodológica dos ensaios clínicos, desenvolveu-se, a partir de um grupo de editores e investigadores, a declaração CONSORT (Consolidated Standards of Reporting Trials; em português, "Padronização Consolidada de como Relatar Ensaios Clínicos), que permite a avaliação metodológica desses estudos para garantir adequada generalização dos achados e das conclusões MOHER; SCHULZ; ALTMAN, 2001).

Assim, o primeiro ponto acerca da avaliação metodológica caracteriza-se pela análise da presença ou não de um grupo-controle, e a ausência pode promover efeito placebo e efeito Hawthorne (estimulação do efeito desejado pelo simples fato de estar sob observação) nos resultados da pesquisa. Ao mesmo tempo, os critérios de elegibilidade dos participantes do estudo necessitam ser transparentes, assim como local, data e serviço em que os dados foram coletados (BENSEÑOR; LOTUFO, 2011 e MOHER; SCHULZ; ALTMAN, 2001).

O segundo ponto de importância é a presença da randomização ou alocação aleatória dos grupos controle e intervenção, que permite a conformação de grupos semelhantes, evitando-se, assim, o viés de seleção. Nessa perspectiva, a descrição do estudo precisa especificar a metodologia da randomização para permitir ao leitor avaliar o grau de confiabilidade da pesquisa.

O terceiro ponto de relevância é a presença de cegamento e o estudo deve garantir que os pacientes e/ou pesquisadores desconheçam quem pertence ao grupo-intervenção ou ao grupo-controle. Nem sempre é possível haver cegamento dependendo do tipo de intervenção escolhida pelo investigador. De qualquer forma, na descrição do estudo, há necessidade de estar especificada a metodologia utilizada no cegamento para análise crítica da confiabilidade da pesquisa.

O quarto ponto de expressão é a garantia da descrição detalhada da intervenção, incluindo, na descrição do estudo, informações como taxa de perda de participantes durante o estudo, o método de avaliação dos pacientes, critérios de inclusão e exclusão dos participantes, presença de desvios do protocolo durante pesquisa e outros (BENSEÑOR; LOTUFO, 2011 e MOHER; SCHULZ; ALTMAN, 2001).

Na área da saúde do trabalhador, um exemplo de EC é o estudo realizado, em 2014, por Sihawong et al., que demonstrou a eficácia da intervenção exercício físico programado em ambiente de trabalho para prevenção primária de episódio de lombalgia na população trabalhadora (HR = 0,37; 95% IC: 0,22-0,64) (SIHAWONG; JANWANTANAKUL, JIAMJARASRASI, 2014).

Revisão sistemática

As revisões sistemáticas (RS) caracterizam-se por estudos de revisão da literatura médica que respondem a uma pergunta de pesquisa específica e que utilizam metodologia de busca e de seleção de artigos científicos a fim de garantir imparcialidade por parte dos autores. As principais características desse estudo são: (1) uma pergunta de pesquisa objetiva a ser respondida; (2) uma busca sistematizada da literatura, em bases de dados científicos, com poder de identificar todos os estudos que são elegíveis em critérios predefinidos de inclusão e exclusão; (3) uma avaliação da qualidade metodológica dos estudos selecionados e da validade dos resultados encontrados; (4) uma síntese das características e resultados dos estudos escolhidos que responderam a pergunta de pesquisa (BENSEÑOR; LOTUFO, 2011; (HIGGINS; GREEN, 2011) e MOHER; SHAMSEER; CLARKE et al., 2015).

Na primeira etapa, as revisões sistemáticas organizam a pergunta de pesquisa no acrônimo PICO (população, intervenção, controle, desfecho/*outcome*) definindo, portanto, o escopo da pesquisa.

Na segunda etapa, são definidas as fontes de informação e, portanto, as bases de dados de artigos científicos (Medline, Embase, LiLACS, Cochrane e outras), o contato direto com autores e a análise da literatura cinzenta (artigos recuperados fora da estratégia de busca ou não publicados ou presentes apenas em anais de congressos ou conferências). Em relação aos critérios de elegibilidade ou exclusão dos estudos, realiza-se uma definição objetiva com ano, língua, *status* da publicação, população estudada e outros. A metodologia de busca em cada banco de dados é definida com base nos descritores em ciência da saúde (DECS ou MESH em inglês) e seus sinônimos. A seleção de artigos é realizada em duas fases por dois revisores independentes. A primeira fase é de rastreamento dos artigos pelo título e resumo do artigo. A segunda fase envolve a leitura dos artigos escolhidos na íntegra em nova fase de seleção e de sua elegibilidade.

Na terceira etapa, após a seleção minuciosa dos artigos realizada nas etapas anteriores, os estudos são organizados pelo tipo de estudo, qualidade metodológica, risco de viés e grau de evidência e, então, tabelados.

Na quarta etapa, os dados são sintetizados e discutidos e a conclusão final com seu grau de evidência científica é, finalmente, expressada. Nesta etapa, na dependência dos dados obtidos e da qualidade metodológica dos estudos selecionados, uma metanálise pode ser formulada e acompanhar o estudo de revisão sistemática ((BENSEÑOR; LOTUFO, 2011; HIGGINS; GREEN, 2011 e MOHER; SHAMSEER; CLARKE et al., 2015).

A metanálise é caracterizada como uma técnica estatística para combinar e sintetizar os dados de múltiplos estudos primários, relacionados a uma mesma pergunta de pesquisa, em uma medida de efeito único. Essa combinação de dados permite uma estimativa mais precisa dos efeitos das intervenções em comparação com os resultados isolados de um estudo primário. Essa combinação de resultados não será possível se houver um número insuficiente de estudos, se a metodologia desses estudos for demasiada heterogênea ou se os estudos apresentarem baixa qualidade metodológica. Geralmente, uma metanálise é realizada quando os dados de um estudo de revisão sistemática mostram-se suficientes (BENSEÑOR; LOTUFO, 2011 e MOHER; SCHULZ; ALTMAN, 2001).

Embora seja possível que uma metanálise não seja acompanhada de uma revisão sistemática, isso não é aconselhável uma vez que a qualidade de uma metanálise depende dos estudos primários selecionados. Portanto, uma metodologia clara, rigorosa e reprodutível de busca de artigos científicos, típica de uma revisão sistemática, mostra-se essencial para se obter uma seleção de estudos de forma imparcial e confiável (BENSEÑOR; LOTUFO, 2011).

Perante a necessidade de metodologia e população compatíveis, as metanálises tem, preferencialmente, base em estudos de ensaios clínicos randomizados; porém, nem sempre esta metodologia é aplicável, sobretudo em estudos de fatores de risco em que a impossibilidade ética não permite ensaios clínicos dos efeitos de uma exposição a um fator de risco específico, por exemplo, chumbo ou radiação (BENSEÑOR; LOTUFO, 2011 e STROUP; BERLIN; MORTON et al., 2000). Nestes casos, uma metanálise de estudos observacionais (coorte ou caso-controle) torna-se aplicável, mas a análise comparativa da qualidade, das características e dos resultados dos estudos selecionados torna-se ainda mais premente (STROUP; BERLIN; MORTON et al., 2000).

Diante da quantidade e do crescimento exponencial dos estudos primários gerando um grande desafio na atualização médica para leitura e para avaliação da qualidade de artigos científicos, as revisões sistemáticas tornam-se importantes por potencialmente oferecerem uma resposta da mais alta confiabilidade e de grau de evidência científica acerca de uma dúvida clínica (HIGGINS; GREEN, 2011; BENSEÑOR, 2011 e MOHER; SHAMSEER; CLARKE et al., 2015).

Na área da saúde do trabalhador, os estudos de revisão sistemática associados à metanálise de ensaios clínicos randomizados são bastante úteis para quantificar a eficácia de intervenção em prevenção, em rastreamento, em tratamento ou em reabilitação. Os dados desses estudos apresentam o potencial de oferecer informações de alta confiabilidade, que podem ser usadas para auxiliar o médico do trabalho na tomada de decisão da implementação de um programa de saúde como no PCMSO. No mesmo sentido, as revisões sistemáticas com metanálise de estudos observacionais podem auxiliar o processo decisório do médico, pois determinam quantitativamente o impacto da exposição a um fator de risco, possibilitando priorizar a análise e o controle dos fatores de risco em ambiente de trabalho como no PPRA.

Para exemplificação, cite-se a RS que foi um estudo realizado, em 2016, por Steffens et al., que demonstrou ineficácia da intervenção da cinta lombar em ambiente de trabalho para prevenção primária de episódio de lombalgia (RR = 1,01; 95% IC: 0,71-1,44) e de absenteísmo por dor lombar (RR = 0,87; 95% IC: 0,47-1,6) na população trabalhadora (STEFFENS, MAHE; PEREIRA et al., 2016).

Conclusão

Na avaliação de uma população, em termos de cuidados em saúde, o médico do trabalho necessita se instrumentalizar a fim de garantir uma adequada análise de informações em saúde tanto em âmbito individual como no coletivo. A capacidade de analisar informações em saúde determina, na prática médica, os denominados "indicadores de diagnóstico", que, por fim, delimitam um problema que necessita de intervenção. Nos serviços de saúde das empresas, o principal método para estabelecimento de indicador de diagnóstico é o estudo transversal.

Diante do problema delimitado, o especialista necessita, para a tomada de decisão, definir uma solução. Na Epidemiologia, solução é sinônimo de intervenção. Dessa forma, o médico do trabalho deve ter a capacidade de realizar a gestão do conhecimento a fim de determinar a eficácia de uma intervenção a ser implementada diante de um problema estabelecido. A definição de eficácia é medida de uma intervenção para se avaliar o benefício em comparação ao dano na circunstância ideal. Para a prática médica, o principal método para a análise de eficácia é a capacidade do especialista em interpretar adequadamente revisões sistemáticas ou diretrizes técnicas que utilizem em sua metodologia este formato.

Após analisar a eficácia, o especialista, em sua prática, necessita implementar e mensurar a intervenção, assim determinando a análise de efetividade. A definição de efetividade é a medida de uma intervenção para se avaliar o benefício em comparação ao dano na circunstância usual da prática em saúde. A capacidade de analisar a efetividade de uma intervenção determina, na prática médica, os denominados "indicadores de desempenho". Nos serviços de saúde das empresas, o principal método para estabelecimento de indicador de desempenho é uma avaliação sequencial de estudos transversais determinando uma série temporal.

Estabelecida a análise de efetividade, o médico do trabalho pode considerar, na mensuração dos resultados, os custos em saúde, determinando, assim, os indicadores econômicos de desempenho que delimitam a análise de custo-efetividade (ou eficiência). A definição de custo-efetividade é a medida que considera se a intervenção realizada por um serviço de saúde está obtendo o melhor resultado com menor custo. Na prática médica, há diversos métodos para formulação de indicadores econômicos de desempenho; entre eles, cite-se o retorno sobre investimento (ROI).

Conclusivamente, observa-se que o conhecimento aprofundado dos estudos epidemiológicos utilizados na saúde do trabalhador instrumentaliza o especialista para garantir um adequado trânsito sobre o processo "informação-eficácia-efetividade-eficiência" (Figura 25.6).

Figura 25.6 – Conceitos de eficácia, efetividade e eficiência.

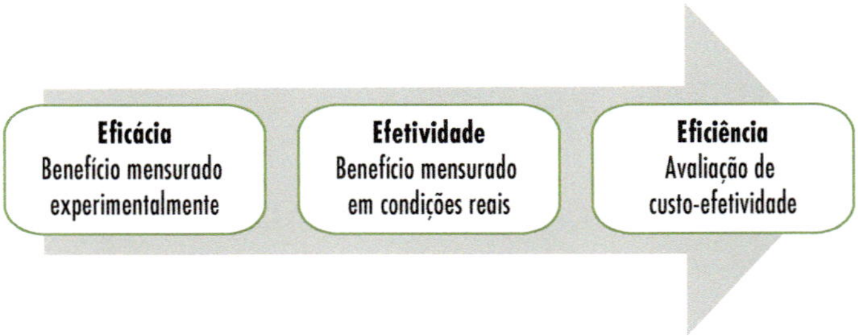

Eficácia
Benefício mensurado experimentalmente

Efetividade
Benefício mensurado em condições reais

Eficiência
Avaliação de custo-efetividade

Fonte: Adaptada de Gordis 2014.

Referências bibliográficas

BENSEÑOR; Isabela M.; LOTUFO, Paulo A. *Epidemiologia:* abordagem prática. 2. ed. São Paulo: Sarvier, 2011.

BOCCOLINI, Patricia de Moraes Mello; BOCCOLINI, Cristiano Siqueira; CHRISMAN, Juliana de Rezende et al. Non-Hodgkin lymphoma among Brazilian agricultural workers: a death certificate case-control study. *Archives of Environmental & Occupational Health*, v. 72, n. 3, p. 139-44, 2017.

GORDIS, L. *Epidemiology*. 15th ed. Philadelphia, PA: Elsevier, 2014.

GORDIS, L.; KLEINMAN, J. C.; KLERMAN, L. V. et al. Criteria for evaluating evidence regarding the effectiveness of prenatal interventions. In: MERKATZ, I. R.; THOMPSON, J. E. *New perspectives on prenatal care*. New York: Elsevier, 1990. p. 31-8.

HIGGINS, Julian P. T.; GREEN, Sally (ed.). *Cochrane handbook for systematic reviews of interventions*. Version 5.1.0 (updated Mar 2011). Cochrane Collaboration, 2011. Disponível em: www.cochrane-handbook.org.

MOHER, David; SCHULZ, Kenneth F.; ALTMAN, Douglas G. The Consort statement: revised recommendations for improving the quality of reports of parallel group randomized trials. *BMC Med Res Methodol*, v. 1, p. 2, 2001 Apr.

MOHER, David; SHAMSEER, Larissa; CLARKE, Mike et al. Preferred Reporting Items for Systematic review and Meta-analysis Protocols (PRISMA-P) 2015 statement. *Syst Rev*, v. 4, p. 1, 2015 Jan 1. doi: 10.1186/2046-4053-4-1.

NEUPANE, Subas, LEINO-ARJAS, Päivi; BONSDORFF, Mikaela B. et al. Work-related biomechanical exposure and job strain as separate and joint predictors of musculoskeletal diseases: a 28-year prospective follow-up study. *American Journal of Epidemiology*, v. 186, issue 11, p. 1256-67, 2017 Dec 1. doi: 10.1093/aje/kwx189.

OLIVEIRA, Neide Fátima Cordeiro Diniz; OLIVEIRA, Renata Cristina Cordeiro Diniz. Hipoacusia e zumbido associada à otosifilis (Hypacusis and tinnitus associated to otosyphilis). *Arq Int Otorrinolaringol*, v. 13, n. 4, out.-dez. 2009.

SIHAWONG, Rattaporn; JANWANTANAKUL, Prawit; JIAMJARASRANGSI, Wiroj. A prospective, cluster-randomized controlled trial of exercise program to prevent low back pain in office workers. *European Spine Journal*, v. 23, p. 786-93, 2014.

STEFFENS, Daniel; MAHER, Chris G.; PEREIRA, Leani S. M. et al. Prevention of low back pain: a systematic review and meta-analysis. *JAMA Intern Med*, v. 176, p. 199-208, 2016.

STROUP, Donna F.; BERLIN, Jesse A.; MORTON, Sally C. et al.; Meta-analysis of Observational Studies in Epidemiology (MOOSE) Group. Meta-analysis of observational studies in epidemiology: a proposal for reporting. *JAMA*, v. 283, n. 15, p. 2008-12, 2000 Apr 19.

Capítulo 26

Epidemiologia Ocupacional
Indicadores e Sistemas Informatizados

Fernando Akio Mariya

Introdução

Vamos conhecer os tipos de indicadores de performance, entender o uso dos indicadores, aplicar os indicadores na Medicina do Trabalho, e entender os sistemas informatizados.

Definição de indicador

Indicador é uma medida que tem como objetivo descrever em números, e com o máximo de detalhes possível, um sistema para ajudar a entendê-lo, compará-lo, prevê-lo, melhorá-lo e inová-lo.

Os três papéis principais do uso de indicadores

Indicadores, como muitas outras formas de medição, podem ser usados de três maneiras:
1. **Para a compreensão:** saber como funciona um sistema e como ele pode ser melhorado (papel de pesquisa).
2. **Para desempenho:** monitorar como está a performance de um sistema para um padrão determinado (desempenho/função gerencial/melhoria).
3. **Para prestação de contas:** transparência dos dados perante os trabalhadores, o governo e as empresas a serem examinados abertamente como indivíduos, equipes e organizações (prestação de contas/papel democrático).

Indicadores de Performance (KPI – *Key Performance Indicators*)

Na Medicina do Trabalho, os indicadores de performance (KPI – *Key Performance Indicators*) são ferramentas de gestão para verificação do nível de desempenho ou de sucesso de uma organização em uma meta específica ou geral, contribuindo para acompanhamento de forma sistemática dos objetivos a fim de que o médico do trabalho possa verificar se está no caminho certo. Por exemplo, a redução do absenteísmo. Os indicadores podem ser reativos ou proativos.

Indicadores reativos (ou *lagging indicators*)

Medem dano, lesões, doenças ou incidentes que já ocorreram. São importantes e devem ser investigados com o objetivo de identificação de seus precursores. A partir deste conhecimento, servem como base para intervenções e implementação de ações corretivas de forma a evitar futuros eventos.

Exemplos de indicadores reativos para transtornos mentais: quantidade de atestados médicos recebidos pelo departamento médico com CID-10 do tipo F; dias perdidos por transtornos mentais; quantidade de benefícios previdenciários por CID-10 do tipo F.

Indicadores proativos (ou *leading indicators*)

Medem direta ou indiretamente os precursores de dano, lesões, doenças ou incidentes. Úteis para alertar a organização e guiar as ações preventivas que devem ser implementadas antes que o evento ocorra.

Exemplos de indicadores proativos para transtornos mentais: número de queixas de sofrimento relacionado ao trabalho nos exames ocupacionais; quantidade de queixas de saúde que podem ser consideradas psicossomáticas nas consultas médicas.

Análise das necessidades de saúde

Agora que conhecemos os indicadores, devemos utilizá-los para analisar as necessidades de saúde da população de trabalhadores. A análise e a priorização dos dados de saúde referem-se à avaliação dos riscos físicos, mentais e sociais dos trabalhadores e do estilo de vida; por exemplo, dieta, alcoolismo, tabagismo, exercício, peso etc., ajudando a priorizar e alinhar os próximos passos para abordar as necessidades de saúde no local de trabalho.

Em 1965, Leavell e Clark desenvolveram o conceito de prevenção primária (antes de o problema ocorrer), secundária (diagnóstico precoce antes do sintoma) e terciária (reabilitação). No período pré-doença, a prevenção primária é composta pela promoção da saúde e pela proteção específica. Na prevenção secundária, existem os componentes de diagnóstico e de tratamento precoce da doença. Na prevenção terciária, há o componente da reabilitação.

O modelo de Leavell e Clark (Figura 26.1) estava equivocado porque lidava com a história natural das doenças, mas nem sempre as pessoas têm uma doença. Entretanto, para os médicos do trabalho e para o que pretendemos discutir agora, mesmo no modelo de Leavell e Clark, podemos inferir que a promoção da saúde e a prevenção primária devem ser o maior foco e o maior investimento, de modo a se evitarem as consequências socioeconômicas dos acidentes/doenças do trabalho e dos afastamentos por doenças crônicas não transmissíveis.

Como vocês verão em capítulos posteriores, são objetivos do Programa de Controle Médico em Saúde Ocupacional (PCMSO): promoção e preservação da saúde dos trabalhadores (prevenção primária); rastreamento e diagnóstico precoce de doenças relacionadas às funções desempenhadas e ao ambiente de trabalho (prevenção secundária); e prevenir, monitorar e controlar possíveis danos à saúde dos trabalhadores (prevenção terciária).

Figura 26.1 – Modelo de Leavell e Clark.

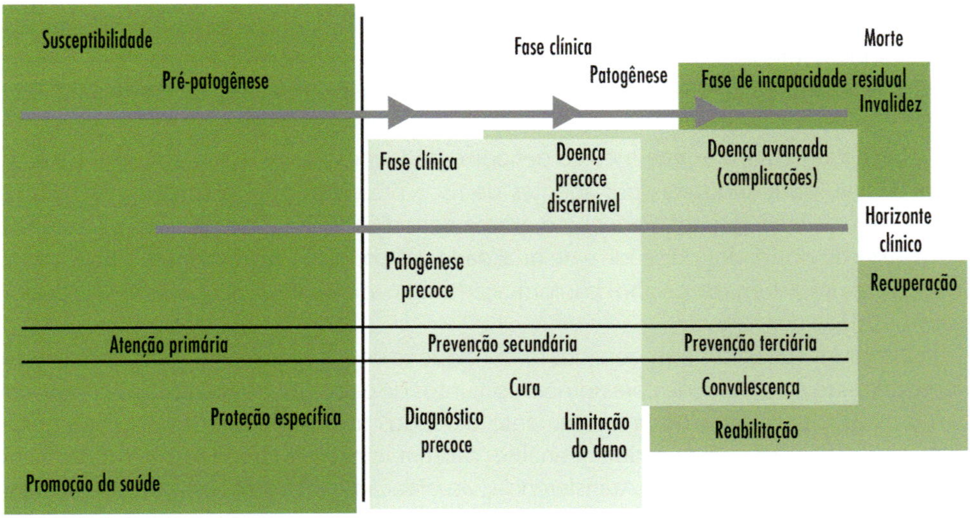

Susceptibilidade		Fase clínica		Morte
Pré-patogênese		Patogênese	Fase de incapacidade residual Invalidez	
	Fase clínica	Doença precoce discernível	Doença avançada (complicações)	
				Horizonte clínico
	Patogênese precoce			Recuperação
Atenção primária	Prevenção secundária		Prevenção terciária	
		Cura	Convalescença	
Proteção específica	Diagnóstico precoce	Limitação do dano	Reabilitação	
Promoção da saúde				

Fonte: Adaptada de Leavell e Clark, 1965; Pereira, 2005.

Sistemas informatizados

Para melhor compreender o conceito de sistema de informação em saúde, é necessário entender a definição desses termos em separado. Dá-se a denominação de "sistema" a um conjunto integrado de partes que se articulam para uma finalidade comum. Já o termo "informação", de acordo com a etimologia da palavra, pode ser compreendido como aquilo que "forma uma ideia de algo".

Com base nessas definições, pode-se compreender o termo Sistema de Informação como o conjunto de elementos relacionados à coleta, ao armazenamento, à organização e ao processamento de dados, que tem por objetivo gerar informações representativas sobre uma realidade.

Os dados podem ser entendidos como uma representação de fatos na sua forma primária (p. ex., idade, peso e tamanho de um trabalhador), enquanto a informação é o resultado da combinação de vários dados que são trabalhados, organizados e interpretados, agregando valor adicional para os fatos primários (p. ex., o cálculo do índice de massa corporal a partir de dados sobre peso e altura – gerando uma medida capaz de classificar a condição física do indivíduo).

Vale ressaltar que uma característica fundamental para um sistema de informação é a capacidade de agregar um grande volume de dados, que são gerenciados por banco de dados que permitem a entrada dos dados no sistema, a manipulação desses dados e sua saída sob a forma de informação.

Neste contexto, a Organização Mundial da Saúde (OMS) define "sistema de informação em saúde" (SIS) como um mecanismo de coleta, processamento, análise e transmissão da informação necessária para se planejar, organizar, operar e avaliar os serviços de saúde e, também, para a investigação e o planejamento com vistas ao controle de doenças.

Para orientar a gestão das prioridades de ação em segurança e saúde do trabalhador (SST) por meio de indicadores analisados com Epidemiologia, as informações de saúde e de qualidade dos ambientes e das condições de trabalho podem ser colocados em sistemas informatizados. A integração e o cruzamento das informações obtidas do Programa de Prevenção de Riscos Ambientais (PPRA) com o PCMSO abrem perspectivas para a gestão inteligente de SST.

Neste Programa, o exame médico periódico de saúde dos trabalhadores deve detectar alterações na saúde induzidas por agentes de risco presentes no ambiente de trabalho e hábitos de vida inadequados. Para que o exame periódico tenha utilidade, será necessária a informatização dos dados de saúde e de qualidade das condições e ambientes de trabalho e a adoção de um sistema de gestão da informação adequado e amigável para os fins de análise epidemiológica permanente.

O conjunto de dados armazenados forma o que se denomina *big data*, um termo amplamente utilizado na atualidade para nomear conjuntos de dados muito grandes ou complexos com o qual os aplicativos de processamento de dados tradicionais ainda não conseguem lidar. Os desafios desta área incluem: análise, captura, curadoria de dados, pesquisa, compartilhamento, armazenamento, transferência, visualização e informações sobre privacidade dos dados. Esse termo, muitas vezes, se refere ao uso de análise preditiva e de alguns outros métodos avançados para extrair valor de dados, e raramente a um determinado tamanho do conjunto de dados. Maior precisão nos dados pode propiciar a tomada de decisões com mais confiança. Além disso, melhores decisões podem significar maior eficiência operacional, redução de risco e redução de custos.

A análise adequada desses grandes conjuntos de dados permite encontrar novas correlações, como a prevenção de doenças e assim por diante.

Benchmarking

Benchmarking consiste no processo de busca das melhores práticas numa determinada indústria e que conduzem ao desempenho superior. É visto como um processo positivo e por intermédio do qual uma empresa, com o objetivo de melhorar a forma de realizar determinada função, examina como outra empresa procede na realização dessa função ou de outra semelhante. O processo de comparação do desempenho entre dois ou mais sistemas denomina-se *benchmarking*, e as cargas usadas são denominadas *benchmarks*. Na esfera da SST, a busca pela excelência e pelas melhores práticas deve ser contínua no sentido de aprimorar as condições de trabalho e os programas de atenção ao trabalhador.

Business inteligence (BI) ou inteligência de negócios

Inteligência de negócios (ou BI, na sigla em inglês) refere-se ao processo de coleta, organização, análise, compartilhamento e monitoramento de informações que oferecem suporte à gestão. É um conjunto de técnicas e de ferramentas para auxiliar na transformação de dados brutos em informações significativas e úteis para a tomada de decisão. As tecnologias BI são capazes de suportar uma grande quantidade de dados desestruturados para ajudar a identificar, desenvolver e até mesmo criar uma nova oportunidade de estratégia. O objetivo do BI é permitir uma fácil interpretação do grande volume de dados. Identificando novas oportunidades e implementando uma estratégia efetiva baseada nos dados, também pode promover estabilidade dos programas a longo prazo.

Tecnologias BI fornecem histórico, atuais e previsíveis visões das operações. As habituais funções do BI são relatórios, processos de análise *online*, análises, mineração de dados, processamento de eventos complexos, gerenciamento de desempenho dos negócios, *benchmarking*, mineração de texto, análises previsíveis e análises prescritivas.

O BI pode ser usado para ajudar na decisão de uma grande variedade de negócios. Em todos os casos, o BI é mais efetivo quando combinado a dados externos (p. ex., dados de utilização do plano de saúde) com dados de fontes internas (exames médicos periódicos, inspeções de segurança do trabalho, levantamento de riscos, condições de ergonomia, dados de *check-up* e de atendimentos assistenciais dentro do ambulatório da empresa etc.). Quando os dados externos e internos são combinados, podem fornecer um cenário mais completo. Na realidade, cria-se uma "inteligência" que não pode ser derivada por nenhum conjunto de dados.

Papel da epidemiologia na saúde ocupacional

A pesquisa científica ajuda a ampliar o conhecimento humano e isso, por sua vez, pode ser usado como uma ajuda para a tomada de decisões práticas e administrativas. Os cientistas estão justamente preocupados com a qualidade do seu trabalho e preferem excluir informações de valor questionável.

O médico do trabalho deve tomar decisões com base nas melhores informações disponíveis para ele, geralmente dentro de um limite de tempo e, portanto, às vezes com evidências insuficientes. Na vida real, até mesmo a decisão comum de não alterar um programa raramente se baseia em evidências científicas. Em outras situações, o médico do trabalho pode ter de lidar com evidências conflitantes, muitas vezes agravadas por interesses concorrentes, por exemplo, os de saúde, poder e lucro. Mesmo no campo da saúde, seria irrealista, impertinente e ilógico exigir que os médicos do trabalho se limitassem a decidir questões apenas quando apoiados por estudos epidemiológicos sem falhas.

Além disso, algumas vezes, uma decisão deve ser tomada em uma situação em que as alternativas são apoiadas por resultados que ficam muito aquém do nível arbitrário de significância de 5%. Na vida prática, as decisões, com frequência, são tomadas em evidências estatisticamente "mais suaves" do que as exigidas para aceitação nos domínios da ciência. As vidas humanas têm um alto valor intrínseco e, sendo as outras coisas iguais, a maioria de nós provavelmente optaria por qualquer procedimento preventivo ou curativo seguro que oferecesse uma chance razoável de sucesso – certamente muito aquém de 95%. As medidas destinadas a melhorar a SST raramente têm base em dados epidemiológicos rigorosos; histórias de casos de acidentes, habilidades de engenharia e considerações de custo-efetividade foram os principais determinantes.

Médicos do trabalho precisam de informações. Ao decidirem sobre políticas e programas de saúde, eles são mais bem servidos por sistemas de informação versáteis, combinando vários tipos de dados de saúde duros e suaves. Estudos epidemiológicos pertinentes, se disponíveis, seriam classificados como provedores de dados para esses sistemas. No entanto, dados menos certos, muitas vezes de natureza indireta, também podem contribuir muito, se usados de maneira inteligente. Nenhum médico do trabalho pode trabalhar esperando a perfeição dos dados. O médico do trabalho deve ter uma ampla compreensão do mundo real e de suas possíveis fontes de informação.

Referências bibliográficas

BRASIL. Fundação Jorge Duprat Figueiredo de Segurança e Medicina do Trabalho (Fundacentro). *Diretrizes sobre sistemas de gestão da segurança e saúde no trabalho*. Fundacentro, 2005.

GUSMÃO, Josianne Dias; SILVA FILHO, Walcir Mendes da. *Epidemiologia aplicada à saúde pública*. Montes Claros: Instituto Federal do Norte de Minas Gerais, 2015.

LEAVELL, Hugh Rodman; GURNEY, Clark E. *Preventive medicine for the doctor in his community*. New York: McGraw-Hill, 1965.

MEDRONHO, Roberto A. *Epidemiologia*. 2. ed. Rio de Janeiro: Atheneu, 2009.

MENDES, René. *Dicionário de saúde e segurança do trabalhador:* conceitos, definições, história, cultura. Novo Hamburgo (RS): Proteção Publicações, 2018.

MENDES, René. *Patologia do trabalho*. 3. ed. Rio de Janeiro: Atheneu, 2013.

PENCHEON, David. *The good indicators guide:* understanding how to use and choose indicators. UK: NHS Institute for Innovation and Improvement, 2008.

Seção VI

• • • • • • • • • • •

Patologia do Trabalho

Coordenação

Kleber José do Prado Campos

Daniel Romero Muñoz

Capítulo 27
Higiene Ocupacional e Saúde

Kleber José do Prado Campos

O conceito de "higiene", qualquer que seja ele, está diretamente associado à preservação da saúde. Por "Higiene Ocupacional" tem-se o conceito de uma ciência devotada ao estudo dos ambientes de trabalho, bem como a prevenção das doenças que possam advir do processo ou do ambiente laboral, considerando-se ainda o meio ambiente e a comunidade (SANTOS et al., 2004). Em virtude de seu caráter essencialmente preventivo, a aplicação dos conhecimentos de todo higienista deverá ser pautada em (SANTOS et al., 2004):

» **Antecipação:** prever os riscos potenciais para a saúde provenientes dos processos de trabalho, máquinas, ferramentas, materiais etc. e tomar as medidas necessárias para preveni-los já nas etapas de planejamento, projeto e/ou seleção.
» **Reconhecimento:** identificação de agentes e fatores perigosos, reais ou potenciais, nos locais de trabalho assim como os possíveis efeitos adversos que podem causar na população trabalhadora exposta. Para tanto, é necessário realizar, entre outros, estudos sobre os processos industriais e as matérias primas utilizadas; fazer visitas às empresas; assim como obter informação, por parte dos trabalhadores e dos gerentes, sobre os possíveis riscos existentes.
» **Avaliação:** processo de avaliar os riscos identificados e chegar a conclusões sobre o nível destes. Em geral, essas conclusões têm como base a comparação entre os resultados de medições e os valores limites de exposição recomendados e/ou legais. Em caso de não existirem esses valores, o higienista ocupacional deve ter a capacidade de estabelecer seus próprios critérios de avaliação.
» **Prevenção e controle:** desenho da implantação de medidas de prevenção e de controle para os riscos que, segundo sua avaliação, precisam ser eliminados ou minimizados. Estas medidas podem ser de engenharia (p. ex., sistemas de ventilação) ou administrativas (p. ex., organização do trabalho), ou melhora das práticas laborais ou uso de equipamentos de proteção pessoal. As medidas de controle estabelecidas devem ser supervisionadas e sua eficiência, periodicamente avaliada.

Durante o dia a dia, uma pessoa está exposta a diversas condições capazes de gerar eventos ou danos indesejados, dentro ou fora de seu ambiente laboral. Especificamente o "dano" sofrido por um trabalhador refere-se a qualquer modificação biológica manifestada por um prejuízo funcional do elemento afetado e/ou elementos correlatos ou dependentes (MENDES et al., 2018). Os eventos que ocorrem anteriormente ao dano sofrido são denominados "causas de situação de risco" ou "fatores de situação de risco", visto haver uma relação de causa-efeito. Quando se observa uma causa predominante (unicausalidade) na geração desse dano, esta se denomina "agente de risco principal" ou "fator de risco principal". Quando outros fatores colaboram, no mesmo evento, para o acontecimento do dano, estes se denominam "fatores de risco secundários" (SANTOS et al., 2004). A probabilidade de que ocorra um dano à saúde do trabalhador denomina-se "risco" (SANTOS et al., 2004) e, sendo uma probabilidade, admite-se um valor numérico que pode ser calculado ou estimado (p. ex., os efeitos nocivos da exposição excessiva aos raios solares durante a infância e adolescência aumentam o risco/a chance/a probabilidade de câncer de pele na idade adulta). O "risco ocupacional" decorre da existência de duas condições simultâneas: a probabilidade de ocorrer um dano com agravo à saúde; e a exposição do trabalhador ao(s) agente(s) de risco(s) ocupacional(is). A exposição depende da intensidade ou da concentração do agente no ambiente laboral, bem como da frequência e do tempo de contato do trabalhador com esse (ou esses) agente(s).

> **Risco ocupacional = Exposição × Gravidade dos efeitos à saúde do trabalhador**

Uma condição ou situação que pode resultar em perdas ou danos (à saúde, à propriedade, ao meio ambiente ou uma combinação destes), denomina-se "condição perigosa" (termo traduzido do inglês *hazard*). Essa condição perigosa pode ocorrer em eventos que evoluam para um incidente ou acidente laboral.

O termo "perigo" é utilizado para caracterizar a exposição de uma pessoa a uma condição perigosa (*hazard*), com o risco de evoluir para um dano. Por exemplo: o mar é um ambiente repleto de condições perigosas (*hazard*), como a presença de animais predadores. A probabilidade de um dano ocorrer (risco) dependerá da exposição a esses predadores (perigo) (Figura 27.1).

Na Higiene Ocupacional, são usados os termos "agentes químicos", "agente físicos" ou "agente biológicos", pois a palavra "risco", neste contexto, não é adequada, uma vez que se refere a agentes ou fatores de riscos primários. A gradação (ou graduação) do risco ocupacional é feita levando-se em conta a gravidade dos efeitos à saúde (morte, incapacidade, doença grave, transtornos menores etc.), associada à probabilidade de este dano ocorrer (ver expressão anterior) (SANTOS et al., 2004). O agente de risco é o elemento necessário para provocar riscos à saúde, à segurança e meio ao ambiente, sendo normalmente os agentes de riscos os principais fatores de riscos. Os termos "fator de risco" ou "situação de risco" (*hazard*) são o evento, acontecimento ou situação com potencial para provocar danos ao organismo, à propriedade, ao meio ambiente ou uma combinação destes. Uma fonte de risco não produz necessariamente dano; somente poderá haver algum risco se ocorrer a exposição e se houver a possibilidade de consequências adversas. Para reconhecer os riscos à saúde do trabalhador, faz-se necessário o conhecimento detalhado dos métodos de trabalho, processos, operações, matérias primas e dos produtos finais e secundários e aliar tudo aos conhecimentos técnicos de Higiene e Saúde Ocupacional.

Figura 27.1 – Formas de proteção do trabalhador de acordo com o conceito entre risco (*risk*) e perigo (*hazard*).

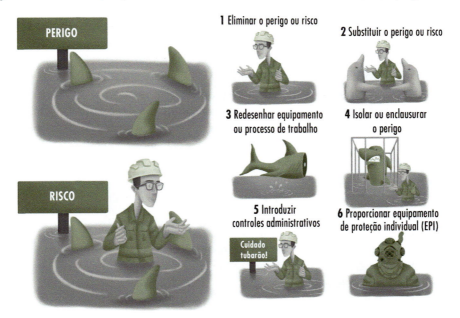

Fonte: Adaptada de Department of Natural Resources and Mines, State of Queensland, 2013.

Fatores ou agentes de risco podem ser classificados pela sua natureza ou características básicas como (SANTOS et al., 2004):

» **Agentes ou fatores físicos:** diversas formas de energia perceptíveis pelos sentidos do ser humano ou por equipamentos específicos, que, quando liberadas pelas condições dos processos ou equipamentos de trabalho, podem causar algum dano ou agravo à saúde se em contato com um receptor. Essas energias podem se apresentar no ambiente de trabalho como ruído, vibrações, pressões atmosféricas anormais, temperaturas ambientais extremas, radiações ionizantes e não ionizantes. Estes fatores físicos podem também ser subdivididos de acordo com a quantidade de energia que conduzem.

» **Agentes ou fatores químicos:** substâncias químicas presentes no ambiente (p. ex., no alimento, no ar ambiente, água, equipamento ou instrumento manuseado), que podem causar algum dano ou agravo à saúde quando em contato com o receptor.

» **Agentes ou fatores biológicos:** organismos vivos presentes no ambiente, com exceção do próprio receptor, como fungos, bactérias, vírus, protozoários, parasitas, animais peçonhentos, entre outros, capazes de causar doenças infecciosas ou outros agravos.

Um agente biológico pode ser apenas veículo portador de outro agente nocivo ao trabalhador. Vale observar que as substâncias produzidas por estes organismos ou parte destes animais e/ou vegetais podem também ser considerados agentes químicos, como é o caso de poeiras orgânicas (poeiras formadas por madeira, pelos animais, parte de insetos, certos odores), das toxinas produzidas por animais ou mesmo resinas vegetais com látex da borracha (SANTOS et al., 2004). Nesta mesma linha, também algumas substâncias químicas que têm a capacidade de emissão de energia e/ou partículas radioativas ionizantes podem representar um risco em virtude de sua característica física (liberação de energia) e, por isso, podem ser tratadas como agente de risco físico (SANTOS et al., 2004).

Os acidentes de trabalho são, em geral, atribuídos aos fatores de risco situacionais (tipos de ferramentas, equipamentos sem manutenção, material de baixa qualidade, procedimentos inadequados, falta de limpeza do local, iluminação deficiente etc.).

Considera-se dano à saúde qualquer alteração do estado de saúde que resulte em doença, ou alteração do processo de crescimento e desenvolvimento, ou que acarrete a morte (SANTOS et al., 2004). O dano ocorrerá quando o organismo do trabalhador tiver ultrapassado sua capacidade fisiológica de se recompor após contato com os agentes de risco sem a devida proteção. A quantidade de um agente químico ou físico que entra em contato ou interage com o organismo do trabalhador denomina-se "dose". A quantidade efetiva ou a intensidade de um agente químico ou físico que alcança um órgão-alvo é denominada "dose efetiva". A dose de que o trabalhador pode estar acometido depende principalmente de:

» Tempo de exposição ao agente de risco.
» Proximidade com a fonte do agente de risco.
» Frequência de contato com o agente de risco.
» Uso eficaz dos equipamentos de proteção individual aliado à presença de equipamentos de proteção coletivo eficientes.
» Características individuais de cada trabalhador.

Os agentes de risco precisam ser mensurados, avaliados e controlados dentro de uma faixa de valores adotada legalmente e fornecida por instituições nacionais e/ou internacionais. Nos extremos desta faixa de valores, encontram-se os limites que podem ser toleráveis pela maioria dos trabalhadores. Um limite basicamente é uma delimitação que marca a divisão entre valores adotados. O organismo do trabalhador apresenta uma capacidade de, quando exposto aos agentes de risco, tolerar essa exposição até os limites fisiológicos. No Brasil, a Norma Regulamentadora (NR) n. 15, sobre Atividades e Operações Insalubres, define o termo "limite de tolerância" em seu item 15.1.5 como "... a concentração ou intensidade máxima ou mínima, relacionada com a natureza e o tempo de exposição ao agente, que não causará dano à saúde do trabalhador, durante a sua vida laboral". Além dos valores que constam na legislação vigente do país, quando há exposição do trabalhador a algum agente de risco cujo limite de exposição não esteja descrito na NR 15, cita-se a NR 09 "Programa de Prevenção de Risco Ambientais", cujo item 9.3.5.1. define que:

> "c) quando os resultados das avaliações quantitativas da exposição dos trabalhadores excederem os valores dos limites previstos na NR-15 ou, na ausência destes os valores limites de exposição ocupacional adotados pela ACGIH – American Conference of Governmental Industrial Higyenists, ou aqueles que venham a ser estabelecidos em negociação coletiva de trabalho, desde que mais rigorosos do que os critérios técnico-legais estabelecidos".

A American Conference of Governmental Industrial Hygienists (ACGIH) é uma associação privada, sediada nos Estados Unidos, composta por profissionais da área de Higiene Ocupacional cujo trabalho de pesquisa fornece anualmente parâmetros técnicos para atualização do profissional do segmento, bem como atualiza os limites de exposição dos agentes de risco em ambiente laboral.

A NR-9 também apresenta em sua descrição o conceito do termo "nível de ação" em seu item 9.3.6.1:

> "... considera-se nível de ação o valor acima do qual devem ser iniciadas ações preventivas de forma a minimizar a probabilidade de que as exposições a agentes ambientais ultrapassem os limites de exposição. As ações devem incluir o monitoramento periódico da exposição, a informação aos trabalhadores e o controle médico".

Cada agente de risco pode apresentar seu respectivo nível de ação e limite de tolerância. O respeito a estes recursos pode evitar o surgimento de doenças ocupacionais, bem como auxiliar na prevenção destas e promover mais qualidade de vida no ambiente laboral.

Referências bibliográficas

FERREIRA JÚNIOR, Mario. *Saúde no trabalho*: temas básicos para o profissional que cuida da saúde dos trabalhadores. São Paulo: Roca, 2000.

HAAR, Rudolf; GOELZER, Berenice; Organización Panamericana de la Salud. *La higiene ocupacional en America Latina*: una guia para su desarrollo. Washington: OPS, 2001.

MENDES, René et al. (org.). *Dicionário de saúde e segurança do trabalhador:* conceitos, definições, história, cultura. Novo Hamburgo: Proteção Publicações, 2018. 1.280p.

ROCHA, Lys Esther; RIGOTTO, Raquel Maria; BUSCHINELLI, José Tarcísio Penteado. *Isto é trabalho de gente?* Vida, doença e trabalho no Brasil. São Paulo: Vozes, 1993.

SALGADO, P. E. T.; Fernícola, A. G. G. *Noções gerais de toxicologia ocupacional*. São Paulo: Centro Panamericano de Ecologia Humana e Saúde/Organização Panamericana de Saúde (OPAS)/Organização Mundial de Saúde (OMS)/Secretaria de Estado da Saúde de São Paulo/Universidade Estadual de São Paulo, 1989.

SANTOS, Alcinéa Meigikos dos Anjos et al. *Introdução à higiene ocupacional*. São Paulo: Fundacentro, 2004.

Capítulo 28
Agentes de Risco Físico
Conceitos Fundamentais

Kleber José do Prado Campos

Na Física, como ciência, adota-se como grandeza tudo aquilo que pode ser aferido e medido (velocidade, massa, força, tempo, energia etc.) e as unidades estabelecidas para essas medições são as adotadas pelo Sistema Internacional de Unidades (SI).

Agentes físicos são fontes de energia (uma grandeza física; logo, pode ser medida) que podem interagir com o corpo, resultando em uma transferência de energia. Exemplos incluem luz, ruído, radiação, vibração e extremos de temperatura e pressão. A exposição a quantidades excessivas destas formas de energia pode resultar em ferimentos ou doenças, podendo ocorrer em uma ampla gama de ocupações (GARDINER, 2005).

De modo geral, a energia pode ser definida como a capacidade de realizar trabalho ou como o resultado da realização de um trabalho. Na prática, a energia é mais bem "sentida" do que definida (CARDOSO, 2010). A natureza está repleta de fontes de energia bem como de energia em trânsito entre os corpos que nela habitam. Entre as formas de apresentação de energia, temos (Quadro 28.1).

A energia mecânica é a capacidade que um corpo tem de produzir trabalho, podendo ser expressa pela equação:

Energia mecânica = Energia cinética + Energia potencial

Os seres vivos podem utilizar a energia liberada em reações químicas decorrentes do processo alimentar convertendo a energia química contida nos alimentos em energia cinética. Quando suamos, estamos eliminando o excesso de energia recebida pelo nosso corpo (p. ex., exposição ao sol) ou gerado por uma taxa anormal de reações químicas dentro dele, para que sua temperatura permaneça em um valor constante de 36,5 °C. Esse calor é o resultado da transformação da energia química em energia térmica (CARDOSO, 2010 e 2012).

A energia luminosa, por ser um fator importante de melhor ambiência em local de trabalho, é mais estudada dentro dos fatores ergonômicos de trabalho.

Quadro 28.1 – Divisão dos tipos de energia e suas formas de apresentação no meio ambiente.

Tipo de energia	Forma de apresentação
Cinética	Associada ao movimento dos corpos
Potencial	Armazenada num corpo material ou numa posição no espaço e que pode ser convertida em energia "sensível" a partir de uma modificação de seu estado, podendo ser citadas, por exemplo, a energia potencial gravitacional, energia química, energia de combustíveis e a energia atômica
Térmica	Apresenta-se na forma de calor em trânsito entre os corpos
Luminosa	Energia que sensibiliza o aparelho visual
Magnética	Só pode ser percebida por meio de sua atração sobre alguns materiais, como o ferro

Fonte: Adaptado de Programa de Integração CNEN (PIC) – Módulo de Informação Técnica, 2012.

Os mecanismos homeostáticos do corpo tendem a manter em equilíbrio as respostas fisiológicas do trabalhador frente às diversidades apresentadas no ambiente laboral. A falha desses mecanismos resulta em descompensação e, consequentemente, em lesões ou doenças. Sendo o agente causador um sensibilizador de um sentido físico, o órgão sensorial capaz de captar tal agente é frequentemente afetado (GARDINER, 2005).

Referências bibliográficas

CARDOSO, Eliezer de Moura. *A energia nuclear e suas aplicações*: "aprendendo com o nuclídeo". 3. ed. Comissão Nacional de Energia Nuclear (CNEN)/Ministério da Ciência, Tecnologia e Inovação, 2010. Disponível em: http://www.cnen.gov.br/component/content/article?id=152.

CARDOSO, Eliezer de Moura. *Programa de Integração CNEN (PIC)*: módulo de informação técnica. Comissão Nacional de Energia Nuclear (CNEN)/Ministério da Ciência, Tecnologia e Inovação, 2012. Disponível em: http://www.cnen.gov.br/component/content/article?id=167.

GARDINER, Kerry; HARRINGTON, J. Malcolm (ed.). *Occupational hygiene*. 3rd ed. New York: Wiley-Blackwell, 2005.

Capítulo 29
Ruído Ocupacional

Kleber José do Prado Campos

A energia sonora é um tipo especial de onda (portanto dotada de frequência, amplitude e comprimento de onda) capaz de se propagar em um meio material por meio da vibração das moléculas que o constituem e sensibilizar o aparelho auditivo humano. A tradução e a interpretação desta energia sonora cabem ao cérebro (p. ex.: ondas de elevada frequência são interpretadas pelo cérebro como sons agudos e, conforme a frequência da onda sonora diminui, estas são interpretadas pelo cérebro como mais graves) (BERGER, ELLIOTT, 2003).

Quando uma fonte sonora está em meio cercado por moléculas gasosas, a amplitude do som emitido é descrita como variação da pressão sonora nas moléculas deste ambiente. A distância percorrida pela onda sonora a cada ciclo de pressão define-se como comprimento de onda (λ), que pode ser medido em metros. A taxa de oscilação desta onda em uma determinada posição fixa no espaço denomina-se "frequência" (expressa em hertz). Um hertz equivale a 1 ciclo por segundo. Embora a frequência seja a forma "objetiva" de quantificar a oscilação de uma determinada onda sonora, é o "tom" desta onda que causa a resposta subjetiva no ouvinte (BERGER, ELLIOTT, 2003; BISTAFA, 2018).

O aparelho auditivo é dotado de estruturas capazes de captar as variações de pressão sonora por intermédio da membrana timpânica, que as traduz em energia vibratória e transmite-as aos ossículos do ouvido que, por sua vez, farão esta energia se difundir dentro da cóclea, onde células especializadas, organizadas no órgão de Corti, serão estimuladas e transmitirão ao cérebro a energia sonora do ambiente na forma de impulsos nervosos que serão traduzidos e interpretados. É o sistema auditivo que transforma grandezas físicas, como nível sonoro e frequência, em grandezas psicoacústicas como audibilidade e tonalidade, respectivamente. O cérebro pode interpretar a energia sonora em uma nota musical ou uma conversa entre duas pessoas. Quando essa energia sonora causa uma sensação auditiva desagradável, ininteligível ou mesmo insalubre, ela é denominada "ruído". Fisicamente, o ruído é um fenômeno acústico complexo, composto da superposição desarmônica de sons provenientes de diversas fontes no ambiente e que pode não transmitir informação alguma (p. ex., o ruído de um motor descalibrado pode soar incompreensível para um trabalhador, porém pode dar informações importantes para outro trabalhador que execute atividades de reparo na mesma máquina) (BISTAFA, 2018).

Entre os prejuízos trazidos pelo ruído em um ambiente laboral, pode-se destacar (BISTAFA, 2018):

» Falhas de comunicação.
» Irritabilidade e nervosismo, o que colabora para o aumento do estresse, indisposição e diminuição do rendimento do trabalho.
» Redução da capacidade de concentração, o que aumenta as falhas na execução de tarefas e pode provocar acidentes mais graves.
» Lesões do aparelho auditivo.

Os fenômenos físicos, que apresentam uma determinada onda sonora, devem ser levados em consideração ao se elaborar um plano de proteção auditiva para os trabalhadores expostos ao ambiente ruidoso, pois, dependendo do material utilizado, a eficiência da proteção esperada pode não ser alcançada se realizada uma escolha errada. Alguns destes fenômenos de interesse ocupacional são (BISTAFA, 2018):

A) **Reflexão:** onda que, ao se propagar no ar, encontrando uma superfície sólida no seu trajeto, é refletida (a reflexão é diretamente proporcional à dureza do material). Dois fenômenos podem ser esperados na reflexão sonora: o eco; e a reverberação.

B) **Absorção:** quando a onda incide sobre superfícies de materiais que não permitem que a ela seja refletida (materiais contendo superfícies porosas são frequentemente utilizados na atenuação acústica).

C) **Transmissão:** capacidade da onda sonora passar de um lado de uma superfície para outro, continuando sua propagação (a energia sonora é capaz de fazer a superfície incidente vibrar, tornando-a uma fonte vibratória que passa a gerar som em outra face, favorecendo a transmissão para o outro lado). Em um ambiente, quanto mais rígida e densa a parede onde incida uma onda sonora, menor será a possibilidade de esta ser transmitida para o outro lado da parede.

D) **Difração:** capacidade que a onda sonora tem de contornar obstáculos ou de propagar-se em todo um ambiente ao atravessar uma determinada abertura. Sons graves (baixa frequência) são melhores nisso porque têm comprimento de onda maior.

E) **Refração:** quando a onda sonora muda de direção ao passar de um meio de propagação para outro. Isso ocorre pelo fato de haver no ar uma diferença de temperatura (que altera o estado de proximidade entre as moléculas), causando variação na velocidade de propagação da onda.

F) **Ressonância:** cada objeto é composto por certos materiais que determinam sua elasticidade, forma, densidade etc. Este conjunto de características dá a cada objeto uma característica única conhecida por frequência natural de vibração. Quando determinada fonte sonora emite um som cuja frequência de vibração seja coincidente com a frequência natural de determinado objeto, este passa a vibrar com amplitudes cada vez maiores.

O ouvido humano pode captar uma faixa de variação de pressão sonora, aferida em unidade Pascal (Pa), que varia de:

$$0{,}000020 \text{ Pa } [...] \text{ 200 Pa}$$

Em decorrência desta grande diferença de escala entre os valores lineares de pressão sonora mínima (2×10^{-5} Pa) e máxima (2×10^{2} Pa) percebida pela audição humana, é mais conveniente o uso de uma escala logarítmica para mensuração. No estudo dos fenômenos acústicos, a notação em escala decibel (dB) é a mais utilizada. O decibel (dB) é uma unidade adimensional definida como o logaritmo da razão entre duas grandezas, senda escrito para a escala de intensidade sonora (I) como:

$$dB = 10 \times \log_{10}(I/I_0)$$

O ruído no ambiente laboral pode ser classificado de acordo com a forma de exposição do trabalhador em função do tempo (BRASIL, 2019; PLOG; NILAND; QUINLAN, 2002):

A) **Ruído contínuo:** cuja variação do nível de pressão sonora (NPS) não ultrapassa a 3dB(A) durante um período relativamente longo (aproximadamente 15 minutos).

B) **Ruído intermitente:** ruído cujo NPS varia bruscamente mais que 3dB(A), várias vezes em um período de tempo curto.

C) **Ruído impulsivo ou de impacto:** ruído que representa elevados picos de energia acústica com duração inferior a 1 s e com intervalos de ocorrência, entre picos, superiores a 1 s.

A exposição contínua a níveis elevados de ruído por períodos prolongados e sem a devida proteção pode resultar no quadro de perda auditiva induzida por ruído ocupacional (PAIRO), caracterizado por degeneração bilateral de células ciliadas do órgão de Corti. Outra forma de lesão do aparelho auditivo é a exposição a ruídos de elevada intensidade em curtíssimo período de tempo (como explosões), que podem culminar na ruptura da membrana timpânica ou mesmo perturbação disfuncional dos ossículos do ouvido médio.

A Norma Regulamentadora n. 15 (NR15) delimita os limites de tolerância para exposições a ruídos contínuos ou intermitentes e para exposição a ruídos de impacto. Esta mesma norma também define que esses níveis de ruído deverão ser medidos em decibéis (dB) utilizando-se instrumento de aferição do nível de pressão sonora.

A Norma de Higiene Ocupacional n. 01 (NHO01), elaborada pela Fundacentro, orienta quanto aos critérios de avaliação da exposição ocupacional ao ruído, os procedimentos técnicos para avaliação, especificação de equipamentos e calibrações, bem como o cálculo da dose diária e critérios de julgamento e de tomadas de decisão.

Os instrumentos para aferir o ruído podem ser basicamente de dois tipos (GIAMPAOLI; SAAD; CUNHA et al., 2001):

» **Medidor de nível de pressão sonora (popularmente chamado de "decibelímetro" ou "sonômetro"):** é um dispositivo utilizado pelo técnico de segurança do trabalho para aferir o nível de pressão sonora em determinado ponto e momento de um ambiente e, quando possível, colocado na altura do ouvido do trabalhador durante a execução de sua atividade para uma medição mais adequada.

» **Dosímetro de ruído:** dispositivo acoplado junto do trabalhador com o intuito de medir e armazenar os níveis de pressão sonora ao longo da jornada laboral (ou parte desta), fornecendo informações importantes para controle de engenharia e saúde ocupacional.

Perdas auditivas relacionadas ao ruído ocupacional podem ser prevenidas e evitadas, sendo o primeiro passo para isso a identificação e a mensuração dos riscos. De modo geral, se em um ambiente de trabalho ruidoso é difícil estabelecer uma comunicação compreensível, sem gritar e a uma distância de 2 metros entre os interlocutores, certamente os níveis de ruído do local devem ser aferidos e acompanhados. A necessidade de elaboração de um Programa de Conservação Auditiva (PCA) vem ao encontro das exigências das Normas Regulamentadoras, que estabelecem a necessidade de monitoramento periódico da exposição ao ruído, bem como a obrigatoriedade legal do seguimento em saúde ocupacional dos trabalhadores expostos a ambientes ruidosos. Um bom PCA deve ter claros os objetivos para que foi elaborado e a política da empresa ao elaborar esse Programa, definir responsabilidades e competências, informar os métodos de avaliação da exposição, bem como a forma de gerenciamento audiológico e controle médico, estabelecer quais medidas de controle coletivo e individual, gestão dos EPI e as formas de educação, motivação e capacitação dos trabalhadores. A elaboração deste documento envolve não só os membros da engenharia e saúde ocupacional, mas também precisa trazer a participação de diversos outros setores da empresa para construção e implantação do programa.

Cada problema relacionado ao ruído ocupacional pode ser dividido em três pontos de estudo: a fonte que emite o ruído; o trajeto que este percorre; e o seu receptor (ouvido humano) (Figura 29.1):

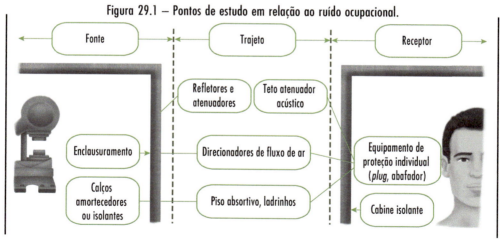

Figura 29.1 – Pontos de estudo em relação ao ruído ocupacional.

Fonte: Adaptada de Fundamentals of industrial hygiene, 2002.

Quadro 29.1 – Pontos de estudo de problemas relacionados ao ruído ocupacional.

Redução do ruído na fonte	Redução do ruído no trajeto	Redução do ruído no receptor
• Estudo do *design* acústico (uso de molas e calços absortivos na base da fonte)	• Aumento da distância entre fonte e receptor	• Fornecimento de EPI após treinamento e capacitação prévios
• Substituição por equipamento menos ruidoso	• Tratamento acústico do teto, paredes, piso para absorção do ruído e reduzir reverberação	• Uso de cabines isolantes e mudanças no processo de trabalho
• Mudança de equipamento	• Enclausuramento da fonte	• Adoção de rodízio entre funcionários do setor

Fonte: Adaptado de *Fundamentals of industrial hygiene*, 2002.

Referências bibliográficas

BERGER, Elliott H (ed.). *The noise manual*. 5th ed. American Industrial Hygiene Association (AIHA), 2003.

BISTAFA, Sylvio R. *Acústica aplicada ao controle do ruído*. São Paulo: Blucher, 2018.

BRASIL. Ministério da Economia, Subsecretaria de Inspeção do Trabalho (SIT). Norma Regulamentadora n. 15 (NR15): atividades e operações insalubres – Última modificação: Portaria SEPRT n. 1.359 de 09/12/2019. Disponível em: https://sit.trabalho.gov.br/portal/images/SST/SST_normas_regulamentadoras/NR-15-atualizada-2019.pdf. Acesso em: 10.12.2020.

GIAMPAOLI, Eduardo; SAAD, Irene Ferreira de Souza Duarte; CUNHA, Irlon de Ângelo da. *Norma de Higiene Ocupacional (NHO) 01*: procedimento técnico – Avaliação da exposição ocupacional ao ruído. Fundacentro, 2001. 41p. Disponível em: http://antigo.fundacentro.gov.br/biblioteca/normas-de-higiene-ocupacional/publicacao/detalhe/2012/9/nho-01-procedimento-tecnico-avaliacao-da-exposicao-ocupacional-ao-ruido. Acesso em: 08.07.2019.

PLOG, Barbara A.; NILAND, Jill; QUINLAN, Patricia J. *Fundamentals of industrial hygiene*. 5th ed. National Safety Council, 2002.

Capítulo 30

Doenças da Orelha, Nariz e Garganta Relacionadas ao Trabalho

Maria José Fernandes Gimenes
Mara Edwirges Rocha Gandara

As doenças da orelha, nariz e garganta assumem grande importância do ponto de vista ocupacional, uma vez que as doenças da orelha (principalmente a perda de audição) dificultam a comunicação e afetam as relações sociais e laborais, e as das vias aéreas superiores (comprometimento do nariz e garganta) são causas de **absenteísmo** que prejudicam o desempenho no trabalho e a qualidade de vida.

Doenças da orelha

Orelha externa

A orelha externa (OE) é composta pela concha auricular e o conduto auditivo externo (CAE), tem em média 2,5 cm comprimento de formato tortuoso, em "S" e no terço externo contém células ciliadas, glândulas sebáceas (produtoras de lipídios) e apócrinas (ceruminosas). A orelha externa exerce as funções de captação, transmissão, ressonância da onda sonora – auxiliando na localização e orientação da fonte sonora – e de proteção da membrana timpânica.

As lesões cutâneas da orelha podem ser agrupadas em três categorias principais:

1. **Infecciosas:** otite externa difusa aguda, otite externa crônica, furunculose (otite externa aguda localizada), otomicose, linfocitoma, condrite auricular e pericondrite, *lupus vulgaris* ou tuberculose luposa, herpes-zóster *oticus*.
2. **Neoplasias: benignas** – ceratose seborreica, granuloma *fissuratum*, queloide, condrodermatite *nodularis helicis chronicus*, nevo melanocítico, nevo azul, cylindroma, tumores anexiais benignos, apêndices auriculares, doença de Osler-Weber-Rendu, osteoma, exostose ou osteocondroma; **pré-malignas** – queratoses actínicas, chifre cutâneo, lentigo maligno – e **malignas** – carcinoma basocelular, doença de Bowen, carcinoma de células escamosas, melanoma, tumores anexiais malignos.

3. **Inflamatórias não infecciosas:** lesão por baixas temperaturas, queimaduras, dermatite seborreica, dermatite de contato, dermatite atópica, acne, lúpus eritematoso e psoríase (OZTÜRKCAN, 2014).

Atividades de mergulho, ambientes úmidos e de temperaturas extremas – frigoríficos, caldeiras; exposição a vapores, graxas e poeiras e o manuseio de instrumental de difícil higienização, o uso frequente de equipamento de proteção individual (EPI) – intrauricular (plugue) ou concha favorecem o surgimento de patologias da orelha externa.

Doenças da orelha externa podem contraindicar o uso de EPI tipo plugue ou concha.

Orelha média

A orelha média (OM) é uma cavidade aérea revestida por mucosa do tipo respiratório, limitada lateralmente pela membrana timpânica; medialmente, pela parede lateral da orelha interna; anteriormente, pela abertura da tuba auditiva – canal que comunica a orelha média com a rinofaringe mantendo a pressão da OM com a OE e em seu interior está a cadeia ossicular, constituída por três ossículos articulados, o martelo que articula-se com a bigorna e esta com o estribo, que se articula na base ou na platina com as margens da janela oval da cóclea. A cadeia ossicular vibra conforme o estímulo sonoro para transmitir o som para a orelha interna. Dois músculos protegem a orelha interna dos sons intensos: o músculo tensor do tímpano; e músculo do estapédio. Ambos podem restringir os movimentos da cadeia ossicular.

Nas atividades de mergulho, aeroviárias e em espaço confinado, observamos a manifestação ou agravamento da disfunção tubária em razão das variações bruscas de pressão no ambiente caracterizadas como barotrauma. No Decreto n. 3.048/99, Anexo B2, consta na relação das situações que dão direito ao auxílio-acidente, a otite média não supurativa, perfuração da membrana timpânica, otalgia, otorreia ou otorragia por exposição ao ar comprimido; otite barotraumática e sinusite barotraumática e otalgia por alterações de pressão atmosférica como doenças relacionadas com o trabalho.

O portador de perfuração da membrana timpânica deve evitar a entrada de água na orelha média, sendo indicado o uso de tampão como protetor auricular. Por exemplo, professores de natação que necessitam entrar na piscina.

Na otite média com otorreia, o processo infeccioso pode ser agravado com o uso de tampões ou de equipamentos de proteção individual (EPI) tipo plugue.

Orelha interna

A orelha interna é um conjunto de cavidades intercomunicantes, localizada no osso temporal, revestidas por periósteo e preenchidas por líquidos, a perilinfa, denominada "labirinto ósseo" e contém, no seu interior, o labirinto membranoso, preenchido pela endolinfa. Essas cavidades estão organizadas em duas partes: o labirinto anterior ou cóclea, relacionados com a função auditiva; e o labirinto posterior, que compreende o vestíbulo e os canais semicirculares, relacionados com o equilíbrio.

Audição

A faixa da audição humana está compreendida entre 20 e 20.000 Hz e, para cada frequência, existe um nível de pressão sonora (NPS) mínimo para a percepção sonora. A fala é composta por uma mistura de sons complexos, abrange uma área entre 400 e 4.000 Hz, porém a maior energia está concentrada entre 500 e 2.000 Hz. O nível mínimo de pressão acústica necessária para provocar uma sensação auditiva, num ambiente silencioso, é o que referimos como limiar auditivo (LA).

A legislação estabelece diretrizes e parâmetros mínimos para a avaliação e o acompanhamento da audição do trabalhador exposto a NPS elevados, mediante a realização de exames audiológicos de referência e sequenciais ao longo do tempo de exposição ao risco, incluindo anamnese clínico-ocupacional, exame otológico, exame audiométrico realizado no momento da admissão, no 6º mês após esta, anualmente a partir de então e na demissão, além de outros exames audiológicos complementares solicitados a critério médico. (NR7 Anexo I – 1998).

Anamnese clínico-ocupacional deve investigar se há queixas otológicas, comorbidades, história familiar de surdez, posto de trabalho (função e tempo na função, ambiente de trabalho), história dos empregos anteriores sobre exposição a ruídos, superposição de fatores de risco, utilização ou exposição a produtos químicos, vibrações e antecedentes pessoais (traumatismo craniano, exposições extraocupacionais, trauma acústico, uso de ototóxicos, alcoolismo e tabagismo).

Audiometria tonal

Teste subjetivo porque depende da resposta do examinando aos estímulos auditivos fornecidos pelo examinador, em que se faz a pesquisa dos limiares auditivos pela via aérea (VA) e via óssea (VO) nas duas orelhas, nas frequências de 500, 1.000, 2.000, 3.000 e 4.000 Hz.

A classificação quanto ao tipo da perda auditiva (PA) se faz com a comparação dos limiares entre a VA e a VO de cada orelha, sendo imprescindível a pesquisa dos limiares tonais por VA e VO:

» Na PA condutiva, os limiares de VO são menores ou iguais a 15 dBNA e os de VA, maiores do que 25 dBNA, com *gap* aéreo-ósseo maior ou igual a 15 dB.
» Na PA neurossensorial ou sensório-neural, os limiares de VO maiores do que 15 dBNA e limiares de VA maiores do que 25 dBNA, com *gap* aéreo-ósseo de até 10 dB.
» Na PA mista, os limiares de VO maiores do que 15 dBNA e limiares de VA maiores do que 25 dBNA, com *gap* aéreo-ósseo maior ou igual a 15 dB.

A classificação do grau da perda auditiva segundo a Organização Mundial da Saúde (OMS, 2014) contempla a média dos limiares auditivos em dB, na VA nas frequências de 0,5 kHz, 1 kHz, 2 kHz e 4 kHz, considerando audição normal a média tonal abaixo de 25 dB, PA leve de 26 a 40 dB, moderada de 41 a 60 dB, severa de 61 a 80 dB e profunda acima de 81 dB e não contempla as perdas auditivas acima de 6kHz. Sendo assim na avaliação da PAIR mais de 90% consideram resultados normais. Quanto à lateralidade, pode ser: bilateral, ambas as orelhas apresentam PA; ou audição normal ou unilateral, quando apenas uma das orelhas apresenta PA. É importante ressaltar que não é possível estabelecer grau de PA por frequência isolada.

A classificação que consta no Decreto n. 3.048/99, no anexo III, quadro 2, na relação das situações que dão direito ao auxílio-acidente, é clara, usada para trauma acústico e contempla apenas a via aérea nas frequências de 0,5, 1, 2 e 3 KHz (adaptação da classificação de Davis & Silvermann, 1970).

A perda auditiva pelo efeito do ruído, CID x (H83.3) não consta da lista C (incluída pelo Decreto n. 6.957, de 2009, no anexo II) são indicados intervalos de CID-10 em que se reconhece nexo técnico epidemiológico, na forma do § 3º do art. 337, entre a entidade mórbida e as classes de Classificação Nacional de Atividades Econômicas (CNAE) indicadas, nelas incluídas todas as subclasses cujo quatro dígitos iniciais sejam comuns.

No Anexo IV do Decreto n. 3.048, o ruído é reconhecido como agente físico nocivo, para exposição a níveis de exposição normalizados (NEN) superiores a 85 dB(A) e nas associações de agentes (vibrações ou produtos químicos) que estejam acima do nível de tolerância, será considerado o enquadramento relativo ao que exigir menor tempo de exposição.

Entendem-se por "perda auditiva por níveis de pressão sonora elevados" (PAINPSE) as alterações dos limiares auditivos (LA), do tipo sensório-neural, decorrentes da exposição ocupacional sistemática a NPS elevados. Têm como características principais a irreversibilidade e a progressão gradual com o tempo de exposição ao risco. A sua história natural mostra, inicialmente, o acometimento dos LA em uma ou mais frequências da faixa de 3.000 a 6.000 Hz. As frequências mais altas e mais baixas poderão levar mais tempo para serem afetadas. Uma vez cessada a exposição, não haverá progressão da redução auditiva.

Todos os trabalhadores que exerçam ou exercerão suas atividades em ambientes cujos NPS ultrapassem os limites de tolerância estabelecidos nos anexos 1 e 2 da NR15 da Portaria 3.214/78, independentemente do uso de protetor auditivo, devem ser submetidos à avaliação audiológica e seus resultados têm a finalidade de prevenção.

2.2 Primeiro passo: interpretação dos resultados do exame audiométrico de referência:

2.2.1 são considerados dentro dos limites aceitáveis, limiares auditivos menores ou iguais a 25 dB (NA), em todas as frequências examinadas.

2.2.2 são considerados sugestivos de PAINPSE os casos cujos audiogramas apresentam limiares auditivos acima de 25 dB (NA) nas frequências de 3.000 e/ou 4.000 e/ou 6.000 Hz e mais elevados do que nas outras frequências testadas, VO e VA, em um ou em ambos os lados.

2.2.3. são considerados não sugestivos de PAINPSE os casos cujos audiogramas não se enquadram nas descrições acima.

2.3 Segundo passo: interpretação dos resultados do exame audiométrico sequencial:

2.3.1. São considerados **sugestivos de desencadeamento** de PAINPSE tanto os casos em que os LA nos exames de referência e no sequencial permanecem menores ou iguais a 25 dB (NA) no grupo de frequências de 3.000, 4.000 e 6.000 Hz, quanto os que apresentam rebaixamento e, na comparação do audiograma sequencial com o de referência, mostram uma evolução conforme um dos critérios abaixo:

a) a diferença entre as médias aritméticas dos LA no grupo de frequências de 3.000, 4.000 e 6.000 Hz iguala ou ultrapassa 10 dB (NA);

b) a piora em pelo menos uma das frequências de 3.000, 4.000 ou 6.000 Hz iguala ou ultrapassa 15 dB (NA).

2.3.2. São considerados **sugestivos de agravamento** da PAINPSE, os casos já confirmados em exame audiométrico de referência e, na comparação do sequencial com o de referência, mostram uma evolução conforme critérios abaixo:

a) a diferença entre as médias aritméticas dos LA no grupo de frequência de 500, 1.000 e 2.000 Hz, ou no grupo de frequências de 3.000, 4.000 e 6.000 Hz iguala ou ultrapassa 10 dB (NA);

b) a piora em uma frequência isolada iguala ou ultrapassa 15 dB (NA).

2.3.3. Para fins desta norma técnica, o exame audiométrico de referência permanece o mesmo até o momento em que algum dos exames audiométricos sequenciais preencher algum dos critérios apresentados acima.

Uma vez preenchido por algum destes critérios, deve-se realizar um novo exame audiométrico, que será, a partir de então, o novo exame audiométrico de referência. Os exames anteriores passam a constituir o histórico evolutivo da audição do trabalhador (Quadro 30.1).

Quadro 30.1 – Forma de registro da evolução de limiares auditivos.

Data	Orelha direita										Orelha esquerda									
	0,25 KHz	0,5 KHz	1 KHz	2 KHz	Média	3 KHz	4 KHz	6 KHz	Média	8 KHz	0,25 KHz	0,5 KHz	1 KHz	2 KHz	Média	3 KHz	4 KHz	6 KHz	Média	8 KHz

Fonte: Desenvolvido pela autoria do capítulo.

Diagnóstico de perda auditiva

O diagnóstico conclusivo e a definição da aptidão para o trabalho, na suspeita de PAINPSE, estão a cargo do médico coordenador do Programa de Controle Médico de Saúde Ocupacional (PCMSO) ou do médico examinador. Os casos de PAINPSE devem ser incluídos no relatório anual do PCMSO.

A PAINPSE, por si só, não é indicativa de inaptidão para o trabalho, devendo-se levar em consideração na análise de cada caso, além do traçado audiométrico ou da evolução sequencial de exames audiométricos, a história clínica e ocupacional do trabalhador, o resultado da otoscopia e de outros testes audiológicos complementares, a idade do trabalhador, o tempo de exposição pregressa e atual a níveis de pressão sonora elevados (NPSE) e os níveis a que está ou esteve exposto no exercício do trabalho, a demanda auditiva do trabalho ou da função, a exposição social a NPSE, a exposição ocupacional e a social a outro(s) agente(s) de risco ao sistema auditivo, a capacitação profissional do trabalhador examinado, os programas de conservação auditiva aos quais tem ou terá acesso o trabalhador.

Programas de conservação auditiva (PCA) e condutas preventivas

O objetivo do PCA é evitar ou reduzir a ocorrência de perdas auditivas ocupacionais e as ações preventivas devem ser tomadas a partir do nível de ação (item 9.3.6 da NR-9) em relação às exposições a agentes ambientais, ruídos (NR-15, Anexo I, item 6.) e presença de outros agentes, como produtos químicos (item 9.3.6.2 da NR-9) no ambiente de trabalho.

Monitoramento da audição: definir a aptidão do trabalhador para a função; fornecer cópias dos exames audiométricos aos trabalhadores; fazer o gerenciamento audiométrico com padronização dos procedimentos para a realização e análise de exames, por função e setor, com o objetivo de identificar alterações audiométricas ocupacionais ou não ocupacionais; e encaminhar para avaliação especializada os casos de perda auditiva para diagnóstico diferencial.

Monitoramento do ambiente de trabalho, dos níveis elevados de pressão sonora, da presença de produtos químicos, de vibrações e de outros, levando em conta as possibilidades de interações entre estes agentes.

Medidas de proteção individual com a utilização do equipamento de proteção individual (EPI) adequado aos riscos e ao indivíduo.

Medidas de proteção coletiva no controle na fonte geradora e propagação dos NPSE.

Educação quanto à audição e perdas auditivas e treinamento quanto ao uso e conservação dos EPI.

Distúrbios do equilíbrio

É importe ressaltar a necessidade de investigação quanto aos sintomas relacionados ao equilíbrio nos trabalhos em altura e motoristas. Na lista das doenças e de fatores de risco no trabalho, estão citada a labirintite (H83.0) e outras vertigens periféricas (H81.3) por exposição a cloreto de metileno e a outros solventes halogenados tóxicos, brometo de metila e ar comprimido (Decreto n. 3.048/99 – Lista B).

Trato respiratório superior

O trato respiratório superior (TRS), anatomicamente, compreende as estruturas localizadas fora da caixa torácica e é constituído pelas cavidades nasais, os seios paranasais – frontal, maxilar, etmoidal e esfenoidal – a faringe, subdividida didaticamente em rinofaringe (localizada na região posterior das fossais nasais), a orofaringe e a laringofaringe. A mucosa do TRS tem como função fisiológica básica umedecer, filtrar, aquecer e conduzir o ar ao trato respiratório inferior.

Processos inflamatórios ou infecciosos deste segmento são, frequentemente, observados na prática clínica, na forma aguda, subaguda ou crônica, relacionados a agentes virais, bacterianos, fúngicos, alérgicos e irritativos.

As lesões tumorais e traumáticas, embora menos frequentes, podem estar relacionadas à exposição a agentes nocivos presentes no ambiente de trabalho.

Uma avaliação complementar por intermédio da anamnese ocupacional auxilia na suspeita e na investigação do agente etiológico e na construção de um possível diagnóstico ocupacional.

A Portaria/MS n. 1.339/99 lista como as patologias do trato respiratório superior relacionadas ao trabalho: rinites alérgicas (J30.3); rinite crônica (J31.0); ulceração ou necrose e perfuração do septo nasal (J34.0); faringite aguda não especificada (angina aguda, dor de garganta) (J02.9); laringotraqueíte aguda (J04.2); laringotraqueíte crônica (J37.1); e sinusite crônica (j32.2); transtornos do nervo olfatório (G52.0) (incluem anosmia) por comprometimento do sistema nervoso pela exposição ao cádmio ou a seus compostos e a sulfeto de hidrogênio.

Rinites e rinossinusites

As *rinossinusites agudas são* processos inflamatórios da cavidade nasal e dos seios paranasais, de início súbito e com sinais e sintomas que podem persistir por 12 semanas. Na persistência dos sintomas, em período acima de dez dias, pode surgir agravamento do quadro por agente bacteriano, denominado "sinusite pós-viral".

As *rinites alérgicas* são decorrentes de uma reação de hipersensibilidade do organismo quando entra em contato com uma condição ou substância alérgena (específica ou irritante). A rinite caracteriza-se pela manifestação clínica de um conjunto de sinais e sintomas (prurido nasal e palatal, congestão e obstrução nasal, coriza ou rinorreia, espirros, alteração do olfato), geralmente associada a comorbidades como sinusites, otites, conjuntivites (prurido ocular e lacrimejamento), manifestações de trato respiratório inferior, de forma intermitente, persistente ou sazonal.

Algumas situações de trabalho apresentam, no ambiente, substâncias irritantes, gases, vapores e poeiras, decorrentes dos processos de produção ou atividade. A identificação e o reconhecimento de agentes nocivos à saúde do trabalhador, associados às ações de vigilância epidemiológica e ambiental, são procedimentos essenciais à prevenção e ao controle dos efeitos nocivos à saúde do trabalhador relacionados ao ambiente e a atividades ocupacionais.

As rinossinusites agudas são observadas em mergulhadores, aeronautas, situações de trabalho em ambientes de temperaturas extremas, umidade excessiva ou na exposição e inalação de produtos químicos utilizados nos processos de trabalho, por vezes evoluindo para forma crônica.

Nos quadros crônicos – persistência dos sintomas acima de 12 semanas –, fatores como tabagismo, alterações anatômicas, doenças sistêmicas crônicas, tumorações, reações alérgicas ou irritação crônica da mucosa nasossinusal por exposição a agentes nocivos à mucosa respiratória devem ser considerados, investigados e avaliados para um diagnóstico diferencial. Outra manifestação menos frequente são as sinusites odontogênicas resultantes de infecções dentárias envolvendo o tecido periósteo do seio maxilar, causando sinusite crônica pouco sintomática; e a sinusite fúngica, associada a pacientes imunodeprimidos.

Para o reconhecimento como doença relacionada ao trabalho, a rinite crônica ocupacional tem seu diagnóstico estabelecido por meio do histórico ocupacional atual e pregresso; identificação, avaliação e reconhecimento de agentes nocivos ao trato respiratório presentes no ambiente de trabalho, tempo de exposição, características físico-químicas das substâncias e o acompanhamento da evolução dos sinais e sintomas, fatores de melhora ou piora. Nas condições de trabalho potencialmente relacionadas ao quadro de rinite crônica, estão as atividades desenvolvidas em ambientes com a presença de fumaças, substâncias químicas, como os gases e vapores irritantes, poeiras, névoas de ácidos minerais, fumos metálicos, poluentes ambientais por combustão de derivados de petróleo e os óleos minerais.

Entre as atividades e ambientes comuns à exposição de substâncias nocivas ao trato respiratório superior, estão os manobristas de garagens subterrâneas, profissionais de salões de beleza, trabalhadores de várias indústrias (químicas, de calçados, siderúrgicas, alimentícias, de plásticos e borrachas, de tintas, de tecidos), galvanoplastia, lavanderias, funilaria e pintura de automóveis, *petshops*, laboratórios, construção civil, marmoraria, mineração, pesticidas (fabricação, comercialização e aplicação) e atividades em vias urbanas com reconhecidos índices de poluição ambiental.

O *septo nasal* é uma estrutura anatômica osteocartilaginosa, que separa as cavidades nasais, sendo recoberto por pele na região do vestíbulo e por mucosa respiratória em sua extensão até as coanas.

A *ulceração* e a *perfuração* do septo nasal são decorrentes do comprometimento inicial da mucosa de revestimento e, posteriormente, evoluindo para a diminuição do aporte vascular da cartilagem quadrangular.

Estão associadas aos efeitos iatrogênicos – em procedimentos de cauterização septal nos sangramentos nasais anteriores, ou no pós-operatório de correção cirúrgica do septo, traumatismos, fraturas com formação de hematomas e abscessos coletados em espaço sub-pericondral ou subperiostal que evoluem com necrose da cartilagem, doenças sistêmicas granulomatosas, infecciosas, vasculares e neoplasicas, bem como o uso crônico de medicamento tópico vasoconstritor ou de cocaína.

Observam-se quadros de ulceração e perfuração septal em trabalhadores de indústrias de galvanoplastia por exposições ocupacionais às substâncias tóxicas e irritantes – vapores de ácidos, cromo, arsênio e cádmio e compostos.

A perfuração geralmente é assintomática, na dependência de seu tamanho e localização, seu diagnóstico costuma ser um achado do exame otorrinolaringológico, ou por queixas de formação de crostas, sensação de obstrução e sibilos nasais, rinorreia, episódios intermitentes de sangramento nasal ou cacosmia.

O diagnóstico e a etiologia devem ser fundamentados na história clínica e ocupacional, exame otorrinolaringológico clínico e endoscópico.

Nos casos em que há definição do nexo causal, recomenda-se a diminuição da exposição por meio de medidas de controle ambiental, uso de EPI adequado ao tempo de exposição e a substâncias, ou o afastamento para o controle clínico e ocupacional.

Faringite

A faringite frequentemente está associada às rinites ou às rinossinusites.

A intensidade dos sinais e sintomas está relacionada às regiões de maior acometimento. Considerando-se a relação com os tratos respiratório e digestivo, as queixas mais comuns são:

» **Nasofaringe:** prurido, tosse, otalgia, rinorreia, epistaxe, obstrução nasal e cefaleia.
» **Orofaringe:** dor de garganta, disfagia e odinofagia.
» **Laringofaringe:** dor de garganta, disfagia, alterações da voz.

A exposição aguda nos casos de acidentes por vazamentos ou a exposição crônica às substâncias químicas como ácido clorídrico, ácido crômico, ácido fluorídrico, amônia, cloro e bromo, na forma de gases, vapores e névoas ácidas, utilizadas em diversos processos de trabalho, na dependência de suas propriedades físico-químicas, concentração e tempo de exposição desencadeiam quadros inflamatórios e sensibilizantes – agudos ou crônicos da mucosa faríngea.

Estabelecido o nexo do quadro clínico, são imperativas as ações de vigilância epidemiológica e ambiental e de medidas preventivas individuais por intermédio de equipamentos de proteção respiratória e controle de exposição.

A Portaria/MTb n. 12/1983, no Anexo n.11 da NR-15, estabelece parâmetros para os limites de tolerância à exposição de agentes identificados no Programa de Prevenção de Riscos Ocupacionais (PPRA) – de acordo com a Norma Regulamentadora NR9, direcionando as medidas de prevenção e controle elaboradas no PCMSO, conforme a NR7.

Laringofaringite

É o processo inflamatório da porção inferior da faringe (laringofaringe) e da traqueia e tem sua etiopatogenia relacionada à infecção viral, bacteriana, alérgica e irritativa não alérgica ou neoplásica, apresentando-se nas formas aguda ou crônica.

A laringofaringe tem participação na função respiratória, fonatória e na deglutição; sendo assim, suas manifestações clínicas apresentam sintomas de tosse, disfonia e disfagia consequentemente à congestão e ao edema da epiglote e das pregas aritenoepiglóticas.

Os quadros agudos estão associados aos processos inflamatórios ou infecciosos agudos ou subagudos, virais ou bacterianas de vias aéreas altas – cavidades nasais, rinofaringe e orofaringe, sendo raro seu acometimento isolado. A persistência dos sintomas por semanas, à semelhança das rinites, há queixas de tosse persistente, sensação de plenitude laríngea, rouquidão, pigarro, em geral com pouca queixa de dor ou mesmo ausência do sintoma.

Nos quadros crônicos, está indicada a investigação de enfermidades sistêmicas com manifestação laríngea – autoimunes ou granulomatosas, neoplasias, irradiações prévias, traumas laríngeos, hábito de tabagismo, refluxo gastroesofágico, distúrbios endócrinos, infecções crônicas bacterianas, fúngicas ou por protozoários.

Entre os fatores de risco de natureza ocupacional, que comprometem a laringofaringe e a traqueia, estão atividades desenvolvidas em ambientes com presença de substâncias tóxicas nos ambientes de trabalho, a considerar os efeitos nocivos decorrentes da inalação de:

A) Gases, fumos, névoas e vapores cáusticos e irritantes de substâncias químicas, utilizadas nos processos de trabalho em galvanoplastias, siderúrgicas e indústrias químicas.

B) Poeiras, em atividades da construção civil, setor alimentício, têxtil e madeireira.

C) Fumaças, vapores de água a altas temperaturas, ambientes fechados com baixas temperaturas, nas atividades dos bombeiros, poluição ambiental por combustão de manuseio e manutenção de caldeiras e frigoríficos.

Distúrbios do sono

A privação do sono, a insônia e a síndrome da sonolência causam prejuízo nas atividades laborais, sociais, neuropsicológicas e cognitivas, além de aumentarem o risco de acidentes. Em um estudo (LEMOS, 2009), realizado no Brasil, observou-se que 7,6% dos acidentes com motoristas interestaduais ocorreram por sonolência excessiva, o que ilustra a associação entre sonolência e acidentes comumente observada em diversas categorias profissionais (FOLKARD, 2003).

Doenças obstrutivas de vias aéreas superiores, hábitos inadequados de sono ou distúrbios de sono propriamente ditos e privação de sono podem causar sonolência excessiva, interferindo nas atividades diurnas.

Na lista das doenças e fatores de risco no trabalho consta transtorno do Ciclo Vigília-Sono Devido a Fatores Não Orgânicos F51.2) por má adaptação à organização do horário de trabalho (Trabalho em Turnos ou Trabalho Noturno) e circunstância relativa às condições de trabalho.

Distúrbios da voz

A voz é produzida pela vibração das pregas vocais, localizadas na laringe, por sua aproximação durante a passagem de ar que sai dos pulmões.

Segundo o Comitê Brasileiro Multidisciplinar de Voz (2010), cerca de um terço das profissões utiliza a voz como ferramenta básica de trabalho.

Diversos fatores podem desencadear distúrbios vocais:

Fatores não ocupacionais ou fatores predisponentes

» São alterações do indivíduo: idade, alergias respiratórias, doenças de vias aéreas superiores, influências hormonais, lesões traumáticas, neoplasias, malformações congênitas e disfunções dos sistemas nervosos central e periférico, medicações, etilismo, tabagismo, falta de hidratação, refluxo gastroesofágico. Outros aspectos individuais, como técnica vocal inapropriada ou realização de atividades extras (de lazer ou dupla jornada) com alta demanda vocal, podem contribuir para o desenvolvimento do distúrbio de voz.

» Quanto à etiologia, os distúrbios da voz podem ser classificados em disfonia orgânica (independe do uso vocal, podendo ser causada por diversos processos, com consequência direta sobre a voz); disfonia funcional (alteração vocal decorrente do próprio uso da voz, uso incorreto da voz, inadaptações vocais e alterações psicogênicas, que podem atuar de modo isolado ou concomitante); e disfonia organofuncional (uma lesão estrutural benigna secundária ao comportamento vocal inadequado ou alterado). Geralmente, esses distúrbios são uma disfonia funcional não tratada, ou seja, por diversas circunstâncias, a sobrecarga do aparelho fonador acarreta uma lesão histológica benigna das pregas vocais.

Fatores ocupacionais ou fatores de risco

Relacionados ao ambiente de trabalho e a fatores ambientais e da natureza de organização do processo de trabalho.

O distúrbio de voz pode ser desencadeado ou exacerbado pela demanda vocal ocupacional e, portanto, faz-se necessário estabelecer a relação com o exercício da função ou atividade.

Diagnóstico

Para o diagnóstico, são considerados:

A) Quadro clínico – sinais e sintomas: a disfonia pode variar de acordo com a gravidade do quadro clínico. Os sintomas mais frequentes são: cansaço ao falar, rouquidão, garganta/boca seca, esforço ao falar, falhas na voz, perda de voz, pigarro, instabilidade ou tremor na voz, ardor na garganta/dor ao falar, voz mais grossa, falta de volume e projeção vocal, perda na eficiência vocal, pouca resistência ao falar, dor ou tensão cervical.

B) História clínica, laboral (condições e fatores de risco ambientais e organizacionais do trabalho) e epidemiológica.

C) Avaliação devidamente documentada pelo otorrinolaringologista com exame da laringe e fonoaudiológica com exame funcional da voz.

Disfonia ocupacional

A Associação Brasileira de Otorrinolaringologia (2004) conceitua a voz profissional como "a forma de comunicação oral utilizada por indivíduos que dela dependem para exercer sua atividade ocupacional":

> "Distúrbio de Voz Relacionado ao Trabalho (DVRT) é qualquer forma de desvio vocal diretamente relacionado ao uso da voz durante a atividade profissional que diminua, comprometa ou impeça a atuação e/ou comunicação do trabalhador, podendo ou não haver alteração orgânica da laringe (Protocolo DVRT)".

Na avaliação do DVRT, é importante considerar a presença de fatores de risco ambientais e organizacionais: risco físico; pressão sonora elevada; mudança brusca de temperatura, ventilação do ambiente inadequada, presença de ar-condicionado no ambiente, distância interfalantes.

- » **Riscos químicos:** exposição a produtos químicos; presença de poeira e/ou fumaça no local de trabalho.
- » **Risco biológico:** fungos, vírus e bactérias.
- » **Riscos ergonômicos:** falta de planejamento em relação ao mobiliário; recursos materiais; acústica do ambiente; falta de água potável e de banheiros de fácil acesso; longas jornadas; ritmo de trabalho estressante; exigência e pressão no trabalho com demandas cognitivas; uso excessivo da voz; ausência de pausas e de locais adequados de descanso durante a jornada; falta de autonomia; trabalho sob forte pressão; insatisfação com o trabalho e/ou com a remuneração (Boletim n. 1).

No protocolo de DVRT (2018), estão relacionados como profissionais da voz: professores; cantores; atores; religiosos; políticos; secretárias; advogados; promotores; juízes; profissionais de saúde; vendedores; ambulantes; agentes comunitários; cerimonialistas; radialistas; jornalistas; teleoperadores (TMKT); entre outros.

O aumento da prevalência da disfonia vem causando impacto financeiro e social por conta do índice de absenteísmo pelo comprometimento da capacitação dos trabalhadores.

Recomenda-se um programa de promoção da saúde vocal com o acompanhamento e gerenciamento da voz (identificação precoce de queixas e de alterações vocais, assim como medidas de prevenção voltadas à adequada utilização da voz) e ações educativas para melhoria dos padrões de comunicação oral, incluindo treinamento de voz e medidas preventivas em relação ao ambiente de trabalho (identificação e redução/eliminação dos riscos existentes à saúde vocal e reorganização do trabalho).

Referências bibliográficas

Doenças da Orelha, Audição e Equilíbrio

BRASIL. Ministério do Trabalho e Emprego. Norma Regulamentadora n. 7 (NR-7), Anexo I, Portaria n. 19 de 09/04/1998/MTE – Ministério do Trabalho e Emprego. Diário Oficial da União, 22 abr. 1998.

BRASIL. Regulamento da Previdência Social. Decreto n. 3.048, de 6 de maio de 1999.

COMITÊ NACIONAL DE RUÍDO E CONSERVAÇÃO AUDITIVA. Boletins ns. 1, 2, 3, 4, 5 e 6. 1994-1998.

NUDELMANN, A. A.; COSTA, E. A.; SELIGMAN, J.; IBAÑEZ, RN. *PAIR*: Perda Auditiva Induzida pelo Ruído. Porto Alegre: Bagagem Comunicação, 1997.

NUDELMANN, A. A.; COSTA, E. A.; SELIGMAN, J.; IBAÑEZ, RN. *PAIR*: Perda Auditiva Induzida pelo Ruído. Rio de Janeiro: Revinter, 2001. v. 2.

OZTÜRKCAN, Sedat; OZTÜRKCAN Serap. Dermatologic diseases of the external ear. *Clin Dermatol*, v. 32, n. 1, p. 141-52, 2014 Jan-Feb. doi:10.1016/j.clindermatol.

Trato Respiratório Superior, Seios da Face, Faringite e Laringofaringite

BRASIL. Norma Regulamentadora n. 15 (NR15): os limites de tolerância para exposição às substâncias químicas nos ambientes de trabalho foram estabelecidos, como parâmetro, pela Portaria/MTb n. 12/1983, no Anexo n. 11.

MENDES, René. *Patologia do trabalho*: doenças do ouvido relacionadas com o trabalho. 3. ed. Rio de Janeiro: Atheneu, 2013.

Distúrbios do Sono

FOLKARD, S.; TUCKER, P. Shift work, safety and productivity. *Occupational Medicine*, London, v. 53, n. 5, p. 95-101, 2013 Jul.

LEMOS, Lucia Castro et al. Síndrome da apneia obstrutiva do sono em motoristas de caminhão. *J Bras Pneumol* [online], v. 35, n. 6, p. 500-6, 2009 [citado em 09.12.2019]. doi: 10.1590/S1806-37132009000600002. ISSN: 1806-3713. Disponível em: http://www.scielo.br/scielo.php?script=sci_arttext&pid=S1806-71320090006000002&lng=en&nrm=iso.

Distúrbios da Voz e Disfonia Ocupacional

BRASIL. Ministério da Saúde, Secretaria de Vigilância em Saúde, Departamento de Vigilância em Saúde Ambiental e Saúde do Trabalhador. *Distúrbio de voz relacionado ao trabalho (DVRT)*. Brasília: Ministério da Saúde, 2018. Disponível em: http://bvsms.saude.gov.br/bvs/publicacoes/disturbio_voz_relacionado_trabalho_dvrt.pdf.

CÂMARAS TÉCNICAS DE OTORRINOLARINGOLOGIA, MEDICINA DO TRABALHO E PERÍCIAS MÉDICAS DO CREMERJ. *Consenso Nacional sobre Voz Profissional*. 2004. Disponível em: https://www.ablv.com.br/wp-content/uploads/2020/09/consenso_voz_profissional.pdf. Acesso em: 30.05.2021.

COMITÊ BRASILEIRO MULTIDISCIPLINAR DE VOZ OCUPACIONAL. *Boletim COMVOZ n. 1*, 11/09/2010. Disponível em: http://www.anamt.org.br/site/arquivos/meus_arquivos/arquivos/meu_arquivo/m4df7633c57185.pdf. Acesso em: 30.05.2021.

COMITÊ BRASILEIRO MULTIDISCIPLINAR DE VOZ OCUPACIONAL. *Boletim COMVOZ n. 2*: padronização da avaliação da voz ocupacional, 11/05/2013. Disponível em: http://www.sbfa.org.br/portal/pdf/boletimn2_COMVOZ.pdf. Acesso em: 30.05.2021.

Capítulo 31
Temperaturas Extremas e Seus Efeitos sobre a Saúde

Kleber José do Prado Campos

A energia térmica em trânsito existente entre dois corpos de diferentes temperaturas denomina-se "calor". A perda da energia térmica por um corpo produz uma sensação denominada "frio". Havendo uma diferença de temperatura entre dois ou mais corpos, ou entre um corpo e o ambiente que o cerca, essa energia térmica pode apresentar algumas formas de transição, como (RUAS, 1999; OIT, 2020; RUAS, 1999b):

» **Condução:** transferência direta de calor por meio de contato entre dois meios (que podem ser sólido, líquido ou gasoso).
» **Convecção:** transferência de calor em meios líquidos ou gasosos em virtude da diferença de densidade entre partículas do mesmo fluido, sendo que partículas mais aquecidas tornam-se menos densas e tendem a ascender, já partículas menos aquecidas permanecem mais densas e tendem a descender, criando uma "corrente de convecção".
» **Irradiação:** não depende de meios materiais, pois a energia térmica é transmitida por intermédio de energia eletromagnética, podendo atravessar o vácuo (como a energia solar) ou ser emitida por corpos (especialmente quando em estado incandescente).

O homem é um animal homeotérmico, ou seja, seu organismo mantém a temperatura corporal interna dentro de uma faixa constante e ideal para seu funcionamento independentemente da temperatura externa. O processo metabólico produz energia por meio da transformação de alimentos, sendo essa energia utilizada nos processos fisiológicos do corpo e na realização de trabalho pela atividade muscular e o excedente é liberado na forma de calor. A produção dessa energia térmica é constante e aumenta à medida que o corpo realiza esforço físico. O equilíbrio térmico é mantido por um centro termorregulador, que, mediante processos fisiológicos, controla as trocas térmicas com ambiente (RUAS, 1999).

Os limites de tolerância para células vivas variam de 0 °C (quando há formação de cristais de gelo) até 45 °C (quando passa a ocorrer coagulação térmica de estruturas proteicas intracelulares). Seres humanos podem suportar temperaturas internas menores do que

35 °C ou superiores a 41 °C por curtos períodos de tempo graças à capacidade de controle de temperatura. A temperatura corporal interna ou profunda pode ser aferida pela boca, pelo reto ou, em situações laboratoriais, pelo esôfago ou membrana timpânica. A temperatura periférica corporal é considerada a temperatura cutânea. Os centros supra e pré-ópticos do hipotálamo anterior têm células nervosas que respondem autonomicamente às variações de temperatura a que o corpo está exposto: quando a temperatura corporal ultrapassa um valor de referência, as células termorreguladoras ativam respostas associadas à termólise (sudorese, aumento de fluxo sanguíneo periférico por meio da vasodilatação) e, quando a temperatura corporal cai abaixo de um valor de referência, iniciam-se as respostas dessas células do hipotálamo para termogênese (redução do fluxo sanguíneo periférico pela vasoconstricção, produção de tremores nos membros) (OIT, 2020).

O conforto térmico do ambiente laboral pode ser definido como sensação de bem-estar experimentada por um trabalhador e, sendo as sensações interpretações subjetivas (individuais), um ambiente pode ser considerado confortável termicamente para um trabalhador e não para outro. Por isso, as condições ambientais de conforto são aquelas que proporcionam bem-estar ao maior número de trabalhadores do ambiente avaliado. Ressalte-se que quanto maior for o trabalho que um corpo tem para manter a temperatura interna dentro da faixa "aceitável", maior será a sensação de desconforto (RUAS, 1999).

O equilíbrio térmico é essencial para a vida humana e é obtido quando a quantidade de calor produzida no corpo é igual à quantidade de calor cedida para o ambiente através da pele e da respiração. Sendo o corpo do trabalhador um sistema termodinâmico que interage com o meio circundante, pode-se definir uma relação matemática entre as formas de transferência de calor (OIT, 2020):

$$C_{met} + C_{conv} + C_{rad} - C_{ev} = \pm Q$$

Onde:
- C_{met} = parcela da energia metabólica transformada em calor (W/m²).
- C_{conv} = calor trocado por convecção (W/m²).
- C_{rad} = calor trocado por radiação (W/m²).
- C_{ev} = calor perdido por evaporação do suor (W/m²).
- Q = calor total trocado pelo corpo (W/m²).

Quando o valor "Q" dessa equação for igual a zero, o corpo estará em equilíbrio térmico. Se o valor for positivo, há ganho de calor e, se negativo, perda de calor. Dos mecanismos de trocas térmicas descritas na mesma equação, sabe-se que (OIT, 2020):
- **Convecção:** a remoção de calor ocorre quando o corpo do trabalhador transfere calor pelo contato com o ar frio que o circunda, o ar próximo à pele fica aquecido e realiza movimento ascensional e o ar frio ocupa seu lugar próximo à pele do trabalhador. Se o ar ambiente encontra-se na mesma temperatura do corpo do trabalhador, não haverá troca térmica e, se for mais elevada, o ar ambiente cederá calor ao corpo do trabalhador.
- **Radiação térmica:** emitida continuamente por todos os corpos que se encontram acima de uma temperatura superior ao zero absoluto (0 K ou -273 °C), não dependendo do ar ou de qualquer outro meio para se propagar. Se o trabalhador está em um ambiente

cujas paredes encontram-se com temperatura inferior ao seu corpo, ele perderá calor por radiação térmica. Caso este mesmo trabalhador esteja em um ambiente com paredes de temperatura mais alta do que a sua pele, receberá a energia térmica enquanto permanecer neste ambiente.

» **Evaporação:** quando as condições ambientais tornam as perdas de calor do corpo por convecção e radiação insuficientes, o organismo aumenta a atividade das glândulas sudoríparas. O suor contribui para a regulação térmica; é secretado pelas glândulas sudoríparas distribuídas de forma desigual sobre a superfície corporal. O suor é um ultrafiltrado de plasma e por isso tem alto calor latente de evaporação e é ideal para fins de termólise. A perda de calor da pele ocorre pela transpiração por meio da evaporação do suor: é um evento endotérmico, no qual o líquido que absorveu o calor corporal ao ser evaporado extrai o calor da superfície dérmica resfriando-a.

As variáveis de maior influência no conforto térmico podem ser divididas em dois grupos conforme Quadro 31.1.

Quadro 31.1 – Variáveis de maior influência no conforto térmico.

Natureza ambiental	**Temperatura do ar (T_{ar})**	Se $T_{ar} < T_{pele}$: remoção de calor por convecção (a evaporação, neste caso, sofre influência da T_{ar}, V_{ar} e UR)
	Temperatura radiante média (T_{radm})	Nas radiações de ondas longas, a emissividade é igual à absortância, sendo maior para cores escuras. Em ambientes com predomínio de radiações de ondas curtas, recomenda-se o uso de roupas de cor clara para redução da absortância
	Velocidade relativa do ar no ambiente (V_{ar})	Depende também da T_{ar} e UR no local avaliado. Para local de ar não saturado e com $T_{ar} < T_{pele}$: quando V_{ar} aumenta, aumenta o processo de evaporação (retira-se mais rapidamente a umidade do corpo); se a V_{ar} diminui, reduzem-se as trocas por convecção e evaporação
	Umidade relativa do ar (UR)	Varia com a T_{ar}: se aumenta a temperatura, aumenta a quantidade máxima de vapor d'água que pode estar contido em $1m^3$ de ar (UR). Se a temperatura do ambiente se reduz, diminui a quantidade de vapor d'água disponível, reduzindo, assim, a UR. A remoção do calor por evaporação aumenta com ar mais seco (baixa UR) e pode reduzir quando há ar ambiente mais úmido (com maior UR)
Natureza pessoal	**Tipo de vestimenta**	Pode interferir na troca térmica por radiação, convecção e evaporação dependendo do tipo de tecido, material, cor etc.
	Tipo de atividade física executada	Quanto maior a carga de trabalho, maior o metabolismo e, consequentemente, maior a produção de calor pelo organismo

Fonte: OIT, 2020.

Ambientes em que não ocorra exposição ao calor extremo, os limites de temperatura do local de trabalho devem seguir as orientações da Norma Regulamentadora n. 17 (NR17) que versa sobre Ergonomia:

> 17.5 Condições ambientais de trabalho.
>
> 17.5.1 As condições ambientais de trabalho devem estar adequadas às características psicofisiológicas dos trabalhadores e à natureza do trabalho a ser executado.
>
> 17.5.2 Nos locais de trabalho onde são executadas atividades que exijam solicitação intelectual e atenção constantes, tais como salas de controle, laboratórios, escritórios, salas de desenvolvimento ou análise de projetos, dentre outros, são recomendadas as seguintes condições de conforto:
>
> a) níveis de ruído de acordo com o estabelecido na NBR 10152, norma brasileira registrada no INMETRO;
>
> b) índice de temperatura efetiva entre **20 °C** (vinte) **e 23 °C** (vinte e três graus centígrados);
>
> c) velocidade do ar não superior a **0,75 m/s**;
>
> d) umidade relativa do ar **não inferior a 40% (quarenta) por cento**.

A Norma de Higiene Ocupacional n. 06 (NHO06), cujo assunto é a "Avaliação da Exposição Ocupacional ao Calor" (2017), regulamenta procedimentos técnicos para identificação e quantificação da exposição ocupacional ao calor. A normativa preconiza que sejam utilizados o método do índice de bulbo úmido termômetro de globo médio (IBUTGmédio) e a taxa metabólica média (Mmédia) para o cálculo do limite de exposição para o trabalhador que execute sua atividade laboral em ambiente com calor extremo. A NHO06 determina que a cada ciclo de exposição do trabalhador seja definida a situação térmica para fins de cálculo das médias do IBUTG e da taxa metabólica. A aplicação das equações para cálculo do IBUTG leva em consideração se o trabalhador executa sua atividade em ambiente sem carga solar direta ou em ambiente externo com carga solar direta (quando não há nenhuma interposição entre a radiação solar e o trabalhador exposto, por exemplo, a presença de barreiras como nuvens, anteparos, telhas de vidro etc.).

> **Atenção!**
> Pela definição da NHO 06, temos:
> » **Ciclo de exposição:** conjunto de situações térmicas a que o trabalhador está submetido, conjugado às diversas atividades físicas por ele desenvolvidas, em uma sequência definida.
> » **Situação térmica:** cada parte do ciclo de exposição no qual as condições do ambiente, que interferem na carga térmica a que o trabalhador está exposto, podem ser consideradas estáveis.

O conjunto de material adotado para determinação do IBUTGmédio é composto por termômetro de globo (Tg), que mede o calor radiante; termômetro de bulbo úmido natural (Tbn), que reflete as propriedades físicas de um sistema constituído pela evaporação da água no ar; e termômetro de bulbo seco (Tbs), que afere a temperatura ambiente. Conforme especificado na NHO06, podem ser utilizados dispositivos convencionais ou eletrônicos, conforme exemplo a seguir (Figura 31.1).

Na imagem à esquerda da Figura 31.1, tem-se o dispositivo convencional de aferição e, na imagem à direita, o dispositivo eletrônico, ambos dotados dos seguintes termômetros: o de globo (Tg); o de bulbo seco (Tbs); e o de bulbo úmido natural (Tbn).

Figura 31.1 – Conjunto de termômetros dispostos para aferição do calor conforme o IBUTG.

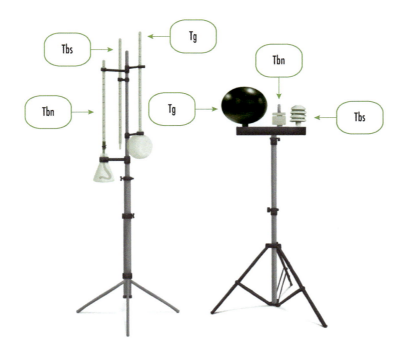

Fonte: Adaptada de Fundacentro, Norma de higiene ocupacional n. 06, 2017.

A forma de aferição, as tabelas de referência, as orientações para montagem do conjunto de termômetros e os critérios técnicos de julgamento e de tomada de decisão para medidas preventivas e corretivas encontram-se descritos na Norma de Higiene Ocupacional n. 06, que pode ser acessada livremente no site da Fundacentro (https://www.gov.br/fundacentro/pt-br).

Até o presente momento, não há uma norma de Higiene Ocupacional relacionada aos trabalhos em ambientes com baixa temperatura. A legislação não institui nenhum método de avaliação termoambiental (como faz com exposição ao calor), sendo as recomendações ocupacionais voltadas a considerações e instruções de medidas a serem tomadas quando o trabalhador encontra-se exposto ao frio.

As informações referentes à exposição ao frio encontram-se disponíveis em diferentes normativas trabalhistas: a Consolidação das Leis do Trabalho (CLT), no artigo 253 ("Dos serviços frigoríficos"), procura caracterizar a presença do frio associado a temperaturas de determinadas zonas climáticas existentes no país, disponibilizado pelo Instituto Brasileiro de Geografia e Estatística (IBGE) e adotado pela legislação trabalhista. Algumas normas regulamentadoras (NR) buscam trazer recomendações complementares ao disposto na CLT, porém ainda limitando-se a instruções sem especificar uma metodologia apropriada. A American Conference of Governmental Industrial Higyenists (ACGIH) utiliza uma tabela em que relaciona a temperatura do termômetro de bulbo seco (Tbs) com a velocidade do vento no local de trabalho para classificar o risco de acordo com o valor encontrado na tabela.

Processo de adaptação fisiológica do trabalhador ao calor e frio

Quando o trabalhador é sistematicamente exposto a ambientes com variação extrema de temperatura, durante alguns dias, as suas respostas fisiológicas ao calor e ao frio alteram-se para melhor adaptar o organismo aos efeitos térmicos do posto de trabalho. Quando os estímulos térmicos são produzidos artificialmente em ambiente de laboratório (ou em ambiente laboral) o processo de adaptação fisiológica denomina-se "aclimatação". Já se os estímulos térmicos do meio ambiente se dão de forma natural (p. ex., mudança climática na alternância de estações), o processo de adaptação fisiológica denomina-se "aclimatização". Em ambientes quentes, após um período de algumas semanas de exposição, em que o trabalhador realiza a mesma atividade, ocorre a aclimatação (bem como a aclimatização): o trabalhador transpirará de forma mais eficiente (favorecendo melhores evaporação e resfriamento corporal) e mantendo a temperatura corporal adequada com menor sobrecarga cardiovascular (JACKLITSCH, WILLIAMS, MUSOLIN et al., 2016). Em comparação com um indivíduo não aclimatizado, um indivíduo aclimatizado apresenta menores alterações fisiológicas sob a mesma carga térmica (Tabela 31.1).

Tabela 31.1 – Orientações para o processo de aclimatação/aclimatização em trabalhadores de ambientes quentes.

Benefícios	• Eficiência na sudorese (início precoce com maior produção de suor e com redução da perda de eletrólitos) • Estabilização da circulação com trabalho realizado mantendo estável a temperatura central com diminuição da frequência cardíaca e aumento do fluxo sanguíneo na pele
Plano de aclimatização	• Aumento gradual do tempo de exposição em ambiente quente por período de 7 a 14 dias • A trabalhadores que tiveram experiência anterior com atividades envolvendo exposição ao calor, recomendam-se 50% de exposição no 1º dia; 60%, no 2º; 80%, no 3º; e 100%, no 4º dia. Para novos trabalhadores que serão igualmente expostos a essa rotina, o regime deve ser de 20% no 1º dia com um aumento de 20% na exposição a cada dia
Manutenção	• Ausência do trabalho em ambiente com calor por 1 semana ou mais resulta na perda da adaptação, podendo resultar no acometimento de doenças pela exposição ao calor • Pode-se recuperar a adaptação cerca de 2 a 3 dias após retorno à rotina laboral • Adaptação ao trabalho em ambiente quente e úmido também oferece benefícios aos trabalhos em ambiente quente e desértico e vice-versa
Drogas cujo uso afeta a adaptação ao calor	Anticolinérgicos, anti-histamínicos, antidepressivos tricíclicos, analgésicos, diuréticos, lítio, cocaína, *ecstasy*, bloqueadores de canal de cálcio, etanol, barbitúricos, narcóticos, levotiroxina, betabloqueadores, laxantes, haloperidol
Fatores individuais que podem afetar a adaptação ao calor	Sexo feminino, gestação, idade acima de 50 anos, obesidade, histórico relatado de doenças do calor, pouco condicionamento físico e problemas de saúde (endocrinológicos, cardiológicos)

Fonte: Adaptada de NIOSH *criteria for a recommended standard: occupational exposure to heat and hot environments*, 2016.

Segundo Eagan (1963), o termo que melhor define a resposta do organismo ao trabalho em baixas temperaturas é "habituação", pois remete a uma mudança nas respostas fisiológicas como resultado da diminuição das respostas do sistema nervoso central (SNC) a certos estímulos, podendo ser específica (ocorre apenas a determinada parte do corpo) ou geral. Os principais componentes que atuam dificultando o processo de habituação e causando o surgimento de patologias relacionadas ao estresse pelo frio são: baixa temperatura; velocidade do vento; e umidade. Patologias de base (reumatológicas, respiratórias, cardiológicas) podem se agravar durante o processo de adaptação do corpo à jornada de trabalho em ambiente frio ou refrigerado.

Recomendações laborais para trabalho em ambientes quentes

» Elaborar plano de aclimatização para todos os funcionários expostos ao calor.
» Treinamentos para uso correto do equipamento de proteção individual (EPI), bem como para educar quanto à necessidade de reidratação.
» Uso de roupas leves e que favoreçam a troca de calor da pele e, em casos específicos que envolvam exposição ao calor radiante, uso de roupas reflexivas.
» Adotar isolamento térmico em ferramentas de superfície metálica.
» Uso de luvas isolantes para manipulação de peças aquecidas.
» Abrigos com ventilação adequada e material para reposição hídrica e de eletrólitos.
» Uso de jatos de ar resfriado no ambiente para favorecer circulação do ar e retirada do ar quente.
» Quando possível, lançar mão da realização de rodízio de trabalhadores nas atividades sujeitas à exposição ao calor, buscando alternar com atividades em que não ocorra essa exposição durante a jornada laboral diária (BAXTER; AW; COCKCROFT et al., 2010; SPELLMAN, 2017; FLEEGER; LILLQUIST, 2011; PLOG; NILAND; QUINLAN, 2002).

Recomendações laborais para trabalho em ambientes frios

» Lançar mão de artifícios como jatos de ar quente, placas aquecidas ou aquecedores radiantes, especialmente em postos de trabalho na postura sentada ou em pé com pouca movimentação no ambiente refrigerado.
» Luvas anticontato com isolamento térmico.
» Proteger do vento a área onde se executa o trabalho (ambiente externo em baixa temperatura).
» Uso de roupas impermeáveis e repelentes à água, com trocas da roupa externa quando esta ficar molhada.
» Usar botas com isolamento térmico e orientar a troca frequente de meias durante a jornada.
» Abrigos com aquecimento para períodos de repouso.
» Se possível lançar mão de outras atividades, buscando realizar parte da jornada em ambiente sem exposição ao frio.
» Manutenção dos níveis de hidratação com sopas e bebidas aquecidas (BAXTER; AW; COCKCROFT et al., 2010; SPELLMAN, 2017; FLEEGER; LILLQUIST, 2011; PLOG; NILAND; QUINLAN, 2002).

Os distúrbios na saúde dos trabalhadores expostos a temperaturas extremas podem ser elencados conforme os Quadros 31.2 e 31.3.

Quadro 31.2 – Distúrbios relacionados ao calor, incluindo sintomas, sinais, causas e etapas para primeiros socorros e prevenção.

Desordem	Sintomas	Sinais
Golpe de calor (heat stroke)	• Arrepios • Inquietação • Irritabilidade	• Euforia, rubor facial, desorientação, pele quente e seca (nem sempre), comportamento errático, tremores, inconsciência, convulsões, temperatura corporal ≥ 104 °F (40 °C)
Exaustão pelo calor (heat exhaustion)	• Fadiga • Fraqueza • Visão embaçada/turva • Tonturas • Dor de cabeça	• Pulso elevado, sudorese profusa, pressão sanguínea baixa, "marcha insegura", palidez facial, colapso, temperatura corporal: normal para levemente aumentada
Desidratação (dehydratation)	• Sem sintomas precoces • Fadiga/fraqueza • Boca seca	• Perda de capacidade laborativa, aumento de tempo de resposta
Síncope pelo calor (heat syncope)	• Visão borrada/turva ("acinzentada") • Desmaio (breves apagões) • Temperatura corporal normal	• Breve desmaio ou quase desmaio
Cãibras de calor (heat cramps)	• Cãibras musculares dolorosas, especialmente em abdome ou fadiga muscular	• Dor incapacitante em músculos
Erupção por calor/ calor espinhoso (heat rash/prickly heat)	• "Comichões" na pele • Transpiração reduzida	• Erupções na pele

Nota: a salga de alimentos é incentivada tanto no tratamento como na prevenção de alguns distúrbios relacionados ao calor. Os trabalhadores de dietas com restrição de sal devem consultar seus médicos.

Fonte: Adaptado de PLOG, Barbara A.; NILAND, Jill; QUINLAN, Patricia J., 2002.

Causa	Primeiros socorros	Prevenção
• Exposição excessiva, tolerância subnormal (genética ou adquirida), drogas/álcool	• Imediato, agressivo, resfriamento efetivo, transporte para hospital, tomada de temperatura corporal	• Autoaferição de exposição ao calor estressante, manter um estilo de vida saudável, aclimatização
• Desidratação (causada por sudorese, diarreia e vômitos), distribuição sanguínea para periferia, baixo nível de aclimatização, baixo nível de condicionamento físico	• Deitar de costas em ambiente fresco, beber água, soltar roupas	• Beber água ou outros fluidos frequentemente, adicionar sal nos alimentos, aclimatização
• Perda excessiva de fluidos causada por sudorese, doenças (vômitos ou diarreia), consumo de álcool	• Reposição de fluidos e sal	• Beber água ou outros fluidos frequentemente, adicionar sal nos alimentos
• Acúmulo de sangue nas pernas e na pele consequente à postura estática prolongada e exposição ao calor	• Deitar de costas em ambiente fresco, beber água	• Flexionar os músculos das pernas várias vezes antes de se mover; levantar-se ou sentar-se lentamente
• Desequilíbrio eletrolítico causado pela sudorese prolongada sem adequada reposição de fluidos e ingestão de sal	• Repouso em ambiente fresco, ingestão de fluidos salinos (0,5% sal), massagem muscular	• Se o trabalho físico pesado é parte do trabalho, os trabalhadores deverão adicionar sal em seus alimentos
• Sudorese prolongada e ininterrupta, práticas inadequadas de higiene	• Manter pele limpa e seca, reduzir exposição ao calor	• Manter pele limpa e periodicamente permitir a pele secar

Quadro 31.3 – Distúrbios relacionados ao frio, incluindo sintomas, sinais, causas e etapas dos primeiros socorros.

Desordem	Sintomas	Sinais
Hipotermia (hypothermia)	• Calafrios • Dor em extremidades • Fadiga ou sonolência	• Euforia, lentidão, pulso fraco, fala arrastada, colapso, tremores, inconsciência e temperatura corporal < 65 °F (35 °C)
Congelamento (frostbite)	• Inicialmente sensação de queimadura • Resfriamento e dormência • Formigamentos	• Cor da pele branca ou amarela acinzentada a violeta avermelhada a preta, bolhas, resposta ao toque depende da profundidade do congelamento
Frostnip	• Possível coceira ou dor	• Pele fica esbranquiçada
Pé de trincheira (trench foot)	• Dor severa • Formigamento • Coceira	• Edema, bolhas, resposta ao toque depende da profundidade do congelamento
Frieira/geladura (chilblain)	• Prurido recorrente e localizado • Inflamação dolorosa	• Inchaço, espasmos graves
Desordem de Raynaud	• Formigamento de dedos • Branqueamento e vermelhidão intermitentes	• Dedos pálidos à exposição ao frio

Nota: a hipotermia está relacionada ao estresse sistêmico pelo frio e os outros distúrbios estão relacionados ao resfriamento local do tecido.
Fonte: Adaptado de PLOG, Barbara A.; NILAND, Jill; QUINLAN, Patricia J., 2002.

Referências bibliográficas

BAXTER, Peter; AW, T. C.; COCKCROFT, Anne et al. *Hunter's diseases of occupations*. 10th. London: CRC Press, 2010.

BRASIL. Decreto-lei n. 5.452, de 1 de maio de 1943. Aprova a Consolidação das Leis do Trabalho (CLT). Disponível em: http://www.planalto.gov.br/ccivil_03/decreto-lei/del5452compilado.htm. Acesso em: 20.10.2020.

BRASIL. Ministério da Economia, Subsecretaria de Inspeção do Trabalho (SIT). Norma Regulamentadora n. 17 (NR17): ergonomia – Última modificação: Portaria MTb n. 876, de 24/10/2018. Disponível em: https://sit.trabalho.gov.br/portal/images/SST/SST_normas_regulamentadoras/NR-17.pdf. Acesso em: 10.10.2020.

FLEEGER, Allan; LILLQUIST, Dean. *Industrial hygiene reference and study guide*. 3rd ed. American Industrial Hygiene Association (AIHA), 2011.

Causa	Primeiros socorros
• Exposição excessiva, exaustão ou desidratação, tolerância subnormal (genética ou adquirida), drogas/álcool	• Transporte para área aquecida e remover roupas molhadas, aquecimento externo modesto ("pacotes" de calor externo, cobertores), beber fluidos aquecidos e doces se consciente, transporte para hospital
• Exposição ao frio, doenças vasculares	• Transporte para área aquecida e remover roupas molhadas, aquecimento externo (p. ex., água quente), beber fluidos aquecidos e doces se consciente, tratar as queimaduras, não esfregar áreas afetadas, transportar o trabalhador para o hospital
• Exposição ao frio (acima do congelamento)	• Similar ao *frostbite*
• Exposição ao frio (acima do congelamento) e umidade	• Similar ao *frostbite*
• Vestimenta inadequada, exposição ao frio e umidade, doença vascular	• Remover o trabalhador para área aquecida, avaliação médica
• Exposição ao frio e vibração, doenças vasculares	• Remover o trabalhador para área aquecida, avaliação médica

GIAMPAOLI, Eduardo; SAAD, Irene Ferreira de Souza Duarte; CUNHA, Irlon de Ângelo da. *Norma de higiene ocupacional (NHO) 06*: procedimento técnico – Avaliação da exposição ocupacional ao calor. 2. ed. São Paulo: Fundacentro, 2017. 48p. Disponível em: http://antigo.fundacentro.gov.br/biblioteca/normas-de-higiene-ocupacional/publicacao/detalhe/2018/1/nho-06-avaliacao-da-exposicao-ocuacional-ao-calor. Acesso em: 08.07.2019.

JACKLITSCH, B.; WILLIAMS, W. J.; MUSOLIN K. et al. *NIOSH criteria for a recommended standard*: occupational exposure to heat and hot environments. USA Department of Health and Human Services, Centers for Disease Control and Prevention, National Institute for Occupational Safety and Health, DHHS (NIOSH), 2016. Disponível em: https://www.cdc.gov/niosh/docs/2016-106/pdfs/2016-106.pdf?id=10.26616/NIOSHPUB2016106. Acesso em: 18.09.2019.

ORGANIZACIÓN INTERNACIONAL DEL TRABAJO (OIT). *Enciclopedia de salud y seguridad en el trabajo*. v. 2, pt. 4, cap. 42. Disponível em: https://www.insst.es/documents/94886/162520/Cap%C3%ADtulo+42.+Calor+y+fr%C3%ADo. Acesso em: 10.02.2020.

PLOG, Barbara A.; NILAND, Jill; QUINLAN, Patricia J. *Fundamentals of industrial hygiene*. 5th ed. National Safety Council, 2002.

RUAS, Álvaro César. *Avaliação de conforto térmico*: contribuição a aplicação prática das normas internacionais. 1999. 78p. Dissertação (Mestrado) – Universidade Estadual de Campinas, Faculdade de Engenharia Civil, Campinas (SP). Disponível em: http://www.repositorio.unicamp.br/handle/REPOSIP/258055. Acesso em: 20.01.2020.

RUAS, Álvaro César. *Conforto térmico nos ambientes de trabalho*. Fundacentro, 1999. 96p. Disponível em: http://antigo.fundacentro.gov.br/biblioteca/biblioteca-digital/publicacao/detalhe/2011/6/conforto-termico-nos-ambientes-de-trabalho. Acesso em: 18.09.2019.

SPELLMAN, Frank R. *Industrial hygiene simplified*: a guide to anticipation, recognition, evaluation and control of workplace hazards. 2nd ed. Lanham, Maryland: Bernan Press, 2017.

Capítulo 32

Alterações na Pressão Atmosférica e a Saúde dos Trabalhadores

Eduardo Vinhaes

Introdução

A atmosfera que circunda a superfície do planeta Terra é composta por uma mistura constante de gases cujo peso exerce uma força sobre a superfície de todos os objetos e corpos que estão imersos nesta mistura denominada de "pressão atmosférica". Ao nível do mar e dentro das condições normais de temperatura e pressão (CNTP), considera-se como padrão o valor de uma atmosfera (1 atm), sendo, também, expressa em outras unidades equivalentes comumente utilizadas como 1 atmosfera absoluta (ATA), 101.325,00 Pascal (Pa) e 760 m da coluna de mercúrio (mmHg).

Seres humanos estão adaptados a viver e trabalhar em condições em que a pressão atmosférica ambiental se mantém em níveis muito próximos da pressão registrada ao nível do mar. Entretanto, o desenvolvimento de tecnologias e equipamentos para o suporte e controle da atividade humana em ambientes extremos, ao longo de século XX, tem possibilitado que alguns tipos de trabalhadores possam ser expostos a situações em que pode haver um aumento (hiperbarismo) ou uma diminuição (hipobarismo) da pressão atmosférica local. Entre estes trabalhadores, podemos citar mergulhadores (comercial e militar), aeronautas, astronautas, submarinistas, trabalhadores submetidos a um ambiente hiperbárico, como túneis pressurizados e tubulões pneumáticos na construção civil, e câmaras hiperbáricas utilizadas em tratamentos hiperbáricos.

Para uma boa compreensão dos problemas de saúde que podem ser causados pela exposição destes trabalhadores nestas condições (hipo e hiperbarismo), duas leis da Física devem ser consideradas. Inicialmente, temos a lei de Boyle segundo a qual, em um sistema gasoso fechado com volume variável e temperatura constante, o volume varia de maneira inversamente proporcional à variação da pressão, ou seja, ao se aumentar a pressão ambiental (compressão) sobre este sistema, o volume deste tende a diminuir de maneira proporcional à intensidade do aumento da pressão. O inverso ocorre na diminuição da pressão (descompressão) sobre o sistema.

A lei de Henri, por sua vez, diz que em um sistema fechado contendo uma fase gasosa sobre uma fase líquida, em uma temperatura constante, a dissolução do gás no líquido é proporcional à pressão exercida pelo gás sobre a fase líquida. Isso significa que, durante a compressão, os gases são dissolvidos com mais facilidade no meio líquido e que eles voltam ao seu estado gasoso durante e após a descompressão.

Como resultados dos efeitos destas leis da Física, as alterações de saúde, decorrentes da variação da pressão barométrica ambiental nestes trabalhadores, compreendem as chamadas "doenças disbáricas", as quais, em ordem de prevalência na prática clínica, abrangem os barotraumas das cavidades gasosas do corpo, a doença descompressiva (DD) e a síndrome de hiperdistensão pulmonar (SHP), sendo estas duas últimas denominadas em conjunto como "males da descompressão" (MD) (WALKER, 2002). Somando-se a estes problemas, alguns trabalhadores, submetidos a descompressões frequentes e por longo período de tempo, podem, também, desenvolver uma complicação mais rara, resultando em quadros de osteonecrose da parte distal de alguns ossos longos.

Além das doenças disbáricas, estes trabalhadores podem apresentar problemas de saúde causados pela variação da pressão parcial (pp) dos gases inalados. Considerando-se o ar respirado como uma mistura de cerca de 20,9% de oxigênio e 79,1% de nitrogênio, os principais problemas neste sentido são a hipóxia, a intoxicação pelo oxigênio e a narcose pelo nitrogênio.

Barotraumas

Os barotraumas decorrem da variação do volume das cavidades gasosas do corpo ou daquelas diretamente em contato com o mesmo (p. ex., máscara e roupa de mergulho), segundo a lei de Boyle. Podem ocorrer tanto durante a compressão como na descompressão. As cavidades gasosas afetadas, por ordem de prevalência, são as orelhas (externa, média e interna), os seios da face, os intestinos e as cavidades dentárias (HUNTER, 2004). Os pulmões também podem ser afetados, mas abordaremos esta situação a seguir, na SHP.

Avaliação e cuidados iniciais

De maior incidência na exposição hiperbárica (65% dos casos) (LECHNER; SUTTON; FISHMAN et al., 2018), o barotrauma da orelha média está frequentemente associado a fatores que podem dificultar o funcionamento da tuba auditiva interna e, portanto, influir negativamente na capacidade de equalização das pressões sobre a membrana timpânica (Quadro 32.1) (VINHAES, 2008). A dificuldade para realizar as manobras de equalização da orelha média (manobra de Valsalva) já no início da compressão geralmente é relatada.

O principal sintoma é caracterizado pela dor ao nível da membrana timpânica, geralmente unilateral e ocorrendo no início da pressurização. Podem ser encontradas, também, sensação de "orelha abafada ou tampada", diminuição da acuidade auditiva e, raramente, otorragia e ruptura da membrana timpânica.

Os barotraumas da orelha externa e da orelha interna têm ocorrência menos prevalente, estando geralmente associados a um barotrauma da orelha média. Além dos sinais e sintomas semelhantes aos do barotrauma da orelha média, podem ocorrer uma síndrome vertiginosa (náuseas, vômitos, zumbidos e nistagmo) e uma perda auditiva significativa (ELLIOT E.; SMART, 2014).

Quadro 32.1 – Fatores de risco para desenvolvimento do barotrauma de orelha média.

- Congestão da tuba auditiva (IVAS, rinite alérgica)
- Exposição a irritantes da mucosa (fumaça de cigarro, exposição a produtos químicos)
- Presença de pólipos ou adenoides, desvios importantes do septo nasal
- Ultrapassar a pressão de abertura da tuba auditiva de 60 a 170 mmHg (75-220 cm H_2O)
- História pregressa de lesões importantes ou procedimentos cirúrgicos na orelha média

IVAS: infecções das vias aéreas superiores.
Fonte: Desenvolvido pela autoria do capítulo.

A avaliação inicial na suspeita de um barotrauma de orelha passa, obrigatoriamente, por uma otoscopia. As características do conduto auditivo externo e uma avaliação direta da membrana timpânica (Quadro 32.2) podem fornecer informações importantes sobre a gravidade do caso.

Quadro 32.2 – Classificação de gravidade do barotrauma de orelha média.

Grau 0	Sintomas sem sinais ao exame físico
Grau 1	Hiperemia de membrana timpânica
Grau 2	Hiperemia e hemorragia discreta dentro da membrana timpânica
Grau 3	Hemorragia importante dentro da membrana timpânica
Grau 4	Sangue livre na orelha média
Grau 5	Perfuração da membrana timpânica

Fonte: Adaptado de NASOLE, Emanuele; ZANON, Vincenzo; MARCOLIN, Paolo; BOSCO, Gerardo et al., 2019.

» **Seios da face:** considerado o barotrauma mais frequente após os da orelha, resulta do mesmo mecanismo (lei de Boyle) relatado anteriormente, porém aplicado às cavidades gasosas que constituem os seios da face. Os sinais e sintomas característicos estão citados no Quadro 32.3. Os fatores predisponentes estão relacionados à obstrução dos óstios dos seios paranasais, como congestão da mucosa nasal (infecções das vivas superiores (IVAS), rinite), hipertrofia dos cornetos ou presença de pólipos próximos aos óstios.

Quadro 32.3 – Barotrauma dos seios da face: sinais e sintomas.

- Dor leve ou moderada em face
- Dor em arcada dentária superior
- Cefaleia persistente
- Parestesia ocasional em face
- Epistaxe
- Secreção nasal espessa e purulenta
- Sensação de secreção em rinofaringe – gosto de sangue ao deglutir

Fonte: Adaptado de HUNTER, S. E.; FARMER, J. C., 2004.

Os outros tipos de barotraumas (máscara de mergulho, dentário e intestinal) são de ocorrência mais rara e, geralmente, diagnosticados por intermédio da história e do exame físico direto.

O tratamento dos vários tipos de barotraumas depende da intensidade da lesão provocada pela variação da pressão e de quais estruturas foram acometidas. O uso de analgésicos ou de anti-inflamatórios, associado a descongestionantes tópicos (p. ex., oximetazolina) ou sistêmicos (p. ex., pseudoefedrina), pode ser necessário para controle da dor até a avaliação por um otorrinolaringologista. Entretanto, o ponto-chave no tratamento de qualquer tipo de barotrauma é se evitar, ao máximo, que o trabalhador seja submetido a uma nova variação da pressão ambiente, inclusive durante voo comercial.

Doença descompressiva

Durante a exposição ao ambiente hiperbárico, o gás inerte da mistura respiratória utilizada, na maioria das vezes o nitrogênio (N_2) do ar respirado, passa se acumular em todos os tecidos (lei de Henri). Durante e logo após a descompressão, esta carga adicional de gás inerte deve ser eliminada de maneira controlada através dos chamados procedimentos de descompressão (tabelas e algoritmos de descompressão). O excesso deste gás inerte, caso não seja adequadamente eliminado durante a fase de descompressão, pode passar da sua fase dissolvida nos líquidos dos tecidos diretamente para a sua fase gasosa, resultando no aparecimento de bolhas gasosas que podem formar-se praticamente em todos os tecidos, intra ou extravasculares. O quadro clínico decorrente desta situação é conhecido como doença descompressiva (DD) (POLLOCK; BUTEAU, 2017).

O diagnóstico da DD é realizado basicamente a partir da história e do exame físico. A pergunta básica inicial é se o trabalhador respirou algum tipo de mistura respiratória (normalmente ar) em um ambiente hiperbárico ou debaixo d'água. Em caso afirmativo, em virtude da complexidade de apresentação desta doença, a suspeita passa a ser positiva, devendo-se encaminhar o paciente para uma avalição médica hiperbárica. Em especial, aqueles indivíduos que foram descomprimidos sem respeitarem os limites das tabelas de descompressão, ainda que parcialmente, são fortes candidatos a desenvolver um quadro de DD.

Os sinais e sintomas da doença descompressiva são muito diversos tanto na apresentação clínica como na sua evolução. O sintoma inicial mais frequentemente relatado é a dor osteoarticular (50% a 60% dos casos). Entretanto, sinais e sintomas de acometimento do sistema nervoso central (SNC), particularmente ao nível da medula espinal, podem se desenvolver com a presença de parestesias ou de alterações da sensibilidade em extremidades em cerca de 60% dos casos em mergulhadores. Outros achados menos frequentes incluem (em ordem de prevalência) fraqueza muscular, fadiga intensa, mal-estar, cefaleia, alterações cutâneas (*rash* cutâneo, cútis marmorata), náuseas, alterações visuais, confusão mental, alterações do nível de consciência, retenção urinária, alterações de coordenação, alterações cardiorrespiratórias, edemas periféricos (linfático), vertigens, alterações auditivas e zumbidos (VANN; BUTLER; MITCHELL et al., 2011).

A elevada frequência de sinais e sintomas sugerindo o envolvimento do sistema nervoso torna o exame neurológico detalhado de suma importância. Uma sugestão de um roteiro de exame neurológico direcionado a mergulhadores acidentados está listada no Quadro 32.4.

Quadro 32.4 – Sugestão de roteiro de exame neurológico para avaliação de mergulhadores acidentados.

Função mental	• Consciência • Fala e linguagem • Orientação espacial e temporal • Julgamento • Memória recente • Raciocínio abstrato • Cálculos
Nervos cranianos	• Controle da motricidade facial e ocular • Audição • Sensibilidade da face
Função motora	• Ombros (deltoides) • Bíceps • Tríceps • Extensão dos dedos • Força de preensão • Flexão da coxa • Quadríceps/pés
Função sensorial	• Toque suave • Toque agudo
Equilíbrio e coordenação	• Deambulação • Manobra dedo-nariz-dedo

Fonte: Adaptado de DURHAM, N. C., 2018.

Síndrome de hiperdistensão pulmonar

A SHP caracteriza-se por uma expansão excessiva do parênquima pulmonar durante a descompressão em virtude do aumento do volume gasoso retido segundo a lei de Boyle. Essa retenção de gás pode decorrer de fatores pulmonares localizados ou de uma obstrução na via aérea de grande calibre (traqueia e vias aéreas superiores) e acomete com maior frequência mergulhadores usando equipamento de respiração subaquática e que realizaram uma subida muito rápida ou descontrolada até a superfície.

Dependendo da localização da lesão pulmonar e da quantidade de gás extravasado, as manifestações clínicas associadas à SHP são o enfisema de mediastino e/ou enfisema de tecido subcutâneo, o pneumotórax e a embolia arterial gasosa (EAG). Os sinais e sintomas da SHP estão representados no Quadro 32.5.

Quadro 32.5 – Sinais e sintomas da síndrome de hiperdistensão pulmonar.

- Dificuldade respiratória progressiva e intensa
- Diminuição do murmúrio ventilatório geralmente unilateral
- Dispneia e cianose
- Hipertimpanismo na percussão torácica
- Dor retroesternal à inspiração profunda
- Crepitação em subcutâneo (pescoço e tórax superior)
- Ausculta de crepitações associadas aos batimentos cardíacos (sinal de Harrman)
- Taquicardia e hipotensão
- Rouquidão ou alteração da voz
- Tosse com ou sem expectoração sanguinolenta

Fonte: Adaptado de NEUMAN, Tom S., 2003.

Um cuidado particular deve ser tomado nos casos em que se relata uma alteração importante do nível de consciência apresentada pelo paciente logo após a sua descompressão (dentro de 10 minutos após a chegada à superfície). Este dado, mesmo que não acompanhado de outros sinais e sintomas citados anteriormente, é indicativo de uma provável embolia arterial gasosa (EAG) no SNC e pode indicar uma recompressão terapêutica de emergência.

Avaliação e cuidados iniciais

Considerando-se que tanto a DD como a SHP são frequentemente classificadas em conjunto como mal descompressivo e uma vez que pode haver grande dificuldade no diagnóstico inicial, o tratamento primário indicado é o mesmo para ambas as situações (MITCHELL; BENNETT; BRYSON et al., 2018).

» **Suporte inicial:** os comprometimentos ventilatório e cardiovascular devem ser avaliados e tratados. A manutenção de uma via aérea segura pode ser necessária. A monitoração cardíaca está indicada nos casos mais graves.

» **Hidratação:** a desidratação tem uma influência negativa na resposta ao tratamento recompressivo. A hidratação venosa com cristaloides (SF 0,9% ou Ringer-lactato) deve ser realizada assim que possível, mantendo-se um volume urinário de 1 mL/kg de peso/hora. Cuidados devem ser tomados quanto a uma eventual retenção urinária do paciente em consequência da lesão neurológica medular na DD.

» **Oxigênio:** a administração de oxigênio em altas concentrações (o mais próximo possível de 100%) ocasiona uma melhora da hipoxemia e da hipóxia teciduais e facilita de maneira significativa a eliminação do excesso de gás inerte acumulado nos tecidos. Devem ser utilizados dispositivos adequados, preferencialmente uma máscara com reservatório (bolsa) e válvulas de não reinalação e com alto fluxo de O_2 (10 a 15 litros por minuto). Independentemente da oximetria ou da gasometria arterial, a administração de oxigênio deve ser feita de maneira contínua até se direcionar o paciente para o tratamento definitivo (recompressão).

» **Posicionamento:** o paciente deve ser colocado em posição horizontal, geralmente supina. O uso de decúbito lateral, preferencialmente esquerdo, está indicado caso ocorram alteração importante do nível de consciência e eventual possibilidade de vômitos (risco de aspiração).

» **Prevenção da hipotermia:** indivíduos que estiveram expostos por tempo prolongado em meio aquático podem desenvolver um quadro de hipotermia significativo, sendo importante manter estes pacientes secos e aquecidos.

» **Transporte aeromédico:** a exposição a uma pressão ambiental menor do que 1 atmosfera pode representar uma nova descompressão, piorando ainda mais a evolução e a recuperação deste tipo de paciente. Caso seja realmente necessário, o paciente deve ser transportado em uma aeronave pressurizada o mais próximo possível de 1 atmosfera ou, no caso de aeronaves não pressurizadas, o mais próximo possível do solo.

O tratamento definitivo de escolha nos casos de DD e EAG é a recompressão terapêutica em uma câmara hiperbárica (BENNETT; LEHM; MITCHELL et al., 2010). A Divers Alert Network (DAN), uma associação internacional sem fins lucrativos e cujo objetivo é fornecer informações nos casos de acidentes de mergulho, mantém uma linha telefônica permanente (24/7), de caráter humanitário, para o atendimento de mergulhadores acidentados, direcionada especialmente para toda a América Latina. O acionamento gratuito desta linha (0800 684 9111) pode fornecer orientações sobre como proceder quanto aos cuidados iniciais e quais os serviços hiperbáricos que podem ser contatados em um caso específico. Outras informações sobre serviços médicos hiperbáricos no Brasil podem ser encontradas também na página virtual da Sociedade Brasileira de Medicina Hiperbárica (www.sbmh.com.br). O direcionamento de casos de MD para tratamento hiperbárico, contudo, somente deve ser realizado após contato prévio com o serviço hiperbárico em razão de problemas logísticos para se garantir a disponibilidade local para o atendimento recompressivo definitivo.

Osteonecrose asséptica do osso

Apesar de considerada uma situação rara após diversas melhorias nos procedimentos de descompressão aplicados aos trabalhadores a partir dos anos 1980, alguns indivíduos submetidos quase diariamente a descompressões muitas vezes extensas e inadequadas, durante vários anos de atividade laboral, podem desenvolver um quadro de necrose parcial na extremidade de alguns ossos longos. Esta doença é conhecida como "osteonecrose asséptica do osso" e pode ser resultante de microembolizações gasosas frequentes, que resultam na diminuição ou interrupção da circulação sanguínea na terminação distal próxima do colo da extremidade desses ossos (SHARAREH; SCHWARZKOPF, 2015). Além disso, outros fatores podem contribuir para o desenvolvimento da osteonecrose asséptica como o consumo exagerado de álcool, corticosteroideterapia prolongada, coagulopatias e hemoglobinopatias (p. ex., anemia falciforme), dislipidemia, tabagismo, traumatismos, radiação e quimioterapia, transplantes e lúpus eritematoso sistêmico (LES) (COHEN-ROSENBLUM; CUI, 2019).

O quadro clínico pode ser variado e geralmente é de início insidioso. A dor articular pode começar em pequena intensidade ainda que agudamente, mesmo em repouso e, em geral, piora com exercício. Com o passar do tempo (meses), o indivíduo desenvolve uma marcha claudicante e a dor pode se desenvolver bilateralmente (60% a 80% dos casos, em joelhos). As áreas mais frequentemente atingidas são o ombro, o quadril e os joelhos (UGUEN; POUGNET; UGUEN et al., 2014). Para o diagnóstico, além da anamnese e do exame físico, frequentemente são necessários alguns exames auxiliares, sendo a ressonância nuclear magnética (RNM) o exame com melhores especificidade (99%) e sensibilidade (98%) para estes casos. As radiografias simples também podem ser usadas, mas apresentam melhor sensibilidade só nas fases mais tardias da doença. Além destes, a cintilografia óssea com tecnécio, com uma sensibilidade de até 90%, também pode ser útil apesar de ser o exame com a menor especificidade para o diagnóstico (Sociedade Brasileira de Ortopedia, 2016). O tratamento geralmente é conduzido por um ortopedista e pode ser conservador pela promoção do alívio de carga e do tratamento dos fatores associados, ou abordagem cirúrgica.

Problemas causados pela variação da pressão parcial (PP) dos gases inalados

Hipóxia

Em ambientes em que a pressão atmosférica está diminuída, a quantidade de moléculas de oxigênio disponível também está diminuída. Esta diminuição da oferta de oxigênio, causada pela diminuição da pressão atmosférica (hipobarismo), é conhecida como "hipóxia hipobárica" e frequentemente está associada às grandes altitudes. Assim, indivíduos expostos a estes ambientes podem apresentar quadros clínicos variados dependendo da intensidade da hipóxia e do tempo de exposição (JOHNSON; LUKS, 2016). Trabalhadores expostos agudamente em um ambiente hipobárico significativo (p. ex., pilotos de aeronaves de grandes altitudes) podem apresentar desde perda da capacidade de julgamento e sensação de falta de ar aos esforços moderados, a uma perda súbita de consciência e até morte. Nestas situações, contudo, o uso de oxigênio inalado em alta concentração e a descida rápida para altitudes mais próximas ao nível do mar geralmente resolvem ou previnem o aparecimento dos sinais e sintomas característicos da hipóxia hipobárica aguda (GRADWELL D. P., 2016).

Já indivíduos que se expõem de maneira menos intensa e mais crônica, como trabalhadores de mineração em áreas montanhosas, podem desenvolver doenças conhecidas como "males de altitude", que incluem o mal agudo da montanha e os edemas pulmonar e cerebral de altitude. Esses males da altitude, entretanto, podem ocorrer apenas em exposições acima dos 2.500 metros de altitude (BÄRTSCH; SWENSON, 2013) e considerando-se que este tipo de ambiente praticamente não existe dentro do território brasileiro, as suas apresentações clínicas, seus respectivos diagnóstico e os tratamentos envolvidos não serão abordados neste texto.

Intoxicação pelo oxigênio

Durante a respiração celular, em que há a utilização do oxigênio para a produção do trifosfato de adenosina (ATP), algumas moléculas de O_2 podem interagir com elétrons que "escapam" durante algumas reações químicas intracelulares e podem se transformar em substâncias altamente reativas comumente conhecidas como "radicais livres de oxigênio". Esses radicais livres, também denominados "espécies reativas de oxigênio", podem reagir com outras moléculas mais complexas (p. ex., proteínas, lipídeos de membranas e ácido nucléico), resultando em danos celulares que podem ser muito graves. O corpo humano, contudo, contém diversas enzimas e proteínas que atuam em condições normais como antioxidantes, ou seja, há um complexo sistema de defesa contra a produção natural das espécies reativas do oxigênio (KALYANARAMAN, 2013).

Em condições hiperbáricas, entretanto, há um aumento muito importante da pressão parcial do oxigênio inalado, podendo ocasionar uma situação na qual a geração das espécies reativas de oxigênio supera a capacidade de resposta do sistema antioxidante do organismo e sinais e sintomas de uma intoxicação pelo oxigênio podem se desenvolver (JAMIESON; CHANCE; CADENAS et al., 1986).

Classicamente, a intoxicação pelo oxigênio pode ocorrer sob duas formas distintas, dependendo da intensidade da pressão ambiente e do tempo em que o trabalhador ficou ventilando nesta pressão. Indivíduos que respiram pressões parciais de oxigênio abaixo de 2 atmosferas absolutas (2 ATA), mas por tempo muito prolongado (mais de 12 horas), podem apresentar tosse, dor retroesternal com a inalação profunda e dispneia, sintomas que são fortemente sugestivos de uma intoxicação pulmonar pelo O_2 (VAN OOIJ; HOLLMANN; VAN HULST et al., 2013). Já a ventilação com pressões maiores do que 2 atmosferas, e particularmente próximas de 3 atmosferas absolutas (3 ATA), mesmo que por tempo breve, pode desencadear um quadro de intoxicação neurológica. Neste caso, podem ocorrer convulsões tônico-clônicas de início súbito, frequentemente sem sinais ou sintomas prévios (CIARLONE; HINOJO; STAVITZSKI et al., 2019).

O tratamento destas situações está direcionado para a imediata suspensão da exposição ao oxigênio sob estas condições e normalmente há resolução do quadro, seja pulmonar, seja neurológico, sem sequelas ou sintomas residuais. Neste sentido, porém, cuidados especiais devem ser dados aos mergulhadores para se evitar o aparecimento de uma intoxicação neurológica (convulsão), ainda no ambiente subaquático, pelo risco elevado de afogamento.

Narcose pelo nitrogênio

Em condições normais, em que a pressão atmosférica é próxima à do nível do mar, o nitrogênio inalado pela ventilação atua como um gás inerte, ou seja, ele não participa nas reações bioquímicas intracelulares, sendo considerado apenas um diluente do oxigênio na atmosfera do planeta. Em condições hiperbáricas, entretanto, pelo efeito da lei de Henri, o nitrogênio inalado passa a se dissolver em grande quantidade dentro dos tecidos e por mecanismos ainda não bem conhecidos; este gás pode exercer um efeito narcótico sobre o SNC. Nesta situação, também conhecida como "embriaguez da profundidade", o nitrogênio pode produzir um quadro variável dependendo da intensidade da sua pressão parcial inalada. Assim, em mergulhadores, os efeitos começam a surgir abaixo dos 35 metros de profundidade, inicialmente com uma sensação de conforto e relaxamento que evoluem para hiperconfiança, alterações de humor (riso incontrolado e mais raramente reações de terror), perda de concentração para resolução de problemas, sonolência e, em profundidades extremas, perda de consciência e morte (ROSTAIN; LAVOUTE; RISSO. et al., 2011).

Em razão do fato de ser esta uma situação especifica que ocorre em mergulhos profundos com ar, o desenvolvimento de técnicas e equipamentos específicos para este tipo de atividade, como o uso de misturas gasosas contendo hélio no lugar do nitrogênio, tem evitado o seu aparecimento. Curiosamente, o tratamento desta situação resume-se em retornar para profundidades menores do que 35 metros onde, em virtude da diminuição da pressão parcial do nitrogênio, o trabalhador deixa de apresentar o quadro de narcose e pode terminar as suas atividades sem nenhum tipo de sequela ou de sintoma residual.

Regulamentação nacional do trabalho em ambiente hiperbárico

Algumas normas regulamentadoras (NR) do Ministério do Trabalho contêm normativas importantes para a atividade laboral em que a pressão ambiental está aumentada, sejam trabalhos realizados sob condição de ar comprimido, sejam trabalhos realizados em submersão em meio líquido.

A Norma Regulamentadora n. 15 do Ministério do Trabalho, em seu anexo n. 06 (www.gov.br/trabalho/pt-br/inspecao/seguranca-e-saude-no-trabalho/normas-regulamentadoras), informa que, para trabalhos em condições de hiperbarismo, é necessária a avaliação de médico hiperbarista para se realizarem exames exigidos pela legislação. Além disso, as determinações da NR15 (anexo 06) delimitam a faixa de trabalho, a forma e os requisitos mínimos para exposição do trabalhador nestas condições específicas, bem como os limites máximos de tempo de acordo com a pressurização sofrida pelo trabalhador. Esta normativa ainda traz exigências específicas, que devem ser seguidas pelo médico do trabalho e pelo médico hiperbarista que estejam responsáveis pelos trabalhadores expostos às condições hiperbáricas, como os critérios de incapacidade e os exames a serem solicitados, bem como os testes de pressão, tolerância de oxigênio e aptidão física a serem realizados durante a avaliação. As tabelas de compressão e recompressão a serem usadas na atividade laboral também constam no anexo C da normativa e servem como parâmetro legal durante as atividades.

Em 2020, houve a introdução na NR7 do Anexo IV – Controle Médico Ocupacional de Exposição a Condições Hiperbáricas (www.marinha.mil.br/dpc/normas), relativa aos trabalhadores sob ar comprimido, aos mergulhadores comerciais e aos trabalhadores da saúde que atuam dentro de câmaras hiperbáricas com vários pacientes simultâneos (câmaras multipacientes); NR esta também denominada "guias internos". Nesta Norma, reforçam-se as orientações sobre os exames físicos e os limites de exposição destes trabalhadores.

Além destas NR do Ministério do Trabalho, o mergulho comercial também é regido no Brasil pela Norma de Autoridade Marítima (Normam) n. 15 (www.marinha.mil.br/dpc/normas), da Marinha do Brasil, que estabelece o suporte mínimo necessário para a atividade de mergulhadores profissionais, classificados em duas categorias: o mergulho comercial raso, para profundidades de até 50 metros e com uso de ar comprimido; e o mergulho comercial profundo, em profundidades maiores do que 50 metros e que necessitam de misturas gasosas respiratórias diferentes do ar. Esta Normam estabelece, também, parâmetros para a avaliação física e de saúde destes trabalhadores.

Referências bibliográficas

BÄRTSCH, Peter.; SWENSON, Erik. R. Acute high-altitude illnesses. *N Engl J Med*, v. 368, p. 2294-302, 2013.

BENNETT, Michael H.; LEHM, Jan P.; MITCHELL, Simon J.; WASIAK, Jason et al. Recompression and adjunctive therapy for decompression illness: a systematic review of randomized controlled trial. *Anesth Analg*, v. 111, p. 757-62, 2010.

BRASIL. Marinha do Brasil, Diretoria de Portos e Costas. *NORMAM* – Normas da Autoridade Marítima. Disponível em: www.marinha.mil.br/dpc/normas.

BRASIL. Ministério do Trabalho e Previdência. *Normas regulamentadoras*. Disponível em: www.gov.br/trabalho/pt-br/inspecao/seguranca-e-saude-no-trabalho/normas-regulamentadoras.

CIARLONE, Geoffrey E.; HINOJO, Christopher M.; STAVITZSKI, Nicole M.; DEAN, Jay B et al. CNS function and dysfunction during exposure to hyperbaric oxygen in operational and clinical settings. *Redox Biol*, v. 27, p. 101-59, 2019 Oct.

COHEN-ROSENBLUM, Anna; CUI, Quanjun. Osteonecrosis of the femoral head. *Orthop Clin North Am*, v. 50, n. 2, p. 139-49, 2019 Apr.

DURHAM, N. C. *Divers alert network*: neurological assessment (instructor guide). 2018.

ELLIOTT, Elizabeth J.; SMART, David R. The assessment and management of inner ear barotrauma in divers and recommendations of returning to diving. *Diving and Hyperbaric Medicine*, v. 44, n. 4, p. 208-22, 2014 Dec.

GRADWELL, David; RAINFORD, David J (ed.). Hypoxia and hyperventilation. *Enrsting's aviation and space medicine*. 5th ed. CRC Press, 2016.

HUNTER, S. E.; FARMER, J. C. Ear and sinus problems in diving. In: BOVE, Alfred; DAVIS, Jefferson (ed.). *Diving medicine*. 4th ed. USA: Saunders, 2004.

JAMIESON, D.; CHANCE, B.; CADENAS, E.; Boveriset, A. et al. The relation of free radical production to hyperoxia. *Annu Rev Physiol*, v. 48, p. 703-19, 1986.

JOHNSON, Nicholas J.; LUKS, Andrew M. High-altitude medicine. *Med Clin N Am*, v. 100, p. 357-69, 2016.

KALYANARAMAN, Balaraman. Teaching the basics of redox biology to medical and graduate students: oxidants, antioxidants and disease mechanisms. *Redox Biol*, p. 244-57, 2013 Feb 8.

LECHNER, Matt; SUTTON, Liam; FISHMAN, Jonathan M et al. Otorhinolaryngology and diving – Part 1: otorhinolaryngological hazards related to compressed gas scuba diving: a review. *JAMA Otolaryngol Head Neck Surg*, v. 144, n. 3, p. 252-8, 2018 Mar 1.

MITCHELL, Simon J.; BENNETT, Michael H.; BRYSON, Phillip; BUTLER, Frank K.; DOOLETTE, David J.; HOLM, James R.; KOT, Jacek, LAFÈRE, Pierre et al. Pre-hospital management of decompression illness: expert review of key principles and controversies. *Diving and Hyperbaric Medicine*, v. 48, n. 1, p. 45-55, 2018 Mar.

NASOLE, Emanuele; ZANON, Vincenzo; MARCOLIN, Paolo; BOSCO, Gerardo et al. Middle ear barotrauma during hyperbaric oxygen therapy: a review of occurrences in 5,962 patients. *Undersea Hyperb Med*, v. 46, n. 2, p. 101-6, 2019 Mar-May.

NEUMAN, Tom S. Arterial gas embolism and pulmonary barotrauma. In: BRUBAKK, Alf O.; NEUMAN, Tom S. (ed.). *Bennett and Elliott's physiology and medicine of diving*. 5th ed. Great Britain: Saunders, 2003.

OOIJ, P. J.; HOLLMANN, M. W.; HULST, R. A. et al. Assessment of pulmonary oxygen toxicity: relevance to professional diving – A review. *Respir Physiol Neurobiol*, v. 189, n. 1, p. 117-28, 2013 Oct 1.

POLLOCK, Neal W.; BUTEAU, Dominique. Updates in decompression illness. *Emerg Med Clin N Am*, v. 35, p. 301-19, 2017.

ROSTAIN, J. C.; LAVOUTE, C.; RISSO, J. J.; Vallée N. et al. A review of recent neurochemical data on inert gas narcosis. *UHM*, v. 38, n. 1, p. 49-59, 2011.

SHARAREH, Behnam; SCHWARZKOPF, Ran. Dysbaric osteonecrosis: a literature review of pathophysiology, clinical presentation and management. *Clin J Sport Med*, v. 25, p. 153-61, 2015.

SOCIEDADE BRASILEIRA DE ORTOPEDIA E TRAUMATOLOGIA; COLÉGIO BRASILEIRO DE RADIOLOGIA. *Projeto diretrizes*: necrose asséptica da cabeça femoral no adulto. Associação Médica Brasileira, 2016.

UGUEN, M.; POUGNET, R.; UGUEN, A. et al. Dysbaric osteonecrosis among professional divers: a literature review. *Undersea Hyperb Med*, v. 41, n. 6, p. 579-87, 2014 Nov-Dec.

VANN, Richard D.; BUTLER, Frank K.; MITCHELL, Simon J.; MOON, Richard E. et al. Decompression illness. *Lancet*, v. 377, p. 153-64, 2011 Jan.

VINHAES, Eduardo. Doenças disbáricas. In: HERLON, S. M.; DAMASCENO, M. C. T.; AWADA, S. B. (ed.). *Pronto-socorro*: diagnósticos e tratamento em emergências – Hospital das Clínicas da Faculdade de Medicina da Universidade de São Paulo. 2. ed. Manole, 2008.

WALKER, R et al. Decompression sickness: clinical. In: EMONDS, Carl et al. *Diving and sub aquatic medicine*. 4th ed. London: Arnold, 2002.

Capítulo 33

Vibrações e Seus Efeitos na Saúde dos Trabalhadores

Kleber José do Prado Campos

Introdução

Qualquer movimento que se repita após um intervalo de tempo é denominado "vibração" ou "oscilação". Um sistema vibratório, em geral, inclui um meio para armazenar energia potencial (uma mola ou um componente elástico), um meio para armazenar energia cinética (massa ou inércia) e um meio pelo qual a energia é gradualmente perdida (amortecedor) e, neste sistema, a vibração envolve a transferência de energia potencial para energia cinética e, de energia cinética, à energia potencial, alternadamente; e, estando o ser humano inserido em um sistema de engenharia vibrante, um trabalhador atuará como parte desse sistema (SINGIRESU, 2011).

A maioria das atividades humanas envolve vibração de uma forma ou de outra. Por exemplo, ouvimos porque nosso tímpano vibra e vemos porque células da retina captam a vibração da luz. A respiração é associada com a vibração dos pulmões, e caminhar envolve o movimento oscilatório de pernas e mãos (SINGIRESU, 2011).

No processo de trabalho que necessite de um trabalhador lidando diretamente com um instrumento ou com um meio (ou ambos simultaneamente) vibratórios, o corpo do trabalhador atuará como um amortecedor. Sendo o corpo também um meio vibratório inserido em outro meio vibracional externo (ferramenta ou ambiente de trabalho), poderá haver o fenômeno conhecido como "ressonância" (Figura 33.1). Esta ocorre quando o corpo do trabalhador recebe energia vibratória, oriunda das excitações de frequências externas, de intensidade igual a uma das suas frequências naturais de vibração, o que faz os componentes deste sistema "trabalhador + meio/ferramentas de trabalho" vibrarem em concordância e com amplitudes cada vez maiores.

Os órgãos e membros do corpo do trabalhador tentam realizar uma atenuação da amplificação dos movimentos, buscando estabilizar o corpo humano dentro de seus limites vibracionais naturais. Se a energia vibratória superar a capacidade de recuperação do organismo do trabalhador, pode acometer sua saúde e seu desempenho.

Figura 33.1 – Interação das frequências no surgimento do fenômeno da ressonância.

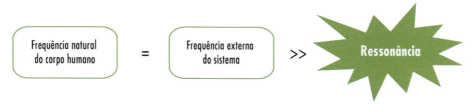

Fonte: Desenvolvida pela autoria do capítulo.

A energia vibratória é mais facilmente transmitida em meios sólidos do que pelo ar e sua forma de exposição pode se dar por meio de:
» Energia vibratória transmitida à parte do corpo do trabalhador.
» Energia vibratória transmitida ao corpo todo do trabalhador.

A International Organization for Standardzation (ISO) definiu em sua norma ISO 2631 as seguintes formas de exposição ocupacional à vibração:

A) Vibrações transmitidas simultaneamente à superfície total do corpo e/ou a partes substanciais dele (ocorrem com o corpo do trabalhador imerso em um meio vibratório como em locais onde ruídos de alta intensidade estão no ar, ou dentro de um meio líquido onde a vibração de um maquinário se dissipa no líquido acometendo todo corpo do trabalhador).

B) Vibrações transmitidas ao corpo como um todo através de superfícies de sustentação (ocorrem quando o trabalhador encontra-se sentado em área de sustentação, como em veículos, ou em pé sobre plataforma/áreas vibratórias).

C) Vibrações aplicadas a partes específicas do corpo (quando o trabalhador manipula ferramentas ou instrumentos manuais, utiliza cabos, pedais ou suportes de cabeça vibrantes).

Os efeitos da exposição do corpo humano à vibração podem variar de sensação prazerosa (experimentada em procedimentos de massagem que utilizam aparelhos vibratórios) ou "desprazerosa", dependendo das características vibratórias envolvidas na exposição, que são basicamente quatro:

1. **Magnitude ou aceleração (m/s^2):** medida na distância entre os pontos mais extremos do movimento ou o máximo desvio do ponto central.
2. **Frequência (Hz):** número de ciclos vibratórios por segundo; é ela quem influencia a forma como a extensão da vibração é transmitida à superfície corporal (através do assento, da superfície dos dedos), bem como a resposta do organismo à energia recebida.
3. **Direção:** disposta nos eixos anteroposterior (X), lateral (Y) e vertical (Z).
4. **Duração:** período de tempo exposto à vibração.

Pelo disposto nas Normas de Higiene Ocupacional (NHO) da Fundacentro, os procedimentos técnicos para aferição das apresentações de energia vibratória são para:

» Vibrações transmitidas ao corpo/parte do corpo do trabalhador (NHO 09) (Fundacentro, 2013a).
» Vibrações transmitidas para mãos e punhos do trabalhador (NHO 10) (Fundacentro, 2013b).

As NHO09 e 10 preconizam que a aferição das acelerações resultantes dos movimentos vibratórios deverá ser feita utilizando-se um instrumento denominado "acelerômetro", preferencialmente do tipo triaxial e cuja disposição do instrumento no membro ou porção corporal mais exposta à vibração respeitará, como base, os três eixos de direção dispostos conforme ilustrado na Figura 33.2.

Figura 33.2 – Eixos de direção adotados para medição da aceleração de corpo inteiro.

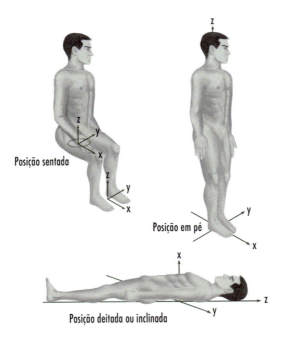

Fonte: Adaptada de Fundacentro, Norma de higiene ocupacional n. 09, 2013a.

Para a disposição do acelerômetro nas mãos do trabalhador, a NHO10 possibilita que os pontos de medição possam ser colocados conforme as três formas de apresentação ilustradas na Figura 33.3. Isso resultado do fato de que, em razão de determinadas ferramentas utilizadas, do equipamento de proteção individual (EPI) usado ou mesmo da forma de segurar a ferramenta, as opções de montagem do acelerômetro podem dificultar a avaliação da vibração, cabendo adotar uma das três formas de disposição do acelerômetro de acordo com sistema anatômico ou basicêntrico exposto na Figura 33.3.

Figura 33.3 – Eixos de direção adotados para medição da aceleração de corpo inteiro conforme preconizado pela NHO10 da Fundacentro.

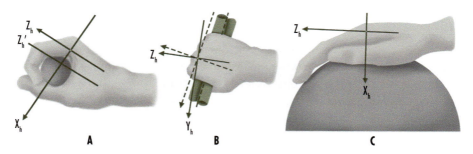

Nota: atentar para orientação dos eixos ortogonais X, Y e Z, em que, nas imagens A e C, eixos Z_h-X_h, e item B, eixos Z_h-Y_h, encontra-se de acordo com o sistema anatômico. No item A, eixo $Z_{h'}$, e item B, eixos de linhas tracejadas, de acordo com sistema basicêntrico.
Fonte: Adaptada de International Organization for Standardization, ISO 5349-1, 2001.

Vibrações em corpo inteiro

O trabalhador pode ser exposto às vibrações de corpo inteiro ao utilizar máquinas de transporte (terrestres; marítimas) ou adentrar ambientes com maquinário capaz de transmitir a vibração, para plataformas suspensas ou piso, onde o trabalhador necessite executar suas atividades. Essas vibrações podem acarretar efeitos na saúde, no conforto e até mesmo na performance do trabalhador ao executar determinada tarefa (tanto na aquisição de informação para executar a rotina laboral, prejudicada pela vibração dos olhos, como na elaboração, tomada de decisão e execução da resposta motora).

Cada estrutura que compõe o corpo humano (ossos, articulações, órgãos e tecidos) tem uma frequência de ressonância capaz de devolver uma resposta mecânica máxima ao estímulo vibratório. Há várias frequências de ressonância no corpo e que podem variar de uma pessoa para outra, bem como de uma postura de trabalho para outra. O fenômeno da ressonância ocorre quando uma estrutura do corpo, ou todo o corpo, recebe a energia vibratória externa e passa a apresentar frequências com amplitudes cada vez maiores do que sua frequência natural, podendo causar fadiga e desgaste da estrutura corporal acometida ao longo do tempo.

Como efeito agudo, a exposição de corpo inteiro causa mal-estar, especialmente quando o trabalhador encontra-se sentado ou em pé em uma superfície de vibração lenta com oscilação vertical e lateral (barcos). Alterações cardiovasculares, respiratórias e endócrinas são descritas na literatura, uma vez que este tipo de exposição acarreta o aumento da capacidade metabólica do organismo (aumento de frequência cardíaca e pressão arterial, consumo de oxigênio, frequência respiratória, entre outros efeitos fisiológicos compensatórios à exposição). O acometimento do sistema nervoso central (SNC) se dá pela discordância entre a informação vestibular, visual e proprioceptiva: a função vestibular é afetada especialmente em exposições a frequências baixas ou próximas da frequência da cabeça e que pode diferir da exposição proprioceptiva da superfície muscular sob o assento vibratório. Exposição combinada (curto e longo prazo) de ruído e vibração de corpo inteiro sugerem um pequeno efeito sinérgico sobre a audição. Exposições a longo prazo a vibrações de corpo inteiro acometem principalmente a coluna vertebral (causando transtornos degenerativos), o sistema circulatório (podendo causar ou agravar varizes, hemorroidas, varicocele e síndrome de Raynaud nos dedos dos pés) e prejudicar ainda órgãos reprodutores femininos durante gestação (aborto, alterações menstruais) e sistema genitourinário masculino.

Figura 33.4 – Corpo humano mostrando a gama de frequências de ressonância das várias seções do corpo.

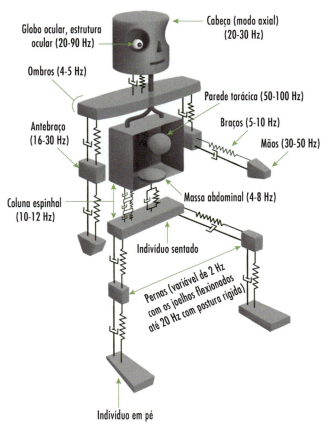

Fonte: Adaptada de Brüel & Kjaer, 1988.

Algumas atividades podem acarretar maior exposição a vibrações de corpo inteiro como condução de tratores, veículos blindados (tanques) ou similares, máquinas para movimento do terreno (escavadeiras, motoniveladoras, caçambas de arraste, basculantes, rolo compactadores), máquinas de minas e florestais, condução de caminhões (articulados ou não), condução de ônibus, trens, ciclomotores e máquinas industriais (SHEN; RONALD, 2017).

Isoladores podem ser usados na fonte para reduzir a transmissão da vibração no ambiente devendo ser instalados corretamente. Se não for possível essa adoção na fonte, os amortecedores (usados entre a máquina e a fundação do edifício) podem ser utilizados para absorver boa parte da energia vibratória, reduzindo a intensidade que alcança o trabalhador. Revisões em maquinário auxiliam a reduzir impactos causados por deslizamento ou fricção de rolamento evitando perturbação mecânica.

Outras medidas de engenharia incluem automação do processo, uso de dispositivos automáticos em parte do processo para evitar exposição direta do trabalhador em todo processo de trabalho, uso de assentos amortizadores da energia vibratória. As medidas organizacionais incluem uma boa manutenção preventiva e corretiva e arranjo de horários de trabalho, de forma a diminuir o tempo de exposição (pausas e alternância de atividades entre as tarefas).

Cada segmento que compõe a empresa pode auxiliar na elaboração de medidas preventivas, como mostra o Quadro 33.1.

Quadro 33.1 – Sugestões de medidas preventivas a serem consideradas por setores que compõem a empresa quando há trabalhadores expostos à vibração de corpo inteiro.

Setor da empresa	Sugestões
Direção	• Obter aconselhamento do setor de Saúde e Segurança do Trabalho • Apoiar medidas de prevenção, treinamento e segurança de pessoas expostas • Treinar pessoas expostas • Analisar os tempos de exposição • Adotar medidas para mudança de atividade dos trabalhadores afetados pela exposição
Fabricantes de máquinas	• Medir vibração • *Design* que minimiza as vibrações do corpo inteiro • Otimizar o *design* da suspensão e da dinâmica do assento • Usar um *design* ergonômico para permitir postura correta • Aconselhar a manutenção da máquina e dos assentos • Alertar sobre vibrações perigosas
Técnicos de segurança	• Medir a exposição a vibrações dentro dos padrões legais estabelecidos • Sugerir o fornecimento de máquinas adequadas • Selecionar assentos com boa atenuação • Orientar sobre a manutenção do maquinário • Informar tecnicamente a gestão
Médicos	• Reconhecimento prévio de doenças que podem ser agravadas pela exposição à vibração de corpo inteiro • Registrar e acompanhar todos os sinais e sintomas correlacionados à exposição • *Check-ups* médicos periódicos • Orientação direcionada a trabalhadores com predisposição • Aconselhar os trabalhadores expostos sobre as consequências da exposição excessiva e orientar na identificação dos sintomas • Informar tecnicamente a gestão
Trabalhadores expostos	• Usar a máquina corretamente • Evitar exposição desnecessária a vibrações • Verificar se o assento está devidamente ajustado • Verificar o estado da máquina e adotar uma postura sentada correta • Informar o supervisor de problemas de vibrações • Obter aconselhamento médico se surgirem sintomas • Informar a empresa sobre distúrbios correspondentes

Fonte: Adaptado de *Enciclopedia de salud y seguridad en el trabajo*, 2020.

A Fundacentro, em sua NHO09, apresenta os critérios e as formas de avaliação da exposição ocupacional de trabalhadores expostos à vibração de corpo inteiro. Esse documento ainda orienta sobre elementos para análise preliminar e o devido enquadramento de situações abordadas, bem como parâmetros quantitativos e valores de nível de ação, critérios para tomada de decisão e sugestões de medidas preventivas e corretivas com base nos valores quantitativos.

Vibração em mãos

Vibrações mecânicas podem ser transmitidas durante o uso manual de determinadas ferramentas de trabalho e acometem dedos e palmas das mãos, podendo também acometer outras estruturas dos membros superiores.

A exposição do profissional a vibrações transmitidas para mãos vem de ferramentas elétricas usadas em diversas atividades, como fabricação de produtos metálicos (p. ex., ferramentas de percussão para trabalho em metal, moedores e outras ferramentas rotativas), extração, mineração e construção civil (uso de instrumentos de perfurações, quebra-rochas pneumáticos, compactadores vibratórios), agricultura e trabalho florestal (com uso de motosserras, serras de corte, máquinas de descasque) (SHEN; RONALD, 2017).

A exposição prolongada de mãos e dedos à vibração pode causar desordens vasculares, musculares, em ossos e juntas, neurológicas e até SNC a longo prazo. Essa exposição associada à alguns hábitos como tabagismo, alcoolismo ou uso de determinadas medicações pode agravar o acometimento neurológico (Organização Internacional do Trabalho (OIT)). A exposição ao frio agrava a depressão tátil induzida por vibração porque a baixa temperatura tem um efeito vasoconstritor na circulação digital reduzindo a temperatura da pele dos dedos. Em trabalhadores expostos a vibrações e que trabalham regularmente em ambientes frios, episódios repetidos de comprometimento agudo da sensibilidade tátil pode ocasionar uma redução permanente na percepção sensorial e a perda de habilidades manuais, que podem interferir na execução de tarefas e aumentar o risco de ferimentos graves causados por acidentes (SHEN; RONALD, 2017).

A síndrome dos dedos brancos induzida por vibração caracteriza-se pelo branqueamento intermitente dos dedos, inicialmente nas pontas de alguns dedos, e pode se estender para os demais dedos das mãos se a exposição se mantiver. Com o tempo, episódios de branqueamento à exposição em ambientes frios ou segurar objetos gelados podem ocorrer, sem necessariamente haver uma exposição prévia à vibração (Figura 33.5).

Pessoas portadoras do fenômeno de Raynaud constitucional (provável comorbidade reumática de base) podem evidenciar mais precocemente o branqueamento digital (OIT).

> Raynaud, médico francês, primeiro a descrever, em 1862, os distúrbios vasculares observados em indivíduos expostos à vibração de mãos e braços (**Local asphyxia and symmetrical gangrene of the extremities**). Loriga, (1911), descreve a síndrome da vibração em trabalhadores que operavam marteletes em pedreiras e correlacionou-a com o fenômeno de Raynaud. Neste fenômeno ocorre um exagero na resposta vasomotora em dedos das mãos à exposição em ambientes ou pelo contato com objetos frios evoluindo com a seguinte manifestação clínica:
>
> 1° vasoconstrição de artérias e arteríolas;
>
> 2° alteração resulta na redução do fluxo sanguíneo para a pele (isquemia);

3° cianose (arroxeamento da pele) é causada pela diminuição da oxigenação nos pequenos vasos sanguíneos (arteríolas e capilares) da pele.

Não raro, o fenômeno também pode ocorrer com a pele pálida e fria em orelhas, nariz, face, joelhos ou em qualquer área exposta. Geralmente a duração é de alguns minutos após o aquecimento da área corporal exposta ao frio.

As causas para esse evento são:

– Primárias = a pessoa é acometida pelo fenômeno de Raynaud sem outra doença subjacente

– Secundárias = quando existe uma doença definida associada ao fenômeno de Raynaud (doenças reumáticas, especialmente esclerose sistêmica, doença mista do tecido conjuntivo, lúpus eritematoso sistêmico, síndrome de Sjögren e dermatomiosite)

Adaptada de Scleroderma Foundation, elaborada com o auxílio do Dr. Fredrick Wigley (Johns Hopkins University, Baltimore). Trad. Dr. Percival D. Sampaio-Barros (Universidade de São Paulo).

Figura 33.5 – Forma de apresentação da síndrome dos dedos brancos por indução pela vibração.

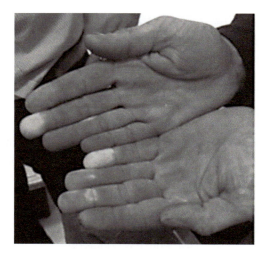

Fonte: Canadian Family Physician, *Hand-arm vibration syndrome*, 2017

Para auxiliar na mensuração da gravidade do fenômeno de branqueamento digital nesta síndrome, lança-se mão da tabela elaborada no Workshop de Estocolmo de 1987, adaptada no Quadro 33.2.

Para a mensuração e a utilização da tabela do Workshop, utiliza-se um sistema de pontuação para registrar as áreas acometidas pelo branqueamento. As pontuações empalidecidas para as mãos mostradas na Figura 33.6 são 01300 direita e 01366 esquerda. As pontuações correspondem às áreas de empalidecimento nos dígitos, começando com o polegar. Nos dedos, a pontuação 1 é dada para branqueamento na falange distal; a pontuação 2, para empalidecimento na falange média; e pontuação 3, para branqueamento na falange proximal. Nos polegares, as pontuações são 4 para a falange distal e 5 para a falange proximal. A pontuação de escalonamento pode ter como base declarações do trabalhador afetado ou avaliações visuais presenciais de um observador designado (p. ex., uma enfermeira).

Quadro 33.2 – Escala para classificação de dedos brancos induzidos por vibração do Workshop de Estocolmo (1987).

Estágio	Gradação	Sintomas
0	–	Sem ataques
1	Leve	Ataques ocasionais afetando apenas a ponta de um ou mais dedos
2	Moderada	Ataques ocasionais que afetam as falanges distais e médias (raramente também proximais) de um ou mais dedos
3	Grave	Ataques frequentes que afetam todas as falanges da maioria dos dedos
4	Muito grave	Como no estágio 3, com alterações tróficas da pele nas pontas dos dedos

Nota: se uma pessoa está no estágio 2 em dois dedos da mão esquerda e no estágio 1 em um dedo da mão direita, a condição pode ser relatada como 2L (2)/1R (1). Não há um meio definido de relatar a condição dos dígitos quando esta varia entre os dígitos na mesma mão.

Fonte: Adaptado de GARDINER, Kerry; HARRINGTON, J. Malcolm, *Occupational hygiene*, 2005.

Figura 33.6 – Método de pontuação de áreas de falanges afetadas pelo branqueamento (Griffin, 1990) para mensuração utilizando a escala para classificação de dedos brancos induzidos por vibração do Workshop de Estocolmo (1987).

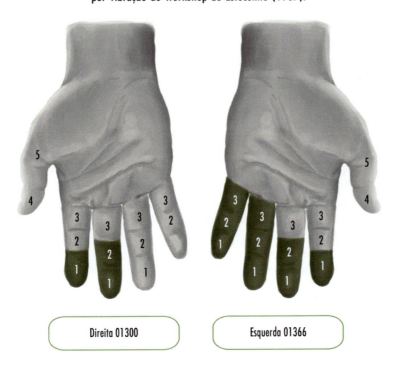

Fonte: Adaptada de GARDINER, Kerry; HARRINGTON, J. Malcolm, *Occupational hygiene*, 2005.

Os mecanismos fisiopatológicos subjacentes a distúrbios musculoesqueléticos em trabalhadores que usam ferramentas vibratórias ainda não são bem estabelecidos. A principal queixa pelos trabalhadores expostos é a dor que pode evoluir para dificuldade de segurar objetos, além da redução da destreza e da força de preensão. O trabalho com ferramentas percussivas de baixa frequência pode estar associado a um aumento da ocorrência de achados radiológicos anormais nas articulações do punho e do cotovelo (p. ex., osteoartrose prematura, exostoses nos locais de inserção do tendão) (OIT).

Efeitos neurológicos da vibração transmitida pela mão (p. ex., dormência, formigamento, alteração sensorial em dedos para toque, vibração, temperatura e dor) são atualmente reconhecidos como efeitos da vibração em si e não meramente sintomas complementares da síndrome de dedos brancos causada pela vibração. Qualquer um dos nervos dos membros superiores pode ser afetado pela vibração transmitida pela mão. Os distúrbios neurológicos não se limitam necessariamente aos dedos, podendo se estender à palma da mão e aos braços. Os sintomas podem existir sem que haja sinais clínicos mínimos das alterações neurológica (OIT). Ao que parece, a neuropatia vibracional pode se desenvolver independentemente de outros distúrbios induzidos pela vibração. No Workshop de Estocolmo (1987), foi proposta uma escala (Quadro 33.3) para tentar mensurar a gravidade dos sintomas pela exposição de mãos e braços à vibração (SHEN; RONALD, 2017).

Quadro 33.3 – Estágios de alterações neurossensoriais do Workshop de Estocolmo (1987) para acometimento de vibrações de mãos e braços.

Estágio	Sintomas
0SN	Exposição à vibração, porém sem sintomas
1SN	Adormecimento intermitente, com ou sem formigamentos
2SN	Adormecimento intermitente ou persistente, percepção sensorial reduzida
3SN	Adormecimento intermitente ou persistente, discriminação táctil e/ou destreza de manipulação reduzida

Fonte: Adaptado de *Enciclopedia de salud y seguridad en el trabajo.*

Luvas e alças almofadadas podem reduzir a transmissão de altas frequências de vibração, além de proteger a mão de outras formas de lesão mecânica (cortes e arranhões) e proteger os dedos em ambientes com extremos de temperatura. Mãos aquecidas têm menor probabilidade de sofrer um ataque de branqueamento dos dedos, e considera-se que manter as mãos quentes enquanto expostas à vibração também pode diminuir os danos causados por essa exposição (OIT).

Auxilia a redução dos sintomas:
» Diminuição do tempo de exposição.
» Alternância de tarefas que não demandem movimentos repetitivos e extenuantes das mãos, se possível introduzindo pausas periódicas distribuídas ao longo da jornada.

Os trabalhadores devem ser orientados a reconhecer o surgimento dos sintomas, bem como treinados a aplicar uma pegada frouxa na ferramenta vibratória, usar luvas absortivas e calçados com sola de absorção de choque para amortecer as vibrações. Sistema de automação e controle remoto também podem ser utilizados.

Também nesta situação de trabalho, cada segmento que compõe a empresa pode auxiliar na elaboração de medidas preventivas, tais como (Quadro 33.4):

Quadro 33.4 – Sugestões de medidas preventivas a serem consideradas por setores que compõem a empresa quando há trabalhadores expostos à vibração de mãos e braço.

Setor da empresa	Sugestões
Direção	• Obter aconselhamento do setor de Saúde e Segurança do Trabalho • Apoiar medidas de prevenção, treinamento e segurança de pessoas expostas • Treinar pessoas expostas • Analisar os tempos de exposição • Adotar medidas para mudança de atividade dos trabalhadores afetados pela exposição
Controle de maquinário	• Medir a vibração da ferramenta • Ferramentas com *design* para minimizar a vibração e reduzir força de preensão • *Design* para manter as mãos quentes • Fornecer orientação sobre a manutenção da ferramenta • Fornecer aviso "perigo vibração"
Técnicos de segurança	• Medir a exposição à vibração de forma correta • Providenciar ferramentas adequadas • Orientar sobre a importância da manutenção periódica das ferramentas • Informar a gestão
Médicos	• Realizar uma boa anamnese e exame clínico nas avaliações ocupacionais • Providenciar exames médicos específicos para auxílio diagnóstico • Registrar todos os sinais e queixas relatadas • Orientar os trabalhadores com portadores de comorbidades que predisponham à síndrome de mãos e braços • Aconselhar sobre as consequências de exposição • Orientar tecnicamente a gestão
Trabalhadores expostos	• Usar a ferramenta corretamente • Evitar exposição desnecessária à vibração • Minimizar as forças de preensão corretamente • Verificar a condição da ferramenta • Informar o supervisor de problemas de ferramenta • Manter mãos aquecidas • Usar luvas quando for seguro fazê-lo • Reduzir tabagismo • Procurar orientação médica se os sintomas aparecerem • Informar o empregador de desordens ao manuseio da ferramenta

Fonte: Adaptado de *Enciclopedia de salud y seguridad en el trabajo*.

A NHO10 estabelece critérios e procedimentos para avaliação da exposição ocupacional a vibrações em mãos e braços visando a prevenção e o controle dos riscos e trazendo informações para a análise preliminar e o enquadramento das situações abordadas, parâmetros quantitativos e valores de nível de ação, critérios para tomada de decisão e sugestões de medidas preventiva e corretivas baseadas nos valores quantitativos.

Referências bibliográficas

BRÜEL & KJAER. *Human vibration*. Denmark, 1988. Disponível em: https://www.bksv.com/~/media/literature/Primers/br056.ashx?%20la=en. Acesso em: 10.02.2020.

FUNDACENTRO. *Norma de higiene ocupacional (NHO) 09*: avaliação da exposição ocupacional a vibrações de corpo inteiro – Procedimento técnico. 2013a. Disponível em: http://antigo.fundacentro.gov.br/biblioteca/normas-de-higiene-ocupacional/publicacao/detalhe/2013/4/nho-09-procedimento-tecnico-avaliacao-da-exposicao-ocupacional-a-vibracao-de-corpo-inteiro. Acesso em: 10.02.2020.

FUNDACENTRO. *Norma de higiene ocupacional (NHO) 10*: avaliação da exposição ocupacional a vibrações em mãos e braços – Procedimento técnico. 2013b. Disponível em: http://antigo.fundacentro.gov.br/biblioteca/normas-de-higiene-ocupacional/publicacao/detalhe/2013/4/nho-10-procedimento-tecnico-avaliacao-da-exposicao-ocupacional-a-vibracao-em-maos-e. Acesso em: 10.02.2020.

GARDINER, Kerry; HARRINGTON, J. Malcolm. *Occupational hygiene*. 3rd ed. 2005.

INTERNATIONAL ORGANIZATION FOR STANDARDIZATION. *ISO 2631* – Mechanical vibration and shock: evaluation of human exposure of whole-body vibration – General requirements. Geneva, 1997. 31p.

INTERNATIONAL ORGANIZATION FOR STANDARDIZATION. *ISO 2631* – Mechanical vibration and shock: evaluation of human exposure of whole-body vibration – General requirements. Geneva, 1985.

INTERNATIONAL ORGANIZATION FOR STANDARDIZATION. *ISO 5349-1, 2001* – Mechanical vibration: measurement and evaluation of human exposure to hand-transmitted vibration.

ORGANIZACIÓN INTERNACIONAL DEL TRABAJO (OIT). *Enciclopedia de salud y seguridad en el trabajo*. Organización Internacional del Trabajo (OIT), v. 2, pt. 6, cap. 50. Disponível em: https://www.insst.es/documents/94886/162520/Cap%C3%ADtulo+50.+Vibraciones. Acesso em: 10.02.2020.

SHEN, Shixin Cindy; HOUSE, Ronald A. Hand-arm vibration syndrome. *Canadian Family Physician*, v. 63, n. 3, p. 206-10, 2017 Mar. Disponível em: https://www.cfp.ca/content/cfp/63/3/206.full.pdf. Acesso em: 10.02.2020.

SINGIRESU, S. Rao. *Mechanical vibrations*. 5th ed. University of Miami, 2011.

Capítulo 34

Efeitos Biológicos das Radiações Ionizantes e Não Ionizantes

Kleber José do Prado Campos

Radiação é energia em trânsito, da mesma forma que calor é energia térmica em trânsito e vento é o ar em trânsito. Portanto, radiação é uma forma de energia, emitida por uma fonte e transmitida através do vácuo, do ar ou de meios materiais. Radiações ionizantes e não ionizantes são formas de transmissão de energia que não dependem do meio para propagação (p. ex., energia solar capaz de atravessar o espaço e chegar à superfície terrestre).

A superfície terrestre recebe energias provenientes de raios cósmicos, de estrelas (como o Sol), de outros planetas e até de galáxias, bem como também apresenta, na composição do solo, elementos com propriedades de emissão de determinado tipo de energia. Além dos elementos da natureza com propriedade de emissão de tais energias (radioatividade), o avanço tecnológico possibilitou ao homem a manipulação de fontes artificiais, e até mesmo naturais, de formas distintas de radiação, as quais podem ocasionar efeitos biológicos no organismo.

Segundo os efeitos biológicos no organismo e dependendo da sua frequência e energia, podemos classificar as radiações conforme o Quadro 34.1.

Quando levamos em consideração apenas a porção eletromagnética dessas energias, temos uma onda composta por uma porção elétrica e outra porção magnética oscilantes e perpendiculares entre si e, sendo uma onda, será dotada de frequência e comprimento de onda característicos, conforme a Figura 34.1.

Quadro 34.1 – Características das energias radiantes segundo seu efeito biológico no organismo.

Radiações eletromagnéticas Ionizantes	Radiações eletromagnéticas Não ionizantes
Altíssima frequência com grande poder de ionização	Baixa frequência e energia em relação às ionizantes
Energia suficiente para arrancar elétrons dos átomos constituintes da matéria podendo causar rupturas de ligações moleculares e alteração em DNA. Por exemplo: α (alfa), β (beta), γ (gama), raios X, partículas de nêutrons	Energia apenas para causar excitação dos átomos constituintes da matéria, não causando ruptura de ligação molecular, porém gerando efeitos térmicos. Por exemplo: baixas frequências de onda, ondas de rádio e televisão, micro-ondas, ondas infravermelha e ultravioleta

Fonte: Adaptado de Higiene ocupacional: agentes biológicos, químicos e físicos, 2012.

Figura 34.1 – Disposição perpendicular entre as ondas de campo elétrico e magnético.

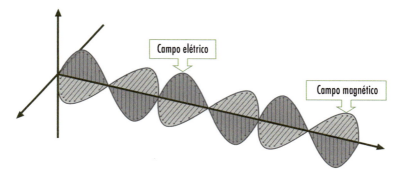

Fonte: Adaptada de Toda Matéria, disponível em: https://static.todamateria.com.br/upload/57/d2/57d290994f68c-eletromagnetismo.jpg.

Segundo a teoria dos "quanta", a radiação eletromagnética, ao ser emitida, propaga-se em forma de pequenos pulsos de energia, ou *quantum* de energia, denominados "fótons", que são partículas sem carga e com massa de repouso nula, que se propagam na velocidade da luz. Essa teoria aceita atualmente define que a luz pode ser uma onda e, ao mesmo tempo, um corpúsculo, dependendo da forma como o observador interage com essa forma de energia (teoria da dualidade onda-partícula). Ao dispormos o espectro eletromagnético destas formas de energia, temos a seguinte composição conforme a Figura 34.2.

Figura 34.2 – Disposição do espectro de radiação eletromagnético, da menor para a maior frequência.

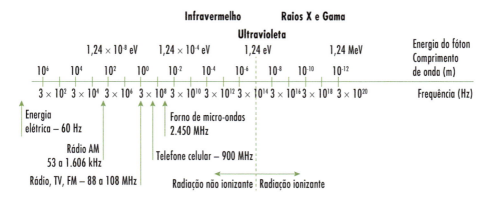

Fonte: Adaptada de Física das Radiações, 2010.

Radiações ionizantes

Os elementos químicos são formados por átomos, os quais até o início do século passado eram considerados a menor parte da matéria. Atualmente, sabe-se que o átomo é composto por partículas menores (subatômicas), distribuídas na forma que lembra o sistema solar. No núcleo do átomo, concentra-se sua massa (composta por partículas positivas denominadas "prótons" e partículas de mesmo tamanho, porém sem carga, denominadas "nêutrons") e as minúsculas partículas que orbitam a seu redor são denominadas "elétrons", que apresentam massa muito pequena e carga negativa (Figura 34.3).

Figura 34.3 – O átomo e sua composição.

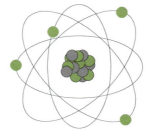

Fonte: Adaptada de Programa de Integração CNEN/Módulo de Informação Técnica.

Denomina-se "número atômico" o número de prótons do núcleo do átomo e "número de massa", a soma dos prótons e nêutrons do núcleo do átomo. O número atômico determina o tipo de elemento químico do átomo. O elemento natural mais simples, o hidrogênio, é composto de um próton apenas em seu núcleo, já o urânio tem 92 prótons e é considerado o elemento químico natural mais pesado (Figura 34.4).

Figura 34.4 – Relação entre os diferentes tipos de átomos e suas distintas composições nucleares.

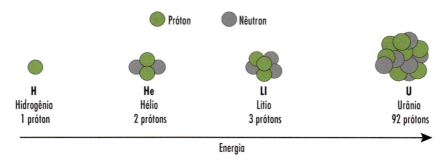

Fonte: Adaptada de Programa de Integração CNEN/Módulo de Informação Técnica.

Para manter prótons e nêutrons coesos dentro do núcleo, grande quantidade de energia é acumulada no interior dos átomos e, por isso, quanto maior o número atômico do elemento químico, maior a energia retida em seu núcleo. À medida que o átomo, repleto de energia, perde parte dessa energia para o meio, ele passa a ficar mais estável. Esta "perda" energética do átomo pode ou não vir acompanhada por partículas radioativas (Figura 34.5).

Figura 34.5 – Núcleo de átomo instável emitindo energia e partículas para estabilização nuclear.

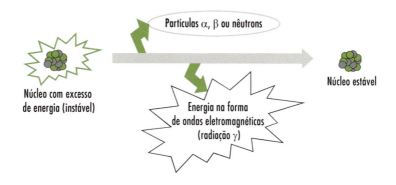

Fonte: Adaptada de Programa de Integração CNEN/Módulo de Informação Técnica.

Denomina-se "radioatividade" a propriedade que certos elementos químicos de elevado peso (ou número) atômico (tório, rádio, urânio etc.) têm de emitir espontaneamente energia e partículas subatômicas (alfa, beta, neutrinos, raios gama) para poderem alcançar a estabilidade nuclear. De acordo com a natureza de origem, as radiações ionizantes podem ser classificadas como:
A) **Radiação cósmica:** oriunda de energias liberadas por outras fontes externas ao globo terrestre (Sol, planetas, galáxias).
B) **Radiação natural:** oriunda de elementos que compõem a crosta terrestre, normalmente radioativos em sua forma natural, denominados "radionucleotídeos" (urânio-238, potássio-40, tório-232, carbono-14, radônio-228 etc.).

C) Radiação artificial: proveniente de fontes artificiais, produzida em reator nuclear (césio-137) ou em equipamentos eletrônicos como geradores de raios X.

As emissões de radiação ionizante podem ser agrupadas conforme Quadro 34.2.

Quadro 34.2 – Características das formas de emissão radioativa ionizante de acordo com sua apresentação no meio, constituição e particularidades.

Apresentação	Exemplo	Constituição	Particularidades
Partículas carregadas	α (alfa)	2n 2p⁺	• Percorre alguns centímetros no ar (2 a 5 cm) • Considerável quantidade de energia à curta distância (alto poder de ionização com risco de dano quando ingerido ou inalado) • Não ultrapassa camada de queratina da pele ou uma folha de papel
	β (beta)	β– (n > p⁺) β+ (p⁺ > n)	• Percorre de até alguns metros no ar (até 3 m) • Penetra alguns milímetros da pele (maior risco de danos em globo ocular e pele, quando inalado ou ingerido) • Pode ser barrado por madeira, plástico, vidro, alumínio
Partículas neutras	Nêutrons	n⁰	• Subprodutos de reações nucleares, capazes de colidir com outros núcleos e produzir ionização antes de perder velocidade (alta energia) • Massa semelhante ao próton, porém de carga nula, por isso apresentam elevado poder de alcance no ar e de penetração (aço, chumbo) • Blindagem: materiais com grande quantidade de hidrogênio ou número atômico baixo (concreto, plástico ou parafina)
Ondas eletromagnéticas de frequência muito elevada	Raios X (tomografia)	Energia artificial	• Não tem carga ou massa, com elevado alcance e poder de penetração (alta energia) • Blindagem (chumbo, concreto, aço)
	Raios γ (gama)	Energia natural	• Não tem carga ou massa, com elevado alcance e poder de penetração (alta energia) • Blindagem: materiais com grande quantidade de hidrogênio ou número atômico baixo (concreto, plástico ou parafina)

Fonte: Adaptado de *Enciclopedia de salud y seguridad en el trabajo*, capítulo 48: *radiaciones ionizantes*.

A energia radioativa ionizante apresenta diversas formas de aplicação em várias atividades ocupacionais, como descrito no Quadro 34.3.

Quadro 34.3 – Áreas de aplicação de energia radioativa ionizante.

Área de aplicação	Exemplos
Indústria	• Radiografia industrial (câmara, estaleiro) • Irradiação industrial • Eletromedicina • Transporte de matérias radioativas • Produção de aparelhos produtores/geradores de radiação ionizante
Medicina	• Radiologia diagnóstica (médica, odontológica, veterinária) • Radiologia de intervenção (cardiologia, cirurgia) • Outras atividades médicas, farmacêuticas
Minas	• Minas de urânio e não uraníferas
Agricultura	• Preservação de alimentos, irradiação de sementes
Investigação e pesquisa	• Investigação (criminal, artes), vistoria de produtos em alfândegas ou áreas de embarque (p. ex., aeroportos), ensino superior e pesquisa

Fonte: Adaptado de Direção Geral da Saúde: vigilância da saúde dos trabalhadores expostos a radiação ionizante – Guia Técnico n. 1/Programa Nacional de Saúde Ocupacional.

Por ter uma ampla aplicabilidade em diversos setores laborais, o trabalhador pode interagir com formas de energia ionizante por meio de:

» **Irradiação:** exposição de um objeto ou um corpo à radiação ionizante (o trabalhador pode apenas ser irradiado, porém sem se contaminar). Esta forma de exposição pode ser única ou repetida ao longo da jornada laboral.

» **Contaminação:** presença do material radioativo em um objeto ou corpo (o material contaminante radioativo pode estar na roupa do trabalhador ou na própria pele).

A gravidade dos efeitos provocados pela radiação ionizante dependerá de parâmetros protetivos como:

» **Distância à fonte:** a dose diminui proporcionalmente ao quadrado da distância, ou seja, ao se duplicar a distância do trabalhador à fonte de radiação ionizante, a dose recebida pelo trabalhador passa para um quarto da inicial.

» **Tempo de exposição:** a dose absorvida é diretamente proporcional ao tempo de exposição, isto é, quanto maior for o tempo de exposição à radiação ionizante, maior será a dose recebida pelo profissional.

» **Blindagem/barreiras:** a atenuação da radiação ionizante através da blindagem, alcançada com materiais adequados (com elevado número atómico, como o chumbo) colocados entre a fonte de exposição e o trabalhador, apresenta uma relação exponencial, tendo em conta a espessura do material utilizado.

A interação da radiação ionizante com a matéria, pode ocorrer com diferentes resultados:

A) A radiação ionizante pode atravessar a matéria sem sofrer interação com ela e sem causar danos.

B) A radiação ionizante pode danificar a célula, mas esta é reparada adequadamente pelo organismo.

C) A radiação ionizante pode matar a célula ou impedir que esta se reproduza, mas sem provocar danos aos tecidos; contudo, quando o número de células afetadas pela radiação ionizante é suficientemente grande, o funcionamento do tecido/órgão irradiado poderá ficar comprometido (efeitos determinísticos).

D) A radiação ionizante desencadeia uma modificação do material genético da célula irradiada (quebras simples, duplas e alterações de base) que poderá conduzir a aberrações, rearranjos ou mutações celulares (efeitos estocásticos).

Os efeitos da radiação ionizante na saúde humana podem ser divididos conforme o Quadro 34.4:

Quadro 34.4 – Tipos de efeitos causados pela ação da radiação ionizante no ser humano.

Tipo de efeito	Definição	Limiar de dose e gravidade	Doença associada
Efeitos determinísticos	• Resultados da exposição à radiação ionizante que provoca danos celulares ou a morte celular e que prejudica a função do tecido ou órgão irradiado	• Existe limiar de dose a partir do qual podem surgir os efeitos determinísticos • Gravidade dependente da dose absorvida pelo órgão ou tecido	• Catarata • Anemia • Esterilidade temporária • Lesões cutâneas • Fibrose pulmonar etc.
Efeitos estocásticos	• Relacionados à modificação não letal de uma célula, considerados resultantes de uma mutação do DNA do núcleo da célula	• Não existe limiar de dose para os efeitos estocásticos. A probabilidade da ocorrência dos efeitos aumenta com a dose absorvida • Gravidade independe da dose absorvida pelo órgão ou tecido	• Efeitos hereditários (lesão no DNA, nos cromossomos)

Fonte: Adaptado de Direção Geral da Saúde: vigilância da saúde dos trabalhadores expostos à radiação ionizante – Guia Técnico n. 1/Programa Nacional de Saúde Ocupacional.

São necessárias grandezas dosimétricas para quantificar tanto a exposição externa (fontes emissoras de radiação fora do corpo) como a exposição interna (com radionucleotídeos dentro do corpo) de seres humanos à radiação. Campos de radiação externos podem ser descritos por grandezas físicas, porém campos internos dependem de parâmetros bicinéticos, anatômicos e fisiológicos do corpo humano e são difíceis de estimar. A NR15, que aborda

Atividades e Operações Insalubres, em seu Anexo n.5, dispõe que os limites de tolerância, princípios, obrigações e controles básicos para proteção do homem e seu meio ambiente contra efeitos indevidos causados pelas radiações ionizantes deverão ser baseados nas informações contidas na Norma da Comissão Nacional de Energia Nuclear 3.01 (CNEN-NN), sobre Diretrizes Básicas de Proteção Radiológica, de março de 2014. Nestas diretrizes constam não só os valores dos limites de doses anuais para exposição ocupacional, como também a orientação para que mulheres ocupacionalmente expostas, cuja gravidez tenha sido notificada, tenham tarefas controladas para evitar exposição fetal. A Norma ainda estabelece que menores de 18 anos também não devem estar sujeitos a exposições ocupacionais. As recomendações para controle dos efeitos nocivos da radiação ionizante deverão sempre ter como base os três princípios de proteção radiológica:

A) Justificação: nenhuma prática que envolva a exposição à radiação ionizante deve ser adotada, a não ser que o benefício (económico, social ou de outra ordem) resultante, para os indivíduos expostos ou para a sociedade, seja maior que o prejuízo causado à saúde.

B) Otimização: assegurar que a exposição dos indivíduos à radiação ionizante seja tão baixa quanto razoavelmente atingível, tendo em conta fatores econômicos e sociais. Este princípio é normalmente designado por princípio ALARA (*As Low As Reasonably Achievable*).

C) Limitação: a exposição dos indivíduos deve ser sempre mantida abaixo dos níveis estabelecidos.

Os controles de engenharia e de saúde devem estar alinhados para melhor eficiência da proteção de trabalhadores expostos a este agente de risco. Uma vez conhecido o tipo de fonte emissora, pode-se lançar mão de equipamentos como contador Geiger-Muller, detector de cintilação ou câmara de ionização, cada um deles com características e aplicações distintas. Os dosímetros individuais são uma boa opção para estimar a dose por irradiação externa. Eles podem ser de corpo inteiro, de extremidade (punho ou anular) (Figura 34.6) ou em alguma parte específica do corpo do trabalhador como olhos/cristalino (Figura 34.7).

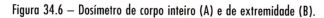

Figura 34.6 – Dosímetro de corpo inteiro (A) e de extremidade (B).

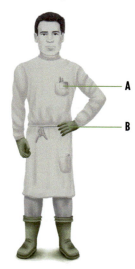

Fonte: Adaptada de *Enciclopedia de salud y seguridad en el trabajo.*

Figura 34.7 – Dosímetro para cristalino.

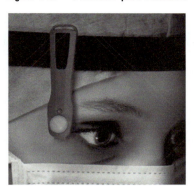

Fonte: Direção Geral da Saúde: vigilância da saúde dos trabalhadores expostos a radiação ionizante.

Dosímetros são de uso pessoal e intransmissível, devem ser específicos para cada tipo de radiação ionizante no ambiente laboral e cada trabalhador exposto deverá utilizar um dosímetro próprio em cada instalação/estabelecimento onde trabalhe. O seu uso deverá ser na área corporal que se supõe ser a que recebe maior dose de radiação. O uso do dosímetro em ambientes da saúde é bem descrito na NR32 que trata da Segurança e Saúde no Trabalho em Serviços de Saúde. Essa Norma versa ainda sobre a necessidade de elaborar o Plano de Proteção Radiológica para monitoramento de áreas nas instalações onde haja manuseio ou uso de radiação ionizante e, no caso de contaminação acidental, a realização de dosimetria citogenética (*in vivo* e *in vitro*) a critério do médico. A vigilância em saúde destes trabalhadores expostos à radiação ionizante se dá, na maioria das vezes, em exames ocupacionais de rotina (admissional, periódico e demissional), sendo o hemograma completo com contagem diferencial de leucócitos e plaquetas o mais requisitado. Exames específicos podem e devem ser solicitados para esses trabalhadores, porém essa solicitação deve sempre ter como base as diretrizes da CNEN. A anamnese ocupacional e o exame físico devem ser completos e sempre de acordo com as melhores práticas da saúde ocupacional. Antecedentes ocupacionais (especialmente com contato com materiais de carcinogênicos) devem ser descritos em prontuário, bem como antecedentes familiares com eventos neoplásicos, infertilidade, patologia tireoidiana, doenças inflamatórias do intestino, hábitos tabágicos e histórico de abortos/infertilidade.

Os controles, tanto de engenharia como administrativos, são um elemento importante em qualquer programa de segurança contra radiação. Essas medidas visam a proteção tanto de funcionários e do público (Quadro 34.5).

Os efeitos biológicos das radiações ionizantes se dão pela interação entre partículas e/ou energia eletromagnética ionizante que atuam nas ligações de moléculas que, por sua vez, compõem estrutura de uma célula ou mesmo da molécula de água no interior dessa célula. Essas alterações, caso não sejam reparadas pelos mecanismos intracelulares, podem evoluir para uma série de alterações celulares. Essas alterações podem ser agudas ou crônicas conforme a Figura 34.8.

Quadro 34.5 – Formas de proteção coletiva para trabalhos envolvendo radiação ionizante.

Formas de controle	Formas de ação
Emissões de radiação na fonte	Limitar a quantidade de material ionizante
Tempo de exposição	Limitar o tempo de exposição dos trabalhadores; restringir acesso a locais onde existem fontes de radiação
Distância da fonte	Aumentar a distância de uma fonte pode diluir partículas e gases, níveis de radiação reduzem-se com aumento da distância da fonte
Enclausuramento	Redução dos níveis de radiação utilizando materiais adequados para o tipo de emissão (concreto baritado, madeira, aço, chumbo ou água)
Barreiras de acesso	Paredes ou cercas podem restringir acesso de pessoas que não deveriam estar próximas ou ao redor de fontes de radiação
Avisos de evacuação	Áreas de radiação devem ser claramente demarcadas. Se ocorrer uma liberação significativa de material radioativo, o local deve ter uma evacuação rápida e organizada
Segurança	Monitoramento físico e procedimentos de segurança podem ser usados para acesso a determinadas áreas de risco
Treinamento	Funcionários que trabalham com ou em torno da radiação devem ser orientados e treinados sobre os perigos da radiação ionizante, uso correto de equipamento de proteção individual (EPI)

Fonte: Adaptado de Industrial hygiene simplified: a guide to anticipation, recognition, evaluation, and control of workplace hazards, 2017.

Figura 34.8 – Possíveis efeitos biológicos das radiações ionizantes na saúde do trabalhador.

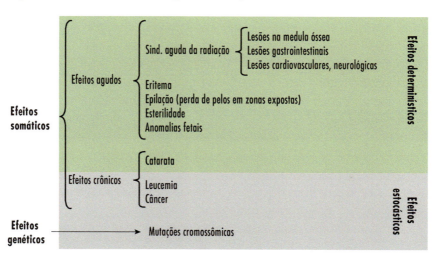

Fonte: Adaptada de Direção Geral da Saúde: vigilância da saúde dos trabalhadores expostos à radiação ionizante – Guia Técnico n. 1/Programa Nacional de Saúde Ocupacional.

A quantidade ou dose de energia absorvida por uma pessoa é descrita em unidades de *rad* e *gray*, já unidades *rem* e *sievert* são usadas para correlacionar quanto dano a dose de radiação causou ao corpo.

Radiações não ionizantes

A radiação não ionizante engloba uma série de ondas de energia compostas de campos elétricos e magnéticos oscilantes viajando à velocidade da luz, incapazes de desalojar elétrons dos orbitais, porém com capacidade de deixar o átomo em um estado "excitado". Campos eletromagnéticos existem de forma natural na atmosfera da Terra e, com o desenvolvimento da ciência e da tecnologia, a disponibilidade de materiais geradores de energia elétrica ocasionou um uso massivo dessa forma de energia em todas as áreas da economia e nas residências.

A radiação não ionizante é encontrada em uma ampla gama de ambientes ocupacionais e não ocupacionais, podendo representar um risco considerável para a saúde dos trabalhadores potencialmente expostos caso a exposição e o manuseio não lancem mão das formas de proteção adequadamente. Choques elétricos e efeitos térmicos (excitação das moléculas) estão presentes em atividades laborais com este tipo de agente de risco físico.

Os tipos de radiação não ionizante estão listados na Tabela 34.1 conforme suas características físicas e forma de utilização no meio ocupacional, bem como os riscos à saúde do trabalhador.

Atenção especial deve ser dada para uma forma de energia artificial denominada *laser* (acrônimo para *light amplification by stimulated emission of radiation* ou "amplificação de luz por emissão estimulada de radiação"). Essa forma de energia é composta por um conjunto de partículas de luz (denominadas "fótons"), concentradas e emitidas na forma de um feixe luminoso que atravessa o meio de modo unidirecional. De acordo com a superfície incidente, o feixe pode sofrer reflexão acarretando maior risco de queimaduras na pele ou lesão de retina quando incidir diretamente nos olhos sem a devida proteção.

Os *laser* são agrupados em classes (1 a 4) de acordo com a capacidade de causar lesão. Medidas de controle são aplicadas em todas as classes exceto para classe 1 (baixo poder e risco à saúde).

Entre as recomendações, podemos citar enclausuramento da fonte emissora, controle do potencial de emissão e de superfícies reflexivas, avisos e bloqueios de acesso a locais onde *lasers* são utilizados, controle pulsante à prova de falhas para evitar acionamento acidental, aumento da distância trabalhador-fonte, limitar tempo de exposição, evitar olhar diretamente para o feixe, utilizar anteparo de incidência do feixe apropriado com uma superfície de baixa refletância, uso de óculos e roupas protetivas específicas para cada tipo de *laser* utilizado.

Tabela 34.1 – Radiações não ionizantes e suas principais características.

Radiação não ionizante	Faixa de frequência (f)	Comprimento de onda (λ)	Energia (eV)
Frequência extremamente baixa (ELF)	300 Hz – 0 Hz	10^6 m → ∞	Extremamente pequena
• Radiofrequência (RF) • Micro-ondas (MO)	300 GHz – 10 KHz 300 GHz – 300 MHz	1 mm – 30 km 1 mm – 1 m	Muito pequena
Infravermelha (IV): • IVA • IVB • IVC	385 THz – 214 THz 214 THz – 100 THz 100 THz – 300 GHz	780 nm – 1,4 μm 1,4 μm – 3 μm 3 μm – 1 nm	1,59 – 0,88 0,88 – 0,414 0,414 – 1,24 × 10^{-3}
Luz visível	0,75 PHz – 0,428 PHz	400 nm – 700 nm	3,1 – 1,77
Ultravioleta (UV): • UVA • UVB • UVC	0,952 PHz – 0,75 PHz 1,07 PHz – 0,952 PHz 3 PHz – 1,07 PHz	315 nm – 400 nm 280 nm – 315 nm 100 nm – 280 nm	3,94 – 3,1 4,42 – 3,94 12,42 – 4,42

Nota: K (kilo) = 10^3; M (mega) = 10^6; G (giga) = 10^9; T (tera) = 10^{12}; P (peta) = 10^{15}; eV = elétron volt.

Fonte: Desenvolvida pela autoria do capítulo.

Características	Recomendações
Produzido por fiação e equipamentos elétricos, fornos de indução e linhas de alta tensão. Aquecimento, indução de corrente elétrica e correntes induzidas capazes de excitar células e moléculas do corpo	Enclausuramento da fonte, restrição de acesso a áreas de alta tensão, treinamento e habilitação de trabalhadores, uso de equipamento de proteção individual (EPI) específico (roupa antichamas, isolamento elétrico)
• RF: sistemas de comunicações, selantes térmicos, equipamentos médicos, radar, fornos. Provocam aquecimento profundo do corpo, catarata, alterações endócrinas e no sistema reprodutivo • MO: fornos, aparelhos de televisão, radar. Causam aquecimento de tecidos corporais profundos, catarata	• RF: enclausuramento da fonte, uso de escudos e anteparos • MO: enclausuramento, blindagem com material de metal de alta constante dielétrica
Emissões em fornos, soldagem, *lasers* e lâmpadas incandescentes e de arco xenon. IVA penetra em parte superficial da pele e no olho até a retina; IVB absorvido em camadas da pele mais profundas e do olho; IVC tem maior poder de penetração em pele e olho (córnea, cristalino). Pode causar queimaduras na pele, retina, cristalino; e provocar catarata (sopradores de vidro)	Invólucros em fonte emissora, uso de óculos filtros para IV, máscara de solda com visor dotado de filtro para IV
Emissão em energia solar radiante, lâmpadas de *flash*, arcos de soldagem, *lasers*. Pode causar queimaduras retinianas, faixa do espectro de cores visíveis	Uso de invólucros em fonte emissora; uso de óculos com filtros
Emissão em energia solar radiante, arcos de soldagem, *laser* e lâmpada de mercúrio, lâmpadas para esterilização de ambientes ou materiais e para emissão de "luz negra". UVA: estimula melanócitos (pigmentação e bronzeamento); UVB: mais absorvido pela pele (queimadura solar, eritema) e córnea (fotoceratite ou "*flash* do soldador"); UVC: efeito bactericida e germicida	Uso de invólucros em fonte emissora; uso de óculos com filtros para UV, uso de filtro protetor solar, roupas de manga longa

Referências bibliográficas

AMERICAN CONFERENCE OF GOVERNMENT INDUSTRIAL HYGIENISTS (ACGIH). Physical agents. In: *American Conference of Government Industrial Hygienists (ACGIH)*: threshold limit values for chemical substances and physical agents and biological exposure indices. Cincinnati, Ohio, USA. Cincinnati: Technical Affairs Office/ACGIH, 2021.

BRASIL. Ministério da Economia, Subsecretaria de Inspeção do Trabalho (SIT). Norma Regulamentadora n. 15 (NR15): atividades e operações insalubres – Anexo 5: radiações ionizantes. Atualizada pela Portaria MTb n. 1.084, de 18/12/2018. Disponível em: https://sit.trabalho.gov.br/portal/images/SST/SST_normas_regulamentadoras/NR-15-Anexo-05.pdf. Acesso em: 10.10.2020.

BREVIGLIERO, Ezio; POSSEBON, José; SPINELLI, Robson. *Higiene ocupacional*: agentes biológicos, químicos e físicos. 6. ed. reimp. São Paulo: Senac, 2012.

CARDOSO, Eliezer de Moura. *Programa de Integração CNEN (PIC)*: módulo de informação técnica. Comissão Nacional de Energia Nuclear (CNEN)/Ministério da Ciência, Tecnologia e Inovação. Disponível em: http://www.cnen.gov.br/component/content/article?id=167.

COMISSÃO NACIONAL DE ENERGIA NUCLEAR (CNEN). Norma CNEN NN3.01, Resolução 164/14, março 2014: diretrizes básicas de proteção radiológica. Disponível em: http://appasp.cnen.gov.br/seguranca/normas/pdf/Nrm301.pdf. Acesso em: 15.10.2020.

INSTITUTO NACIONAL DE CÂNCER JOSÉ ALENCAR GOMES DA SILVA (INCA). *Ambiente, trabalho e câncer*: aspectos epidemiológicos, toxicológicos e regulatórios. Rio de Janeiro: Instituto Nacional de Câncer José Alencar Gomes da Silva (INCA), 2021. Disponível em: https://www.inca.gov.br/sites/ufu.sti.inca.local/files//media/document//ambiente_trabalho_e_cancer_-_aspectos_epidemiologicos_toxicologicos_e_regulatorios.pdf. Acesso em: 30.04.2021.

OKUNO, Emico; YOSHIMURA, Elisabeth Mateus. *Física das radiações*. São Paulo: Oficina de Textos, 2010. 1. reimp., 2014. ISBN: 978-85-7975-005-2; eISBN: 978-85-7975-238-4.

ORGANIZAÇÃO DAS NAÇÕES UNIDAS. *Radiação*: efeitos e fontes/Programa das Nações Unidas para o meio ambiente. 2016. ISBN: 978-92-807-3604-5 (versão eletrônica). Disponível em: http://www.ird.gov.br/index.php/publicacoes/send/35-publicacoes/109-publicacao-das-nacoes-unidas-sobre-efeitos-da-radiacao-e-fontes. Acesso em: 20.01.2021.

ORGANIZACIÓN INTERNACIONAL DEL TRABAJO (OIT). *Enciclopedia de salud y seguridad en el trabajo*. Organización Internacional del Trabajo (OIT), v. 2, pt. 6, cap. 48. Disponível em: https://www.insst.es/documents/94886/162520/Cap%C3%ADtulo+48.+Radiaciones+ionizantes. Acesso em: 10.02.2020.

ORGANIZACIÓN INTERNACIONAL DEL TRABAJO (OIT). *Enciclopedia de salud y seguridad en el trabajo*. Organización Internacional del Trabajo (OIT), v. 2, pt. 6, cap. 49. Disponível em: https://www.insst.es/documents/94886/162520/Cap%C3%ADtulo+49.+Radiaciones+no+ionizantes. Acesso em: 10.02.2020.

PORTUGAL. Direção Geral da Saúde. *Vigilância da saúde dos trabalhadores expostos a radiação ionizante* – Guia técnico n. 1/Programa Nacional de Saúde Ocupacional: 2. ciclo – 2013/2017. Lisboa: Direção Geral da Saúde, 2015. Disponível em: https://www.dgs.pt/documentos-e-publicacoes/guia-tecnico-n-1-vigilancia-da-saude-dos-trabalhadores-expostos-a-radiacao-ionizante-pdf.aspx. Acesso em: 20.01.2021.

SPELLMAN, Frank R. *Industrial hygiene simplified*: a guide to anticipation, recognition, evaluation and control of workplace hazards. 2nd ed. Lanham, Maryland: Bernan Press, 2017. ISBN: 9781598889642 (ebook).

Capítulo 35

Agentes de Risco Químico
Conceitos Básicos em Toxicologia Ocupacional

Kleber José do Prado Campos

Agentes químicos, em suas mais diversas formas de apresentação, estão presentes no meio ambiente, bem como na formação estrutural do ser humano.

As substâncias químicas podem ser simples, quando formadas por apenas um elemento; ou compostas, quando formadas por mais de um elemento químico. Esses elementos encontram-se unidos de acordo com ligações químicas decorrentes das características de cada átomo envolvido no processo. Agentes de risco químico têm um largo espectro de apresentação, que vai desde moléculas de gases, como o metano, até a toxina presente em veneno de animais peçonhentos. A Toxicologia é a ciência que estuda os efeitos (benéficos ou não) que uma substância possa causar no organismo.

Do ponto de vista da Higiene Ocupacional, os agentes de risco químico podem ser classificados segundo a forma de sua apresentação na natureza ou de sua geração (Quadro 35.1).

Quadro 35.1 – Classificação dos agentes de risco químico quanto à forma de apresentação na natureza ou de sua geração (subdivisões comumente adotadas em países de língua inglesa).

Gases		Fluidos sem forma nem volume que permanecem em estado gasoso nas CNTP* (p. ex., CO, CO_2, O_3)
Vapores		Formas gasosas de substâncias normalmente sólidas ou líquidas nas CNTP que podem retornar a seus estados originais dependendo de alterações das condições de pressão e/ou temperatura (p. ex., vapores de solventes orgânicos, álcoois, éteres ou sublimação de sólidos de iodo ou naftaleno)
Aerodispersoides	Poeira	Partículas sólidas (1-100 μm ou maior) formadas pela desagregação mecânica de sólidos maiores (p. ex., produtos de mineração, lixamento de madeira)

(Continua)

Quadro 35.1 – Classificação dos agentes de risco químico quanto à forma de apresentação na natureza ou de sua geração (subdivisões comumente adotadas em países de língua inglesa) (continuação).

Aerodispersoides	Fumo	Partículas sólidas esféricas (0,1-1 μm), que, ao serem aquecidas, derretem e passam ao estado líquido, o qual, mantido sob aquecimento, passará ao estado de vapor que, quando resfriado, condensará em partículas sólidas formando fumos (p. ex., solda ou corte à chama de materiais metálicos ou plásticos)
	Fumaça	Mistura de gases, vapores, partículas sólidas e/ou líquidas resultantes da combustão incompleta de materiais carbonáceos como carvão, óleo etc. (0,01-1 μm)
	Névoa	Ruptura de substâncias que, nas CNTP, estão na forma líquida (p. ex., pinturas com *spray*, moagem de sementes oleaginosas). A ruptura física de um líquido em gotículas grossas (10-100 μm ou maior) também pode ocorrer durante processos de pulverização, atomização, nebulização ou borbulhamento
	Neblina	Produzida durante a condensação de gotículas do vapor d'água próxima à superfície do solo durante a queda da temperatura do ambiente (ocorre como um fenômeno atmosférico)
	Bioaerossol	Partícula sólida ou líquida de/ou contendo organismos biologicamente viáveis (vírus, fungo, bactéria, pólen, toxina biológica)

*CNTP: condições normais de temperatura e pressão.
Fonte: Desenvolvido pela autoria do capítulo.

A ação dos agentes de risco químico no organismo humano pode ser dividida de acordo com os efeitos causados (Quadro 35.2).

Quadro 35.2 – Ação dos efeitos causados pelos agentes de risco químico: definições e exemplos.

Conceito	Definição	Exemplo
Efeito local	Ocorre no local de contato/exposição entre o corpo e o produto químico. Normalmente, muito pouco do produto químico é absorvido na corrente sanguínea	Após a inalação, o gás cloro muito reativo reage com os tecidos do trato respiratório, produzindo inchaço e danos aos pulmões
Efeito sistêmico	Absorção e distribuição do produto químico pelo corpo resultando em um ou mais efeitos, alguns distantes do ponto de absorção	Mercúrio absorvido ao longo dos anos pode ter efeitos neurológicos centrais e periféricos, psicológicos, lesões renais e pulmonares

(Continua)

Quadro 35.2 – Ação dos efeitos causados pelos agentes de risco químico: definições e exemplos (continuação).

Conceito	Definição	Exemplo
Órgão-alvo	Órgão com maior vulnerabilidade (por fatores biológicos) em que o agente químico manifesta-se primeiramente ou em que ocorre toxicidade importante. Pode não ser o ponto de entrada ou tecido de maior concentração do agente	Para o benzeno, a medula óssea é considerada o órgão-alvo de toxicidade da substância
Efeito reversível	Ocorre em tecidos com maior capacidade de se recuperar da ação tóxica do agente químico. Pode ocorrer também pela baixa concentração do produto no local de ação	Hepatócitos têm capacidade de recuperação maior do que células do sistema nervoso central quando submetidos a certos agentes químicos
Efeito irreversível	Persistem muito além da cessação da exposição	Compostos que causam lesão no DNA, provocando mutações que acarretam quadros oncológicos irreversíveis
Efeito agudo	Um único episódio ou exposição em curto espaço de tempo	Quadro de irritação ocular causado por ação de determinados solventes
Efeito subcrônico	Exposições repetidas por algumas semanas em poucos meses	Quadros alérgicos que podem se iniciar após algumas semanas ou meses de exposição e sensibilização
Efeito crônico	Exposições repetidas por muitos meses ou anos. Esses efeitos poderão permanecer ou progredir mesmo após cessada exposição	Fibrose pulmonar em trabalhadores expostos à inalação de poeira de madeira
Efeito corrosivo	Destruição de tecidos no local do contato	Ácidos concentrados e substâncias álcalis
Efeito irritadiço	Inflamação dos tecidos no local onde se depositam os agentes agressores, causando reação como dermatite ou eczema (pele) ou falta de ar (trato respiratório)	Pele: ácidos, álcalis, solventes, óleos
Reação alérgica	Sensibilização química que causa reação alérgica na pele ou pulmão	Pele: metais (cromo, níquel), alguns tipos de resinas e tintas
Asfixiantes	Interferem na oxigenação de tecidos. Asfixiantes simples são gases inertes que diluem o O_2 presente na atmosfera de trabalho, reduzindo a concentração necessária para existir vida. Asfixiantes químicos interferem no transporte de O_2 (ligando-se à hemoglobina) ou no metabolismo (citotoxicidade)	• Asfixiantes simples: metano, hidrogênio, hélio • Asfixiantes químicos: monóxido de carbono, cianeto, substâncias meta-hemoglobinizantes

(Continua)

Quadro 35.2 – Ação dos efeitos causados pelos agentes de risco químico: definições e exemplos (continuação).

Conceito	Definição	Exemplo
Efeito carcinogênico	Podem causar câncer	Cloreto de vinila, benzeno
Efeitos no sistema reprodutor e na reprodução	Induzem mudanças no DNA, infertilidade, morte do embrião na gestação, doenças hereditárias	Arsênico, mercúrio, fármacos antineoplásicos

Fonte: Desenvolvido pela autoria do capítulo.

Após a exposição, a forma de penetração de agentes químicos no organismo do trabalhador pode se dar através da pele (absorção dérmica), do trato gastrointestinal (ingestão) ou do trato respiratório (inalação). Em algumas situações, ainda pode haver absorção pelas membranas mucosas de olhos, nariz ou orofaringe. Após penetração da substância no organismo do trabalhador, uma série de processos bioquímicos poderá ocorrer visando garantir a homeostase de órgãos e sistemas até a eliminação da substância ou de seus metabólitos processados (Figura 35.1).

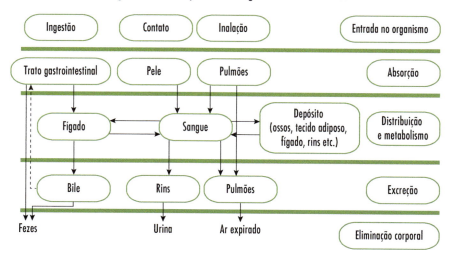

Figura 35.1 – Principais vias de penetração, deposição e eliminação de agentes de risco químico no organismo do trabalhador.

Fonte: Adaptada de *Global occupational health*, 2011.

"Toxicidade" é o termo usado para referir a capacidade de determinados produtos de provocar danos nos sistemas biológicos. A palavra "veneno" é de uso popular e designa substância química que pode provocar a morte mesmo em doses baixas, mas também se refere tecnicamente a substâncias produzidas por seres vivos para autodefesa e predação. O vocábulo "xenobiótico" é relacionado a qualquer tipo de substância estranha ao organismo.

A variabilidade de resposta à toxicidade de uma substância depende de vários fatores (Quadro 35.3).

Quadro 35.3 – Fatores responsáveis pela variabilidade de resposta à toxicidade de um agente de risco químico.

- Dose
- Características individuais (idade, peso, espécie animal, grau de hidratação corporal, estado gestacional, de saúde estilo de vida, etnia, fatores anatômicos, fisiológicos e genéticos)
- Presença ou ausência de receptores para interação com o toxicante
- Frequência de dosagem (única ou repetida)
- Duração da exposição ou administração
- Rota de exposição
- Grau de absorção/metabolismo
- Ligação com proteínas e perturbação resultantes da ligação competitiva ou da deficiência de receptores
- Forma física ou formulação da substância:
  a) Gás ou aerossol
  b) Líquido: viscoso ou de fluxo livre; volátil ou inerte; aquoso ou orgânico
  c) Solução: concentrada ou não
  d) Sólido: pó, massa inerte, cristalino ou amorfo
- Presença de outros produtos químicos: efeitos sinérgicos, aditivos ou inibidores

Fonte: Desenvolvido pela autoria do capítulo.

A toxicocinética aborda a absorção do produto químico no corpo (por inalação, ingestão, absorção pela pele ou uma via artificial, como injeção), sua distribuição para vários órgãos (entrada na corrente sanguínea, para onde o produto químico vai e onde tende a se acumular), metabolismo (como o corpo o altera quimicamente) e excreção (como o corpo se livra dele). O termo "toxicocinética" também é usado para cálculos e modelos que descrevem ou predizem como a exposição a um produto químico resulta em níveis no sangue e em retenção em vários órgãos do corpo. As fases da toxicocinética (Figura 35.2) compreendem:

» **1ª fase (absorção):** estuda rotas naturais de entrada dos agentes químicos no corpo por meio da inalação, ingestão, absorção transdérmica ou por vias experimentais/médicas de exposição (injeção). Quando ao âmbito ocupacional, as rotas mais frequentes de exposição são por contato com a pele e inalação. Situações em que o trabalhador costuma segurar ferramentas com a boca ou alimentar-se no posto de trabalho podem ocasionar ingestão acidental de produtos químicos. A rota de entrada é muito importante para determinar o local inicial da lesão e o potencial de danos subsequentes. A taxa de absorção reflete o grau em que o produto químico é solúvel em gorduras e óleos (que constituem a maior parte das membranas celulares). Notavelmente, a barreira pulmonar é fina ao extremo (diferentemente da barreira dérmica) e produtos químicos de todos os tipos podem atravessá-la ou lesioná-la facilmente (razão pela qual a inalação geralmente resulta em uma concentração do agente químico muito maior no sangue). A toxicidade do produto químico pode ou não envolver o órgão de primeiro contato ou local de entrada: alguns produtos químicos são quimicamente transformados no fígado para metabólitos que podem ser mais tóxicos do que o produto químico inicial; outros produtos químicos entram no corpo sem danos ao longo do caminho, mas afetam um órgão distante (p. ex., monóxido de carbono que, ao ser inalado, não causa toxicidade para o pulmão, mas o efeito sobre o oxigênio e a hemoglobina pode afetar gravemente o cérebro).

» **2ª fase (distribuição):** uma vez absorvido, o produto químico entra na corrente sanguínea, é transportado no sangue para os tecidos e órgãos. Após uma passagem pela circulação, o produto químico é misturado de modo uniforme no sangue arterial, independentemente da sua via de entrada. A concentração no sangue atinge um pico e depois diminui à medida que o produto químico é distribuído aos tecidos corporais de acordo com a sua afinidade com esses tecidos (p. ex., solventes tendem a se depositar em tecidos ricos em gordura). Barreiras especiais podem agir para impedir que o produto químico penetre em alguns órgãos (p. ex., barreira hematoencefálica, ou placenta). Após a deposição do produto químico nos órgãos específicos, reduz-se sua concentração na corrente sanguínea, podendo até desaparecer até nova entrada do agente químico no organismo. A substância química armazenada nos órgãos, denominada "carga corporal", pode ser movida novamente para a corrente sanguínea e circular através do corpo em um processo denominado "mobilização", dependendo das alterações fisiológicas a que o organismo é submetido (Figura 35.2).

Figura 35.2 – Representação da distribuição de um toxicante pelo organismo.

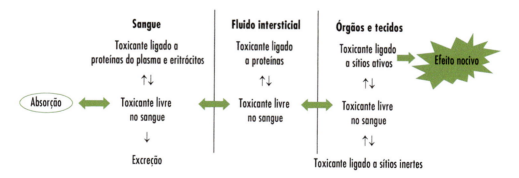

Fonte: Adaptada de BUSCHINELLI, Jose Tarcisio Penteado, 2020.

» **3ª fase (metabolismo ou biotransformação):** dentro dos órgãos, especialmente o fígado, muitos produtos químicos são transformados por reações químicas em metabólitos (reações de fase I e de fase II). Essas transformações podem ter o efeito de "desintoxicar", tornando-o agente toxicologicamente inativo para ser removido do corpo, ou de "ativação", convertendo o agente químico original em um metabólito que é mais ativo na produção de efeito tóxico.

» **4ª fase (excreção):** os rins são a via principal de excreção para a maioria dos produtos químicos. Os produtos químicos solúveis em água podem ser filtrados ou excretados inalterados. O fígado, além de ser um importante órgão para o metabolismo, também secreta alguns produtos químicos na bile, incluindo metais pesados como chumbo e mercúrio. Os gases voláteis são frequentemente excretados pelos pulmões porque se difundem no sangue, especialmente se forem pouco solúveis. Leite materno, suor, saliva, lágrimas ou descamação cutânea também podem ser vias de eliminação de toxicantes.

A toxicodinâmica avalia como o toxicante entra no organismo, como atinge o local onde está sua molécula-alvo, como interage com ela e como o organismo reage a esta agressão. Os mecanismos moleculares e bioquímicos da interação entre o efetor final (o próprio xenobiótico, ou um seu metabólito, ou, ainda, a forma de oxidação de um metal) e o seu alvo molecular são seu objeto de estudo.

Para avaliar a toxicidade de uma substância, são realizados estudos de toxicidade aguda, subaguda, crônica, teratogênica e embriotoxicidade, além de estudos especiais.

Uma medida comum de toxicidade aguda é a dose letal 50 (DL50) ou concentração letal (CL50), ambas aferidas em animais e cujos estudos e dados podem ser extrapolados (com as devidas ressalvas) para seres humanos com o objetivo de se ter uma ideia do perigo imediato da substância. A DL50 corresponde à dosagem da substância administrada por via oral ou injetada (intraperitoneal, subcutânea, dérmica), que resultou na morte metade (50%) da população de animais submetidas àquela dose. Os resultados são apresentados em miligramas ou gramas por quilogramas de peso – mg/kg ou g/kg – e variam de acordo com a espécie, a idade, ou sexo do animal e a via de introdução. Já a CL50 é definida como a concentração média da substância presente no ar ambiente inalado por animais de laboratório, que é letal a 50% da amostra, considerando-se a espécie do animal e o tempo de exposição. Em termos práticos, seria semelhante à exposição ocupacional relacionada ao ar inalado por trabalhadores em ambiente contaminado. Os resultados são apresentados em massa por volume de ar: miligramas por litro de ar (mg/L ou mg.L-1), ou miligramas por metro cúbico (mg/m3 ou mg.m-3), ou ainda em partes por milhão (ppm). Ambos os parâmetros avaliam o potencial letal imediato da substância, não servindo para efeitos de longo prazo.

As características de exposição e o conjunto dos efeitos tóxicos se unem costumeiramente por uma relação denominada "dose-resposta". Seja qual for a resposta escolhida para a avaliação, a relação entre o grau de resposta do sistema biológico e a quantidade de substância tóxica administrada constitui o conceito mais clássico da toxicologia. Há dois tipos de relação dose-resposta:

» **Relação dose-resposta individual:** descreve resposta em um único organismo a doses variáveis de uma substância química. Ao dispor graficamente os dados da relação dose aplicada e efeitos identificados, observa-se que, em doses baixas, não há efeito observável, porém há uma dose em que os primeiros efeitos passam a aparecer à medida que se aumenta a dose.

» **Relação dose-resposta quantal:** distribuição de respostas individuais a diferentes doses em uma população. A distribuição gráfica dos efeitos evidencia, na população estudada, indivíduos mais susceptíveis à exposição em doses muito baixas e outros que necessitam de doses elevadas para obter a mesma resposta fisiológica e, entre esses extremos da dispersão gráfica, temos uma faixa média de indivíduos cuja maior parte responde.

Pelos estudos de toxicidade crônica, pode ser estimada a dose para "nenhum efeito adverso observado" (do inglês *non observed adverse effect level* – NOAEL), na qual os indivíduos, quando expostos a determinadas quantidades da substância química, adaptam-se às alterações do meio, mantendo a função normal do organismo sem que seja observado um efeito tóxico. À medida que essa dose aumenta, a capacidade de adaptação é ultrapassada, aparecendo os primeiros efeitos adversos, relativos à denominada dose de "menor efeito adverso observado" (do inglês *lowest observed adverse effect level* – LOAEL), que é a menor dose a partir da qual se inicia o efeito adverso da substância (adaptado de BUSCHINELLI, 2020).

Um aspecto importante das relações dose-resposta é o conceito de limiar. Para a maioria dos tipos de respostas tóxicas, há uma dose, denominada "dose de limite", abaixo da qual não há efeitos adversos da exposição ao produto químico. Isso é importante porque identifica o nível de exposição a uma toxina em que não há efeito.

A elaboração de um limite de exposição ocupacional (LEO) segue os mesmos princípios, utilizando-se do descritor toxicológico NOAEL com uma margem de segurança dada pelo fator de segurança, também denominado "fator de proteção" ou "fator de incerteza". Normalmente, o fator de segurança, para a elaboração de limites ocupacionais, é menor do que os utilizados para a população em geral nos limites estabelecidos para meio ambiente, alimentos, água etc. Países e instituições publicam seus LEO com nomes diferentes, sendo alguns limites legais outros recomendações (Quadro 35.4).

Quadro 35.4 – Denominações de LEO em diferentes instituições e países.

Nome do LEO	Instituição/país	Status
TLV – Threshold Limit Value	ACGIH (Estados Unidos)	Recomendação de uma Organização Não Governamental (ONG)
PEL – Permissible Exposure Limit	OSHA (Estados Unidos)	Legislação do Ministério do Trabalho
REL – Recommended Exposure Limit	NIOSH (Estados Unidos)	Recomendação do Ministério da Saúde
WEL – Workplace Exposure Limit	HSE (Reino Unido)	Legislação do Ministério do Trabalho
Arbeitsplatzgrenzwert (Limite de Exposição Ocupacional)	AGS (Alemanha)	Legislação do Ministério do Trabalho

Fonte: Adaptado de BUSCHINELLI, Jose Tarcisio Penteado, 2020.

Neste sentido, a legislação brasileira, por meio da NR09, preconiza que as avaliações quantitativas da exposição dos trabalhadores têm seus valores-limite previstos na NR15 ou, na ausência destes, nos valores-limite de exposição ocupacional adotados pela American Conference of Governmental Industrial Higyenists (ACGHI), ou aqueles que venham a ser estabelecidos em negociação coletiva de trabalho, desde que mais rigorosos do que os critérios técnico-legais estabelecidos.

Com relação aos períodos de exposição, de acordo com o preconizado pela ACGIH (2021), para estes LEO há três tipos básicos de limites:

A) **TWA** – *time weighted average* **ou média ponderada no tempo:** normalmente refere-se à jornada de 8 horas de trabalho diário e 40 horas por semana. É recomendado que os picos de exposição não sejam maiores do que três vezes o TWA e que se limitem, no máximo, a 15 minutos e por quatro vezes na jornada, espaçados por no mínimo 1 hora.

B) *Stel – short term exposure limit:* para exposição de até 15 minutos e é independente do TWA. É adotado para substâncias para as quais é observado um efeito crítico após uma breve exposição (p. ex., incômodo, irritação, depressão do sistema nervoso central (SNC), sensibilização cardíaca, dano irreversível a tecidos). Suplementa o TWA.

C) *Celing* – **teto:** uma medida instantânea que não deve ser ultrapassada em nenhum momento da jornada. É aplicado para poucas substâncias muito irritantes, corrosivas, depressoras do SNC ou de toxidade sistêmica aguda.

Substâncias carcinogênicas, mutagênicas e teratogênicas

Um carcinógeno é um agente que pode produzir câncer, por si só ou em conjunto com outra substância. Um carcinogênico suspeito é um agente suspeito de ser cancerígeno com base na estrutura química, nos estudos de pesquisa em animais ou nos estudos de mutagenicidade. Teratogênicos são substâncias que podem ocasionar um defeito estrutural (físico) em um embrião em desenvolvimento. Já uma substância mutagênica é aquela que induz alterações genéticas ao nível do DNA podendo ou não culminar no câncer.

A International Agency for Research on Cancer (IARC) (Agência Internacional para Pesquisa sobre Câncer) classifica carcinógenos conforme descrito no Quadro 35.5.

Quadro 35.5 – Classificação de carcinogenicidade adotada pela International Agency for Research on Cancer (IARC).

Grupo	Classificação
1	Há provas suficientes que seja carcinogênico a humanos
2A	É provável que seja carcinogênico a humanos
2B	É possível que seja carcinogênico a humanos
3	Não classificável como carcinogênico a humanos

Fonte: BUSCHINELLI, Jose Tarcisio Penteado, 2020.

A ACGIH também apresenta uma classificação das substâncias químicas carcinogênicas conforme (Quadro 35.6).

Quadro 35.6 – Classificação de carcinogenicidade adotada pela American Conference of Government Industrial Hygienists (ACGIH).

Grupo	Classificação
A1	Carcinogênico a humanos
A2	Suspeito de ser carcinogênico a humanos
A3	Carcinogênico para animais com relevância desconhecida a humanos
A4	Não classificável como carcinogênico a humanos
A5	Não suspeito de ser carcinogênico a humanos

Fonte: BUSCHINELLI, Jose Tarcisio Penteado, 2020.

A fim de fazer controles adequados para proteger os trabalhadores, não basta apenas compreender os fundamentos de ocupações industriais sensíveis à exposição e os processos envolvidos, mas também os riscos de exposição associados. Os materiais usados e os tempos de exposição também são considerações importantes.

Sugestões para gestão de risco químico a ser consideradas após a identificação do perigo, avaliação da exposição e do grau de controle necessário, mas antes de se começar a trabalhar com a substância (adaptado de D. WOOLLEY; A. WOOLLEY, 2017), envolvem:

- » Estudo aprofundado das possíveis substâncias químicas do ambiente laboral.
- » Examinar com cuidado se há um substituto menos tóxico para o produto químico utilizado.
- » Examinar se o equipamento disponível é capaz de atender aos requisitos de segurança ou requer modificação/substituição. Se o desempenho é conhecido, o equipamento correto pode ser escolhido para atingir o nível de controle necessário, incluindo equipamentos para monitorar o pessoal e os níveis de exposição, antes e durante o processamento.
- » Decidir sobre medidas de contenção adequadas, como o uso de isoladores ou cabines e/ou ventilação de exaustão local.
- » Decidir sobre os níveis adequados de EPI, tendo em mente o tipo de trabalho necessário, a eficiência de contenção do equipamento e os riscos da substância e do processo.
- » Certificar-se de que o EPI seja testado regularmente, quando apropriado, além de garantir o treinamento com o uso ideal e eficiente.
- » Cuidado, após uso em local de trabalho, ao se retirar EPI contaminado: isso pode ocasionar uma exposição maior do que a existente no processo de trabalho. Atentar também ao uso de equipamento de limpeza para higienização do EPI. Pode haver necessidade de implantar acessos específicos para entrada e saída do local de trabalho.
- » Considerar as possíveis suscetibilidades individuais aos efeitos da substância entre os trabalhadores.
- » Realizar o monitoramento ambiental e biológico de forma segura e com base em informações científicas consistentes e fundamentadas legalmente (como as recomendações da ACGIH contempladas pela legislação brasileira).

Referências bibliográficas

AMERICAN CONFERENCE OF GOVERNMENT INDUSTRIAL HYGIENISTS (ACGIH). Chemical substances. In: *American Conference of Government Industrial Hygienists (ACGIH)*: Threshold limit values for chemical substances and physical agents and biological exposure indices. Cincinnati, Ohio, USA. Cincinnati: Technical Affairs Office/ACGIH, 2021.

BRASIL. Ministério da Economia, Subsecretaria de Inspeção do Trabalho (SIT). Norma Regulamentadora n. 09 (NR9): Programa de Prevenção de Riscos Ambientais. Última modificação: Portarias SEPRT n. 1.358 e 1.359, de 09/12/2019. Disponível em: https://www.gov.br/trabalho/pt-br/inspecao/seguranca-e-saude-no-trabalho/normas-regulamentadoras/nr-09-atualizada-2019.pdf. Acesso em: 02.12.2020.

BUSCHINELLI, José Tarcísio Penteado. *Toxicologia ocupacional*. São Paulo: Fundacentro, 2020.

GARDINER, Kerry; HARRINGTON, J. Malcolm. *Occupational hygiene*. 3rd ed. 2008.

GUIDOTTI, Tee L.; RANTANEN, Jorma; ROSE, Susan G. et al (ed.). *Global occupational health*. Oxford University Press, 2001.

INSTITUTO NACIONAL DE CÂNCER JOSÉ ALENCAR GOMES DA SILVA (INCA). *Ambiente, trabalho e câncer*: aspectos epidemiológicos, toxicológicos e regulatórios. Rio de Janeiro: Instituto Nacional de Câncer José Alencar Gomes da Silva (INCA), 2021. Disponível em: https://www.inca.gov.br/sites/ufu.sti.inca.local/files//media/document//ambiente_trabalho_e_cancer_-_aspectos_epidemiologicos_toxicologicos_e_regulatorios.pdf. Acesso em: 30.04.2021.

ORGANIZACIÓN INTERNACIONAL DEL TRABAJO (OIT). *Enciclopedia de salud y seguridad en el trabajo*. Organización Internacional del Trabajo (OIT), v. 1, pt. 4, cap. 30. Disponível em: https://www.insst.es/documents/94886/161958/Cap%C3%ADtulo+30.+Higiene+industrial. Acesso em: 20.02.2020.

ORGANIZACIÓN INTERNACIONAL DEL TRABAJO (OIT). *Enciclopedia de salud y seguridad en el trabajo*. Organización Internacional del Trabajo (OIT), v. 2, pt. 9, cap. 63. Disponível em: https://www.insst.es/documents/94886/162520/Cap%C3%ADtulo+63.+Metales+propiedades+qu%C3%ADmicas+y+toxicidad. Acesso em: 20.02.2020.

ORGANIZACIÓN INTERNACIONAL DEL TRABAJO (OIT). *Enciclopedia de salud y seguridad en el trabajo*. Organización Internacional del Trabajo (OIT), v. 1, pt. 4, cap. 33. Disponível em: https://www.insst.es/documents/94886/161958/Cap%C3%ADtulo+33.+Toxicolog%C3%ADa. Acesso em: 20.02.2020.

POPE, Carey N.; LIU, Jing. *An introduction to interdisciplinary toxicology*: from molecules to man. Elservier, 2020.

REKUS, John F. *Complete confined spaces handbook*. CRC Press, 1994. doi: 10.1201/9781315139821.

SPELLMAN, Frank R. *Industrial hygiene simplified*: a guide to anticipation, recognition, evaluation and control of workplace hazards. 2nd ed. Lanham, Maryland: Bernan Press, 2017.

WOOLLEY, Adam; WOOLLEY, David. *Practical toxicology*: evaluation, prediction and risk. 3rd ed. 2017.

Capítulo 36
Doenças Respiratórias Ocupacionais

Ubiratan de Paula Santos
Jefferson Benedito de Freitas
Eduardo Algranti

Podemos dividir didaticamente as doenças respiratórias ocupacionais em doenças das vias aéreas, do parênquima e da pleura (Quadro 36.1).

Quadro 36.1 – Distribuição topográfica das doenças respiratórias ocupacionais.

Doenças de vias aéreas	Doenças de parênquima e pleura
• Rinite ocupacional ou agravada pelo trabalho • Asma ocupacional ou agravada pelo trabalho • Doença pulmonar obstrutiva crônica ocupacional (DPOC) • Bronquiolites • Bronquiectasias	• Pneumoconioses não fibrogênicas • Pneumoconioses fibrogênicas • Doenças pleurais não malignas (placas pleurais, espessamento pleural difuso, derrame pleural) • Câncer de pulmão • Mesotelioma maligno de pleura • Pneumopatias mediadas por processos de hipersensibilidade

Fonte: Desenvolvido pela autoria do capítulo.

Rinite ocupacional e agravada pelo trabalho

Rinite ocupacional (RO) é uma condição inflamatória da mucosa nasal caracterizada por sintomas intermitentes ou persistentes (congestão nasal, espirros, coriza, prurido) e/ou por limitação variável do fluxo aéreo nasal, e/ou hipersecreção, em virtude de causas e condições atribuídas em particular ao ambiente de trabalho, e não por estímulos encontrados fora do trabalho. Ela pode ser classificada em ocupacional ou exacerbada pelo trabalho (RET), ocasionada por exposição a agentes alergizantes ou irritantes.

Como agentes alergizantes, há as glicoproteínas de origem animal e vegetal, poeiras de cereais, polens, sais de platina, reativos de tinta, poeira de madeira, di-isocianatos. Como produtos irritantes, há, por exemplo, os produtos de limpeza, selantes ou impermeabilizantes aplicados em madeira e parede. Também pode haver as rinites vasomotoras ocupacionais em decorrência da exposição a baixas temperaturas e a praguicidas inibidores da acetilcolinesterase (organofosforados, carbamatos).

O tratamento farmacológico das RO ou RET é o mesmo recomendado pelos consensos para tratamento de rinites em geral, além do afastamento definitivo da exposição responsável pelo quadro.

Asma relacionada ao trabalho (ART)

A asma relacionada ao trabalho (ART) é a doença respiratória ocupacional de maior prevalência em países desenvolvidos, inclui a asma causada especificamente por exposições ocupacionais (AO) e a asma agravada/exacerbada pelas condições de trabalho (AAT).

A AO é a forma de asma relacionada ao trabalho caracterizada por obstrução variável das vias aéreas, hiper-reatividade brônquica e inflamação das vias aéreas, atribuída a uma série de alérgenos e agentes químicos (gases, vapores, fumos, névoas e poeiras) no ambiente de trabalho.

É responsável por 15% de asma em adultos. AO torna o trabalhador permanentemente inapto para qualquer atividade que envolva exposição, em qualquer concentração, ao agente que a desencadeou, pois a continuidade da exposição envolve risco de vida e exige a readaptação profissional ou recolocação do trabalhador. A doença pode também incapacitá-lo para outros tipos de atividade laborativa, seja de modo temporário, na sua fase aguda; seja de modo permanente, pois, na maioria dos casos (60% a 90%), a doença se torna crônica, com continuidade dos sintomas mesmo vários anos após o afastamento da exposição.

A AO pode ser classificada, conforme o mecanismo envolvido, em imunológica (90% dos casos) e não imunológica (exposição a irritantes) (Quadro 36.2).

Quadro 36.2 – Classificação e características da asma ocupacional.

Tipos de asma ocupacional	Características
Imunológica (90% dos casos)	Caracterizada por ter um tempo de latência entre o início da exposição e o surgimento de sintomas de asma. Causada por uma reação alérgica, mediada por anticorpo IgE ou IgG, a agentes de alto peso molecular (geralmente proteínas) e a alguns agentes de baixo peso molecular
Não imunológica (7% a 10% dos casos)	Não tem período de latência e pode ser causada pela exposição única a concentrações elevadas de agentes irritantes para as vias aéreas ou por exposições repetidas a baixas concentrações de irritantes

Fonte: Desenvolvida pela autoria do capítulo.

Os agentes mais frequentes causadores de asma ocupacional e asma agravada pelo trabalho estão listados no Quadro 36.3.

Quadro 36.3 – Agentes mais frequentes causadores de asma ocupacional ou asma agravada pelo trabalho e atividades ocupacionais de risco.

Agentes	Exemplos	Ocupações de risco
Sensibilizantes		
1. Alto peso molecular		
• Animais de laboratório • Farinhas de cereais/poeiras de grãos • Enzimas biológicas • Látex	• Antígenos do epitélio e urina de coelhos, ratos e cobaias • Trigo, centeio e soja, grãos, ácaros, insetos, sementes, bactérias, fungos, inseticidas e pesticidas • Amilase fúngica, esperase, *Bacillus subtilis*, tripsina, papaína e pepsia • Luvas, produtos de borracha	• Trabalhadores em laboratório de pesquisa • Padeiros e trabalhadores de moinhos, trabalhadores em silos • Trabalhadores em indústria de detergentes e indústria farmacêutica, enfermeiros • Trabalhadores de hospitais, clínicas e laboratórios ou da indústria da borracha
2. Baixo peso molecular		
Isocianatos	• TDI, MDI, HDI	• Pintores que lidam com tintas em *spray*, aplicadores de verniz, trabalhadores na indústria de espumas e plásticos e trabalhadores de fundições
Poeira de madeira	• Cedro, mogno, pau-marfim e imbuia	• Carpinteiros, trabalhadores em serrarias e na indústria do mobiliário
Fluxo de solda	• Colofônio	• Soldadores da indústria eletrônica
Anidridos ácidos	• Anidridos: ftálicos, trimelítico, tetracloroftálico e maleico	• Trabalhadores da indústria de plástico, adesivos e resinas (resinas epóxi e poliéster)
Aminas	• Etanolaminas, aminas quaternárias ou aromáticas	• Trabalhadores da indústria de cosméticos, soldadores, pintores que lidam com tintas em *spray* e limpadores
Metais	• Platina, níquel, cobalto, zinco e cromo	• Trabalhadores em refinarias de platina, na cromação e zincagem, na indústria de cimento, com metal duro e soldadores
Biocidas	• Hexaclorofeno, clorexidina, formaldeído, glutaraldeído, cloramina	• Trabalhadores em hospitais, cabeleireiros, limpadores, salva-vidas e professores de natação
Fluidos para usinagem de metais: óleos de corte	• Bactérias, biocidas, névoa de óleo e aditivos	• Trabalhadores de usinagem de peças metálicas

(Continua)

Quadro 36.3 – Agentes mais frequentes causadores de asma ocupacional ou asma agravada pelo trabalho e atividades ocupacionais de risco (continuação).

Agentes	Exemplos	Ocupações de risco
2. Baixo peso molecular		
Outros químicos	PVC, polietileno, polipropileno, estireno, azobisformamida, sais de persulfato e henna, resinas poliéster e ureia-formaldeído	Trabalhadores nas indústrias de plástico e borracha, na pintura eletrostática, empacotadores, cabeleireiros, trabalhadores na indústria de resinas e pintores
Irritantes		
Irritantes	Vazamentos de cloro, isocianatos, amônia, ácidos, fumaça de incêndios, nuvens de poeira, produtos de reação química (p. ex., alvejantes com cloro e produtos com amônia), glutaraldeído	Trabalhadores da indústria química, indústria de plásticos e espumas, limpadores, indústria do papel e bombeiros

Fonte: Adaptado de Pneumologia ocupacional ilustrada: fotos e fatos, 2013.

O diagnóstico da AO tem como base a combinação de história clínica ocupacional e exames complementares como a medida seriada de pico de fluxo expiratório (*peak-flow*) durante um período de afastamento da exposição comparado com um período de exposição (o mais importante), prova de função pulmonar, testes de broncoprovocação inespecífica e específica, testes cutâneos e sorológicos (Quadro 36. 4).

Quadro 36.4 – Critérios utilizados no diagnóstico de asma agravada pelo trabalho.

Diagnóstico clínico-ocupacional	• Presença de sintomas imediatos ou no final da jornada ou noturnos • Verificar se há melhora dos sintomas nos finais de semana e nas férias • Se há presença de outras substâncias inaláveis que, apesar de não manipuladas diretamente pelo paciente, possam ser geradas em outras áreas vizinhas • Complementar com dados de antecedentes pessoais e familiares, com ênfase em sintomas que sugiram atopia, bem como dados ambientais fora do local de trabalho
Curva seriada de *peak-flow*	• Utilização diária por 4 semanas de um aparelho portátil de medição de pico de fluxo expiratório • Durante a realização do exame, o trabalhador deverá executar três manobras de inspiração máxima, seguidas de expiração forçada no aparelho, registrando-se o maior valor em uma tabela fornecida a ele • Estas manobras deverão ser diárias, 4 a 5 vezes por dia, a intervalos de 2 a 3 horas entre as medidas, realizadas por pelo menos 1 a 2 semanas trabalhando e outro igual período afastado do trabalho

(Continua)

Quadro 36.4 – Critérios utilizados no diagnóstico de asma agravada pelo trabalho (continuação).

Curva seriada de *peak-flow*	• A análise posterior dos dados registrados pode ser feita por método visual ou pela avaliação estatística das médias dos valores diários obtidos • Em situações bem identificadas, que causam sintomas imediatos, os registros podem ser de curta duração, de alguns dias a 1 semana, com medidas seriadas a cada hora ou a cada 2 horas • Importante frisar que a medicação que porventura o trabalhador esteja usando para controle de sua asma não precisa ser suspensa no período de realização do exame
Provas de função pulmonar	• Espirometria com uso de broncodilatador • Teste de broncoprovocação inespecífica (histamina, carbacol, metacolina) • Teste de broncoprovocação específica (difícil padronização e requer paciente internado)
Testes cutâneos e sorológicos	• Os testes cutâneos e sorológicos são inespecíficos como o teste de punctura na pele (*pricktest*) com alérgenos ambientais, *patch* teste para agentes químicos ou a dosagem sérica de IgE total e/ou IgE para o agente específico. A positividade da determinação de IgE ou IgG específicos a agentes de alto peso molecular e de alguns de baixo peso molecular pode indicar sensibilização, mas tem valor preditivo limitado • Não tem aplicabilidade para AO induzida para irritantes

Fonte: Desenvolvido pela autoria do capítulo.

O estabelecimento do nexo causal, geralmente, é dado pela história de exposição, clínica de piora ou melhora conforme a exposição e a curva seriada de *peak-flow*, independentemente da descoberta do agente causador. Ocasionalmente, a história ocupacional é indicativa do agente envolvido, porém, em muitos casos, a exposição envolve diferentes substâncias.

O tratamento da AO ou AAT é o mesmo preconizado para a asma brônquica, além do afastamento definitivo da exposição que está desencadeando as crises e, se trabalhador de mercado formal, deve ser emitida a Comunicação de Acidente de Trabalho (CAT) como doença do trabalho e feita a posterior readaptação deste trabalhador para outro setor ou ambiente fora da exposição.

Doença pulmonar obstrutiva crônica, bronquiolites e bronquiectasias

Outras doenças das vias aéreas que podem ser decorrentes da exposição ocupacional são as doenças pulmonares obstrutivas crônicas (DPOC), as bronquiolites e as bronquiectasias. No Quadro 36.5 são apresentadas as doenças e suas características.

Quadro 36.5 – Doenças crônicas das vias aéreas: características e fatores de risco.

Doença	Características	Agentes responsáveis
Doença pulmonar obstrutiva crônica (DPOC)	• 10% a 20% de casos não relacionados ao tabagismo. Identificação com base na observação de excesso de ocorrência de DPOC entre trabalhadores expostos e no afastamento de outras causas	• Gases, fumaças, poeiras minerais e vapores tóxicos de origem ocupacional
Bronquiolites	• Dano do epitélio bronquiolar com processo inflamatório e fibrose peribronquiolar, causando compressão extrínseca e consequente obliteração da luz bronquiolar (doença ventilatória obstrutiva irreversível)	• Cloro (Cl_2), óxido nitroso (N_2O), dióxido de enxofre (SO_2), amônia (NH_3), isocianatos, gases, solventes derivados de petróleo, estireno, resíduos de incineradores, trabalhadores rurais envolvidos na armazenagem de grãos e capim
Bronquiectasias	• Dilatação e destruição de brônquios por infecção e inflamação crônica. Podem ser difusas, bilaterais ou localizadas, depois de exposições agudas	• Inalações acidentais de altas concentrações de solventes (aspiração de gasolina e querosene), ou após exposições crônicas em trabalhadores que manipulam e inalam vapores de solventes orgânicos (indústria do petróleo e petroquímica, e frentistas de postos de combustíveis), e em trabalhadores de carvão e em exposição ao gás mostarda

Fonte: Desenvolvido pela autoria do capítulo.

Pneumoconioses

As pneumoconioses (do grego, *conion* = poeira) são doenças pulmonares decorrentes da inalação de poeiras minerais. Para sua ocorrência, é necessário que o material particulado seja inalado (< que 10 μm) e atinja as vias respiratórias inferiores em quantidade capaz de superar os mecanismos de depuração (< que 4 μm) formado pelo *clearance* mucociliar ascendente, pelo *clearance* linfático e pela fagocitose por meio dos macrófagos alveolares.

O diagnóstico das pneumoconioses é feito mediante a história clínica ocupacional associada a exames de imagem (Quadro 36.6).

Quadro 36.6 – Abordagem para o diagnóstico de pneumoconioses.

Diagnóstico clínico-ocupacional	Detalhar as atividades profissionais do paciente, produtos presentes na sua função e também no ambiente que o cerca, processo produtivo, ritmo de trabalho, carga horária, riscos percebidos, periodicidade de manuseio de substâncias suspeitas
Exames de imagem	• O método de referência é a análise de radiografias de tórax, através da Classificação Internacional de Radiografias de Pneumoconioses da Organização Internacional do Trabalho (OIT), cuja última versão é a de 2011. Ela permite que as radiografias sejam interpretadas e codificadas de uma forma padronizada, por meio da utilização das radiografias-padrão comparativas e das folhas de registro apropriadas. As alterações radiológicas são sumarizadas com informações sobre a identificação do paciente e da radiografia, qualidade da chapa, alterações de parênquima pulmonar, alterações de pleura e símbolos, que denotam alterações associadas ou não às pneumoconioses • A tomografia computadorizada de alta resolução (TCAR) de tórax é superior à radiologia convencional na detecção de lesões pleuropulmonares causadas pela exposição a poeiras minerais
Provas de função pulmonar	• Estabelecem o grau de incapacidade em pacientes com pneumoconioses • Não têm aplicação no diagnóstico das pneumoconioses • Algumas situações necessitam de avaliação da disfunção e da incapacidade respiratória para fins de compensação previdenciária e reparações cíveis, assim como o estudo da difusão de monóxido de carbono (CO) e a avaliação da capacidade de exercício

Fonte: Desenvolvido pela autoria do capítulo.

Raramente é necessário um exame invasivo. Ocasionalmente, exauridos os métodos diagnósticos não invasivos, a biópsia pulmonar poderá ser indicada. Deve ser realizada em serviço capacitado e interpretada por patologista com conhecimento específico. As pneumoconioses podem ser não fibrogênicas ou fibrogênicas.

Pneumoconioses não fibrogênicas

As pneumoconioses não fibrogênicas são causadas pela exposição a poeiras com baixo potencial fibrogênico. São exemplos a siderose (poeira de ferro), baritose (bário), estanhose (estanho), pneumoconiose por rocha fosfática. Caracterizam-se pelo acúmulo de macrófagos alveolares carregados de particulados, organizados em máculas, associadas a fibras de reticulina e a poucas fibras colágenas e expressa por pequenas opacidades nodulares, associadas ou não a reticulares, difusas e bilaterais. Normalmente ocorrem após exposições ocupacionais de longa duração. Geralmente o diagnóstico é incidental ou por um achado de exame periódico.

As ocupações de risco são a de soldadores de arco elétrico, trabalhadores de rocha fosfática, mineração e ensacamento de bário e estanho.

Pneumoconioses fibrogênicas

Poeiras minerais como a sílica e o asbesto, quando inaladas e depositadas, causam reações pulmonares que resultam em fibrose intersticial do parênquima pulmonar. No interior dos macrófagos alveolares, após terem sido fagocitadas, induzem a formação de espécies reativas de oxigênio (ERO) e de nitrogênio (ERN) que estimulam (por meio da ativação de fatores de transcrição nuclear) a produção de citocinas pelos macrófagos, responsáveis por atrair para a região alveolar células inflamatórias (linfócitos, mastócitos, neutrófilos), que, por sua vez, liberam mais citocinas e ERO e ERN. Este processo acaba por induzir uma alveolite com lesão de pneumócitos tipo I, proliferação de pneumócitos tipo II e de fibroblastos, passagem de partículas para o interstício e estímulo à proliferação intersticial de fibroblastos, dando início a fibrogênese.

Entre as pneumoconioses fibrogênicas, há a silicose, a asbestose, a pneumoconiose dos trabalhadores de carvão, a pneumoconiose por poeira mista e a pneumoconiose por abrasivos. Em virtude do asbesto/amianto produzir não apenas asbestose, mas também doenças pleurais não malignas e neoplasias, neste capítulo, abordamos as doenças relacionadas ao asbesto e não só a asbestose.

Abordaremos também as pneumopatias mediadas por processos de hipersensibilidade que atingem o parênquima pulmonar, para as quais alguns autores não achem adequado o termo "pneumoconiose", como as pneumonites por hipersensibilidade por exposição a poeiras orgânicas e a outros agentes, a doença pulmonar pelo berílio e a doença pulmonar pelo metal duro.

Silicose e outras doenças relacionadas à sílica

Silicose é a pneumoconiose causada pela inalação de poeiras contendo sílica (SiO_2) livre cristalina. A sílica está presente em inúmeros materiais que têm origem na crosta terrestre, como na areia, no granito, no arenito, no sílex, na ardósia, na pedra mineira, no silestone, em meio a minas de carvão e de outros minérios metálicos.

As atividades de risco mais comuns são a mineração subterrânea e de superfície (pedreiras), abertura de túneis, corte de pedras, moagem de pedras, jateamento de areia, usos industriais da areia para polimento e abrasão, fundições, indústrias cerâmicas, lapidação de pedras semipreciosas, cavação de poços, produção de próteses dentárias.

Existem três formas de apresentação da doença: silicose crônica; acelerada ou subaguda; e a aguda.

» **Silicose crônica:** manifesta-se após longo período de exposição, habitualmente superior a 10 anos, caracterizada por fibrose progressiva do parênquima pulmonar. Não costuma causar sintomas nas fases iniciais. A dispneia aos esforços é o principal sintoma e o exame físico, na maioria das vezes, não mostra alterações significativas. Radiologicamente, apresenta opacidades micronodulares que se iniciam nas zonas superiores, que podem evoluir para todo o parênquima pulmonar e evoluir formando grandes massas ou opacidades.

» **Silicose acelerada ou subaguda:** decorre da exposição ocupacional a poeiras respiráveis com elevada concentração de sílica cristalina, manifestando-se geralmente entre 5 e 10 anos do início da exposição. Sintomas respiratórios são presentes, particularmente a dispneia aos esforços e tosse seca. As alterações radiológicas são de progressão rápida com presença de micronódulos, áreas de condensação, presença de opacidades em vidro despolido e áreas sugestivas de proteinose alveolar associam-se a um risco aumentado de comorbidades, notadamente a tuberculose e doenças autoimunes.

» **Silicose aguda:** decorre da exposição a grandes quantidades de poeiras de sílica recém-fraturadas, caracterizada por doença pulmonar difusa, de rápida instalação, com sintomas respiratórios presentes e a radiografia de tórax e o exame anatomopatológico mostram imagens decorrentes da deposição de material proteináceo intralveolar, sem fibrose intersticial. Ocorre em situações de exposições maciças à sílica livre, por períodos que variam de poucas semanas até 4 ou 5 anos, evoluindo rapidamente para o êxito letal (geralmente em até 1 ano do diagnóstico). As principais ocupações de risco para este tipo de silicose são as operações de jateamento com areia e moagem de pedra.

Além da silicose, a exposição à sílica está associada ao aumento de doenças autoimunes como lúpus eritematoso, esclerose sistêmica progressiva, artrite reumatoide, insuficiência renal crônica; aumento do risco de desenvolvimento de tuberculose doença, câncer de pulmão e DPOC. A associação com a tuberculose é a mais comum delas, considerada uma temida complicação uma vez que pode contribuir para acelerar a progressão da silicose. Mesmo nos expostos não silicóticos, há uma incidência de tuberculose aproximadamente três vezes maior em relação à da população geral. Doenças do colágeno, como a esclerose sistêmica progressiva, a artrite reumatoide, o lúpus eritematoso sistêmico (LES) e a doença renal autoimune têm sido relacionadas à silicose. Recomenda-se que pacientes com silicose e que sejam reatores fortes à prova tuberculínica (induração ≥ 10 mm), sem sinais de tuberculose ativa, recebam tratamento para infecção latente com isoniazida, na dose de 300 mg/dia ou 10 mg/kg/dia durante 6 meses.

Doenças relacionadas ao asbesto

As ocupações com risco são múltiplas, destacando-se aquelas desenvolvidas em mineração e transformação de asbesto (fabricação de produtos de cimento-amianto, materiais de fricção, tecidos incombustíveis com amianto, juntas e gaxetas, papéis e papelões especiais), manipulação de produtos contendo asbesto (p. ex., construção civil), manutenção industrial (fornos, máquinas) e demolições.

Asbestose

É uma pneumoconiose consequente à exposição inalatória a poeiras contendo fibras de asbesto/amianto, um agregado de minerais composto de silicatos de magnésio, ferro, cálcio ou sódio formando uma estrutura fibrosa. O termo "asbesto" vem da palavra grega *asbesta*, que significa "indestrutível", "inextinguível", "incombustível". Esse mineral também é conhecido comercialmente como "amianto", designação proveniente do latim *amianthus* e que significa "não contaminado", "indestrutível". A abestose caracteriza-se por fibrose intersticial difusa. O quadro clínico manifesta-se com dispneia aos esforços e tosse seca que pode evoluir para dispneia ao repouso, hipoxemia e cor pulmonale. As alterações radiológicas caracterizam-se pela presença de opacidades irregulares predominantes nas regiões posteriores dos campos inferiores, e, com frequência, placas pleurais associadas.

Doenças pleurais não malignas

As placas pleurais são áreas focais de fibrose irregular desprovida de vasos e células, assim como de sinais de reação inflamatória, que surgem primariamente na pleura parietal, sendo mais frequentemente visualizadas nas regiões posterolaterais da parede torácica e também nas regiões diafragmática e mediastinal. Podem ser circunscritas quando acometem a pleura parietal ou difusa quando acometem ambos os folhetos pleurais. É a doença mais frequente decorrente da inalação da fibra de asbesto. O espessamento pleural pode se estender a áreas dos septos interlobares e interlobulares, geralmente consequente a derrame pleural, provocando uma torção de área do parênquima pulmonar, que fica enrolado e atelectasiado, dando origem a uma imagem arredondada, denominada "atelectasia redonda". O derrame pleural pelo asbesto pode ocorrer após cerca de 10 ou mais anos após a exposição e apresenta características de exsudato. Frequentemente, é hemorrágico, com presença de leucócitos, células mesoteliais e eosinófilos. Em geral, é assintomático, mas pode cursar com dor pleurítica e febre.

Neoplasias relacionados ao asbesto/amianto

Câncer de pulmão

Todas os tipos de fibras de asbesto são classificados como grupo 1 do IARC. Existe um período de latência, normalmente mais de 30 anos, para o desenvolvimento da doença. Não há características clínicas, radiológicas ou patológicas que possam distinguir um câncer de pulmão causado pelo fumo ou por outro carcinogênico potencial, ou mesmo sem história de exposição, do causado pela exposição ao asbesto. Existe um sinergismo entre o hábito de fumar e a exposição ao asbesto. Segundo estudos realizados por Selikoff, se o risco de câncer de pulmão em não expostos e não fumantes for 1, o risco relativo para trabalhadores expostos ao asbesto seria aproximadamente 5. Para fumantes sem exposição ao asbesto seria 10, e para fumantes com exposição ao asbesto seria de 53.

O diagnóstico é estabelecido com avaliação histopatológica do material de biópsia por broncoscopia, transtorácica ou aberta.

Mesotelioma maligno de pleura

Cerca de 80% dos casos de mesotelioma maligno de pleura ocorrem em trabalhadores expostos ao asbesto no ambiente de trabalho e o restante, em membros de sua família ou em pessoas que moram perto da mineração, de fábricas que utilizam o asbesto ou de afloramentos naturais. Não existe associação entre o mesotelioma maligno e o tabagismo.

Embora exista uma relação dose-dependência para este tumor com exposição ao asbesto, muitos casos foram documentados com baixos níveis de exposição e por curtos períodos de tempo ocorridos décadas passadas.

A tomografia computadorizada pode ser útil na identificação do tumor e auxiliar na avaliação da sua extensão. O tumor tende a ser invasivo localmente, mas pode produzir metástases, pouco responde a medidas terapêuticas como radioterapia ou quimioterapia, e a sobrevida média está entre 1 ano e 1 ano e 6 meses.

Além do câncer de pulmão e do mesotelioma, a exposição ao asbesto aumenta o risco de câncer de laringe e de câncer de ovário.

Pneumoconiose dos trabalhadores de carvão (PTC)

É a pneumoconiose causada pela inalação de poeiras de carvão mineral e/ou de grafite, seu acúmulo nos pulmões e reação tecidual inflamatória. Caracteriza-se por formação de máculas pigmentadas peribronquiolares e perivasculares com depósitos de reticulina, às vezes associada à reação colágena focal organizada sob a forma de nódulos estrelados. Não costuma haver sintomas nas fases iniciais e intermediárias da doença. Ocasionalmente, os trabalhadores acometidos desenvolvem fibrose maciça progressiva e, entre as poeiras, é a que maior está associada à DPOC.

As ocupações de risco são as de mineiros de frente de lavra, detonadores, transporte e armazenamento de carvão mineral em locais confinados, fabricação, recuperação e utilização de eletrodos de grafite. Mineiros de carvão podem desenvolver silicose em funções como de furador de frente e furador de teto em virtude de exposição a poeiras de carvão com elevado alto conteúdo de sílica cristalina.

Pneumoconiose por poeira mista

Pneumoconiose causada pela exposição a poeiras minerais contendo silicatos e metais, com baixo conteúdo de sílica cristalina, como ocorre em fundições, minerações polimetálicas e em alguns processos da indústria cerâmica. Caracteriza-se por reação colágena focal organizada em nódulos estrelados e fibrose intersticial difusa associada à presença de corpos birrefringentes à luz polarizada. Normalmente ocorre após exposições ocupacionais de longa duração.

São ocupações de risco as de trabalhadores em mineração e transformação de silicatos, como mineração, moagem e utilização de mica, caulim, sericita, feldspato, ceramistas, rebarbadores.

Pneumoconiose por abrasivos

Define-se como a pneumoconiose causada pela exposição inalatória a poeiras de abrasivos: alumina ou corindo (Al_2O_3) e o carbeto de silício ou carborundum (SiC). Apresenta características similares às da pneumoconiose por poeira mista ou, por vezes, com imagens indistinguíveis da silicose, ou seja, presença de opacidades micronodulares visualizadas na radiografia.

São ocupações de risco os trabalhadores na produção de abrasivos, em operações de acabamento em fundições, metalúrgicas em geral, afiação de ferramentas e moagem de sucatas de rebolos.

Pneumopatias mediadas por processos de hipersensibilidade
Doença crônica pelo berílio

A doença crônica por berílio (DCB), ou beriliose, é a doença pulmonar causada pela inalação de fumos, sais ou poeiras de berílio. A exposição ao berílio pode se manifestar de duas formas: quadro de irritação aguda da árvore traqueobrônquica, podendo resultar em pneumonite química, com consequente hipóxia e fibrose secundária; e quadro crônico caracterizado por acometimento granulomatoso pulmonar e sistêmico, secundário a exposições crônicas. O tempo de latência é, em média, de 5 a 15 anos, podendo ocorrer vários anos após o cessar da exposição. A DCB está associada à alveolite caracterizada por acúmulo de linfócitos e macrófagos dentro de alvéolos e interstício adjacente, com formação de granulomas não caseosos, sarcoide símile, sugerindo mecanismo etiopatogênico imunológico envolvendo reação por hipersensibilidade do tipo tardio. Os principais sintomas são a dor torácica, tosse, fadiga, perda de peso e artralgias, podendo cursar com adenopatias, lesões de pele, hepatoesplenomegalia e baqueteamento digital.

O diagnóstico é feito pela história de exposição, exames de imagens e broncoscopia para avaliar aumento de linfócitos, como na sarcoidose. Pode ser dosado berílio no tecido, mas o melhor método, infelizmente muito pouco disponível no mundo, é o teste de proliferação linfocitária por berílio em líquido do lavado broncoalveolar (LBA).

Nas fases iniciais da doença, o paciente responde bem ao tratamento como corticosteroides e mantido o afastamento da exposição.

São ocupações de risco as dos trabalhadores em indústria aeroespacial, indústria de energia nuclear, fabricação e uso de rebolos especiais, de ligas especiais em próteses dentárias e indústria eletroeletrônica.

Doença pulmonar por metal duro

A doença pulmonar por metal duro é causada pela exposição a poeiras metálicas provenientes de ligas compostas por cobalto-tungstênio e em menores quantidades por outros metais como titânio, tântalo, cromo e nióbio, ou mistura de cobalto com diamante, usados para fabricação de peças para afiação de ferramentas ou lapidação de diamantes. Caracteriza-se por uma pneumonia intersticial com fibrose peribronquiolar e muitas delas com a formação de grande quantidade de células gigantes encontradas nos espaços aéreos e, quando isso acontece, a doença recebe a denominação de "pneumonia intersticial por células gigantes" (GIP). Cursa com sintomas de fadiga, dispneia progressiva aos esforços, tosse seca, dor, constrição torácica e outros sintomas constitucionais. Com a progressão da doença, pode haver febre e perda de peso. Em geral, os sintomas surgem após um período de "sensibilização" variável de meses a anos. Deve ser considerado como método diagnóstico, além da tomografia computadorizada de alta resolução, o LBA para pesquisa de células gigantes; e a biópsia transbrônquica pode indicar doença fibrosante com forte componente de fibrose peribrônquica e bronquiolar, por vezes difícil, de diferenciar de pneumonia de hipersensibilidade.

O diagnóstico é feito pela história de exposição, exame de imagem e, se possível, a realização de broncoscopia para pesquisa de células gigantes no LBA e nos espaços aéreos no material de biópsia transbrônquica.

Nas fases iniciais da doença, o paciente responde bem ao tratamento como corticosteroides e mantido o afastamento da exposição.

São ocupações de risco as de trabalhadores em ferramentarias envolvidos na produção e reparação de ferramentas, de peças metálicas formadas por metal duro ou não, em afiação de ferramentas feitas de ligas de metal duro, fabricação e uso de rebolos especiais, discos de corte, serras circulares para cortes de metais ou pedras.

Pneumonites de hipersensibilidade

A pneumonite ou pneumonia por hipersensibilidade (PH), anteriormente mais conhecida como "alveolite alérgica extrínseca", é uma síndrome respiratória com apresentação variável, decorrente de uma inflamação do parênquima pulmonar causada pela inalação de antígenos específicos que sensibilizam progressivamente os indivíduos expostos até desencadearem a doença. Esses antígenos estão presentes em diferentes tipos de poeira orgânica de origem animal ou vegetal e substâncias químicas de baixo peso molecular e essa exposição pode ser de origem tanto ocupacional como ambiental. As categorias profissionais de maior risco são porás de trabalhadores de ambientes contaminados com poeira orgânica de várias origens, como criadores de animais, expostos a mofo, poeira de cana de açúcar, de casca de carvalho, pau-brasil, cortiça, tabaco, fabricação de cerveja, poeira de trigo; as de trabalhadores de sistemas de aquecimento e resfriamento de água, enzimas de detergentes; as de trabalhadores expostos à urina de roedores, a névoas de óleo de corte e/ou a solúvel usado nos setores de ferramentarias e usinagens de peças metálicas, além também das ocupações de trabalhadores expostos a alguns agentes químicos, como anidridos e isocianatos presentes em tintas, verniz e selantes de madeira, resíduo liberados na produção de plásticos, em resinas epóxis. A PH pode se apresentar de forma aguda, subaguda e crônica e o diagnóstico se dá mediante história clínica, exames de imagem, provas funcionais respiratórias, testes laboratoriais, amostragem ambiental, LBA e a histologia. A PH aguda e mesmo subaguda se resolvem espontaneamente após a remoção da exposição ao antígeno desencadeante. Se a exposição se perpetua, evolui para fibrose pulmonar, que, a depender da fibrose existente, pode não responder ao uso de corticosteroides e de imunossupressores. Pode apresentar hipoxemia e os casos graves devem ser avaliados para eventual transplante de pulmão. Sua prevenção se baseia na prevenção primária (redução/remoção do antígeno, proteção respiratória coletiva e individual), prevenção secundária (evento sentinela alertando para possíveis outros casos afetados) e prevenção terciária (tratamento médico apropriado para cada caso).

Conclusão

Uma grande parcela das doenças pulmonares que acomete os indivíduos pode ter sua causa ou agravamento relacionados com a atividade laboral. Como observamos, a história clínica e ocupacional do indivíduo é fundamental para estabelecermos o nexo causal, assim como exames complementares de imagem e função pulmonar. O estabelecimento do nexo permitirá a notificação necessária e a melhor conduta clínica e ocupacional. Acrescente-se a isso o fato de que muitas doenças têm um tempo de latência superior a 30 anos, o que pode resultar que o diagnóstico seja estabelecido quando o paciente não estiver mais no trabalho que ocasionou a exposição aos respectivos agentes causadores, mas a notificação é importante também para verificar quais seriam os direitos previdenciários e trabalhistas do adoentado e para fornecer informações à prevenção de novos casos.

Todas as pneumoconioses e casos de câncer de pulmão ou mesotelioma maligno de pleura devem ser notificadas no Sistema de Informação de Agravos de Notificação (Sinan) e, se o portador for ainda trabalhador do mercado formal, qualquer que seja sua doença pulmonar relacionada ao trabalho, deve ser feita a notificação por meio da Comunicação de Acidente do Trabalho (CAT) e posterior encaminhamento à Perícia Médica do Instituto Nacional de Seguro Social (INSS).

Referências bibliográficas

BERNSTEIN, I. Leonard; BERNSTEIN, David I.; CHAN-YEUNG, Moira; MALO, Jean-Luc (ed.). Definition and classification of asthma in the workplace. In: *Asthma in the workplace*. 4th ed. Boca Raton, FL: CRC Press, 2013.

BRASIL. Ministério da Saúde, Secretaria de Atenção à Saúde, Departamento de Ações Programáticas Estratégicas. *Pneumoconioses*. Brasília, DF: Ministério da Saúde, 2006. 76 p. (Saúde do Trabalhador – Protocolos de Complexidade Diferenciada, 6 – Série A. Normas e Manuais

Técnicos). ISBN: 85-334-1147-2. Disponível em: http://renastonline.ensp.fiocruz.br/recursos/protocolos-complexidade-diferenciada-pneumoconioses. Acesso em: 04.12.2018.

PEREIRA, Carlos A. C.; GIMENEZ, Andréa; KURANISHI, Lilian; STORRER, Karin. Chronic hypersensitivity pneumonitis. *J Asthma Allergy*, v. 9, p. 171-81, 2016 Sep.

QUIRCE, S.; VANDENPLAS, O.; CARMO, P.; CRUZ, M. J.; BLAY, F. et al. Occupational hypersensitivity pneumonitis: an EAACI position paper. *Allergy*, v. 71, n. 6, p. 765-79, 2016 Jun.

SAKANO, E.; SARINHO, S. C. et al. IV Consenso Brasileiro sobre Rinite: atualização em rinite alérgica. *Braz J Otorhinolaryngol*, v. 84, n. 1, 2018.

SANTOS, Ubiratan de Paula (org.). *Pneumologia ocupacional ilustrada*: fotos e fatos. São Paulo: Atheneu, 2013. 167p.

Capítulo 37

Dermatoses Ocupacionais

Rosana Lazzarini
Nathalie Suzuki
Mariana de Figueiredo da Silva Hafner

Dermatoses ocupacionais (DO) são as doenças da pele, mucosas e anexos causadas direta ou indiretamente pelas atividades laborais. As dermatoses são as doenças ocupacionais mais frequentes, chegando a 60% em países desenvolvidos.

Elas decorrem da interação de dois grupos de fatores:

A) **Causas indiretas ou fatores predisponentes:** idade, gênero, dermatoses preexistentes (dermatite atópica, psoríase, acne, ictioses), fatores ambientais, como clima (temperatura, umidade), hábitos pessoais como os de higiene e facilidade de acesso à higiene. As dermatoses preexistentes devem receber atenção especial, principalmente em atividades em que há contato frequente com produtos irritantes, como solventes ou sabões e detergentes, que provocam piora intensa da dermatose inicial.

B) **Causas diretas:** constituídas pelos agentes biológicos, químicos, físicos e mecânicos presentes no ambiente e que atuam diretamente sobre o tegumento, causando ou agravando a doença.

Dados epidemiológicos nacionais são escassos em relação à prevalência das DO no Brasil. Lise e cols. publicaram, em 2018, um trabalho que avaliou as DO em nosso país a partir dos dados obtidos no (Sistema de Informação de Agravos de Notificação (Sinan) referentes às comunicações efetuadas entre 2007 e 2014. Esses dados mostram que o grupo etário mais afetado foi o de 35 a 49 anos que representam 39,3% dos casos, com 64,2% deste subgrupo comprometendo o gênero masculino. As dermatoses mais comuns foram as dermatites de contato (alérgicas e irritativas), seguidas das dermatoses causadas por radiação não ionizantes.

Dermatoses por agentes químicos

As dermatoses causadas por agentes químicos, como as dermatites de contato, são as mais frequentes, sendo as irritativas as mais prevalentes.

Dermatite de contato

A dermatite de contato (DC) é uma reação inflamatória cutânea causada pelo contato com agentes externos. Tem alta frequência e pode ou não ser ocupacional.

Dermatite de contato por irritação

A dermatite de contato por irritação (DCI) ocorre pelo contato direto com agentes externos irritantes. Representa a principal forma de dermatite de contato (DC) e cerca de 80% das DC ocupacionais, sendo mais comum em indivíduos cujos trabalhos envolvem lavagens excessivas de mãos ou contato repetitivo da pele com água, alimentos e outros irritantes (p. ex., trabalhadores de limpeza e da área de saúde, cozinheiros e cabeleireiros).

Estima-se que os gastos anuais com dermatite de contato ocupacional nos Estados Unidos ultrapassem U$D 1 bilhão e, portanto, trata-se de um importante problema de saúde pública.

A DCI é influenciada tanto por variáveis endógenas (idade, gênero, área corporal, atopia e predisposição genética) como exógenas (tipo de substância, estado de ionização, lipossolubilidade, volume, concentração, duração e frequência da exposição e condições ambientais como temperatura e umidade).

Os principais mecanismos fisiopatológicos envolvidos na DCI são a perda da barreira epidérmica, liberação de citocinas e ativação do sistema imune inato.

A quebra da barreira causa a liberação de interleucina-1-alfa (IL-1α) pelos queratinócitos, o que representa o passo inicial para a cascata inflamatória da DCI, estimulando a produção de outros mediadores. As principais citocinas liberadas pelos queratinócitos são IL-1 e fator de necrose tumoral-α (TNF-α). O TNF-α promove liberação de colagenase e de prostaglandina, contribuindo para o dano tecidual. O efeito sinérgico da ação de ambas resulta na ativação de citocinas secundárias.

O quadro clínico típico é o de eczema, agudo ou crônico, limitado à área de contato. De acordo com o tipo de resposta inflamatória, das características do irritante e da exposição, a forma clínica da dermatite de contato irritativa pode variar.

Há substâncias que são irritantes primários absolutos (fortes), com ação cáustica, como os ácidos e os álcalis. As lesões cutâneas decorrentes surgem imediatamente após o contato e geralmente estão associados à exposição acidental. Essas reações agudas caracterizam-se por eritema, edema, descamação, vesículas e exsudação, podendo até mesmo haver bolhas, necrose e ulceração (queimadura química).

Já as substâncias com menor poder irritante são classificadas como irritantes primários relativos (fracos). São os mais comuns e as respectivas lesões surgem após exposições repetidas ao agente. O quadro cutâneo é de eczema crônico e pode surgir anos após o início do contato. São exemplos: água; detergentes; surfactantes; alguns tipos de solventes; alimentos; fluidos corporais (como urina, fezes e saliva); metais; fibras de vidro; e papel. Geralmente manifestam-se com eritema, liquenificação, hiperqueratose e fissuras. Um exemplo clássico são os eczemas crônicos de mãos, que afetam principalmente trabalhadores submetidos à umidade e ao contato com detergentes e sabonetes (p. ex., funções de limpeza e de manipulação de alimentos), ou seja, com trabalhos úmidos (em que há contato direto com água por mais de 2 horas consecutivas, ou por 20 ou mais vezes durante o dia). As polpas digitais são os locais de maior acometimento, e o processo pode se estender para os dedos e dorso das mãos e punhos, geralmente poupando as palmas. É comum a associação da dermatite de contato irritativa de mãos com dermatites de outras etiologias, como a alérgica de contato, já que a perda da barreira epidérmica aumenta a chance de sensibilização a alérgenos, o que torna o problema multifatorial.

Dermatite alérgica de contato

A dermatite alérgica de contato (DAC) é outro subtipo de DC e corresponde à reação imunológica do tipo IV, ocasionando a formação de linfócitos T contra a substância contactante, que passa a ser um antígeno (Ag).

Os eventos imunológicos são mais complexos do que aqueles observados na DCI e podem ser divididos em três etapas: fase de indução ou sensibilização (via aferente); fase de elicitação (via eferente); e fase de resolução. Embora estejam descritas separadamente, podem ocorrer concomitantemente durante a mesma exposição.

» **Fase de indução:** o contato com o alérgeno induz resposta inflamatória que resulta na ativação das células apresentadoras de antígenos, formando um complexo haptenoproteína (antígeno).

Para ocorrer a sensibilização, uma substância precisa apresentar certas propriedades, que auxiliam sua penetração na superfície cutânea: ser agente lipofílico (penetram com maior facilidade na pele); apresentar capacidade de formar complexos estáveis com proteínas do hospedeiro (complexo haptenoproteína); e ter baixo peso molecular (menos de 500 Da).

Após o contato da epiderme com o alérgeno, os queratinócitos e as células de Langerhans (CL) são os primeiros mediadores da resposta contra esse alérgeno, ativando o sistema imune inato.

Os complexos haptenoproteínas (Ag) são levados pelas CL para os linfonodos regionais e apresentados para as células T nativas CD4+ e CD8+ por meio dos complexos maiores de histocompatibilidade (MHC) presentes em sua superfície, ativando-as. Esta ativação promove a diferenciação e a proliferação destas células e algumas se tornarão células T de memória. Quando há reexposição ao alérgeno específico, há reativação dessas células (fase de elicitação).

A sensibilização ocorre aproximadamente em 15 dias após a exposição. Alguns clones de LT são formados, sendo responsáveis pelas células de memória, que, por sua vez, são responsáveis pela sensibilização meses ou até anos após o último contato com o Ag.

» **Fase de elicitação:** o contato repetitivo com a substância promove a migração de LT previamente sensibilizados para o local do contato. Uma vez sensibilizado, é necessário apenas uma pequena quantidade do alérgeno para provocar a nova reação.

Os LT de memória ativam-se ao encontrar a CL apresentando o seu hapteno específico na pele. Há liberação de grande quantidade de citocinas e de fatores quimiotáticos e recrutamento de células T natural-*killer*, macrófagos, eosinófilos e mastócitos para o local de exposição. Este processo resulta clinicamente em prurido e eczema. Esta fase ocorre em 24 a 48 horas após o contato.

» **Fase de resolução:** na fase de resolução, as células secretam IL-10, responsável pela inibição da inflamação, limitando a extensão e a duração da DAC e agindo no fenômeno denominado "tolerância".

A manifestação clínica mais comum da DC é o eczema, em suas fases aguda (eritema, edema e vesículas), subaguda (exsudação, em virtude do rompimento das vesículas e da formação de crostas) ou crônica (liquenificação). As principais localizações são as áreas do corpo com maior exposição aos materiais presentes no ambiente: mãos; face; pescoço; pés; e tronco. O quadro clínico pode ser indistinguível da DCI; porém, na DAC, as lesões podem ultrapassar o local do contato inicial, estendendo-se a áreas distantes pelo fenômeno de autossensibilização.

Principais alérgenos

Diversas substâncias no ambiente de trabalho podem desencadear a dermatite alérgica de contato, entretanto aqui serão abordados três deles: cimento; borracha; e resina-epóxi.

Cimento

O cimento é um ligante hidráulico usado em edificações e obras de engenharia. Por ser matéria-prima composta por vários óxidos, ao ser diluído, apresenta pH elevado. Vários aditivos são acrescentados ao cimento e ao concreto, visando reforçar certas características do produto.

O contato com o cimento úmido e em pó pode causar quadros clínicos cutâneos variáveis. A reação mais comum é a DCI, embora a DAC também possa ocorrer, ou mesmo a associação de ambas.

A DCI se desenvolve pela ação alcalina do cimento sobre o tegumento, exercendo efeito abrasivo sobre a camada córnea, removendo o manto lipídico. O grande poder oxidante do cimento úmido seria parcialmente responsável pela sua ação irritante sobre a pele.

Já a DAC é provocada por contaminantes do cimento, principalmente o cromo hexavalente, cuja origem pode ser a matéria-prima ou o processo de produção.

Estima-se que a prevalência de DAC ao cromo entre trabalhadores da construção civil seja de 10%. Além disso, agentes como o cobalto e o níquel também podem causar sensibilização. Manifesta-se clinicamente como eczema, agudo ou crônico, acompanhado de prurido local. Por se tratar de uma reação de hipersensibilidade tardia, o retorno à atividade promove recidiva do quadro e a manutenção da exposição determina a cronificação do eczema de origem ocupacional.

Orientação dos trabalhadores nos cuidados na manipulação do produto, uso de equipamento de proteção individual (EPI) (luvas) e acesso rápido a locais para limpeza da pele após contato são medidas preventivas importantes para prevenção do quadro. A adição de sulfato ferroso ao cimento reduziria o cromo hexavalente para trivalente, este com menor capacidade de penetrar a epiderme e de causar sensibilização. No entanto, esse processo não é realizado em nosso meio.

O prognóstico de DAC ao cromo contido pelo cimento é reservado. O quadro clínico costuma ser grave com dermatite debilitante e crônica, e pode perdurar mesmo após afastamento do trabalho, com consequências econômicas e comprometimento da qualidade de vida do trabalhador.

Borracha

A borracha é constituída por monômeros de hidrocarbonetos, principalmente o cis 1,4-poli-isopreno. No processo de polimerização, eles se unem formando longas cadeias de alto peso molecular. Esse processo de ligação é denominado "vulcanização" e dá-se na presença de determinadas substâncias químicas. Como o processo de vulcanização é lento, são introduzidos ao método os agentes aceleradores, retardadores ou antioxidantes. Várias dessas substâncias químicas empregadas são potencialmente causadoras de DAC, como aceleradores do grupo tiuram, mercapto, carbamatos, e antioxidantes do grupo da parafenilenodiamina.

Os casos podem ocorrer em empresas produtoras de borracha e pelo uso de equipamentos de proteção individual (EPI). Algumas categorias profissionais são mais afetadas em virtude do uso de EPI em circunstâncias especiais, como na construção civil, na área da saúde, trabalhadores em áreas de limpeza, de alimentos e nas donas de casa.

Uma revisão americana das dermatoses ocupacionais e suas causas entre trabalhadores da indústria considerada de alto risco para dermatoses ocupacionais observou que, dos 1.363 indivíduos analisados, 78 (7,3%) tiveram reações ao grupo carba; 72 (6,8%), ao thiuram; e 23 (2,2%), ao mercapto. A maior fonte de DAC pela borracha foi o uso de luvas. Fatores que auxiliam no desenvolvimento da dermatite de contato por EPI confeccionados com borracha são:

» Uso de EPI em áreas com dermatoses prévias
» Uso de EPI de tamanho inadequado
» Sudorese (facilitando a penetração do alérgeno)

A substituição do EPI de borracha por similar confeccionado de cloreto de polivinila (PVC), neoprene, vinil, ou nitrila, conforme indicação específica em cada caso, é de suma importância nesses casos.

Resina-epóxi

O sistema de resina-epóxi está entre as principais causas de DAC ocupacional nos países desenvolvidos e em crescimento no nosso meio. O sistema inclui a resina em si, endurecedores e diluentes, todos estes com capacidade de desencadear DAC.

No processo de manufatura, a resina-epóxi é polimerizada ao se adicionarem agentes de cura em temperatura ambiente ou em altas temperaturas, que funcionam como catalisadores para aumentar a velocidade de polimerização, tornando-a dura, inerte e incapaz de causar danos à pele após o processo.

A principal resina do grupo é o éter diglicidílico de bisfenol A (DGEBA-R), resultante da reação entre o bisfenol A e a epicloridrina.

Desde os anos 1940 a resina-epóxi é utilizada na construção civil e atualmente também está presente nas indústrias eletroeletrônica, automobilística e aeronáutica. No setor industrial, os trabalhadores mais sensibilizados são produtores de máquinas elétricas, aeronaves, eletrônicos, equipamentos de esporte, tinturas e coberturas. No ramo de construção civil, pintores, azulejistas e aplicadores de pisos de epóxi foram os mais acometidos.

Outros fins descritos incluem revestimento para reparo de encanamentos antigos, óleo de imersão para microscópio e trabalhos de impressão 3D. Wrashaw et al. mostraram a resina-epóxi como o principal alérgeno em sua revisão recente de trabalhadores dos Estados Unidos, com 15,3% dos casos de DAC ocupacional.

A DAC pode ocorrer pela resina-epóxi em si, pelo agente de cura e pelos diluentes. Entre os agentes de cura, encontram-se vários sensibilizantes e irritantes. As resinas-epóxi de cura rápida são mais sensibilizantes do que as demais. Os agentes de cura e os diluentes são aeroalérgenos mais frequentes por apresentarem baixo peso molecular, desencadeando lesões de pele nas áreas expostas (face, região pré-esternal, pescoço), em decorrência do desprendimento de vapores durante o processo de cura.

Diagnóstico da dermatite de contato

O diagnóstico da DC é feito por meio de anamnese detalhada, exame clínico e testes de contato (epicutâneos).

Os testes de contato são utilizados para investigar a etiologia da DAC. Já no caso da DCI, não há testes específicos e, portanto, nestes casos o diagnóstico baseia-se na anamnese e na clínica.

Os testes de contato são uma ferramenta *in vivo* que reproduzem a fase de elicitação da DAC. Os resultados dependem de indicação, técnica correta e interpretação dos resultados. Devem ser aplicados pelo dermatologista que possui treinamento para realizar o procedimento, assim como os diagnósticos diferenciais com outras dermatoses e a condução adequada dos casos.

O trabalhador, para ser submetido aos testes de contato deve, no momento da aplicação, estar fora de atividade da dermatose, o que implica, muitas vezes, afastamento temporário das atividades, para controle do quadro e para que o teste mantenha-se aderido ao dorso do paciente sem perda do contato e, portanto, possíveis testes com resultados falso-negativos.

As substâncias utilizadas nas baterias de testes são sensibilizantes comuns. Na bateria-padrão de preconizada pelo Grupo Brasileiro de Estudos em Dermatite de Contato constam 30 elementos de uso frequente em nosso meio. Algumas vezes é necessário o acréscimo de alérgenos específicos relacionados a cada atividade, como o caso de dentistas, protéticos, padeiros, mecânicos, entre outros.

O dorso é o local mais adequado, principalmente pela conveniência da área disponível. As substâncias são aplicadas com a utilização de contensores (fitas adesivas com câmaras de papel, alumínio ou plástico) em que permanecem por 48 horas. Após esse período, são retirados e a primeira leitura é realizada. A segunda leitura é a mais importante e realizada após 96 horas da aplicação inicial.

Nem sempre é fácil interpretar a resposta do teste (relevância). O resultado positivo não prova que o alérgeno em questão é a causa da dermatite, podendo ser relevante para a dermatose atual ou para uma dermatose anterior, ou ainda não ter relevância nenhuma para a dermatose em questão.

Tratamento e prognóstico da dermatite de contato

A terapêutica adequada da DC inclui o afastamento do agente responsável, o reestabelecimento da barreira cutânea e o tratamento das lesões ativas.

Devem ser oferecidas alternativas ao paciente para que ele evite o contato com a substância em questão, como substituição dos produtos que contêm o irritante ou alérgeno, uso de luvas de proteção, redução do tempo de contato com água e com irritantes e uso de cremes de barreiras. Alguns casos necessitam da realocação do trabalhador para outro setor ou função para evitar o contato.

Os hidratantes favorecem o reestabelecimento da camada córnea, o que mantém a integridade de pele e impede a penetração de agentes irritantes e sensibilizantes.

Para o tratamento das lesões ativas, há algumas possibilidades, e a escolha depende da intensidade do quadro clínico e da fase do eczema.

Corticosteroides (tópicos e sistêmicos) são as principais medicações utilizadas para controle dessa dermatose, preferencialmente sob a forma de creme.

Os imunomoduladores (pimecrolimo e tacrolimo) são utilizados para casos crônicos que necessitam do uso de medicações por tempo prolongado, já que essas drogas não têm os efeitos colaterais da corticosteroideterapia.

Fototerapia, ciclosporina e metotrexato são opções para casos de difícil controle.

Assim que o tratamento das lesões ativas permitir o controle do quadro clínico, o paciente pode ser submetido aos testes de contato para investigação adequada.

É fundamental que haja um seguimento multidisciplinar e conjunto entre médicos dermatologistas e do trabalho, de forma a estabelecer nexo causal com a atividade ocupacional e, assim, permitir a condução adequada dos casos.

Erupções acneiformes

São causadas por contato com agentes químicos, principalmente os óleos e as graxas, no caso da elaioconiose ou decorrente de intoxicação por dioxina como na cloracne.

Elaioconiose

É uma erupção acneiforme que ocorre em áreas expostas de trabalhadores, como mecânicos, da indústria metalúrgica, nas quais há contato com óleos de corte. Sua frequência diminuiu substancialmente com medidas de higiene implementadas nas indústrias e com o uso de equipamentos de proteção individual.

Perilo Galvão Peixoto, em 1948, sugeriu uma classificação clínica e fisiopatológica, em três fases:

1. Fase obliterante, na qual há obstrução do óstio folicular pelo óleo e partículas metálicas causando leve inflamação local, notam-se pontos enegrecidos semelhantes a comedos.
2. Fase papulosa peripilar, em que se notam comedos, pápulas e hiperceratose folicular.
3. Fase infecciosa na qual há infecção folicular, formando-se papulopústulas. As regiões mais acometidas são os antebraços, dorso das mãos e braços. O contato com roupas impregnadas pelos óleos pode causar surgimento de lesões no abdome, coxas e nádegas.

Cloracne

É uma dermatose acneiforme decorrente da exposição ambiental com hidrocarbonetos aromáticos halogenados. A exposição pode ocorrer no ambiente de trabalho, como entre os envolvidos na fabricação ou no contato com herbicidas, indústria do papel, incineração de lixo, metalúrgicas, siderúrgicas. Pode ser causada, ainda, por contaminação acidental do ambiente e de alimentos. Algumas das substâncias mais conhecidas no grupo químico mencionado, como causadoras desse quadro, são as Dioxinas (*polychlonated dibenzeno-p-dioxins* (PPDD)). Entre as dioxinas, o *2,3,7,7-tetrachlorodibenzo-p-dioxin* (TCDD), cuja meia-vida é de 7 a 11 anos, é uma das mais tóxicas ao ser humano. Essa substância foi utilizada na Guerra do Vietnam como desfolhante para expor os inimigos e ficou conhecida como "agente laranja".

Clinicamente, manifesta-se com múltiplos comedos e cistos fechados, de coloração clara; acomete a face e regiões retroauriculares e poupa o nariz. A pele torna-se seca e a face, hiperpigmentada, podendo haver acometimento ocular (acne oftálmica), além de hipertricose das regiões temporais. Pode ocorrer queratodermia puntata nas regiões palmoplantares.

Manifestações sistêmicas são variáveis e, muitas vezes, graves, como alterações da função hepática, hipertrigliceridemia, hipercolesterolemia, fraqueza generalizada, perda de peso, depressão do sistema imune, aumento do risco para doenças cardiovasculares e diabetes, alterações hormonais e dos sistemas nervoso e reprodutivo. Foram relatados ainda casos de porfiria cutânea tarda (PCT) e neuropatia periférica. O quadro tende a se resolver lentamente após cessação da exposição química, em geral com graves sequelas.

Dermatoses por agentes físicos

Condições ambientais como calor, frio, umidade elevada ou baixa e radiações UV são eventos desencadeadores de DO.

Calor

O calor causa queimaduras térmicas quando acima de 44 °C e pode ser causado por contato direto com fogo, radiação infravermelha (R-IV) ou contato acidental com *lasers*.

Trabalhadores de risco são os foguistas, ferreiros, sopradores de vidro, padeiros, pizzaiolos, cozinheiros, indústria de manufatura de borracha, entre outros.

Queimaduras elétricas têm variados graus de intensidade relacionados à corrente de voltagem e ao tempo de exposição, podendo ser fatais em alguns casos.

O eritema *ab igne* é uma dermatose decorrente da exposição crônica ao calor (diretamente ou por R-IV) e caracteriza-se pela presença de eritema moteado, hiperemia reticulada com melanodermia e eventualmente atrofia local. Além das atividades descritas aquia, atualmente são descritos casos em indivíduos que apoiam os *notebooks* nas coxas.

A miliária é uma condição em que a retenção da sudorese resulta em obstrução dos poros das glândulas sudoríparas que posteriormente sofrem ruptura. A região onde essa ruptura ocorre determina o quadro clínico. Miliária cristalina é mais superficial e, se acometer camadas mais profundas, surgirão formas como a rubra ou a profunda, associadas a prurido local.

Frio

Embora sejam pouco frequentes no nosso meio, algumas atividades podem ser afetadas por essas dermatoses, como as de trabalhadores de frigoríficos, produção de gelo, de gás liquefeito, mergulhadores, pescadores, pesquisadores em laboratórios frios ou do polo sul. Podem ocorrer necroses de extremidades, pés de imersão em água fria e perniose, entre outras. Urticária ao frio pode aparecer em trabalhadores expostos ao ar-condicionado durante várias horas.

Umidade

A baixa umidade promove a desidratação da camada córnea, alterando a função da barreira cutânea, o que aumenta a irritabilidade cutânea. Esse fato é especialmente importante em trabalhadores portadores de dermatite atópica, pois resulta em piora da doença de base.

Áreas com excesso de umidade podem facilitar o surgimento de dermatoses infecciosas como as micoses superficiais.

O contato de determinadas partes do tegumento pode induzir dermatoses pouco comuns, como a dos pés de imersão em água morna (PIAM), que pode ser observada em trabalhadores em locais de lavagem de automóveis.

Radiações ultravioleta (R-UV) e radiações ionizantes
R-UV

Ocorre com a exposição solar e eventualmente no contato com lâmpadas que emitem esse comprimento de onda. Seu efeito carcinogênico na pele é bem conhecido e um dos mecanismos envolvidos é a mutação do gene p53 (gene supressor de tumor). Trabalhadores de áreas expostas (agricultura, motoristas, pescadores, construção civil), soldadores, aviação civil são grupos de risco.

Oliari et al. avaliaram 955 pacientes com câncer da pele não melanoma (CPNM), cujos diagnósticos foram carcinoma basocelular, em 82% dos casos e carcinoma espinocelular em 18%. Nestes, a exposição solar decorrente da atividade ocupacional ocorreu em 61,9% dos pacientes, que foram lavradores no passado. O surgimento dos tumores ocorre na sexta ou sétima década de vida, momento no qual a maior parte dos indivíduos encontra-se aposentada, o que dificulta estabelecer o nexo causal. Deste modo, fica evidente a necessidade das medidas preventivas.

Radiações ionizantes

São fontes conhecidas de cânceres, principalmente o carcinoma espinocelular. Alguns setores fazem parte dos grupos de risco, como os da indústria nuclear, além de indivíduos que residem próximos a áreas de testes nucleares, pilotos de avião e equipes de bordo e técnicos em radiologia.

Dermatoses por agentes biológicos

Teoricamente qualquer agente biológico pode ser causador de DO, entretanto é difícil separar o evento relacionado às atividades ocupacionais daquele relacionado às atividades de lazer. Deste modo, devem-se considerar infecções causadas por bactérias, vírus e fungos.

Infecções virais

Podem ocorrer nas atividades em contato com animais como ovelhas (p. ex., *orf*, causado por um parapoxvírus), gado bovino (nódulo do ordenhador; parapoxíirus). Também podem ocorrer mediante manipulação de carnes bovina, de aves e peixes (verrugas do açougueiro), que parecem estar mais relacionadas a umidade frequente das mãos e aos pequenos traumas.

Profissionais da saúde podem ser contaminados pelo contato com saliva ou secreções da nasofaringe contaminadas pelo vírus do herpes simples, causando lesões nos dedos das mãos.

Infecções bacterianas

Bactérias como estafilococos e estreptococos podem causar lesões após pequenos traumas em áreas industriais ou em atividades como as dos açougueiros e peixeiros. Contato com óleos minerais, na indústria, podem causar quadros de foliculites por Estafilococos ssp. Outras infecções, como erisipeloide, antrax, tularemia, foliculite por *Pseudomonas aeruginosa*, tuberculose cutânea podem ocorrem em situações especificas e devem ser reconhecidas pelo médico do trabalho em situações especiais.

Infecções fúngicas

São comuns em nosso meio e muitas vezes estão relacionadas com umidade e oclusão de determinadas partes do tegumento, sendo as mais comuns as dermatofitoses (tinha do corpo, das mãos, dos pés, crural e ungueais). As infecções por leveduras do tipo *Candida* sp. são comuns em regiões interdigitais das mãos e pés e tecidos periungueais, causando as paroníquias. Micoses profundas podem ocorrer em determinadas localizações dos pés, relacionadas a trabalho na lavoura ou na exploração de cavernas (espeleologistas). Podem ser citadas doenças como esporotricose, micetomas, histoplasmose, paracoccidiodomicose e cromoblastomicose.

Considerações finais

A dermatologia ocupacional é um campo extenso, pois a pele é o órgão de primeiro contato com diferentes produtos e situações dos ambientes de trabalho. Um dos grandes problemas é o reconhecimento da dermatose como ocupacional, quando a conduta apropriada será tomada para controle correto da doença.

A falta de notificação sistemática das dermatoses dificulta conhecer a real dimensão do problema, uma vez que se trata de doença ocupacional com sérias repercussões na vida dos trabalhadores afetados e dos sistemas de saúde e previdência, principalmente quando acomete as mãos.

A melhor compreensão pelas especialidades médicas envolvidas e a difusão dos métodos diagnósticos trará melhor qualidade de vida aos trabalhadores envolvidos.

Referências bibliográficas

KRIDIN, Khalaf; BERGMAN, Reuven; KHAMAISI, Mogher; ZELBER-SAGI, Shira; WELTFRIENDET, Sara et al. Cement-induced chromate occupational allergic contact dermatitis. *Dermatitis*, v. 27, n. 4, p. 208-14, 2016 Jul-Aug.

LAMPEL, Heather P.; POWELL, Helen B. Occupational and hand dermatitis: a practical approach. *Clin Rev Allergy Immunol*, v. 56, n. 1, p. 60-71, 2019 Feb.

LAZZARINI, R.; HAFNER, M. F. S.; ROCHA, V. B.; LORENZINI, D. Eczemas. In: BONAMIGO, Renan Rangel; DORNELLES, Sergio Ivan Torres (ed.). *Dermatology in public health environments*: a comprehensive textbook. Porto Alegre: Springer, 2018. p. 389-414.

LEAL-LOBATO, M. M.; BLASCO-MORENTE, G. Electric blanket induced erythema ab igne. *Semergen*, v. 41, n. 8, p. 456-7, 2015.

LISE, Michelle Larissa Zini; FEIJO, Fernando; LISE, Michael Laurence; LISE, Claudia Ribeiro Zini. Occupational dermatoses reported in Brazil from 2007 to 2014. *An Bras Dermatol*, v. 93, n. 1, p. 27-32, 2018.

OLIARI, C. B.; MAIA, M.; SANTOS, A. S.; ROCHA, C. A.; RODRIGUES, M. A. Câncer da pele não melanoma pela primeira vez: uma análise de 955 casos. *An Bras Dermatol*, 2019.

SCHLESSINGER, Daniel I.; ROBINSON, Carolyn A.; SCHLESSINGER, Joel. Chloracne. In: *Stat Pearls [Internet]*. Treasure Island (FL): Stat Pearls Publishing; 2019.

VALGAS, Nanashara; SALARO, Cristina Paula; BORNHAUSEN-DEMARCH, Eduardo; BONORA, Clarice Jordão; BROCE, Ariane Aimee Abrego. Elaioconiose: relato de caso. *An Bras Dermatol*, v. 86, supl. 4, p. 53-6, 2011.

WARSHAW, Erin M.; HAGEN, Solveig L; DEKOVEN, Joel G. et al. Occupational contact dermatitis in North American production workers referred for patch testing: retrospective analysis of cross-sectional data from the North American Contact Dermatitis Group, 1998 to 2014. *Dermatitis*, v. 28, n. 3, p. 183-94, 2017 May/Jun.

Capítulo 38

Patologia dos Agentes Biológicos e Patologia dos Trabalhadores de Serviços de Saúde

Marcelo Pustiglione

Agente biológico (AB) ou bioagente é a denominação dada aos elementos vivos ou bióticos (seres vivos) presentes num determinado ecossistema buscando sua homeostase. Nesta busca, alguns deles são capazes de provocar doenças, sendo considerados, então, "agentes biológicos patogênicos ou perigosos" (ABP). Com os elementos não vivos (abióticos), eles compõem um determinado ecossistema relacionando-se entre si, buscando formar um sistema estável. Considerando-se a saúde e a segurança no trabalho e a Norma Regulamentadora n. 9 (NR9), da Consolidação das Leis do Trabalho (CLT), ABP são aqueles que "quando existentes nos ambientes de trabalho (ecossistema laboral) e em função de sua natureza, concentração ou intensidade são capazes de causar dano à saúde do trabalhador". De acordo com a Norma Regulamentadora n. 32 (NR32), da CLT, são considerados ABP: "os microrganismos, geneticamente modificados ou não; as culturas de células; os parasitas; as toxinas e os príons", que a seguir são suscintamente caracterizados:

» **Microrganismos:** ABP presentes no ar, no solo e, inclusive, no próprio homem, visíveis apenas com auxílio de um microscópio, que podem ser responsáveis por doenças infecciosas e infectocontagiosas. Exemplos: bactérias, vírus, riquétsias, espiroquetas, protozoários e alguns fungos.
» **Organismos geneticamente modificados (OGM):** organismos vivos (plantas, animais ou microrganismos), cujo material genético foi alterado por meio de engenharia genética. Exemplo: ABP presentes no processo produtivo de alimentos transgênicos.
» **Cultura de células:** processo de crescimento *in vitro* de células animais e vegetais isolados de tecidos vivos. Por exemplo, ABP presentes no processo de desenvolvimento de vacinas.
» **Parasitas:** seres vivos que sobrevivem retirando nutrientes de outro ser vivo (seu hospedeiro). Exemplos: endoparasitas como as tênias, vermes e alguns microrganismos (vírus e bactérias) e ectoparasitas como os fungos, ácaros, piolhos, pulgas e carrapatos.

» **Toxinas:** substâncias de origem biológica capazes de provocar dano à saúde de um ser vivo por meio da inoculação ou absorção. Exemplos: os venenos ofídicos.
» **Príons:** partículas proteicas infecciosas, associadas à ocorrência de um tipo de encefalopatia espongiforme transmissível, conhecidas como *Prion scrapie* (PrPsc).

No mecanismo de transmissão de ABP, devem também ser considerados outros agentes biológicos:

» **Vetores animados:** ABP que carregam ou transportam outros seres vivos. Correspondem às fontes de infecção ou reservatórios, por exemplo, a capivara que transporta o carrapato que hospeda a riquétsia responsável pela febre maculosa ou o mosquito *Aedes aegypti* que hospeda e inocula o vírus da febre da dengue.
» **Animais sinantrópicos:** vetores animados que se adaptaram a viver junto ao homem, por exemplo, os ratos que podem carregar as pulgas ou hospedar a *Leptospira interrogans* em sua urina.

Quando os ABP estão presentes no ecossistema laboral recebem a denominação de "agentes de risco ocupacional de natureza biológica" (ARO-bio) que, no caso de exposição desprotegida do trabalhador, podem causar dano à sua saúde (risco ocupacional). As doenças decorrentes de ARO são denominadas "doenças ocupacionais"; no caso de ARO-bio recebem a denominação de "doenças infecciosas relacionadas ao trabalho" (DIRT). Seguem-se alguns exemplos de DIRT, considerando o ARO-bio, a ocupação de risco (OR) e as principais ações preventivas (AP).

Raiva humana

» **ARO-bio – *Lyssavirus:*** família Rhabdoviridae (reservatório: saliva de cães, gatos, morcegos) (transmissão: mordedura, arranhadura e lambedura do animal).
» **OR:** veterinários, espeleólogos, trabalhador rural e florestal, agentes de zoonoses.
» **AP:** vacinação de cães e gatos; luva de malha de aço; máscara; óculos de proteção; capacitação.

Hepatite B, hepatite C e HIV/aids

» **ARO-bio:** vírus da hepatite B (VHB) – Fam. Hepadnavirus, vírus da hepatite C (VHC) Fam. Flaviviridae e vírus da imunodeficiência humana (HIV) – Fam. Retrovirus (transmissão: sangue, derivados, fluidos orgânicos em contato com mucosa ou pele não íntegra).
» **OR:** trabalhadores de serviços de saúde; manicures e pedicuras; tatuadores; profissionais do sexo.
» **AP:** vacinação (quando houver); profilaxia pós-exposição (quando houver); medidas de higienização e precaução-padrão; preservativo; capacitação.

Tuberculose

» **ARO-bio:** *Mycobacterium tuberculosis (BK) (*transmissão: pessoa-a-pessoa por meio de aerossol e contato).
» **OR:** trabalhadores de serviços de saúde.
» **AP:** BCG; triagem tuberculínica; medidas de higienização e precaução-padrão.

- » **Equipamento de proteção individual (EPI):** máscara NP95 ou PFF2, capazes de filtrar 95% das partículas ≥ 3 micra; medidas de controle administrativas e ambientais; capacitação.

Febre maculosa

- » **ARO-bio:** *Rickettsia rickettsii* (transmissão: picada do carrapato estrela infectado que parasita roedores, cavalo, cães).
- » **OR:** trabalhador rural; pescadores; agentes de policiamento ou fiscalização.
- » **AP:** roupa clara com mangas e pernas compridas, botas; capacitação.

Leptospirose (doença de Weil)

- » **ARO-bio:** *Leptospira interrogans* (transmissão: urina do rato infectado).
- » **OR:** trabalhadores de canais e esgotos; plantadores de arroz; profissionais de resgate.
- » **AP:** roupa impermeável, luvas e botas; obras de saneamento básico; limpeza pública; controle do vetor; capacitação.

Malária

- » **ARO-bio:** *Plasmodium vivax* e *P. falciparum ep. malariae* (transmissão: picada do mosquito Anopheles infectado).
- » **OR:** trabalhadores rurais e florestais; militares; extrativistas (p. ex., seringueiros) (a transmissão artificial por transfusões de sangue e através de agulhas contaminadas inclui os trabalhadores da saúde no grupo de risco).
- » **AP:** tela, mosquiteiros, camisas com mangas compridas e calças compridas, luvas e botas; controle do vetor; capacitação.

Larva *migrans*

- » **ARO-bio:** *Ancylostoma brasilienses* e *A. caninum* (transmissão: contato direto da pele com solo arenoso contaminado com fezes de cães e gatos com a larva do agente).
- » **OR:** salva-vidas; pescadores; recreacionistas.
- » **AP:** controle dos vetores; higiene; sapatilhas; capacitação.

Dermatofitoses

- » **ARO-bio:** *Epidermophyton* (transmissão: contato direto com o agente).
- » **OR:** trabalhadores rurais; canteiros de obra; militares; agremiações; cozinhas; frigoríficos.
- » **AP:** higiene; calçado tipo *crocs*; descontaminação; capacitação.

DCJ (doença de Creutzfeld-Jakob)

- » **ARO-bio:** *Príon scrapie (PrPsc)* (transmissão: contato direto com mucosa ou pele não íntegra).
- » **OR:** patologistas; auxiliares de necropsia; legistas e auxiliares de legistas; pesquisadores; anatomistas e auxiliares de anatomia; trabalhadores de cemitérios; abatedouros e frigoríficos; equipes de transplantes e de centrais de material esterilizados.
- » **AP:** higiene e medidas de precaução-padrão; capacitação.

Patologia dos trabalhadores de serviços de saúde (TSS)

TSS é todo aquele que exerce suas atividades em "qualquer edificação destinada à prestação de assistência à saúde da população, e todas as ações de promoção, recuperação, assistência, pesquisa e ensino em saúde em qualquer nível de complexidade". Assim, esta categoria não é composta apenas por médicos e enfermeiros, mas também por técnicos de serviços auxiliares de diagnóstico e terapêutica, pessoal da limpeza, manutenção, nutrição, além das especialidades em outras disciplinas assistenciais, como psicologia, serviço social, fisioterapia, odontologia etc. Visto desta forma, na gestão da segurança e saúde dos TSS, todos os ARO, independentemente de sua natureza, seja física, química, biológica, biomecânica, psicossocial e organizacional ou de acidentes, devem ser considerados. A importância dos ARO-bio para os TSS, especialmente as hepatites, aids e tuberculose foram apontados anteriormente. A seguir, apresentamos alguns exemplos dos outros ARO com potencial de afetar a saúde dos TSS.

Aro – físicos
Radiação ionizante e substâncias radioativas

Diz respeito a trabalhadores de serviços de hemodinâmica, radiodiagnóstico, medicina nuclear e radioterapia com risco de aquisição de doenças do sangue e tecido hematopoiético, neoplasias malignas morte embrionária e malformações congênitas, entre outras.

Aro – químicos

Gases e vapores anestésicos

Nos trabalhadores em ambientes cirúrgicos (sala de cirurgia e de recuperação pós-anestésica), ocasionando risco de doenças hepáticas e renais, abortos espontâneos e anormalidades congênitas nos descendentes.

Quimioterápicos antineoplásicos (QTA)

Interessam farmacêuticos e enfermeiros que preparam ou administram QTA que tem efeito mutagênico, carcinogênico e teratogênico.

Aro – biomecânicos

Sustentação de peso e sobrecarga física

Associada a doenças osteomusculares e ligamentares em profissionais de enfermagem e de serviços de emergência.

Aro – psicossociais e organizacionais

Clima de sofrimento e morte

Relacionado particularmente à síndrome de *burnout* ou síndrome do esgotamento profissional em profissionais da área da saúde, especialmente os de assistência direta e continuada a pessoas doentes.

Aro – acidentais
Material perfurocortante – MPC (agulhas, lâminas, estiletes etc.)

Interessam os profissionais da área da saúde, especialmente a equipe de enfermagem, mas também da higienização e da limpeza que correm o risco de acidentes com MPC e aquisição de doenças infecciosas como as hepatites virais e aids.

Para proteger o TSS dos efeitos deletérios dos ARO identificados, devem ser adotadas medidas de proteção (p. ex., EPI e equipamentos de proteção individual coletiva (EPC); material perfurocortante com dispositivo de segurança; imunização; capacitação e educação continuada) e de prevenção por meio de exames médicos ocupacionais periódicos visando o diagnóstico e o tratamento precoce de afecções decorrentes da exposição ocupacional ao ARO.

Referências bibliográficas

BRASIL. Portaria GM n. 485, de 11 de novembro de 2005. NR32 – Segurança e saúde no trabalho em serviços de saúde. *Diário Oficial da União*, Seção I, 16 nov. 2005.

BRASIL. Portaria MTb n. 3.214, de 8 de junho de 1978. NR9 – Programa de Prevenção de Riscos Ambientais. *Diário Oficial da União*, Seção I, Parte I, 6 jul. 1978.

PUSTIGLIONE, Marcelo. Agentes biológicos. In: MENDES, René (org.). *Dicionário de saúde e segurança do trabalhador*. Novo Hamburgo (RS): Proteção, 2018. p. 101-2.

PUSTIGLIONE, Marcelo. *Agentes de risco ocupacional biológico*. Disponível em: marcelopustiglione.com. Acesso em: 27.04.2018.

PUSTIGLIONE, Marcelo. *Patologias dos agentes biológicos*. Disponível em: marcelopustiglione.com. Acesso em: 27.04.2018.

PUSTIGLIONE, Marcelo. *Patologias dos trabalhadores de serviços de saúde*. Disponível em: marcelopustiglione.com. Acesso em: 27.04.2018.

Capítulo 39

Transtornos Mentais Relacionados ao Trabalho

Júlio César Fontana-Rosa
Duílio Antéro de Camargo
Ricardo Baccarelli Carvalho
Pedro Shiozawa

A denominação "transtornos mentais relacionados ao trabalho" (TMRT) foi empregada pela primeira vez em 1999, na lista de doenças relacionadas ao trabalho (Portaria MS 1.339, 18/11/99), destacando-se, a partir de então, os inúmeros transtornos mentais e suas consequências diretas com a incapacidade laboral, oriunda do sofrimento psíquico no trabalho.

Sob o enfoque da Psiquiatria do Trabalho, este texto examina alguns aspectos relevantes dos TMRT referentes à incapacidade laboral, ao diagnóstico e ao nexo causal, utilizando-se de alguns conceitos empregados pelo Grupo de Saúde Mental e de Psiquiatria do Trabalho do Instituto de Psiquiatria do Hospital das Clínicas da Faculdade de Medicina da Universidade de São Paulo (HC-FMUSP).

A Psiquiatria do Trabalho pode ser conceituada como um dos ramos da Psiquiatria Geral, estudando os transtornos mentais relacionados ao trabalho sob o ponto de vista preventivo, diagnóstico, terapêutico, epidemiológico, do nexo causal, da incapacidade laboral e pericial, com a finalidade da promoção e da proteção da saúde mental do trabalhador, atendendo também as solicitações da Justiça. É um campo eminentemente transdisciplinar, que acolhe fundamentos de outras áreas além da Medicina (Medicina do Trabalho, Perícia Médica), como a Psicologia (Psicologia da Saúde Ocupacional) e o Direito (Justiça do Trabalho).

Trata-se de uma área de atuação com certa complexidade visto que traz uma grande dificuldade: o diagnóstico etiológico. As doenças mentais, em sua grande maioria, não têm sua etiologia definida, podemos dizer que estão ainda em estágio de síndrome. Ou seja, muitas delas em princípio, um conjunto de sinais e sintomas, comuns a várias doenças, com pequenas diferenças na sua origem, evolução e nos sintomas. Quando falamos em origem, pela falta de etiologias bem definidas, surge a possibilidade de uma condição pluridimensional: ou seja, vários fatores concorrendo para o surgimento e/ou agravamento do quadro. Assim, nos casos em que esta pluralidade etiológica (desencadeante ou agravante) se apresenta possível, faz-se necessário definir qual o papel desta vertente denominada "condições de trabalho".

Deste modo, transtornos mentais intimamente relacionados ao trabalho podem não ter esta relação reconhecida pelo profissional, clínico e/ou psicoterapeuta, que assiste o paciente.

Não raro, a anamnese ocupacional é absolutamente desconsiderada na investigação pelo profissional que assiste o paciente. Quadros de transtornos do humor, por exemplo, têm sua origem geralmente investigada desde conflitos familiares, amorosos, dificuldades econômicas, genética etc., sem se debruçar na pesquisa das condições de trabalho.

Nas empresas, o médico do trabalho pode também ter dificuldades para diagnosticar devidamente um quadro de transtorno do humor. Uma das razões é a resistência do sujeito, primeiro em se reconhecer doente; e segundo, uma vez mesmo reconhecendo, revelar-se (p. ex., ao médico do trabalho) e, com essa atitude, pode retardar o diagnóstico. Daí advindo sérias consequências devido à evolução da doença, pois o trabalhador afetado somente procura o tratamento quando o quadro já está grave e com desdobramentos ruins na vida de relações, que, por sua vez, interferirão negativamente no prognóstico. Na análise do médico da empresa, e mesmo no atendimento clínico, deve-se evitar a ideia de que transtorno mental pode ser um pretexto para absenteísmo. Não há como negar, de forma categórica, esta possibilidade. Igualmente, também não se pode negar a possibilidade de que muitos trabalhadores realizam suas tarefas em péssimas condições de saúde, negando-se a assumir para si e/ou aos outros que está doente. Portanto, um olhar sem preconceito é fundamental para o devido estudo das doenças mentais, sejam elas com possíveis relações pessoais, sejam elas referentes ao trabalho.

Desde 2007, após o advento do nexo técnico epidemiológico previdenciário (NTEP), os transtornos mentais tornaram-se mais evidentes, sendo contabilizados como a terceira causa de afastamento do trabalho com benefício junto ao Instituto Nacional de Seguro Social (INSS), conforme dados da Previdência Social. Em 2016, foram registrados os seguintes afastamentos do trabalho consequentes aos transtornos mentais: 17,3% relacionados aos transtornos causados pelo uso de substâncias psicoativas (F10 a F19 da CID-10); 47,3% relacionados aos transtornos do humor (F30 a F39 da CID-10); 24,6% relacionados aos transtornos neuróticos, relacionados ao estresse e somatoformes (F40 a F49 da CID-10).

Os transtornos do humor (F30 a F39 da CID-10) são os que mais afastam do trabalho entre os quadros psiquiátricos e estão entre os que mais geram custos para as empresas, sendo que os custos indiretos (por queda da produtividade) são tão significativos quanto os diretos (referentes ao tratamento médico e afastamento laboral). São também os que mais geram processos judiciais para pedido de indenização entre as doenças psíquicas relacionadas ao trabalho.

Têm como característica fundamental a ocorrência de oscilações do humor ou do afeto, usualmente para o polo depressivo. São doenças geralmente multicausais, que podem acometer qualquer indivíduo. Podem também assumir maior gravidade naqueles com predisposição genética e/ou constitucional, com tendência a apresentar recorrência dos episódios durante a vida. As crises, em geral, são desencadeadas pela exposição a situações ou eventos estressantes, de caráter físicos e/ou psíquicos, entre eles, os relacionados ao trabalho.

Uma forma de classificar a forma como a doença pode se relacionar com o trabalho foi proposta por Schilling.

Quando uma patologia é classificada como Schilling I, significa que o trabalho é a principal causa determinante, ou seja, ela não existiria sem as atividades laborais. O Schilling II refere-se aos casos em que o trabalho foi importante para o estabelecimento da doença, sem, contudo, ser a causa principal.

O último grupo mencionado por Schilling III se refere aos males já latentes em que o trabalho é o desencadeador de transtornos latentes ou agravador de uma doença já presente, sem relação com ela em sua origem.

Cada episódio de transtorno de humor deve ser avaliado de forma isolada quanto aos fatores estressantes de exposição temporalmente relacionados ao seu desencadeamento, independentemente da existência de episódios prévios. É comum que se encontrem fatores estressores extraslaborais físicos (p. ex., alterações hormonais e dor crônica) e/ou psíquicos relacionados ao adoecimento, atuando em conjunto com os fatores laborais. Nestes casos, o trabalho deve ser considerado concausa para o desencadeamento e/ou agravamento do episódio de humor, cabendo a devida graduação.

Nos transtornos reativos ao estresse (F40 a F49), destacam-se o transtorno do estresse agudo caracterizado pelo desenvolvimento de sintomas psíquicos, que ocorrem dentro de 1 mês após a exposição a um evento estressante traumático e o transtorno de estresse pós-traumático (TEPT), quando o quadro de reação aguda ao estresse não apresenta melhora dentro de 30 dias. Os sintomas são variáveis e podem incluir pensamentos intrusivos ou revivências da experiência, humor negativo, sintomas dissociativos, sintomas de evitação e sintomas de alerta, que causam sofrimento significativo ou prejuízo para o funcionamento social e/ou ocupacional do indivíduo. O uso da classificação de Schilling é controverso nestes quadros, com diferentes autores propondo o enquadramento nos diferentes grupos (I, II ou III) para um mesmo tipo de situação.

Alcoolismo e trabalho

Considerações

O alcoolismo é definido como uma doença determinada pelo uso continuado de bebidas alcoólicas. Traz como consequências alterações físicas e ou mentais de diferentes gravidades. Entretanto, as repercussões não se dão exclusivamente nestes planos, físico e mental. O uso de álcool com esta gravidade, já definindo uma forma de alcoolismo, pode trazer, e geralmente o faz, prejuízo nas diferentes formas de relações da pessoa, como no tocante ao ambiente familiar, social e laboral.

No âmbito laboral, interesse do presente capítulo, além de sofrimento para a pessoa, traz importante prejuízo, pelo absenteísmo com perda de horas de trabalho, pelos custos no tratamento exigido e pela incapacitação de profissional muitas vezes altamente diferenciado.

A prevenção ao abuso de álcool pode integrar ações de responsabilidade social da empresa, pois contribuem para a segurança e a saúde do trabalhador, diminuindo acidentes de trabalho e aumentando a produtividade.

As empresas têm um papel fundamental na prevenção ao uso indevido de álcool no ambiente laboral. Neste sentido, a Portaria Interministerial n. 10, de 10 de julho de 2003, editada pelo Ministro do Trabalho e Emprego/Ministro-Chefe do Gabinete de Segurança Institucional da Presidência da República e Presidente do Conselho Nacional Antidrogas, recomendou às empresas que, por meio de suas Comissões Internas de Prevenção de Acidentes (CIPA), desenvolvessem atividades educativas e de conscientização do problema do uso e abuso de substâncias psicoativas no trabalho, particularmente dos efeitos do uso de bebidas alcoólicas e sua relação com o trabalho.

Avaliação diagnóstica e do nexo causal

Na investigação diagnóstica dos TMRT, devem-se utilizar critérios que levem em consideração os aspectos ocupacionais, sociais e psíquicos do trabalhador. Nessa avaliação, devem constar anamnese completa direcionada para as questões ocupacionais, com relatos minuciosos do histórico de vida, dos antecedentes pessoais e familiares, o exame mental e complementares, além de provas documentais (atestados etc.) e avaliações psicodiagnósticas (se necessário).

Comparando-se o nexo causal dos TMRT com outras causas de nexo (acidentes e doenças do trabalho), sob o aspecto da plausibilidade, pode-se dizer resumidamente que, nos casos de acidentes do trabalho, o nexo é evidente; nos casos de doenças profissionais, o nexo é presumido; nas doenças do trabalho, o nexo é provável; já nos transtornos, distúrbios, disfunções e síndromes relacionadas ao trabalho, o nexo é possível/plausível.

Sob o aspecto da investigação do nexo dos TMRT, o Grupo de Saúde Mental e de Psiquiatria do Trabalho do Instituto de Psiquiatria do HC-FMUSP tem sugerido o emprego de um protocolo para a investigação (CAMARGO, 2004).

O protocolo visa à uniformização dos procedimentos utilizados para investigação de nexo entre os profissionais da área de Saúde Mental e Trabalho em suas avaliações periciais. Para uma melhor compreensão desses transtornos, sistematizaram-se os vários fatores estressantes/riscos que concorrem para o desencadeamento e/ou agravamento dos quadros psíquicos, que foram divididos em riscos de natureza ocupacional, social e psíquica.

Os riscos de natureza ocupacional estão subdivididos em dois tipos: os relacionados às condições de trabalho oferecidas pela empresa (em que se destaca, por exemplo, a verificação do cumprimento ou não das normas regulamentadoras (NR)) e os que estão relacionados ao trabalhador (nos quais são avaliados os fatores psicossociais relacionados à sua função atual e às funções pregressas, relações de trabalho e outros).

Os riscos de natureza social dizem respeito à vida extralaboral do trabalhador, sendo investigados os eventos da infância e adolescência, as condições econômicas e da habitação, as circunstâncias familiares e o ambiente social (nomenclaturas estabelecidas pela CID-10). Nos riscos de natureza psíquica, investigam-se as características da personalidade do indivíduo, a ocorrência de transtornos mentais e de comportamento (anteriores e atuais) e outros quadros de saúde que possam ter interferência nos transtornos psiquiátricos identificados.

Os transtornos psiquiátricos são causa frequente de ausência ao trabalho por tempos prolongados. A redução de produtividade e o aumento de pagamento de benefícios por incapacidade impõem um ônus substancial às economias de muitos países desenvolvidos. A disfunção ocupacional associada a transtornos psiquiátricos também pode ocasionar pobreza e isolamento social, representando um campo de atenção fundamental no que tange à saúde pública e ao manejo da produtividade do trabalhador.

A literatura sobre Psiquiatria Ocupacional geralmente se concentra no trabalho como uma exposição potencialmente prejudicial. No entanto, embora o ambiente de trabalho possa reunir importantes fatores de risco, para a maioria das pessoas, no mais das vezes, um bom trabalho é benéfico para a saúde mental. Na verdade, o fato de se estar empregado está associado a menor prevalência de depressão e menor incidência de suicídio, enquanto a falta de trabalho prolongada traz seus próprios riscos.

Dois modelos principais surgiram para descrever as complexas interações entre ambiente e adoecimento mental no trabalho. No modelo descrito por Karasek e Theorell, 1990, as demandas de trabalho são contrastadas com o nível de controle sobre esse trabalho. Diz-se que a tensão de trabalho ocorre quando altas demandas estão associadas à baixa decisão. O segundo modelo foi proposto por Siegrist. Nele, as respostas ao estresse ocorreriam quando o esforço despendido no trabalho não é compensado por recompensas em termos de remuneração, autoestima e senso de conquista. Das duas formas, os autores propõem que o adoecimento mental ocorre como resultante entre a demanda e a recompensa no trabalho, sendo fundamental para equacionar esta disputa a capacidade de adaptação e a resiliência individual.

Em muitos países, os empregadores têm o dever estatutário de proteger os funcionários contra riscos ocupacionais e devem avaliar e gerenciar riscos, incluindo o risco de estresse no trabalho. As características dos empregos que influenciam o bem-estar no trabalho incluem perspectivas de carreira, clareza, justiça, contato interpessoal, demandas de emprego, oportunidade de controle; oportunidade de uso de habilidades, remuneração, ambiente físico, significado e supervisão. Quando um risco de estresse ocupacional é identificado, de acordo com as abordagens-padrão de gerenciamento de riscos, os empregadores devem tomar as medidas apropriadas para gerenciar esse risco. Isso é alcançado com maior eficácia por meio da identificação e do gerenciamento das causas, uma vez que intervenções focadas nos funcionários sem abordar as causas organizacionais de estresse – por exemplo carga de trabalho, estilo ou cultura de liderança – terão efeitos limitados.

Ainda que pesem questões individuais e particularidades de diferentes nichos de trabalho, uma vez instalado o transtorno psiquiátrico, sabe-se que a ansiedade, a depressão e o consumo abusivo de substâncias psicoativas estão entre as causas mais comuns que geram queda da produtividade por parte do trabalhador acometido.

Os agravos à saúde mental relacionados ao trabalho representam uma das doenças do trabalho de maior prevalência entre os trabalhadores. Segundo estimativa da Organização Mundial da Saúde (OMS), os transtornos mentais acometem cerca de 30% dos trabalhadores ocupados. No Brasil, dados do INSS sobre a concessão de benefícios previdenciários de auxílio-doença, por incapacidade para o trabalho superior a 15 dias e de aposentadoria por invalidez, por incapacidade definitiva para o trabalho, mostram que os transtornos mentais ocupam o terceiro lugar entre as causas dessas ocorrências.

O impacto dos transtornos psiquiátricos na saúde pública é substancial, e um caminho para minimizar este problema ainda é complexo e incerto. Existe uma necessidade urgente de gestão de uma rede adequada de prevenção e tratamento aos trabalhadores, com ênfase na redução da exposição a estressores identificáveis no local de trabalho, melhorando a detecção e o acompanhamento das doenças mentais.

Referências bibliográficas

BRASIL. Decreto 3048 de 06/05/1999. Aprova o Regulamento da Previdência Social. Disponível em: http://planalto.gov.br/ccivil_03/decreto/ d3048.htm.

BRASIL. Ministério da Saúde. Portaria MS n. 1339, 18/11/99. Lista de doenças relacionadas ao trabalho: transtornos mentais relacionados ao trabalho (capítulo 10). Disponível em: http://bvsms.saude.gov.br/bvs/saudelegis/gm/1999/prt1339_18_11_1999.html.

CAMARGO, Duílio Antero de. Psiquiatria do trabalho. In: MENDES, René (org.). *Dicionário de saúde e segurança do trabalhador*. Proteção, 2018. p. 953.

CAMARGO, Duílio Antero de. *Psiquiatria ocupacional:* aspectos conceituais, diagnósticos e periciais dos transtornos mentais relacionados ao trabalho. Dissertação (Mestrado). Campinas: Unicamp, 2004. Disponível em: http://repositorio.unicamp.br/jspui/handle/REPOSIP/308859.

CARVALHO, R. B. Transtornos do humor relacionados ao trabalho. In: MENDES, René (org.). *Dicionário de saúde e segurança do trabalhador*. Proteção, 2018. p. 1.200.

CARVALHO, R. B. Transtornos reativos ao estresse e de adaptação. In: MENDES, René (org.). *Dicionário de saúde e segurança do trabalhador*. Proteção, 2018. p. 1.204.

FERNANDES, Kellen Cristine de Oliveira Costa. A importância da prevenção ao uso indevido de álcool nas empresas. *Revista Jus Navigandi [Online]*. Disponível em: https://jus.com.br/artigos/35750/a-importancia-da-prevencao-ao-uso-indevido-de-alcool-nas-empresas.

HEAD, J.; FERRIE, J. E.; ALEXANDERSON, K.; WESTERLUND, H.; VAHTERAA, J.; KIVIMAKI, M. Diagnosis-specific sickness absence as a predictor of mortality: the Whitehall II prospective cohort study. *BMJ*, v. 337, 1.469p, 2008.

KARASEK, Robert; THEORELL, Töres. *Work stress, productivity and the reconstruction of working life*. New York: Basic Books, 1990.

OLIVEIRA, Sebastião Geraldo de (ed.). Lei 13.467/2017: de acordo com a reforma trabalhista. In: *Indenizações por acidente do trabalho ou doença ocupacional*. 10. ed. São Paulo: LTr, 2018. p. 672.

SCHILLING, R. S. More effective prevention in occupational health pratice? *Occupational Medicine*, v. 34, n. 3, p. 71-9, 1984 Aug.

UNIVERSIDADE DE SÃO PAULO. Instituto de Psiquiatria do Hospital das Clínicas da Faculdade de Medicina da USP (IPq-HCMUSP). *SAMPO – Grupo de Saúde Mental e de Psiquiatria do Trabalho*. Disponível em: http://www.sampo-ipq.org.

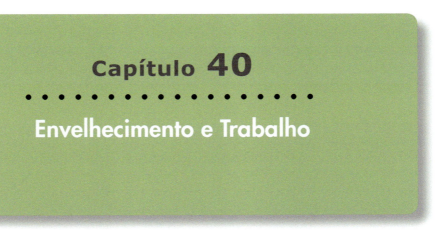

Capítulo 40
Envelhecimento e Trabalho

Maria Carmen Marttinez
Frida Marina Fischer

Envelhecimento da população trabalhadora

A transição demográfica é caracterizada por mudanças nas inter-relações entre fecundidade e mortalidade, que refletem mudanças na estrutura da população: maior proporção de mulheres; maiores urbanização e escolaridade; queda na mortalidade; envelhecimento da população; maior expectativa de vida; e incremento da razão de dependência. O Brasil encontra-se em processo acelerado de transição demográfica, com estreitamento de sua base etária infantil e aumento da participação das faixas etárias mais elevadas, com tendência de intensificação do envelhecimento nas próximas décadas. O país se encontra em fase de redução da razão de dependência decorrente da diminuição da participação proporcional de crianças de 0 a 14 anos, porém é esperado que entre 2025 e 2030 ocorra nova elevação consequente ao aumento proporcional das pessoas com 65 anos ou mais. Esse é o momento ideal para ações e investimentos no desenvolvimento econômico; na ampliação do mercado de trabalho; no fortalecimento dos sistemas de saúde, educação e seguridade social; além de ampliação da vida de trabalho e da empregabilidade.

Vida de trabalho ampliada e empregabilidade

O aumento da carga de doenças e de incapacidades e a saída precoce da vida laboral são desafios a serem enfrentados no contexto do envelhecimento da população trabalhadora e influenciados por baixa idade mínima para aposentadoria ou saída precoce da profissão, maior tempo de exposição a riscos ocupacionais para aqueles que trabalham por mais anos, adiamento da saída do trabalhador da atividade econômica por motivos sociais ou financeiros, precárias condições e relações de trabalho, preconceitos com relação ao trabalho de pessoas mais velhas, elevadas taxas de desemprego e carência de oportunidades de trabalho para aqueles que ainda não conseguiram se aposentar.

Questões como promoção da capacidade para o trabalho e empregabilidade ganham relevância. A empregabilidade diz respeito às condições em que o trabalhador possa se manter ativo em seu emprego ou encontrar uma nova colocação e tem como requisito básico a capacidade para o trabalho. Esses dois processos são determinados por habilidades pessoais, condições de trabalho, políticas públicas, recursos sociais e mercado de trabalho.

Capacidade para o trabalho e envelhecimento funcional no trabalho

Capacidade para o trabalho diz respeito às condições físicas e mentais de que o trabalhador dispõe para fazer frente às demandas e cargas do trabalho. É um fenômeno complexo com determinação multicausal, influenciado pelos recursos individuais (educação e competências, valores, atitudes e motivação, saúde e capacidades funcionais) e pelas condições e organização do trabalho (demandas físicas e mentais, comunidade social, gestão e ambiente organizacional), além de fatores externos relacionados à família e ao ambiente social.

O envelhecimento afeta as capacidades funcionais em decorrência da deterioração progressiva das funções cardiorrespiratórias, musculoesqueléticas, sensoriais e cognitivas e é acompanhado pelo aumento da carga de doenças. Por um lado, o comprometimento progressivo da capacidade para o trabalho caracteriza o envelhecimento funcional do trabalho, que pode antecipar-se ao envelhecimento cronológico quando os recursos do trabalhador são insuficientes para o enfrentamento das exigências decorrentes do trabalho. O envelhecimento funcional no trabalho diz respeito ao desempenho laboral, com variações entre pessoas de diferentes grupos etários e/ou em diferentes fases da vida do indivíduo.

Por outro lado, a deterioração das capacidades funcionais pode ser acompanhada de melhor utilização dos recursos mentais, potencializando o desempenho do trabalhador mais velho, que apresenta maiores habilidades em termos de pensamento crítico e tomada de decisão; pensamento estratégico; conhecimento empírico; sabedoria; capacidade para resolver problemas complexos; compromisso com a qualidade, a saúde e segurança no trabalho; responsabilidade; lealdade com a instituição; competências linguísticas, sociais, de comunicação e de liderança; e menores rotatividade e absenteísmo.

O comprometimento da capacidade para o trabalho/envelhecimento funcional precoce, além de base para a empregabilidade, também é um preditor para adoecimento, mortalidade, absenteísmo/presenteísmo, comprometimento do bem-estar, insatisfação no trabalho, queda da produtividade, perda do emprego e desemprego, aposentadoria precoce e abandono da profissão.

Promoção da capacidade para o trabalho e a gestão do envelhecimento no trabalho

A gestão da idade no trabalho visa a promoção da capacidade para o trabalho e a prevenção do envelhecimento funcional precoce, buscando-se uma vida de trabalho ampliada e com significado, independentemente da idade. Requer que se considere o equilíbrio entre recursos dos trabalhadores e cargas de trabalho para que trabalhadores de todas as idades possam ter um desempenho que possibilite atingir metas pessoais e organizacionais de forma saudável e segura.

As ações de gestão da idade no trabalho devem ter caráter integrado e contínuo e devem abranger melhorias no ambiente e organização do trabalho, ações de promoção da saúde e da cultura prevencionista, adequação de jornadas e horários de trabalho, incentivo ao desenvolvimento de competências e de carreira, qualificação de lideranças, combate aos preconceitos contra o trabalhador idoso, reabilitação e reintegração do trabalhador afastado por doença/acidente, inclusão digital, melhorias no transporte público e no acesso a recursos de saúde, políticas públicas adequadas de regulação das relações de trabalho e previdenciárias.

Para trabalhadores mais velhos, podem ser necessárias intervenções ambientais específicas, como arranjos e sinalizações visuais, de iluminação e de ruído, ou ainda intervenções individuais de readequação e redução de turnos e jornadas de trabalho, adequação de exigências físicas e medidas para o fortalecimento das capacidades funcionais e controle de doenças crônicas.

Diferentes modelos para gestão da promoção da saúde do trabalhador e do envelhecimento saudável no trabalho estão disponíveis. A título de exemplo, citamos a European Network for Workplace Health Promotion, que propõe um modelo abrangente de gestão corporativa para "planos de ação para uma política trabalhista e de recursos humanos apropriada à idade", centrado na promoção da saúde e da empregabilidade e sustentado por oito áreas de atuação: (1) planejamento dos locais de trabalho com adequação das cargas de trabalho às condições físicas e peculiaridades das pessoas; (2) programas de saúde que visam desenvolver comportamentos saudáveis e seguros; (3) educação continuada buscando ampliar competências, conhecimento e habilidades; (4) organização do trabalho gerenciada por grupos de trabalho e com a participação dos trabalhadores; (5) abordagens de desenvolvimento de pessoal que favoreçam a empregabilidade e a carreira profissional; (6) organização da duração e da distribuição dos tempos de trabalho, inclusive frente às demandas do trabalho e às mudanças individuais relacionadas à idade; (7) reintegração do trabalhador afastado por doença ou acidente, considerando suas competências, condição de saúde, restrições impostas por incapacidades e requisitos do trabalho; (8) cultura corporativa voltada ao envelhecimento saudável e produtivo no trabalho, valorizando de forma respeitosa tanto os jovens trabalhadores como os mais velhos.

Avaliação da capacidade para o trabalho

A avaliação da capacidade para o trabalho pode ser realizada sob diferentes enfoques, ganhando destaque o índice de capacidade para o trabalho – ICT, que fornece uma avaliação, a partir da percepção do próprio trabalhador, abrangendo aspectos relativos à saúde física, ao bem-estar, à competência individual e às condições do trabalho. O ICT foi criado pelo Finnish Institute of Occupational Health, na década de 1980, traduzido para línguas de mais de 30 países e passou por adaptação transcultural e avaliação das suas propriedades de medida para uso no Brasil, com validade e confiabilidade satisfatórias. Esse instrumento tem baixo custo e é de preenchimento simples, tem valor preditivo para diversos desfechos na área de saúde do trabalhador e possibilita elaborar diagnósticos individuais e populacionais que podem direcionar ações de promoção da saúde e subsidiar políticas institucionais e públicas preventivas.

Desafios

Questões relativas à promoção da capacidade para o trabalho, prevenção do envelhecimento funcional e gestão da idade no trabalho impõem desafios que devem ser discutidos pelos diferentes atores sociais envolvidos, com destaque para:

A) Qualificar profissionais envolvidos na saúde e na segurança do trabalho, na gestão corporativa de pessoas e no desenvolvimento de políticas públicas.

B) Privilegiar a atenção fundamentada em boas práticas, preferencialmente sustentadas por evidências, com ações múltiplas, abrangentes, contínuas, com atuação multiprofissional e processos participativos.

C) Incorporar avaliações econômicas e estudos de intervenção tanto na pesquisa acadêmica como em serviço.

D) Incluir as ações de gestão no planejamento estratégico corporativo das instituições.

E) Desenvolver especificações e diretrizes para políticas públicas.

Referências bibliográficas

ALVES, José Eustáquio Diniz. Crise no mercado de trabalho, bônus demográfico e desempoderamento feminino. In: ITABORAÍ, Nathalie Reis; RICOLDI, Arlene Martinez (org.). *Até onde caminhou a revolução de gênero no Brasil?* Implicações demográficas e questões sociais. Belo Horizonte: ABEP, 2016.

ILMARINEN, Juhani. *Towards a longer worklife*: ageing and the quality of worklife in the European Union. Helsinki: Finnish Institute of Occupational Health and Ministry of Social Affairs and Health, 2006.

MARTINEZ, Maria Carmen. Envelhecimento funcional do trabalhador. In: MENDES, René (coord.). *Dicionário de saúde e segurança do trabalhador*: conceitos, definições, história, cultura. Novo Hamburgo: Proteção, 2018.

MARTINEZ, Maria Carmen; FISCHER, Frida Marina. Work ability and job survival: four-year follow-up. *Int J Environ Res Public Health*, v. 16, n. 17, p. 3143, 2019.

MARTINEZ, Maria Carmen; FISCHER, Frida Marina. Work ability as determinant of termination of employment: to resign or be dismissed? *J Occup Environ Med*, v. 61, n. 6, p. 272-81, 2019.

MORSCHHÄUSER, Martina; SOCHERT, Reinhold. *Healthy work in an ageing Europe*: strategies and instruments for prolonging working life. Essen: Federal Association of Company Health Insurance Funds/European Network for Workplace Health Promotion, 2008.

Capítulo 41

Doenças Infectocontagiosas e a Saúde do Trabalhador

Marcelo Pustiglione

Em toda e qualquer atividade laboral, podem ser identificados agentes específicos (elementos ou circunstâncias) potencialmente causadores de sofrimento e de danos à saúde e à integridade física do trabalhador: os agentes de risco ocupacional (ARO); em decorrência dos quais muitos trabalhadores ficam incapacitados para o trabalho e até morrem. Para interromper este ciclo "processo/ambiente de trabalho – doença – morte", é necessário identificar, o mais precocemente possível, os ARO e identificar e notificar os acidentes e doenças relacionadas ao trabalho, viabilizando a implantação de medidas de controle e prevenção que visem propiciar segurança ao processo/ambiente de trabalho, transformando-o num agente de saúde em toda a sua plenitude.

Os agentes de natureza biológica podem estar presentes nos ambientes e processos de trabalho, trazendo aos trabalhadores o risco de aquisição de uma infecção, caracterizando-se, assim, como um ARO-bio. "Doença infectocontagiosa" (DIC) é a denominação dada à infecção facilmente transmissível por contágio (ou contato), ou seja, "é aquela causada por um agente infeccioso específico ou por seu produto tóxico e ocorre pela transmissão deste agente ou dos seus produtos de uma pessoa, animal ou reservatório infectado para um hospedeiro susceptível".

Tipos e mecanismos de contágio:

- » **Contato direto:** tocar com as mãos uma lesão infectada ou inocular acidentalmente o agente por meio de material perfurocortante contaminado.
- » **Contato indireto:** estar em ambiente contaminado; tocar ou utilizar itens contaminados ou fômites; aspirar aerossol ou gotículas que contenha o agente.
- » **Vetorial:** o agente é transmitido por um vetor animado (biológico), por exemplo, insetos (carrapatos, pulgas e mosquitos).

DIC e trabalho

Esta associação pode ocorrer de três maneiras: (1) como evento paralelo ao trabalho; (2) como evento relacionado indiretamente ao trabalho; ou (3) como evento relacionado diretamente ao trabalho.

DIC como evento paralelo ao trabalho: ocorrência de uma DIC na forma de: (1) surto: quando há um aumento inesperado do número de casos de determinada doença em uma região específica, um bairro de uma cidade, por exemplo, a dengue; (2) epidemia: quando ocorrem surtos de uma mesma doença em diversas regiões da mesma cidade (epidemia em nível municipal), em várias cidades do mesmo estado (epidemia em nível estadual) ou em vários estados de um mesmo pais (epidemia em âmbito nacional); (3) pandemia: caracterizada quando uma mesma doença se espalha por diversas regiões do planeta; é o caso da covid-19, iniciada em 11 de março de 2020; e (4) endemia: quando a doença se manifesta frequentemente apenas em determinada região, é o caso da febre amarela.

O médico do trabalho deve estar atualizado quanto aos boletins epidemiológicos, avaliando o risco do grupo de pessoas que está sob sua responsabilidade. Mesmo que, numa primeira análise, esta responsabilidade esteja restrita ao ambiente laboral, ele deve identificar quem, no conjunto dos trabalhadores, reside ou frequenta a zona de risco ou próximo a ela, devendo, em caso positivo, orientar estes trabalhadores e, se possível, facilitar o acesso à prevenção e tratamento e, quando for o caso, ao recurso da imunização. Obviamente, neste caso, se algum trabalhador adoecer, não estará caracterizado nexo de relação causal com o trabalho. Não cabe, portanto, comunicação de acidente do trabalho ou doença ocupacional (CAT).

Entretanto, no caso de doença de notificação compulsória, sendo o diagnostico realizado pelo médico do trabalho, este deve fazer a notificação ao Sistema de Informação de Agravos de Notificação (Sinan). E, também, na dependência das peculiaridades da DIC (particularmente a virulência e meios de transmissão), os colegas de trabalho contactantes devem ser objeto de observação.

DIC como evento relacionado indiretamente ao trabalho: trata-se do caso do trabalhador que viaja a serviço da empresa, como vendedores, capacitadores, jornalistas, artistas, desportistas, operários da construção civil etc., além daqueles que trabalham em qualquer função em grandes eventos (olimpíada, campeonatos mundiais, grandes shows, carnaval, por exemplo) ou, ainda, os trabalhadores rurais migrantes arregimentados para tarefas como os safreiros. Em todos estes casos, o agente biológico de risco não faz parte do processo de trabalho, mas pode estar contido ou invadir o ambiente de trabalho. Esta situação está relacionada a movimentos migratórios, externos e internos, de profissionais e de grupos de pessoas impulsionada pela oferta de trabalho, em grandes centros, zona rural ou de mata, possibilitando a aquisição/transmissão de DIC. Além disso, "os viajantes podem transportar os agentes infecciosos, seus vetores e, ainda, hábitos e tecnologia que podem propiciar a emergência de doenças". Nesta linha de raciocínio, deve ser considerada a globalização do trabalho, pela qual milhares de trabalhadores se deslocam para zonas de risco ou transitam por elas, potencializando a possibilidade de reemergência ou emergência de doenças (p. ex., grandes construções de represas, usinas e estradas; frentes de trabalho; e os denominados "safreiros"). A possibilidade de o trabalhador ser transferido para outra região, país ou continente a serviço da empresa deve ser relatada aos Serviços Especializados em Engenharia de Segurança e em Medicina do Trabalho (SESMT) para que sejam tomadas as devidas providências de proteção e prevenção: (1) pré-exposição: especialmente a identificação do perfil epidemiológico da região e adoção de medidas de prevenção pertinentes, como, por exemplo, a orientação do trabalhador quanto ao risco, como se proteger do agente causador e vacinação quando houver; e (2) pós-exposição: o trabalhador, que retorna de zona endêmica ou de zona que esteve sob surto epidêmico de DIC, deve ser acolhido pela equipe de saúde do SESMT para ser submetido à avaliação clínica e epidemiológica e ser mantido em "quarentena", considerando-se as características da DIC e o período de incubação da doença de risco. Na ocorrência da DIC no trabalhador exposto, restará caracterizado o nexo ocupacional e, na dependência das peculiaridades da doença (particularmente a virulência e meios de transmissão), os colegas de trabalho contactantes devem ser objeto de observação.

DIC como evento relacionado diretamente ao trabalho: quando o agente etiológico de uma DIC tem presença rotineira (ou seja, de forma habitual e permanente, não eventual e nem intermitente) na ambiência laboral, a saber, no espaço físico profissional e/ou no processo de trabalho, ou seja, nas atividades prescritas. Nestes casos, ocorrendo a DIC no trabalhador, diz-se que há nexo ocupacional. Estamos diante, portanto, de um ARO-bio. Esta caracterização médico-epidemiológica é fundamental para garantir a eficácia das ações preventivas e os direitos legais e trabalhistas do trabalhador. O nexo causal será estabelecido quando existir a ação direta do agente como causa necessária à produção do dano pelo exercício do trabalho.

Também no caso de ocorrência da DIC relacionada diretamente ao trabalho, e sempre na dependência das peculiaridades da DIC (particularmente a virulência e os meios de transmissão), os colegas de trabalho contactantes devem ser objeto de observação.

Notificação e comunicação de acidentes e doenças ocupacionais

As DIC relacionadas diretamente com o trabalho devem ser objeto de notificação ao Sinan, conforme as listas de notificação publicadas pelo Ministério da Saúde; as mais recentes constam nas Portarias de Consolidação ns. 4 e 5, ambas de 28 de setembro de 2017, publicadas no DOU n. 190, de 3 de outubro de 2017. As DIC potencialmente relacionadas ao trabalho referidas, nestas Portarias de Consolidação, têm como base as Portarias ns. 204 e 205, ambas de 17 de fevereiro de 2016, e estão relacionadas a seguir.

Portaria n. 204 de 17 de fevereiro de 2016

"Define a Lista Nacional de Notificação Compulsória de doenças, agravos e eventos de saúde pública nos serviços de saúde públicos e privados em todo o território nacional..." Esta Portaria entende como notificação compulsória: "a comunicação obrigatória à autoridade de saúde, realizada pelos médicos, profissionais de saúde ou responsáveis pelos estabelecimentos de saúde, públicos ou privados, sobre a ocorrência de suspeita ou confirmação de doença, agravo ou evento de saúde pública, descritos no anexo, podendo ser imediata ou semanal". Considerando as doenças constantes na lista objeto desta Portaria, extraímos as DIC potencialmente relacionadas ao trabalho:

1. Os acidentes do trabalho com exposição a material biológico.
2. Os acidentes por animal potencialmente transmissor da raiva.
3. Doenças ou agravos como: cólera; coqueluche; dengue; difteria; doença de chagas aguda; doença de Creutzfeldt-Jakob (DCJ); doença invasiva por *Haemophilus influenza*; doença meningocócica e meningite viral; doenças febris hemorrágicas emergentes/reemergentes: arenavírus, ebola e marburg; doença aguda pelo zikavírus; doença aguda pelo zikavírus em gestante; esquistossomose; febre amarela; febre de chikungunya; febre do Nilo ocidental e outras arboviroses de importância em saúde pública; febre maculosa e outras riquetsioses; febre tifoide; hanseníase; hantavirose; hepatites virais; HIV/aids – infecção pelo vírus da imunodeficiência

humana ou síndrome da imunodeficiência adquirida; leishmaniose tegumentar americana e visceral; leptospirose; malária; raiva humana; sarampo; rubéola; sífilis.
4. Tétano e tuberculose.

Portaria n. 205 de 17 de fevereiro de 2016

"Define a lista nacional de doenças e agravos, na forma do anexo, a serem monitorados por meio da estratégia de vigilância em unidades sentinelas e suas diretrizes". Para efeito desta Portaria, considera-se vigilância sentinela "o modelo de vigilância realizada a partir de estabelecimento de saúde estratégico para a vigilância de morbidade, mortalidade ou agentes etiológicos de interesse para a saúde pública, com participação facultativa, segundo norma técnica específica estabelecida pela Secretaria de Vigilância em Saúde (SVS/MS)".

Considerando as doenças constantes na lista objeto desta Portaria, extraímos as DIC potencialmente relacionadas ao trabalho:
1. No item II – Vigilância de doenças de transmissão respiratória: doença pneumocócica invasiva; síndrome respiratória aguda grave (SRAG) e síndrome gripal (SG).
2. No item III – Vigilância de doenças de transmissão hídrica e/ou alimentar: rotavírus e doença diarreica aguda).
3. No item IV – Vigilância de doenças sexualmente transmissíveis: síndrome do corrimento uretral masculino.
4. No item V – Síndrome neurológica pós-infecção febril exantemática: encefalite; meningoencefalite; mielite; síndrome de Guillain Barré.

Comunicação de acidente do trabalho (CAT)

No caso de trabalhador que tenha condição de segurado junto à Previdência Social, também deve ser providenciada comunicação do acidente do trabalho (CAT) no prazo máximo de 24 horas após a ocorrência do evento.

Por definição, como já foi dito, "acidente do trabalho é aquele que ocorre pelo exercício do trabalho, resultando em dano para o trabalhador" e para sua caracterização "é necessário que se estabeleça a relação entre o dano e o agente que o provocou, estabelecendo-se, assim, um nexo". Pessoa atendida, evento investigado e nexo feito, conforme dispõe o art. 22 da Lei n. 8.213, de 1991, e o art. 336 do Decreto n. 3.048, de 1999, o empregador deverá comunicar o acidente ocorrido com o segurado empregado e o trabalhador avulso, por meio da CAT, até o primeiro dia útil seguinte ao da ocorrência e, em caso de morte, de imediato, à autoridade competente, sob pena de multa aplicada e cobrada na forma do art. 286 do Regulamento da Previdência Social (RPS), Decreto n. 3.048 de 06 de maio de 1999. É sempre importante salientar que esta providência não está limitada à ocorrência de um acidente do trabalho, mas também se aplica so caso das doenças ocupacionais (doenças profissionais: as tecnopatias; ou doenças do trabalho: as mesopatias) e acidentes de trajeto.

DIC em trabalhadores de serviços de saúde (TSS)

Nos TSS, devem ser consideradas (1) a exposição acidental a material biológico potencialmente contaminado (EAMB) e (2) a exposição ocupacional a material biológico potencialmente contaminado (EOMB). Conceitualmente, são eventos adversos (CID 10 Z20) ocorridos antes, durante ou após procedimento invasivo ou técnico que tenha exposto o trabalhador a material biológico (sangue, secreção e outros fluidos orgânicos) que potencialmente contenha bioagentes patogênicos. Qualquer contato com material concentrado de vírus (laboratórios de pesquisa, cultura de vírus e vírus em grandes quantidades), sem barreira de proteção, deve ser considerada uma exposição ocupacional que requer avaliação e acompanhamento.

A literatura aponta como fluidos biológicos ou orgânicos de risco: "sangue, fluidos visivelmente contaminados com sangue, soro ou plasma, líquen, líquido pleural, pericárdico, amniótico, articular e peritoneal, tecidos, exsudatos inflamatórios, culturas de células, sêmen e secreção vaginal".

Representam profissionais expostos: (1) profissionais da área da saúde (PAS) – pessoal de enfermagem, médicos cirurgiões, ortopedistas e de atendimento de emergências ("resgate"), médicos residentes, técnicos de instrumentação cirúrgica, dentistas, fisioterapeutas etc.; (2) trabalhadores de serviços de saúde (TSS) – além dos PAS, estão incluídos principalmente os técnicos e serviçais de laboratórios e hemocentros, funcionários da higienização e limpeza, os coletores de resíduos de serviços de saúde, pessoal de manutenção etc.

EAMB – peculiaridades, agente causador e circunstância

Trata-se de exposição a fluido biológico ou orgânico de risco, caracterizado legalmente como um acidente de trabalho típico; agente causador e circunstância: (1) ferimento com material perfurocortante (agulhas com e sem lúmen, lâmina de bisturi etc.) ocorrido durante procedimentos (p. ex., acessos venosos ou arteriais, intervenções) e após procedimento (descarte inadequado); (2) quando, durante procedimento, certa quantidade de material biológico atinge acidentalmente a mucosa ou pele não íntegra e desprotegida do trabalhador (respingo); (3) quando um material biológico (fluido orgânico, cultura de células, bactérias ou vírus etc.) escapa, acidentalmente, do recipiente, sistema ou aparelho que a contenha (vazamento ou derramamento); e (4) outros meios: mordedura, arranhadura; e outras formas de agressão.

EOMB – peculiaridades, agente causador e circunstância

Trata-se de exposição a fluido biológico ou orgânico de risco, ocorrido pelo exercício ou ambiente de trabalho caracterizado legalmente como doença ocupacional de duas categorias: (1) doença profissional ou tecnopatia – agente causador e circunstância: ocorre por contato direto com a fonte do ARO-bio por meio de exposição de profissional da área da saúde (PAS), por exemplo, a *Mycobacterium tuberculosis*, durante procedimento assistencial ou técnico desprotegido (consulta de bacilífero ou coleta de escarro); e (2) doença do trabalho ou mesopatia – no caso de a atividade laboral ser realizada em ambiente que contenha o ARO-bio, por exemplo, em ambiente de isolamento para DIC ou atendimento em situação de epidemia.

Estes eventos devem ser investigados no sentido de se entender como ocorreram, ou seja, quais os seus determinantes para, a partir daí, serem propostas e adotadas medidas preventivas.

Referências bibliográficas

BUCHALLA, Cassia M. *Epidemiologia das doenças infecciosas e surto*. 2017. Disponível em: https://edisciplinas.usp.br/mod/resource/view.php?id=1627707.

GIESECKE, Johan. *Modern infectious disease epidemiology*. 3rd ed. Boca Raton, FL: CRC Press, 2017.

INSTITUTO NACIONAL DO SEGURO SOCIAL. *Manual de acidente de trabalho*. Brasília, DF: Instituto Nacional do Seguro Social, 2016.

PUSTIGLIONE, Marcelo. Medicina do trabalho e doenças emergentes, reemergentes e negligenciadas: a conduta no caso das febres da dengue, do chikungunya e do zika vírus. *Rev Bras Med Trab*, v. 4, n. 1, p. 1-12, 2016.

PUSTIGLIONE, Marcelo. Risco biológico e acidentes de trabalho. In: Secretaria de Estado da Saúde. *1° boletim quadrimestral do estado de São Paulo sobre os agravos à saúde dos trabalhadores (SINAN) SUS – 2015*. Disponível em: http://www.cvs.saude.sp.gov.br/zip/1%-C2%BA%20Boletim%20Epidemiol%C3%B3gico%202015.pdf. Acesso em: 04.06.2017.

Capítulo 42

Gestão do Risco Ocupacional no Trabalho Rural

Marcelo Pustiglione

É indubitável e amplamente sabido que os processos, ambientes e organização do trabalho podem propiciar danos à saúde e à integridade física do trabalhador, e este cenário não é diferente no caso do trabalhador rural. Assim, nas atividades e nos ambientes de trabalho rural, como de resto em qualquer atividade laboral, "podem ser identificados elementos ou circunstâncias potencialmente causadores de sofrimento, danos à integridade física e à saúde do trabalhador e do meio ambiente... Estes elementos configuram os agentes de risco ocupacional (ARO) que têm o potencial de incapacitar e até matar o trabalhador". Aos especialistas em "saúde ocupacional ou saúde do trabalhador", entre os quais, o "médico do trabalho" ocupa posição nuclear, cabe compreender a situação de risco ocupacional e intervir em suas relações de causalidade e concausalidades, visando, por meio de ações preventivas qualificadas em todos e em cada um de seus níveis (primário, secundário e terciário), possibilitar mudanças agregadoras de segurança e de saúde na atividade laboral.

Independentemente de qualquer política, norma regulamentadora ou diretriz, deve ser considerado o direito de todo trabalhador a um trabalho seguro, garantido pela Constituição em vigor, fundamentado no artigo lapidar n. 196, que declara que a "saúde é direito de todos e dever do Estado, garantido mediante políticas sociais e econômicas que visem à redução do risco de doença e de outros agravos e ao acesso universal e igualitário às ações e serviços para a promoção, proteção e recuperação"; e no artigo 170, que fundamenta a ordem econômica "na valorização do trabalho humano, objetivando (...) assegurar a todos uma existência digna, em conformidade com os direcionamentos da justiça social".

Algumas considerações sobre a sociodemografia do trabalhador rural

RENAULT e HOTT (apud ZIBETTI, 2009, p. 118) preceitua trabalhador rural como: "toda pessoa física, empregado ou não, que presta serviços pessoalmente, mediante contraprestação, em propriedade rural ou em prédio rústico, assim como na agroindústria". Já a Consolidação das Leis do Trabalho (CLT) caracteriza o trabalhador rural como "aquele que, exercendo funções diretamente ligadas à agricultura e à pecuária, não seja empregado em atividades que, pelos métodos de execução dos respectivos trabalhos ou pela finalidade de suas operações, se classificam como industriais ou comerciais". Assim, "empregado rural não é só aquele que presta serviços em prédio rústico ou propriedade rural, pois o empregado rural pode trabalhar na cidade e ser considerado trabalhador rural desde que sua atividade vise fins lucrativos, ou seja, trabalhador rural é toda pessoa física que trabalha com atividades de natureza agrícola".

Em 2015, no estado de São Paulo, cerca de 3% da população economicamente ativa, ou seja, 852 mil trabalhadores, estava envolvida com a atividade rural. Esta força de trabalho é predominantemente masculina (70%), com baixa escolaridade (24% têm o primário incompleto), informal (59%) e vivendo em áreas exclusivamente rurais (49%). O fato de morar na propriedade onde trabalha torna o trabalhador mais propenso a aceitar um vínculo de trabalho informal. As características de precariedade e vulnerabilidade no trabalho rural se agravam quando associadas à dificuldade desses trabalhadores informais em ter acesso a ações de segurança e saúde no trabalho.

Outro fato a considerar e que reforça a vulnerabilidade do "homem do campo" diz respeito à condição de não segurado junto à Previdência Social de grande parte desses trabalhadores. Em 2013, "apenas cerca de 18% dos trabalhadores rurais eram empregados, com ou sem carteira assinada". Como consequência, só uma pequena parcela conta com estrutura de atenção à saúde gerida pela empresa (um Serviço Especializado em Engenharia de Segurança e em Medicina do Trabalho (SESMT)), a saber, apenas aqueles que trabalhavam nas instalações da agroindústria. Em razão desta realidade, cerca de 80% dos trabalhadores rurais estão "fora do sistema previdenciário" e, portanto, não têm direito a benefícios, particularmente o auxílio-doença e a aposentadoria especial ou por invalidez. Consequentemente, na ocorrência de acidente ou doença em trabalhador rural, a atenção à saúde da grande maioria dessa população depende exclusivamente da rede do sistema único de saúde (SUS/Cerest). Entretanto, vários estudos relatam a ineficiência deste "sistema" que não está preparado, nem técnica e nem estruturalmente, para atender as demandas de vigilância, investigação e implantação de ações corretivas, ou seja, de "atenção à saúde". Assim, a vulnerabilidade do trabalhador rural é potencializada se considerarmos que o contato com o SUS é o único momento em que os trabalhadores rurais ganham alguma visibilidade, possibilitando a implantação e a implementação de ações preventivas. Além disso, e por via de consequência, falhas na identificação (não diagnóstico) de acidentes e de doenças relacionadas ao trabalho resultam também (1) na não notificação ou na má notificação ao Sistema de Informação de Agravos de Notificação (Sinan/Ministério da Saúde); e (2)na não comunicação destes eventos junto à Previdência Social que também contribuem para a invisibilidade social da categoria. Em decorrência, há trabalhadores rurais doentes, limitados ou sequelados pela exposição contínua e permanente a ARO em virtude (1) de não identificação do risco; (2) de falta de capacitação do trabalhador; e (3) de não fornecimento, não utilização ou utilização equivocada de equipamentos de proteção individual (EPI).

Considerações sobre os direitos do trabalhador rural

O trabalhador rural tem seus direitos dispostos na Lei n. 5.889/73 assegurados pela Constituição Federal, bem como pela CLT. No contexto das ações de saúde e segurança no trabalho, além das normas regulamentadoras (NR) comuns a todas as categorias de trabalhadores (NR4, 6, 7, 9, 15, 17, 24 e 31, entre outras), existem quatro aplicáveis às particularidades do setor: NR8 – sobre as edificações: estabelece requisitos técnicos mínimos a serem observados nas edificações para garantir segurança e conforto aos que nelas trabalhem; NR12 – sobre a segurança no trabalho em máquinas e equipamentos: define referências técnicas, princípios fundamentais e medidas de proteção para garantir a saúde e a integridade física dos trabalhadores e estabelece requisitos mínimos para a prevenção de acidentes e doenças do trabalho nas fases de projeto e de utilização de máquinas e equipamentos de todos os tipos etc.; NR21 – sobre trabalhos a céu aberto: estabelece requisitos mínimos de proteção e conforto no trabalho a céu aberto; e a NR31 – sobre a segurança e saúde no trabalho na agricultura, pecuária, silvicultura, exploração florestal e aquicultura: estabelece os preceitos a serem observados na organização e no ambiente de trabalho, de forma a tornar compatível o planejamento e o desenvolvimento dessas atividades com a segurança, saúde e meio ambiente do trabalho.

A prestação de serviços no meio rural pode ser feita de várias formas: trabalho autônomo; cooperado; contrato de parceria pecuária e agrária ("meação"); empreitada e trabalho eventual ("safrista"). Para cada uma dessas modalidades, além da Constituição Federal de 1988, existe legislação específica.

Considerações sobre os ARO potencialmente presentes no trabalho rural, os riscos decorrentes e as medidas de controle

As informações contidas neste segmento têm como base o "Protocolo Clínico 1: o trabalhador rural em atividades de cultivo".

Para estudar os ARO presentes no trabalho rural e o controle dos riscos decorrentes, conforme os princípios citados, consideraremos os ARO físicos, químicos, biológicos, biomecânicos, psicossociais e organizacionais e de acidentes.

Seguem alguns exemplos.

Grupo I – aro físico

» **Calor:** trabalho em temperaturas elevadas (exposição contínua e permanente ao sol; vestimentas inadequadas; falhas na reposição hidreletrolítica) capazes de provocar edema, câimbras, síncope, exaustão e hipertermia, denominadas síndromes induzidas por calor (X30).
» **Radiações ultravioleta:** exposição contínua e permanente ao sol com vestimentas inadequadas é responsável por neoplasias malignas da pele (C44.-) Dermatite por fotocontato (dermatite de berloque) (L56.2); urticária solar (L56.3); além de conjuntivite (H10) e catarata (H26).

Medidas de controle de risco decorrente de ARO físico no trabalho rural

» **Administrativa:** capacitação inicial e continuada do trabalhador; elaboração e implementação dep.PRA ep.CMSO; plano de alimentação e hidratação saudável; pausas sistemáticas e obrigatórias para repouso, hidratação e refrescamento; horário compatível de trabalho.
» **Ambiental ou de engenharia:** disponibilização de local para repouso, alimentação e hidratação.

» **Proteção individual:** vestimentas adequadas; fornecimento de bloqueador solar; indicação e fornecimento de óculos de proteção de radiação UV.

Grupo II – aro químico

» **Agrotóxicos:** exposição desprotegida e não capacitada a agrotóxicos, a outros produtos químicos e a agrotóxicos clorados capazes de provocar urticária alérgica (L50.0) e leucemias (C91-C95) além de osteonecrose (M87) e transtornos mentais e comportamentais (F00-F99 – de ansiedade a suicídio).

Medidas de controle de risco decorrente de aro químico no trabalho rural

» **Administrativa:** inventário dos produtos e substâncias químicas utilizadas no processo de trabalho; análise e divulgação das Fichas de Informação de Segurança para Produtos Químicos (FISPQ) ou bula; capacitação inicial e continuada do trabalhador com base nas FISPQ/bulas; elaboração e implementação dep.PRA; elaboração e implementação dep.CMSO com base nas FISPQ/bulas; plano de gestão de resíduos e recipientes com produtos químicos e agrotóxicos; estudo, implementação e desenvolvimento de um modelo de agricultura sustentável e livre de pesticidas.
» **Ambiental ou de engenharia:** local para repouso, alimentação e hidratação; local para armazenamento de agrotóxicos e produtos químicos; local para descarte e lavagem das roupas de trabalho; local para depósito temporário de recipientes vazios e resíduos contaminados.
» **Proteção individual:** vestimentas adequadas; máscara de proteção respiratória.

Grupo III – aro biológico

» **Arbovírus:** exposição ocupacional desprotegida e não capacitada ao mosquito transmissor de arboviroses em atividades em zonas endêmicas responsáveis pela ocorrência de, por exemplo, febre amarela (A95) ou dengue (A90).
» **Micotoxinas:** exposição ocupacional desprotegida e não capacitada a toxinas produzidas por fungos que crescem em grãos (p. ex., milho, soja, trigo) expondo o trabalhador ao efeito tóxico da aflatoxina e de outras micotoxinas contaminantes de alimentos (T64) responsáveis por doenças graves do sangue, rins e fígado.
» **Toxinas animais:** exposição ocupacional desprotegida e não capacitada de natureza acidental a venenos e toxinas de cobras, escorpiões, aranhas e lagartas.

Medidas de controle de risco decorrente de aro biológico no trabalho rural

» **Administrativa:** capacitação inicial e continuada do trabalhador; elaboração e implementação dep.PRA. ep.CMSO; disponibilidade de plano eficiente para atendimento de acidentes com animais peçonhentos (incluindo acesso rápido a soro antiofídico).
» **Ambiental ou de engenharia:** telas mosquiteiras nos locais para hospedagem, repouso, alimentação e hidratação; local para descarte e lavagem das roupas de trabalho; identificação e controle de criadouros de vetores e animais peçonhentos.
» **Proteção individual:** vestimentas adequadas (roupas de cor clara; inclui luvas e botas de cano longo); fornecimento de repelente; máscara de proteção respiratória; imunização.

Grupo IV – aro biomecânico

» **Sobrecarga da estrutura musculoesquelética e neurológica:** pode acometer o trabalhador submetido a processo, método e ferramental de trabalho inadequados, expondo-o a posições forçadas, postura e gestos repetitivos no desenvolvimento de sua atividade laboral responsáveis por lesões por esforço repetitivo (LER) ou por doenças osteomusculares relacionadas ao trabalho (DORT).

Medidas de controle de risco decorrente de aro biomecânico no trabalho rural

» **Administrativa:** capacitação inicial e continuada do trabalhador (inclui educação postural e orientação para levantamento e sustentação de peso); elaboração e implementação dep.PRA ep.CMSO; pausas regulares, sistemáticas e obrigatórias para repouso e exercícios de alongamento.
» **Ambiental ou de engenharia:** local para repouso, alimentação, hidratação e exercício laboral; utilização de equipamentos mecânicos para sustentação e transporte de carga (eliminando o transporte manual); máquinas e ferramental ergonômicos.
» **Proteção individual:** exercícios laborais específicos.

Grupo V – aro psicossocial e organizacional

» **Organização e método do trabalho:** trabalhador exposto a condições difíceis de trabalho, ritmo de trabalho penoso e dificuldades físicas/mentais relacionadas com o trabalho responsável por transtornos mentais e comportamentais.

Medidas de controle de risco decorrente de aro psicossocial e organizacional no trabalho rural

» **Administrativa:** capacitação inicial e continuada do trabalhador; elaboração e implementação dep.PRA ep.CMSO; plano de gestão humanizado e saudável do ritmo de trabalho, tempo da jornada e controle da produtividade; pausas sistemáticas e obrigatórias para repouso.
» **Ambiental ou de engenharia:** ambiente de trabalho seguro e limpo; local de repouso, alimentação, hidratação e exercício laboral.
» **Proteção individual:** identificação de casos e apoio psicoemocional individual e em grupo; plano de atenção integral a usuários de álcool e outras drogas; valorização do trabalho e do trabalhador.

Grupo VI – aro com potencial de causar acidentes

» **Ferramentas manuais:** exposição do trabalhador desprotegido e não capacitado a ferramentas manuais, em circunstâncias de acidentes do trabalho na agricultura ou em acidentes de trajeto provocando ferimentos diversos e de gravidade variável (de T00 a T14; de S00 a S91).
» **Descarga elétrica causada por raio:** exposição do trabalhador desprotegido e não capacitado a raios, em circunstâncias de acidentes do trabalho na agricultura ou em acidentes de trajeto, podendo causar, por exemplo, parada cardíaca (I46), arritmia cardíaca (I49), perda de consciência, coma e amnésia (R41), perfuração de tímpano (H83).

Medidas de controle de risco decorrente de aro com potencial de causar acidentes no trabalho rural

» **Administrativa:** capacitação inicial e continuada do trabalhador; elaboração e implementação dep.PRA ep.CMSO; acompanhamento meteorológico; treinamento em primeiros socorros (inclui local apropriado e material básico).
» **Ambiental ou de engenharia:** ferramental e máquinas seguras; local de refúgio seguro em caso de tempestade; limpeza do local de trabalho; local para atendimento de primeiros socorros.
» **Proteção individual:** EPI de acordo com a ferramenta ou máquina envolvida no processo.

Considerações sobre a linha de cuidados na perspectiva da segurança e saúde no trabalho

A prática da Medicina do Trabalho se confunde com a da Medicina Social e Preventiva, tendo como missão mais nobre afastar o trabalhador sadio das causas de doenças e de agravos à suas saúde e integridade física. Para praticá-la com eficácia, devem-se considerar todos os níveis de prevenção e aí reside a essência da "linha de cuidados" alicerce da "atenção à saúde".

Linha de cuidados à saúde e segurança do trabalhador rural

A) **Nível primário de prevenção:** evitamento da ocorrência: depende diretamente da identificação de agentes de risco, no caso, de determinantes ocupacionais de doenças e acidentes relacionados ao trabalho rural, sua eliminação quando possível e, quando impossível, a adoção de medidas de controle eficazes (P.PRA).

B) **Nível secundário de prevenção:** diagnóstico e tratamento precoces de casos: dependem de rastreamento orientado pelos riscos ocupacionais identificados na atividade rural em questão (P.CMSO).

C) **Nível terciário de prevenção:** tratamento de doença já instalada: tendo como objetivo a recuperação total ou parcial do caso e sua readaptação laboral, quando for o caso; depende de estrutura assistencial com visão integral de saúde ágil e eficiente.

D) **Nível quaternário de prevenção:** manejo de complicações ou sequelas da doença adquirida: tem os cuidados paliativos como objetivo.

As ações assistenciais são de fundamental importância e têm significativo impacto na prevalência dos casos, mas, para a redução e até a anulação da incidência (novos casos), todos os eventos indesejados de natureza ocupacional devem ser adequadamente investigados quanto a causalidade e concausalidades. Para isso, é indispensável que todas as pessoas que buscam assistência sejam vistas integralmente, o que inclui sua atividade laboral. Essas ações investigativas devem ser demandadas aos serviços especializados em engenharia de segurança e em medicina do trabalho (SESMT) no caso de trabalhador celetista ou aos centros de referência em saúde do trabalhador (SUS/Cerest) para qualquer categoria de trabalhador.

Referências bibliográficas

BRASIL. Constituição (1988). Constituição da República Federativa do Brasil. Texto constitucional promulgado em 5 de outubro de 1988, com as alterações determinadas pelas Emendas Constitucionais de Revisão ns. 1 a 6/94, pelas Emendas Constitucionais ns. 1/92 a 91/2016 e pelo Decreto Legislativo n. 186/2008. Brasília: Senado Federal, Coordenação de Edições Técnicas, 2016. 496p.

BRASIL. Decreto-lei n. 5.452, de 1º de maio de 1943. Aprova a Consolidação das Leis do Trabalho. D.O.U de 09/08/1943; retificado pelo Decreto-lei n. 6.353/1944 e pelo Decreto-lei n. 9.797/1946.

BRASIL. Departamento Intersindical de Estatística e Estudos Socioeconômicos (DIEESE). O mercado de trabalho assalariado rural brasileiro. *Estudos e Pesquisas*, n. 74, p. 11-4, out. 2014. Disponível em: https://www.dieese.org.br/estudosepesquisas/2014/estpesq74trabalhoRural.html.

BRASIL. Instituto Brasileiro de Geografia e Estatística. *Séries históricas e estatísticas* – 2015. Disponível em: https://seriesestatisticas.ibge.gov.br/series.aspx?no=3&op=1&vcodigo=PD374&t=-situacao-rural-urbana-periodo-referencia-365. Acesso em: 16.05.2019.

BRASIL. Ministério do Trabalho e Emprego. Normas regulamentadoras atualizadas. Disponível em: https://www.maconsultoria.com/normas-regulamentadoras-atualizadas-mte. Acesso em: 08.10.2019.

BRASIL. Ministério do Trabalho e Previdência. Lei n. 5.889, de 8 de junho de 1973. Estatui normas reguladoras do trabalho rural. *Diário Oficial da União*, Brasília, 11 jun. 1973.

CANADÁ. Governo do Canadá. Canadian Centre for Occupational Health and Safety (CCOHS) [Internet]. *Hazards*. Disponível em: https://www.ccohs.ca/topics/hazards.

CORREIA, Paola Brindisi. Trabalhador rural. *Revista Jus Navigandi [Online]*, jan. 2015. Disponível em: https://jus.com.br/artigos/35929/trabalhador-rural.

DEMARZO, Marcelo Marcos Piva. *Reorganização dos sistemas de saúde*: promoção da saúde e atenção primária à saúde. Disponível em: https://ares.unasus.gov.br/acervo/handle/ARES/167.

JACKSON FILHO; José Marçal José; PINA, Augusto et al. Desafios para a intervenção em saúde do trabalhador. *Rev Bras Saúde Ocup*, São Paulo, v. 43, supl. 1, 2018.

LOURENÇO, Edvânia Ângela de Souza; LACAZ, Francisco Antonio de Castro. Os desafios para a implantação da política de saúde do trabalhador no SUS: o caso da região de Franca – SP. *Rev Bras Saúde Ocup*, São Paulo, v. 38, n. 127, jan./jun. 2013.

MENDES, René (org.). *Dicionário de saúde e segurança do trabalhador*: conceitos, definições, história, cultura. Proteção, 2018.

PUSTIGLIONE, Marcelo. Saúde e segurança do trabalhador em atividade de cultivo: relato de experiência na construção e implantação de protocolo clínico. In: *3º Encontro Estadual das CISTT e 7ª Mostra de Experiências em Saúde do Trabalhador – Renast-SP*. São Paulo, out./nov. 2019.

SÃO PAULO (Estado). Divisão de Vigilância Sanitária do Trabalho (DVST), Centro de Referência em Saúde do Trabalhador Estadual. *Protocolo clínico 1*: o trabalhador rural em atividade de cultivo. CPDC/CCD/SES-SP, 2017. Disponível em: file:///C:/Users/mpustiglione/Downloads/REVISTA-PROTOCOLO-CLÍNICO-Trabalhador-Rural.pdf. Acesso em: 16.05.2019.

SÃO PAULO (Estado). Secretaria de Estado da Saúde, Divisão de Vigilância Sanitária do Trabalho (DVST), Centro de Referência em Saúde do Trabalhador Estadual (CEREST Estadual). *Protocolo clínico 1*: o trabalhador ruralem atividades de cultivo. 2017. Elaboração: PUSTIGLIONE, Marcelo; TOGNINI, Silvana. Disponível em: http://www.cvs.saude.sp.gov.br/zip/REVISTA%20PROTOCOLO%20CLINICO%20Trabalhador%20Rural.pdf.

SILVA, Andressa; FERRAZ, Lucimare et al. Ações em Saúde do Trabalhador (ST) desenvolvidas na Atenção Primária (CS) no município de Chapecó, Santa Catarina. *Rev Bras Saúde Ocup*, São Paulo, v. 41, 12 dez. 2016.

VASCONCELLOS, Luiz Carlos Fadel de. Vigilância em saúde do trabalhador: decálogo para uma tomada de posição. *Rev Bras Saúde Ocup*, v. 43, supl. 1, 2018.

ZIBETTI, Darcy Walmor (coord.) *Trabalhador rural*. Curitiba: Juruá, 2009. 352p.

Capítulo 43

Semiologia do Aparelho Locomotor
Avaliação dos Distúrbios Osteomusculares mais Frequentes na Prática da Medicina do Trabalho

Rafael Alves Cordeiro
Eduardo Costa Sá

Ombro doloroso

Dores no ombro são queixas frequentes na prática da Medicina do Trabalho, com ampla gama de diagnósticos diferenciais (intrínsecos e extrínsecos ao ombro).

» **Causas frequentes:** síndrome do impacto/síndrome do manguito rotador, tendinopatia bicipital e capsulite adesiva.

Síndrome do impacto/síndrome do manguito rotador (SI/SMR)

Síndrome dolorosa do ombro caracterizada, principalmente, por tendinopatia do manguito rotador e inflamação da bursa subacromial, decorrente, em princípio, do impacto dos tendões do manguito rotador contra o arco coracoacromial. Responsável por uma grande parcela das queixas álgicas no ombro.

É de natureza multifatorial, microtraumática e degenerativa, podendo evoluir com ruptura parcial ou total de um ou mais tendões do manguito.

Fatores de risco (SI/SMR)

» Idade (risco aumenta com o avanço da idade).
» Comorbidades (p. ex., diabetes, artrite reumatoide e tabagismo).
» Morfologia do acrômio (tipo III – ganchoso).
» Desequilíbrios musculares e alteração do ritmo escapuloumeral (discinesia escapular). O ritmo escapuloumeral é o movimento coordenado (relação cinemática) entre a articulação glenoumeral e a articulação escapulotorácica durante a abdução do ombro.
» Atividades esportivas/laborais que exigem movimentos repetitivos (sobretudo acima da linha da cabeça) ou esforços estáticos com o ombro abduzido.

Quadro clínico (SI/SMR)
» Dor anterior no ombro, início insidioso.
» Pode irradiar para a região lateral do deltoide (dor anterolateral).
» Piora com a abdução do ombro e com o decúbito ipsilateral.
» Queixas de fraqueza podem ser subjetivas em decorrência da dor ou objetivas resultantes da ruptura completa de tendão(ões).

Tendões do manguito rotador e funções principais (Figuras 43.1 e 43.2)
» **Supraespinhal:** abdução/elevação do ombro.
» **Infraespinhal:** rotação externa do ombro.
» **Redondo menor:** rotação externa do ombro.
» **Subescapular:** rotação interna do ombro.

Figura 43.1 – O manguito rotador e suas relações anatômicas.

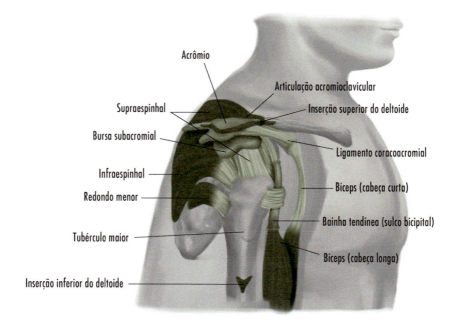

Fonte: Adaptada de SILVA, J. A. P.; WOOLF, A. D., *Rheumatology in practice*. London: Springer, 2010.

Figura 43.2 – Anatomia do ombro (visão anterior).

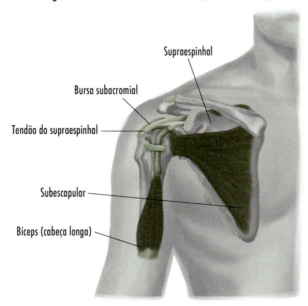

Fonte: Adaptada de SILVA, J. A. P.; WOOLF, A. D., *Rheumatology in practice*. London: Springer, 2010.

Tendinopatia bicipital (tendão do cabo longo do bíceps braquial)
- » Dor anterior no ombro.
- » Pode irradiar para o ventre muscular do bíceps.
- » Apesar de não fazer parte do manguito rotador, a tendinopatia do cabo longo do bíceps braquial apresenta frequente associação com a síndrome do manguito.
- » Ruptura do tendão do cabo longo do bíceps braquial: sinal do Popeye (saliência devido à retração do ventre do bíceps).

Capsulite adesiva/"ombro congelado"
- » Dor e limitação global dos movimentos ativos e passivos do ombro.
- » A restrição aos movimentos do ombro não resulta apenas da dor. A restrição é mecânica em virtude da inflamação, do espessamento e da contração da cápsula articular glenoumeral.
- » A fisiopatologia é pouco conhecida.
- » Apresenta associação com diabetes *mellitus* (mais frequente), doença tireoideana, imobilização prolongada, cirurgia do ombro, entre outros. Contudo, pode ocorrer sem nenhum fator associado.
- » Fases evolutivas da capsulite adesiva:
    - 1ª **fase (2 a 9 meses):** dor intensa; pouca rigidez.
    - 2ª **fase (4 a 12 meses):** restrição progressiva da amplitude dos movimentos do ombro; dor menos intensa.
    - 3ª **fase (5 meses a 2 anos):** recuperação gradual da amplitude dos movimentos do ombro.

Exame físico do paciente com ombro doloroso

Inspeção estática
- » Deformidades.
- » Trofismo muscular.
- » Assimetrias.
- » Alterações cutâneas.

Inspeção dinâmica
- » Abdução/adução.
- » Flexão/extensão.
- » Rotação interna/rotação externa.
- » Sinal do arco doloroso de Neer: dor durante a elevação do membro superior (entre 60º e 120º).

Palpação
- » Trapézio (procurar por pontos-gatilho e bandas de contratura muscular sugestivos de síndrome miofascial).
- » Articulação acromioclavicular.
- » Tendão do cabo longo do bíceps braquial (situado no sulco bicipital/intertubercular – entre os tubérculos maior e menor do úmero).

Testes especiais na avaliação do ombro doloroso

Testes na suspeita de síndrome do impacto/síndrome do manguito rotador: testes irritativos e testes funcionais.

- » **Testes irritativos (de Neer, de Hawkins e de Yocum):** investigam impacto subacromial ao promoverem o "impacto" das estruturas subacromiais contra o arco coracoacromial.
- » **Teste de Neer:** o examinador promove a elevação anterior passiva e rápida do braço do paciente com o antebraço pronado e o cotovelo estendido. Importante manter a escápula estabilizada durante a manobra. Teste considerado positivo para impacto subacromial quando relatada dor ou exacerbação da dor na região anterior do ombro afetado.
- » **Teste de Hawkins-Kennedy:** o paciente deve estar com o ombro e o cotovelo fletidos a 90º. Em seguida, o examinador realiza a rotação interna do braço do paciente. Teste considerado positivo para impacto subacromial quando relatada dor ou exacerbação da dor na região anterior do ombro afetado.
- » **Teste de Yocum:** o paciente deve estar com o braço em flexão a 90º e com a mão apoiada no ombro contralateral. Em seguida, o paciente deve tentar elevar ativamente o cotovelo contra a força para baixo imposta pelo examinador. Teste considerado positivo para impacto subacromial quando relatada dor ou exacerbação da dor na região anterior do ombro afetado.
- » **Testes funcionais (teste de Jobe, teste de Patte e teste de Gerber):** avaliam tendões específicos do manguito rotador.
- » **Teste de Jobe (avalia tendinopatia do supraespinhal):** o paciente deve estar com o braço abduzido a 90º (no plano da escápula) e com o ombro em rotação interna (polegar apontado para o chão). Em seguida, o paciente deve manter a posição supracitada contra a força para baixo imposta pelo examinador. Teste considerado positivo se dor anterior no ombro ou incapacidade de resistir à força imposta.

- » **Teste de Patte (avalia tendinopatia do infraespinhal):** o paciente deve estar com o braço abduzido a 90º e com o cotovelo fletido a 90º. Em seguida, o paciente deve realizar a rotação externa do ombro contra a resistência imposta pelo examinador. Teste considerado positivo se dor anterior no ombro ou incapacidade de resistir à força imposta. Observação: a avaliação do tendão do infraespinhal também pode ser feita com o cotovelo em flexão a 90º e junto ao tronco; em seguida, o paciente deve realizar a rotação externa do braço contra a resistência do examinador.
- » **Teste de Gerber (avalia tendinopatia do subescapular):** o paciente realiza rotação interna posterior do ombro, colocando o dorso da mão na região lombar. Em seguida, o paciente deve afastar o dorso da mão da região lombar contra a resistência imposta pelo examinador. Teste considerado positivo se dor anterior no ombro ou incapacidade de resistir à força imposta.

Testes para avaliação do tendão do cabo longo do bíceps braquial (não faz parte do manguito rotador)

- » **Teste de Speed ou *palm-up test* (avalia tendinopatia bicipital):** o paciente deve realizar a elevação do braço com o cotovelo estendido, antebraço supinado e palma da mão para cima, contra a resistência (força de abaixamento) imposta pelo examinador. Teste considerado positivo se dor anterior no ombro (no sulco bicipital).
- » **Teste de Yergasson (avalia tendinopatia bicipital):** o paciente deve estar com o cotovelo fletido a 90º, junto ao tronco, e com o antebraço pronado. Em seguida, o paciente deve realizar a supinação do antebraço contra a resistência imposta pelo examinador. Teste considerado positivo se dor anterior no ombro (no sulco bicipital).

Epicondilites – lateral e medial
Epicondilite lateral (cotovelo do tenista – *tennis elbow*)

Microrrupturas na origem dos tendões extensores do carpo (ao nível do epicôndilo lateral) e falha no processo de reparo.

- » A queixa de dor irradiada para o dorso do antebraço é comum.
- » A epicondilite lateral é muito mais frequente que a epicondilite medial.
- » Pode ser predisposta por atividades que exijam pronossupinação repetitiva do antebraço (sobretudo com cotovelo e carpo estendidos) e manuseio de ferramentas de mais de 1 kg.
- » É comum não se encontrar causa evidente.

Exame físico na epicondilite lateral
Dor à palpação da região do epicôndilo lateral do cotovelo

- » **Teste de Cozen:** o paciente deve estar com o cotovelo fletido a 90º e com o antebraço pronado. Em seguida, o paciente deve realizar a extensão do punho contra a resistência imposta pelo examinador. Teste considerado positivo se dor referida no epicôndilo lateral do cotovelo.
- » **Teste de Mill:** o paciente deve estar com a mão fechada, com o cotovelo e com o carpo em extensão. Em seguida, deve resistir à força de flexão do punho imposta pelo examinador. Teste considerado positivo se dor referida no epicôndilo lateral do cotovelo.

Epicondilite medial (cotovelo do golfista – *golfer's elbow*)
» **Síndrome dolorosa da face medial do cotovelo:** microrrupturas na origem dos tendões flexores do carpo (ao nível do epicôndilo medial) e falha no processo de reparo.

Exame físico na epicondilite medial
» Dor à palpação da região do epicôndilo medial do cotovelo.
» Dor referida no epicôndilo medial do cotovelo durante flexão do carpo contra a resistência imposta pelo examinador (contrário do teste de Cozen).

Síndrome do túnel do carpo (STC)
» Neuropatia provocada pela compressão do nervo mediano ao nível do túnel do carpo.
» É a neuropatia compressiva periférica mais comum.
» É mais frequente em mulheres.

Fatores de risco
» Diabetes *mellitus*, hipotireoidismo, artrite reumatoide, gravidez, obesidade, acromegalia, tumor ao nível do carpo, sequela de fratura do carpo.
» A relação com o trabalho é controversa. Atividades repetitivas com flexão e extensão do carpo (sobretudo quando aliadas à força) e trabalhos com ferramentas vibratórias (vibração localizada de membros superiores) são os fatores ocupacionais mais associados ao surgimento ou agravamento da STC.
» É comum não encontrarmos causa evidente (STC idiopática).

Quadro clínico
» Dor/parestesia no território de inervação sensorial do nervo mediano: 1º, 2º e 3º quirodáctilos e face radial do 4º quirodáctilo (Figura 43.3).
» A dor pode irradiar proximalmente para o antebraço.
» Os sintomas tendem a piorar à noite.
» Não se esperam sintomas no dorso da mão.
» Pode ser uni ou bilateral.

Figura 43.3 – Território de inervação sensorial da mão.

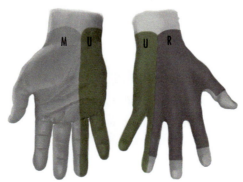

M: nervo mediano; U: nervo ulnar; R: nervo radial.
Fonte: Adaptada de SILVA, J. A. P.; WOOLF, A. D., *Rheumatology in practice*. London: Springer, 2010.

Exame físico na síndrome do túnel do carpo
- » **Inspeção:** hipotrofia da eminência tenar (apenas em quadros avançados).
- » **Sinal de Tinel:** o examinador realiza percussão na topografia do nervo mediano ao nível do túnel do carpo (região ventral do punho). Teste considerado positivo se reprodução da dor/parestesia (sensação de choque) nos dedos inervados pelo nervo mediano.
- » **Teste de Phalen:** o examinador orienta o paciente a permanecer por 1 minuto com os punhos fletidos e dorsos das mãos juntos (dedos voltados para baixo). Teste considerado positivo se reprodução da dor/parestesia nos dedos inervados pelo nervo mediano.
- » **Teste de Phalen invertido:** o examinador orienta o paciente a permanecer por 1 minuto com os punhos em extensão e palmas das mãos juntas, como se estivesse rezando. Teste considerado positivo se reprodução da dor/parestesia nos dedos inervados pelo nervo mediano.

Tenossinovite (estenosante) de De Quervain
- » Acomete o 1º compartimento extensor do carpo, que é constituído pelos tendões do abdutor longo e do extensor curto do polegar.
- » Dor na face radial do carpo, próxima ao processo estiloide do rádio.
- » A dor piora com o movimento de desvio ulnar do carpo.
- » O principal diagnóstico diferencial é a rizartrose (osteoartrite da 1ª articulação carpometacárpica, na base do polegar).

Exame físico na tenossinovite de De Quervain
- » Dor à palpação do 1º compartimento extensor do carpo. Eventualmente, pode ser notado edema sobre o trajeto dos tendões envolvidos (abdutor longo e extensor curto do polegar).
- » Teste de Finkelstein: o paciente realiza a flexão do polegar sobre a palma da mão e contém o polegar com os demais dedos. Em seguida, o examinador promove o desvio ulnar do punho do paciente. Teste considerado positivo se dor sobre o processo estiloide do rádio (face radial do punho).

Lombalgia e lombociatalgia
Definição
- » **Lombalgia:** dor entre a margem inferior das últimas costelas e a prega glútea.
- » **Lombociatalgia:** dor lombar com irradiação radicular para membro inferior (trajeto do nervo ciático).

Importância para o médico do trabalho – lombalgia
- » Está entre as causas mais comuns de procura por assistência médica em ambulatórios e unidades de pronto atendimento.
- » Grande impacto econômico no Brasil e no mundo: absenteísmo, benefícios previdenciários e aposentadoria por invalidez.

Classificação das lombalgias quanto à etiologia
- » Específica: infecções, neoplasias, osteoporose com fraturas, compressões nervosas e doenças inflamatórias/autoimunes.

» Inespecífica (também denominada "lombalgia mecânica comum"): mais de 80% dos casos; não há causa anatômica específica subjacente.

Anamnese do paciente lombálgico: fundamental para o diagnóstico correto e para evitar a valorização equivocada de exames de imagem sem correspondência com o quadro clínico.

Duração
» Aguda: até 4 semanas.
» Subaguda: 4 a 12 semanas.
» Crônica: > 12 semanas.
» Aguda recidivada.

Ritmo da dor
» **Mecânico:** piora com as atividades/movimento e melhora com o repouso.
» **Inflamatório:** piora com o repouso prolongado, tende a melhorar com as atividades/movimento e pode estar associada à rigidez matinal.

Instalação da dor
» Súbita.
» Progressiva.
» Após esforço.
» Após trauma.

Irradiação da dor
» Dor localizada, sem irradiação.
» Dor com irradiação incaracterística.
» Dor com irradiação de trajeto radicular para o membro inferior.

Trajetos de irradiação das raízes L4, L5 e S1 (Figura 43.4)

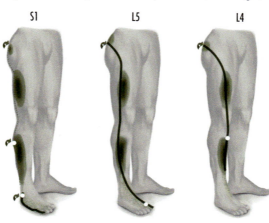

Figura 43.4 – Trajetos de irradiação da dor (radiculalgia).

Fonte: Adaptada de http://www.neuroanatomy.wisc.edu/coursebook/clinicalspinal.pdf.

- » **Trajeto de raiz L4 (lombocruralgia):** região lombar → face anterolateral da coxa → face medial da perna → face medial do pé.
- » **Trajeto de raiz L5 (lombociatalgia):** região lombar → face lateral da coxa → face lateral da perna → dorso do pé → hálux.
- » **Trajeto de raiz S1 (lombociatalgia):** região lombar → face posterior da coxa → face posterior da perna → face lateral do pé.

Observação: lombociatalgia aguda com irradiação radicular característica e piora da dor durante a flexão anterior do tronco sugerem o diagnóstico de hérnia de disco.

- » **Sinais de alerta "bandeiras vermelhas" (*red flags*):** devem sempre ser pesquisados na avaliação do paciente lombálgico. Permitem a identificação de casos potencialmente mais graves, que devem ser investigados com exames de imagem e de laboratório (hemograma, bioquímica básica, provas de atividade inflamatória, eletroforese de proteínas, entre outros).
    - Dor noturna.
    - Febre.
    - Perda de peso imotivada.
    - Trauma.
    - Antecedente pessoal de câncer.
    - Antecedente pessoal de osteoporose (ou fatores de risco importantes para osteoporose; p. ex., uso crônico de glicocorticosteroides).
    - Uso de drogas endovenosas.
    - Imunossupressão.
    - Ritmo inflamatório de dor/rigidez matinal prolongada.
    - Hipoestesia/anestesia em sela (no períneo) e distúrbios esfincterianos (podem indicar compressão da cauda equina; a síndrome da cauda equina é uma urgência cirúrgica).
- » **Sinais de alerta "bandeiras amarelas" (*yellow flags*) (ênfase em substratos psicossociais):** fatores que indicam maior risco para cronificação da queixa álgica, dificuldade de retorno ao trabalho e insucesso para reintegração laboral.
    - Depressão/ansiedade.
    - Litígio.
    - Insatisfação com o trabalho.
    - Crença de que o trabalho é lesivo.
    - Expectativa de compensação trabalhista.
    - Expectativa de tratamento passivo.
    - Isolamento social.
    - Problemas financeiros.
    - Superproteção familiar ou ausência de suporte familiar.

Anamnese ocupacional

- » Considerar fatores físicos (como exposição à vibração de corpo inteiro) e ergonômicos (adequação do mobiliário no posto de trabalho, ferramentas utilizadas, posturas inadequadas, peso da carga levantada, jornadas prolongadas, ausência de pausas e revezamentos, invariabilidade das tarefas, exigência de produtividade/metas).

Exame físico básico do paciente lombálgico
Inspeção estática
- » Trofismo muscular.
- » Assimetrias.
- » Alterações cutâneas.
- » Desvios (escoliose, acentuação da cifose torácica, hiperlordose).
- » Manobra de Adams: o paciente deve estar em pé com o tronco fletido anteriormente (paralelo ao solo) e com os braços pendentes. O examinador deve se abaixar para fazer a observação ao nível da coluna do paciente. A manobra realça a deformidade paravertebral (giba escoliótica), característica da escoliose verdadeira/estrutural.

Inspeção dinâmica e mobilidade da coluna
- » Flexão anterior.
- » Flexão lateral.
- » Extensão.
- » Rotações do tronco.
- » Inspeção da movimentação espontânea/distraída para despir-se/vestir-se, subir/descer da maca, deitar/levantar da posição de decúbito.

Palpação
- » Processos espinhosos (em busca de dor localizada).
- » Musculatura paravertebral (pontos-gatilho e bandas de contratura muscular sugestivos de síndrome miofascial).
- » Pulsos periféricos.

Exame neurológico básico para dor lombar com irradiação para membro inferior: avaliar dor, força e reflexos
Avaliação da dor
- » Se dor radicular (radiculalgia), definir raiz nervosa acometida, conforme respectivos trajetos de dor e parestesia (Figura 43.4).
- » **Teste de Laségue:** paciente em decúbito dorsal, coxa e perna fletidas a 90º. O examinador realiza a extensão progressiva da perna do paciente, mantendo a coxa fletida em 90º, até o nível que provoque dor com padrão radicular (teste considerado positivo se a dor radicular é reproduzida/intensificada entre 30º e 70º de elevação). Contraprova: teste de Laségue com o paciente sentado, enquanto o examinador simula avaliar o joelho ou o pé.
- » **Teste de elevação do membro inferior estendido:** paciente em decúbito dorsal. Elevação passiva do membro inferior estendido até o nível que provoque dor com padrão radicular (teste considerado positivo se a dor radicular é reproduzida/intensificada entre 30º e 70º de elevação).

Força (avaliação comparativa entre os membros)
- » Dorsiflexão do pé (marcha sobre calcanhares): ativação dos miótomos das raízes L4 e L5.

- » Extensão do hálux: ativação do miótomo da raiz L5.
- » Flexão plantar (marcha na ponta dos pés): ativação do miótomo da raiz S1.

Reflexos (avaliação comparativa entre os membros)
- » **Raiz L4:** reflexo patelar.
- » **Raiz L5:** não há.
- » **Raiz S1:** reflexo aquileu.

Conceitos importantes
- » A principal forma de lombalgia é a lombalgia inespecífica (ou lombalgia mecânica comum).
- » A etiologia mais comum de lombociatalgia aguda é a compressão de raiz nervosa por hérnia de disco (migração do núcleo pulposo para além dos limites fisiológicos do ânulo fibroso do disco intervertebral) (Figura 43.5).

Figura 43.5 – Hérnia de disco comprimindo raiz nervosa.

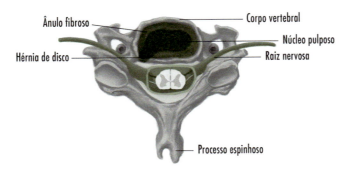

Fonte: Adaptada de RISBUD, M. V.; SHAPIRO, I. M. *Role of cytokines in intervertebral disc degeneration: pain and disc content*, 2013.

- » A dor radicular na lombociatalgia ocorre por compressão e inflamação da raiz nervosa em virtude do conflito disco-radicular.
- » Após a resolução da dor radicular, a imagem da hérnia de disco em conflito com a raiz nervosa pode permanecer.
- » O diagnóstico de lombociatalgia por hérnia de disco não deve se basear em exames de imagem que não guardem correspondência com a clínica do paciente.

Referências bibliográficas

BORENSTEIN, David. Mechanical low back pain: a rheumatologist's view. *Nat Rev Rheumatol*, v. 9, n. 11, p. 643-53, 2013.

CORDEIRO, R. A.; MENEZES, I. A. M.; ANDRIGUETI, F. V.; PRADO, L. L. Lombalgia. In: NUNES, M. P. T.; LIN, C. A.; AUGUSTO, K. L. (ed.). *Medicina interna ambulatorial*: principais desafios com casos clínicos comentados. Rio de Janeiro: Atheneu, 2019.

CRUZ, Boris A. Dor no cotovelo e na mão. In: VASCONCELOS, José Tupinambá Sousa (ed.). *Livro da Sociedade Brasileira de Reumatologia*. Barueri: Manole, 2019.

EL-BARZOUHI, Abdelilah; VLEGGEERT-LANKAMP, Carmen L. A. M.; NIJEHOLT, Geert J. Lycklama; KALLEN, Bas F.; HOUT, Wilbert B.; JACOBS, Wilco C. H. et al. Magnetic resonance imaging in follow-up assessment of sciatica. *N Engl J Med*, v. 368, n. 11, p. 999-1.007, 2013.

FERREIRA FILHO, A. A.; LECH, B.; FERREIRA NETO, A. A.; ZOPPI FILHO, A. Ombro. In: BARROS FILHO, T. E. P.; LECH, B (ed.). *Exame físico em ortopedia*. 2. ed. São Paulo: Sarvier, 2001.

GODINHO, Glaydson G.; GODINHO, André Couto. Ombro. In: CARVALHO, Marco Antonio P.; LANNA, Cristina Costa Duarte; BERTOLO, Manoel Barros; FERREIRA, Gilda Aparecida (org.). *Reumatologia*: diagnóstico e tratamento. 4. ed. São Paulo: AC Farmacêutica, 2014.

GREENBERG, Deborah L. Evaluation and treatment of shoulder pain. *Med Clin North Am*, v. 98, n. 3, p. 487-504, 2014.

HELFENSTEIN JUNIOR, Milton; GOLDENFUM, Marco Aurélio; SIENA, César. Occupational low back pain. *Rev Assoc Med Bras*, v. 56, n. 5, p. 583-9, 2010.

HUBBARD, Matthew J.; HILDEBRAND, Bernard A.; BATTAFARANO, Monica M.; BATTAFARANO, Daniel F. Common soft tissue musculoskeletal pain disorders. *Prim Care*, v. 45, n. 2, p. 289-303, 2018.

Ilyas, ASIF M; AST, Michael; SCHAFFER, Alyssa A.; THODER, Joseph. De quervain tenosynovitis of the wrist. *J Am Acad Orthop Surg*, v. 15, n. 12, p. 757-64, 2007.

KIBLER, W. Ben; MCMULLEN, John. Scapular dyskinesis and its relation to shoulder pain. *J Am Acad Orthop Surg*, v. 11, n. 2, p. 142, 2003.

LINAKER, Catherine H.; WALKER-BONE, Karen. Shoulder disorders and occupation. *Best Pract Res Clin Rheumatol*, v. 29, n. 3, p. 405-23, 2015.

MOTTA FILHO, G. R. Cotovelo. In: BARROS FILHO, T. E. P.; Lech B. (ed.). *Exame físico em ortopedia*. 2. ed. São Paulo: Sarvier, 2001.

NEWINGTON, Lisa; HARRIS, E. Clare; WALKER-BONE, Karen. Carpal tunnel syndrome and work. *Best Pract Res Clin Rheumatol*, v. 29, n. 3, p. 440-53, 2015.

PARDINI JUNIOR, A. G. Punho. In: BARROS FILHO, T. E. P.; LECH, B. *Exame físico em ortopedia*. 2. ed. São Paulo: Sarvier, 2001.

RADU, Ari Stiel. Abordagem prática das algias vertebrais comuns. In: NATOUR, Jamil (ed.). *Coluna vertebral*: conhecimentos básicos. 2. ed. São Paulo: ETCetera, 2004.

RIJN, Rogier M.; HUISSTEDE, Bionka M. A.; KOES, Bart W.; BURDORF, Alex. Associations between work-related factors and specific disorders at the elbow: a systematic literature review. *Rheumatology*, Oxford, v. 48, n. 5, p. 528-36, 2009.

ROPPER, Allan H; ZAFONTE, Ross D. Sciatica. *N Engl J Med*, v. 372, n. 13, p. 1.240-8, 2015.

THOMAS, Elaine; SILMAN, Alan J.; CROFT, Peter R.; PAPAGEORGIOU, Ann C.; JAYSON, Malcolm I. V.; MACFARLANE, Gary J. Predicting who develops chronic low back pain in primary care: a prospective study. *BMJ*, v. 318, n. 7.199, p. 1.662-7, 1999.

Seção VII

Administração e Planejamento de Serviços de Saúde e Segurança no Trabalho

Coordenação

Rogério Muniz de Andrade

Daniel Romero Muñoz

Capítulo 44

Bases da Administração e Sua Aplicabilidade na Saúde do Trabalhador

Leonardo Rigoleto Soares

Fundamentos gerais da administração

O médico, ao escolher a formação na área de saúde do trabalhador, deve ter em mente que sua atuação não contemplará apenas atendimentos em consultório e validação de documentos legalmente exigidos. O médico do trabalho, em virtude da interface com os demais membros de uma empresa, seja dentro de seu time de saúde, seja com um time de Ambiente, Saúde e Segurança (EHS, na sigla em inglês de *Environment, Health and Safety*) e áreas diariamente presentes em sua rotina, como recursos humanos (RH), precisa entender preceitos básicos de administração e planejamento para que suas ações sejam eficientes, agregando valor à sua organização.

A organização é representada por um sistema que objetiva, a partir de determinada matéria-prima (seja ela tangível ou não), a geração de produtos e serviços. O personagem que conduzirá esse processo de transformação será o administrador, realizando a tarefa por intermédio de recursos humanos e organizacionais. Para atingir esse objetivo, as funções do administrador transitarão entre as seguintes competências: planejar; organizar; liderar; e controlar.

Planejar

Consiste em um processo de identificação e seleção de como serão conduzidas as ações de uma organização. Pode ser dividida em três estágios:
1. Determinação de quais serão os objetivos.
2. Decidir quais caminhos adotar para atingir os objetivos.
3. Decidir como alocar o capital humano e financeiro para atingir os objetivos.

A concatenação dos três estágios do planejamento se resume em uma estratégia e são o ponto inicial para desenvolvimento, por exemplo, de programas de saúde e qualidade de vida no trabalho e fator primordial para que eles atinjam o objetivo planejado.

Organizar

Consiste em um processo para estruturar relações interdependentes entre pessoas da organização para que, em atuação conjunta e harmônica, atinjam os objetivos propostos e planejados por meio da divisão de papéis e de responsabilidades. O administrador, ao desempenhar o ato de organizar, estabelece linhas de hierarquia e autoridade entre os diferentes indivíduos e grupos. O resultado do processo de organização é a criação de uma estrutura organizacional, representando uma interface entre tarefas e relações de subordinação que alavanca o trabalho coletivo para se alcançarem os objetivos.

Liderar

Articular e mostrar uma visão clara para os membros e grupos da organização, transmitindo energia e promovendo capacitação para que entendam o papel e a importância de cada um na consecução dos objetivos organizacionais. O processo de liderança envolve o equilíbrio entre o uso de cinco habilidades, essenciais para um administrador/gestor: poder; influência; visão; persuasão; e comunicação.

O bom desempenho de um líder é a força motriz de uma organização e seus projetos, sendo responsável por aspectos que transcendem a produtividade e a alta eficiência, tornando o ambiente de trabalho mais saudável, com membros engajados, e impulsionando a cultura de "atuar como dono" (*ownership*). Um gestor médico, por exemplo, mediante o desempenho de sua liderança em prol de uma cultura de EHS, pode transformar seu escopo de trabalho em um valor primordial para a organização (*core organizacional value*) e ser exemplo multiplicador de suas condutas preconizadas, transformando-se em um diferencial para o negócio em que atua.

Controlar

Avaliar o nível de conclusão de um objetivo e quais medidas devem ser tomadas para a manutenção ou o aprimoramento do desempenho de uma equipe. Toda atividade deve ser supervisionada, havendo identificação de falas no processo ou oportunidades de melhoria, proporcionando viabilidade do plano estipulado e, ao final do processo, êxito nas tarefas planejadas. Esta função permite avaliar todas as outras três competências administrativas – planejar, organizar e liderar – e tomar uma decisão corretiva.

A gestão das quatro características do administrador permite ao mesmo obter o desempenho almejado e elucidar o quanto eficiente e efetivo está o uso dos recursos para alcançar a satisfação do cliente interno e os objetivos organizacionais, ou seja, para medir o desempenho organizacional (Figura 44.1). Para entendermos o que vem a ser esse desempenho organizacional, conceituaremos efetividade e eficiência:

» **Eficiência:** medida de como os recursos são utilizados de modo produtivo para se alcançar um objetivo, idealmente com dispêndio mínimo de recursos e esforços. Remete aos investimentos que foram mobilizados e que devem produzir os resultados desejados.
» **Efetividade:** medida da adequação dos objetivos que uma organização está perseguindo e do grau com que ela os atinge, ou seja, é a capacidade de se promoverem os resultados pretendidos.

Um alto desempenho organizacional é consequência de um processo com alta efetividade e eficiência, assim como a combinação dos mesmos aspectos em níveis baixos pode trazer uma estagnação de resultados e entrega de um produto com baixa qualidade, como mostra a Figura 44.2.

Figura 44.1 – Competências de um administrador.

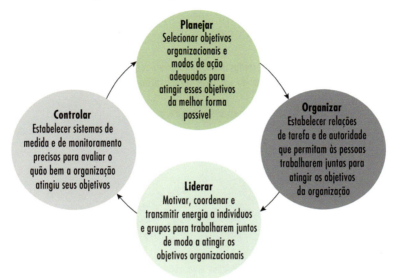

Fonte: Adaptada de JONES, Gareth R.; GEORGE, Jennifer M., 2008.

Figura 44.2 – Efetividade × Eficácia.

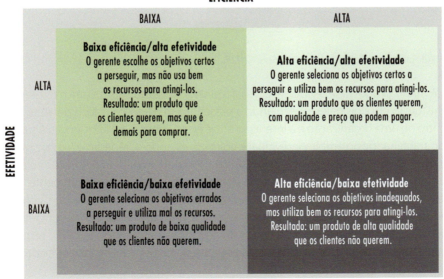

Fonte: Adaptada de JONES, Gareth R.; GEORGE, Jennifer M., 2008.

Administração em saúde do trabalhador

Os preceitos de administração, quando introjetados na rotina do médico do trabalho, permitem que ele desempenhe sua função enquanto gestor e, de forma eficiente e eficaz, transforme seu ambiente de trabalho. Ao realizarmos o estudo da matriz de competências, descrita por Dias et al. (Figura 44.3), elucidaremos a interface obrigatória entre a atuação assistencial e gerencial do médico ocupacional.

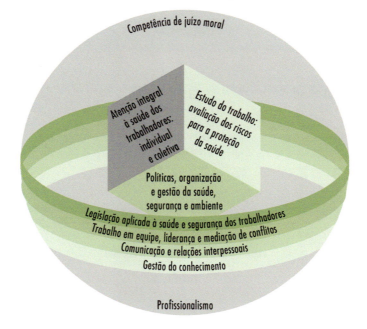

Figura 44.3 – Matriz de competências essenciais requeridas para o exercício da medicina do trabalho (atualização de 2018).

Fonte: Adaptada de DIAS, Elizabeth Costa, 2018.

A matriz proposta se divide em cinco domínios, sendo que aplicaremos os preceitos de administração em dois deles, observando a presença em diferentes níveis de atuação médica dentro de uma organização e a interação entre eles. O domínio 2 faz menção à saúde integral do trabalhador, no âmbito individual e coletivo, estando agregadas ações de promoção e proteção de saúde, vigilância e assistência. Para atingirmos níveis individuais e coletivos, há a necessidade do planejamento prévio da equipe de saúde e, consequentemente, do serviço de saúde, cumprindo minimamente obrigações legais do SESMT. Para que, com equipe multidisciplinar, os objetivos de promoção a saúde do trabalhador sejam concretizados, o médico deve atuar aplicando os conceitos de organização, definindo papéis e responsabilidades de sua equipe, e liderança, para que sua atuação preventiva em ambiente de trabalho seja eficiente.

O escopo das ações do médico do trabalho, tramitando entre seus níveis de atuação (estratégico, tático e operacional, ou seja, atuando nos campos de gestão, promoção de saúde, assistencial e de reabilitação), será representado pelo Programa de Controle Médico de Saúde Ocupacional (PCMSO), contemplado pelo domínio 4. A etapa de planejamento para o programa de controle médico de saúde ocupacional deve ser direcionada à população-alvo da organização, como forma de empoderamento de ideias e intenções de modo a satisfazer os objetivos propostos no programa. Como objetivos do PCMSO, podemos listar:

1. Identificação e avaliação dos riscos.
2. Vigilância dos fatores de risco, práticas de trabalho e agravos decorrentes do trabalho.
3. Assessoramento técnico de empregadores e trabalhadores.
4. Vigilância de saúde.
5. Educação de saúde.

Em virtude da abrangência do programa, diversas outras áreas farão parte da construção de ações e, consequentemente, demandarão, em uma relação pendular, tarefas que serão recebidas e enviadas pela figura do médico. A Figura 44.4 exemplifica o escopo de agentes em interação diária com o médico do trabalho.

Figura 44.4 – Matriz pendular de demanda médico ocupacional organizacional.

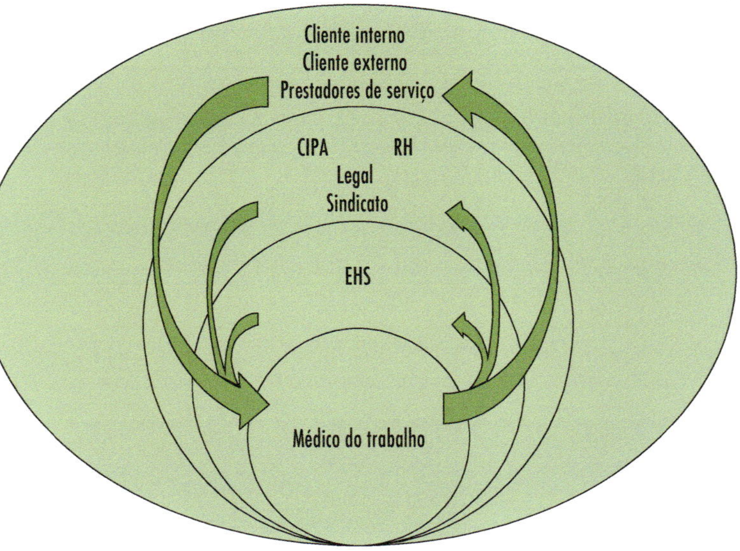

CIPA: Comissão Interna de Prevenção de Acidentes; RH: recursos humanos; EHS: ambiente, saúde e segurança (EHS, na sigla em inglês de *environment, health and safety*).
Fonte: Desenvolvida pela autoria do capítulo.

A interação com os múltiplos agentes, associada ao delineamento do perfil epidemiológico da população estudada, servirá como base para a construção, por exemplo, de programas de qualidade de vida e de promoção de saúde. Os programas transitarão por todos os preceitos administrativos, desde o respectivo planejamento até medidas de controle e seguimento, garantindo, assim, sua efetividade. Todos os resultados obtidos, desde o atendimento de um exame ocupacional até resultados de programas instituídos na organização, podem gerar dados e consequentemente KPI (*Key Performance Indicators*), devendo ser concatenados e elucidados aos altos cargos da organização. Essa ação gera visibilidade ao time de EHS, tornando as ações de EHS essenciais para a corporação e introjetadas na cultura organizacional, mostrando que a habilidade do médico do trabalho enquanto gestor/administrador deve ser incentivada e valorizada.

Referências bibliográficas

BRASIL. Ministério do Trabalho. Norma Regulamentadora n. 4: Serviços Especializados em Engenharia de Segurança e em Medicina do Trabalho (SESMT). Portaria n. 3237, de 27 de junho de 1972.

BRASIL. Ministério do Trabalho. Norma Regulamentadora n. 7: Programa de Controle Médico de Saúde Ocupacional (PCMSO). Portaria n. 3214/78, de 08 de junho de 1978.

CHIAVENATO, Idalberto. *Administração*: teoria, processo e prática. Elsevier, 2007.

DIAS, Elizabeth Costa; CHIAVEGATTO, Claudia Vasques; FARIA, Horácio Pereira de; RABELO, Carla Ruas. *Competências essenciais requeridas para o exercício da medicina do trabalho*: atualização 2018. Curitiba: Associação Nacional de Medicina do Trabalho (ANAMT), 2018.

ESTADOS UNIDOS. Occupational Safety and Health Administration (OSHA). *Safety and health programs management guidelines [Internet]*. 2015. Acesso em: 22.09.2019. Disponível em: https://www.osha.gov/shpmguidelines/SHPM_guidelines.pdf.

JONES, Gareth R.; GEORGE, Jennifer M. *Administração contemporânea*. AMGH, 2008.

MARINHO, Alexandre; FAÇANHA, Luís Otávio. *Programas sociais*: efetividade, eficiência e eficácia como dimensões operacionais da avaliação. Rio de Janeiro: Instituto de Pesquisa Econômica Aplicada (IPEA), 2001.

MARIYA, F. A.; DOMINGOS NETO, J.; ANDRADE, R. M. Planejamento, organização e elaboração do PCMSO. In: BANDINI, Marcia.; BONCIANI, Mário; REBELO, Paulo; Associação Nacional de Medicina do Trabalho (org.). *Programa de atualização em medicina do trabalho*: ciclo 1. Porto Alegre: Artmed Panamericana; 2018. p. 155-96. (Sistema de Educação continuada a Distância, v. 1).

RIBEIRO, Eduardo Augusto Werneck. Eficiência, efetividade e eficácia do planejamento dos gastos em saúde. *Hygeia – Revista Brasileira de Geografia Médica e da Saúde*, v. 2, n. 2, 2006.

SILVA, Rodolfo. Princípios da administração [Internet]. *Administradores – O Portal da Administração*, 2016. Disponível em: https://administradores.com.br/artigos/principios-da-administracao/101087/. Acesso em: 22.09.2019.

Capítulo 45

Principais Ferramentas Utilizadas na Administração Aplicadas à Saúde do Trabalhador

Leonardo Rigoleto Soares

Para melhor utilização dos preceitos de administração na rotina diária do médico do trabalho, algumas ferramentas são utilizadas como apoio para melhor planejamento dos objetivos até o controle dos resultados e necessidade de revisão de tarefas e atividades, proporcionando o atingimento do objetivo final. O capítulo elucidará algumas das ferramentas mais utilizadas e, a partir do estudo delas, permitir que o profissional escolha a mais adequada às suas necessidades gerenciais.

Ciclo PDCA

O ciclo de gestão e melhoria contínua PDCA, também denominado "ciclo de Deming", consiste em uma ferramenta aplicada em diversos processos de qualidade e muito utilizada nas áreas de Ambiente, Saúde e Segurança (EHS, sigla do inglês *Environment, Health, Safty*) para planejamento e seguimento de processos. A metodologia aplicada na ferramenta, cuja função básica é o de estabelecer diagnóstico, análise e prognóstico de problemas organizacionais, tem como premissa a repetição, uma vez que a hipótese inicial é confirmada (ou negada), a execução e o seguimento do ciclo contribuirão para a ampliação dos resultados posteriores. Por ser uma ferramenta processual, é importante que as pessoas envolvidas no ciclo entendam todas as suas fases, desde o planejamento até o desdobramento das ações, tornando a utilização mais eficiente e o produto final mais bem estruturado.

O PDCA é formado por quatro estágios (*Plan, Do, Check, Act*), que serão percorridos de forma contínua, progressiva e recorrente (Figura 45.1). O significado das fases é descrito a seguir:

» *Plan* **(plano):** consiste em uma fase de identificação e organização da demanda, além da definição de objetivos e ações. A primeira fase pode ser dividida em dois estágios, sendo o primeiro o de "definir o que se quer" e o segundo de "como farei", ou seja, o método utilizado.

» **Do (fazer):** consiste na execução do planejado na etapa de *Plan*. Está dividido em dois estágios, sendo o primeiro o de capacitação individual e organizacional para que a ação proposta seja implementada, e o segundo é o de *hands on*, ou seja, efetivamente implementar a ação.
» **Check (verificar):** consiste em uma fase de conferência e verificação para medir os resultados planejados e executados. Esta etapa envolve a coleta de dados do processo e comparação com o padrão previamente estabelecido, sendo a análise dos dados primordial para o seguimento do ciclo.
» **Act (ação):** consiste em agir e ajustar os dados previamente mensurados após o planejamento e a ação com o objetivo de mitigar a recorrência de erros. O intuito dessa fase é permitir, a partir da análise, o seguimento do conceito de melhoria contínua, aplicando ações corretivas aos aspectos divergentes dos planejados e permitindo o planejamento e execução de novos aspectos.

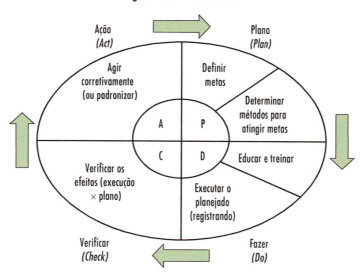

Figura 45.1 – Ciclo PDCA.

Fonte: Adaptada de FONSECA, Augusto Virgilio Mascarenhas da; MIYAKE, Dario, 2006.

A ferramenta denominada "5W2H", criada em um contexto de estudos sobre qualidade e aplicada à indústria, tem como objetivo auxiliar no planejamento de ações, minando dúvidas em relação a um processo e em relação à tomada de decisão. Esse *checklist* consiste em sete tópicos, descritos a seguir:

1. **What (o que):** ação ou atividade a ser executada; objetivo ou meta a ser atingido.
2. **Why (porque):** justificativa dos motivos e objetivos na execução ou solução do tópico proposto.
3. **Who (quem):** definição dos responsáveis pela execução do objetivo.
4. **Where (onde):** informação sobre o local ou departamento de execução.
5. **When (quando):** cronograma e datas de quando serão realizadas as ações.
6. **How (como):** detalhamento sobre como serão executados os procedimentos/processos.
7. **How much (quanto):** custo ou quantidade necessários para execução do objetivo.

Matriz de Eisenhower

A matriz de Eisenhower, nome proveniente do presidente americano Dwight David Eisenhower, é uma ferramenta utilizada para gestão de projetos objetivando priorização e administração do tempo empregado em múltiplas demandas. A divisão das tarefas e projetos propostos é realizada em quatro quadrantes, sendo os projetos alocados em espaços delimitados pela importância e urgência abordadas. O diagrama da Figura 45.2 elucida a ferramenta apresentada.

Figura 45.2 – Exemplo da matriz de Eisenhower.

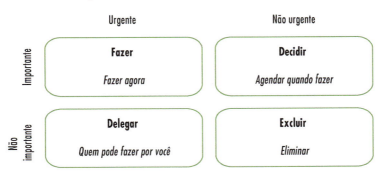

Fonte: Adaptada de MFONDOUM, Alfred Homère Ngandam et al., 2019.

» **Tarefas "importantes" e "urgentes":** recebem maior prioridade e devem ser realizadas o mais rapidamente possível.
» **Tarefas "importantes" e "não urgentes":** tarefas geralmente mais longas e de importância acentuada, porém não têm prazo de conclusão definido. Devem ser agendadas, porém não subestimadas.
» **Tarefas "não importantes" e "urgentes":** podem ser delegadas a outros profissionais ou componentes do time pela baixa importância, porém com necessidade de solução.
» **Tarefas "não importantes" e "não urgentes":** podem ser postergadas ou eliminadas, podendo representar desperdício de tempo e recursos aplicados.

SIPOC

SIPOC é uma ferramenta sistemática utilizada rotineiramente por equipes de qualidade, sendo peça-chave para organizar e perpetuar um sistema de gestão. Tem como objetivo identificar todos os elementos essenciais de um projeto antes de iniciá-lo (Figura 45.3). A ferramenta é parte integrante da metodologia Six Sigma, cuja importância é de melhoria integral de processos, evitando desvios ou "defeitos", resultando em menor variabilidade e convergindo em maior performance. A ferramenta abordada corresponde a cinco elementos essenciais, listados a seguir:

1. *Suppliers* **(fornecedores):** nesta etapa deverão ser descritos todos os fornecedores utilizados para que o processo seja realizado. É importante lembrar que, para todo item descrito na ferramenta, devemos ter uma origem preestabelecida, ou seja, um fornecedor descrito.

2. **Input (entradas):** as entradas no processo são resultantes do conteúdo fornecido pela coluna de *suppliers*.
3. **Process (processo):** esta etapa representa a interação entre todas as outras da ferramenta. É criado um fluxograma de como as tarefas são executadas e a ordem de como será realizada a transformação do processo. De forma simplificada, é a etapa que corresponde ao fluxo processual.
4. **Outputs (saídas):** a etapa representa as saídas do processo, podendo representar um produto ou uma resolução interna. É uma etapa importante, pois exemplifica o que realmente está sendo estudado e o resultado almejado, permitindo uma gestão mais sólida e com qualidade do processo em sua integralidade.
5. **Customers (clientes):** a última etapa representa o destino do produto mapeado.

É importante ressaltar que, ao criar um SIPOC, muitos não seguem a ordem natural da ferramenta, iniciando o mapeamento por colunas específicas, permitindo maior clareza para as demais. A seguir, descrevemos um exemplo de mapeamento que utiliza a ferramenta em questão:

Figura 45.3 – Ferramenta SIPOC.

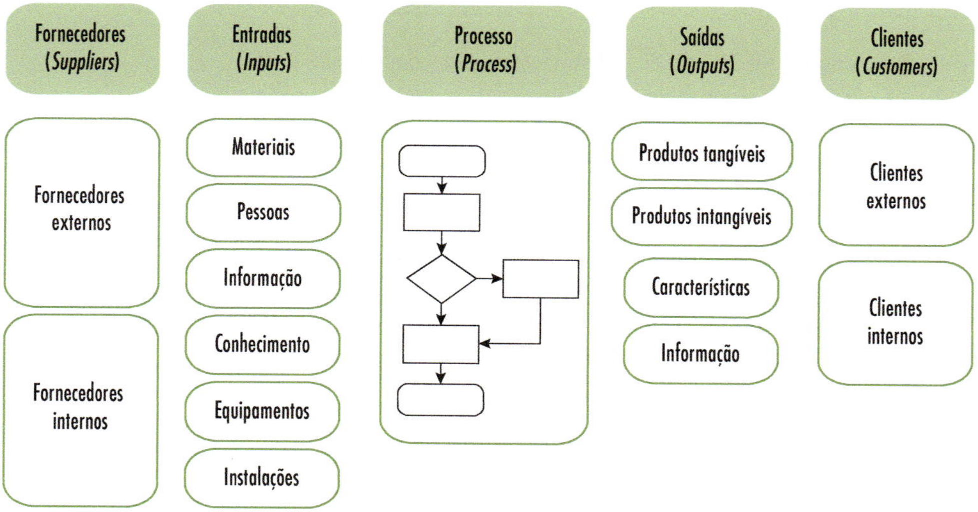

Fonte: Adaptada de MARQUES, P. A.; REQUEIJO, J. G., 2009.

Análise SWOT

A análise SWOT, também conhecida como "análise de forças, oportunidades, fraquezas e ameaças" (FOFA), é uma ferramenta desenvolvida na escola de administração, na década de 1960, que permite a percepção de características internas e externas da organização e proporciona maior clareza aos aspectos no planejamento estratégico para que sejam desenvolvidos os planos de ação (Figura 45.4).

Figura 45.4 – Análise SWOT ou FOFA.

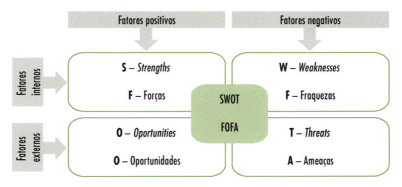

Fonte: Adaptada de PAULA, Gilles B. de, 2015.

As etapas da análise SWOT são as seguintes:
» **Strenghts (forças):** representam os pontos fortes analisados, uma variável controlável que pode representar diferenciais de uma organização ou grupo.
» **Weaknesses (fraquezas):** representam os pontos fracos analisados representados, por exemplo, situações inadequadas em uma organização que geram desvantagens operacionais. Por ser uma variável controlável, planos de melhoria podem ser gerados para mitigar as situações descritas.
» **Opportunities (oportunidades):** representam uma variável externa, não controlada, que pode favorecer uma ação estratégica positiva, desde que seja conhecida, objetivada e mapeada enquanto perdura.
» **Threats (ameaças):** representam uma variável externa, não controlada, que cria obstáculos ao desenvolvimento do planejamento estratégico da organização/grupo e dificulta a realização de objetivos. As ameaças devem ser conhecidas e monitoradas para que seu impacto não seja expressivo em relação às ações propostas.

Método SMART

A ferramenta SMART, criada por Peter Drucker, é um mnemônico que, mediante o fornecimento de critérios para o desenvolvimento de objetivos e metas, auxilia no planejamento e gerenciamento de projetos e desenvolvimento de pessoas (Quadro 45.1). As metas traçadas por um grupo ou organização devem, de forma ideal, ser desenvolvidas seguindo os seguintes preceitos:
» **Specific (específico):** a meta deve ser específica, objetiva e de fácil compreensão.
» **Measurable (mensurável):** a meta deve ser mensurável, o indicador, se plausível, criado de forma quantitativa ou qualitativa.
» **Attainable (atingível ou alcançável):** a meta deve ser atingível, plausível, para que o objetivo seja cumprido pelo grupo/organização.
» **Relevant ou realistic (relevante ou realista):** a meta deve ser relevante para quem a realiza, gerando compensação pelo esforço gasto no cumprimento da mesma.
» **Time-related or timely (temporal ou relacionado ao tempo):** a meta precisa de um prazo para ser executada; logo, deve-se mensurar um tempo limite ou data para o término.

Quadro 45.1 – Método SMART.

Abreviação	Significado
S	*Specific* (específico)
M	*Measurable* (mensurável)
A	*Attainable* (atingível)
R	*Realistic* (realista)
T	*Timely* (temporal)

Fonte: Paiva, 2016.

Diagrama de Ishikawa

O diagrama de Ishikawa, também conhecido como "diagrama espinha de peixe" ou diagrama de causa e efeito, é uma ferramenta diagnóstica que objetiva a investigação de processos organizacionais por intermédio da avaliação dos meios que resultam em um desfecho (Figura 45.5). É realizado de forma a estratificar os processos que envolvem o final da cadeia e proporcionar uma visão integral do todo, facilitando o reconhecimento de um desvio ou problema e agir diretamente no cerne deste. No contexto de EHS, o diagrama é difundido na investigação de acidentes e de doenças relacionados ao trabalho.

Figura 45.5 – Exemplo de diagrama de Ishikawa.

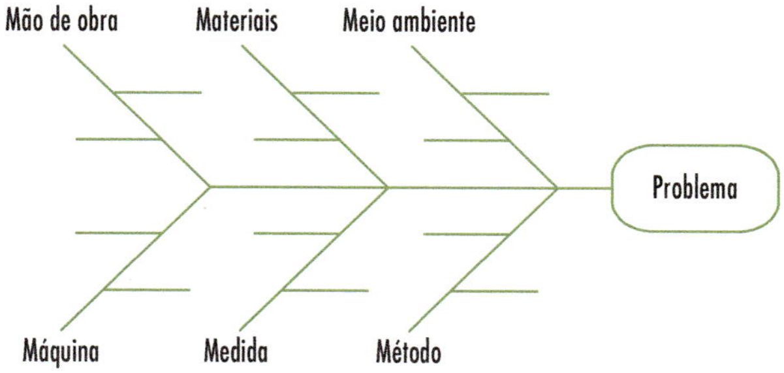

Fonte: Adaptada de Egestor, 2019.

Utilizando a metodologia de 6M, as causas de um problema podem ser estratificadas e classificadas da seguinte maneira:
» **Mão de obra:** relacionada a atuação e condutas do trabalhador no processo estudado.
» **Materiais:** refere-se ao material ou à matéria prima utilizados, ou seja, se houver algum problema nos componentes do produto, eles serão relatados.
» **Meio ambiente:** relacionado a problemas ambientais (condições como poluição, calor, poeira, iluminação etc.) ou ambiente de trabalho (leiaute, dimensionamento e posicionamento de equipamentos etc.).
» **Máquina:** relacionada ao maquinário utilizado pelo trabalhador.

> **Medida:** relacionada aos instrumentos de medida e calibração utilizados, assim como acompanhamento e frequência do processo.
> **Método:** envolve qualquer metodologia que está sendo utilizada para criação do produto final.

Após o término da análise utilizando-se o diagrama e localizada a causa principal do problema, será criado novo procedimento e, consequentemente, nova padronização para execução do processo, estando atrelados pontos de controle para permitir a manutenção da nova padronização e verificar se os procedimentos estão sendo seguidos, evitando desvios semelhantes.

Referências bibliográficas

ANDRIOLO, Felipe. Método SMART: como utilizar essa poderosa ferramenta nos meus objetivos [Internet]. *Administradores – O Portal da Administração*, 2017. Disponível em: https://administradores.com.br/artigos/metodo-smart-como-utilizar-esta-poderosa-ferramenta-nos-seus-objetivos. Acesso em: 06.10.2019.

ESCOBAR, Pedro Henrique. Diagrama de Ishikawa: o que é, como montar e vantagens de usar [Internet]. *Blog Egestor*, 2019. Disponível em: https://blog.egestor.com.br/diagrama-de-ishikawa. Acesso em: 06.10.2019.

FERNANDES, Isac Gabriel Martins et al. Planejamento estratégico: análise SWOT. *Revista Conexão Eletrônica das Faculdades Integradas de Três Lagoas*, Mato Grosso do Sul, v. 8, n. 1, 2015.

FONSECA, Augusto Virgilio Mascarenhas da; MIYAKE, Dario. Uma análise sobre o ciclo PDCA como um método para solução de problemas da qualidade. In: *XXVI Encontro Nacional de Engenharia de Produção*, Fortaleza, CE, 2006. p. 1-9.

MARIYA, F. A.; DOMINGOS NETO, J.; ANDRADE, R. M. Planejamento, organização e elaboração do PCMSO. In: BANDINI, Marcia.; BONCIANI, Mário; REBELO, Paulo; Associação Nacional de Medicina do Trabalho (org.). *Programa de atualização em medicina do trabalho*: ciclo 1. Porto Alegre: Artmed Panamericana; 2018. p. 155-96. (Sistema de Educação continuada a Distância, v. 1).

MARQUES, P. A.; REQUEIJO, J. G. SIPOC: a six sigma tool helping on ISO 9000 quality management systems. In: *XIII Congreso de Ingeniería de Organización*, 2009. p. 1.229-38.

MFONDOUM, Alfred Homère Ngandam et al. Eisenhower matrix Saaty AHP: strong actions prioritization? Theoretical literature and lessons drawn from empirical evidences. *Journal for Advanced Research in Applied Sciences*, v. 6, p. 13-27, 2019.

NAKAGAWA, Marcelo. 5W2H: plano de ação para empreendedores [Internet]. *Portal Sebrae*. Disponível em: https://m.sebrae.com.br/Sebrae/Portal%20Sebrae/Anexos/5W2H.pdf. Acesso em: 04.10.2019.

NAPOLEÃO, Bianca Minetto. 5W2H [Internet]. *Ferramentas da Qualidade*, 2018. Disponível em: https://ferramentasdaqualidade.org/5w2h. Acesso em: 06.10.2019.

PACHECO, Ana Paula Reusing et al. *O ciclo PDCA na gestão do conhecimento*: uma abordagem sistêmica. Universidade Federal de Santa Catarina, Programa de Pós-Graduação em Engenharia e Gestão do Conhecimento [Internet], 2012.

PAULA, Gilles B. de. Matriz SWOT ou matriz FOFA: utilizando a análise SWOT para conhecer as cartas do jogo e aumentar as chances de vitória de sua empresa! [Internet]. *Treasy – Planejamento e Controladoria*, 2015. Disponível em: https://www.treasy.com.br/blog/matriz-swot-analise-swot-matriz-fofa. Acesso em: 06.10.2019.

RAMOS, Davidson. O que é SIPOC (ferramenta para mapear processos) [Internet]. In: *Blog da Qualidade*, 2018. Disponível em: https://blogdaqualidade.com.br/o-que-e-sipoc. Acesso em: 06.10.2019.

SALGADO, G. A. C. Ciclo PDCA. In: MENDES, René (org.). *Dicionário de saúde e segurança do trabalhador*: conceitos, definições, história, cultura. Novo Hamburgo: Proteção, 2018. p. 257-8.

SOKOVIC, M.; PAVLETIC, D.; PIPAN, K. K. Quality improvement methodologies: PDCA cycle, RADAR matrix, DMAIC and DFSS. *Journal of Achievements in Materials and Manufacturing Engineering*, v. 43, n. 1, p. 476-83, 2010.

YEUNG, Shirley Mo-Ching. Using six sigma: SIPOC for customer satisfaction. *International Journal of Six Sigma and Competitive Advantage (IJSSCA)*, p. 351, 2008.

Capítulo 46
Planejamento e Cálculo de Custos Aplicados à Saúde do Trabalhador

Leonardo Rigoleto Soares

A atuação do médico do trabalho como gestor e administrador e as formas de organização de sua demanda, por de ações, projetos e ideias, estão evidentes a partir dos últimos capítulos. Porém, para tornar a saúde e, consequentemente, a atuação do médico e áreas correlatas um valor primordial para a organização, entender e utilizar conceitos financeiros é de extrema importância. O objetivo do presente capítulo é conceituar termos de gestão financeira e, a partir de um planejamento, estudarmos a análise de investimentos e resultados esperados provenientes dela.

Um dos pontos elucidados em administração é o de que o administrador deve "criar valor para o acionista". Para o médico do trabalho, como um administrador e seguindo os mesmos preceitos, pensaremos em valor a partir do seguinte exemplo: um gestor deseja criar um programa de qualidade de vida na empresa e planeja mensurar que benefícios ele pode trazer para a população da organização e seus acionistas. Como o faria?

Para a resposta da proposta exemplificada, conceituaremos alguns pontos relativos à gestão estratégica financeira e de custos:

» **Ganhos:** bens ou serviços obtidos de forma anormal ou involuntária. Um exemplo é o ganho cambial.
» **Receita:** ingressos de recursos para o patrimônio de organização sob a forma de bens e direitos correspondendo, em geral, à venda de mercadorias, de produtos ou à prestação de serviços, podendo esta receita ser derivada de aplicações ou operações financeiras.
» **Perdas:** bens ou serviços consumidos de forma anormal ou involuntária. Diferenciam-se dos gastos em decorrência dessas duas características. Os danos causados por desastres naturais, por exemplo, se caracterizam como perdas.
» **Gastos:** correspondem a sacrifícios financeiros que uma organização tem para obtenção de produtos e serviços. Podem ser exemplificados por custos, despesas ou investimentos.

» **Custos:** gastos relativos à utilização de fatores na produção de bens ou serviços. O que diferencia se um gasto é um custo ou uma despesa para a organização é que os custos estão envolvidos no processo de produção, por exemplo, a mão de obra utilizada. Quando abordados no campo da saúde, podemos dividir os custos em subclassificações:
  – **Custos fixos (CF):** custos que não variam de acordo com volume de serviços prestados.
  – **Custos variáveis (CV):** custos que variam de acordo com o volume de serviços prestados.

$$\text{Custo total (CT)} = CF + CV$$

» **Despesas:** bens ou serviços utilizados de forma direta ou indireta para obtenção de receita. As despesas, ao contrário dos custos, não estão envolvidas na produção de bens ou serviços. A depreciação de um computador de um gerente, por exemplo, seria uma despesa com depreciação.
» **Investimentos:** gastos para criação de ativos que, apesar de representarem inicialmente despesas ou custos, terão impacto direto nos resultados quando realizados de maneira estratégica e satisfatória.

A Figura 46.1 representa, de forma esquemática, os preceitos básicos em gestão financeira anteriormente exemplificados.

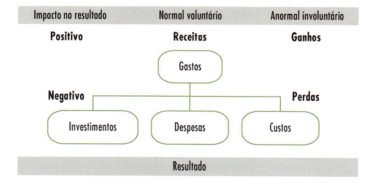

Figura 46.1 – Conceitos básicos de gestão de custos (formulação esquemática).

Fonte: Adaptada de COURA, B. Pós-graduação em gestão de negócios: saúde – contabilidade de custos.

A avaliação financeira de custos se torna, ao abordarmos a gestão de saúde ocupacional, imprescindível pois, se há o intuito por parte do médico de potencializar o bem-estar em sua organização, é necessário ter em mãos um conjunto de informações para se priorizar a alocação de recursos, em forma de investimentos, e ter a dimensão do impacto que as ações ou programas estruturados provocarão. Ao entendermos esse preceito, teremos noção de que o investimento é a forma como o médico pode criar valor ao acionista. Criar valor significa, de maneira simplificada, produzir algo que vale mais do que os recursos utilizados em sua construção e que possa gerar um retorno. Existem várias formas de se avaliarem os investimentos e o retorno proporcionado com o objetivo de decidir a viabilidade deles. Na Figura 46.2, são consideradas algumas formas de análise.

Figura 46.2 – Adaptação de metodologias de análise de investimentos.

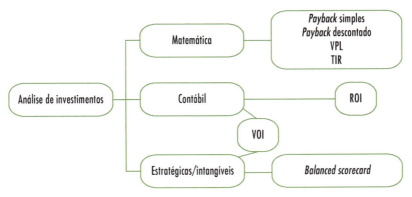

Fonte: Adaptada de Grossa, 2007.

» **Payback simples:** representa o tempo esperado para recuperar o valor de investimento. Pode ser calculado pela razão entre investimentos e receitas. O processo consiste em somar os fluxos de caixa futuros para cada ano até que o custo inicial do projeto seja minimamente atingido.

$$Payback\ simples = \frac{Investimento\ inicial}{Receita}$$

» **Payback descontado:** variante do método, estando a diferença no fato de ser calculado a partir de fluxos de caixa descontados. Os fluxos de caixa esperados são acrescidos de uma taxa de desconto que fará a correção monetária dos valores pelo período. Essa taxa representa, por exemplo, fatores como desvalorização da moeda.
» **Valor presente líquido (VPL):** método de propostas de investimentos de capital em que se encontra o valor presente dos fluxos de caixa futuros líquidos, descontados ao custo de capital da empresa ou à taxa de retorno exigida. O VLP igual a zero significa que os fluxos de caixa do projeto são suficientes para restituir o capital investido. Se positivo, está gerando retorno à organização, significando que se está gerando mais capital no investimento que déficit monetário.
» **Taxa interna de retorno (TIR):** a taxa faz relação com outra, TMA (taxa mínima de atratividade), que representa "a melhor taxa, com baixo risco, disponível para aplicação de capital" e é calculada por meio das taxas de juros praticadas no mercado (p. ex., Selic). A TIR corresponde ao percentual de retorno obtido sobre o saldo investido e ainda não recuperado em um projeto de investimentos. Ela pode se comportar de três maneiras diferentes:
  1. **TIR > TMA:** significa um investimento economicamente atrativo.
  2. **TIR = TMA:** investimento se encontra em uma situação de indiferença.
  3. **TIR < TMA:** investimento não atrativo, pois seu retorno é menor do que o de um investimento sem riscos.
» **ROI *(return on investment)*:** medida que quantifica o retorno financeiro produzido por um investimento. É um dos principais indicadores utilizados pelas corporações como

apoio na tomada de decisão sobre investimentos e muito difundido ao se analisarem, monetariamente, os investimentos propostos pelo médico do trabalho em programas de qualidade de vida, por exemplo. É obtido dividindo-se o resultado líquido pelo ativo total e representa a eficiência da utilização dos recursos financeiros empregados.

$$ROI = \frac{Receitas - Custos}{Custos}$$

» **VOI (*value on investment*):** termo muito popular na abordagem da saúde e dos programas de saúde. Ele representa todo o valor recebido em comparação a um investimento financeiro realizado, ou seja, inclui fatores abstratos em sua composição, tornando-o menos tangível quando comparado ao ROI. O indicador é interessante, pois remete a aspectos que financeiramente se tornam importantes, mas que, em uma análise estritamente monetária, se tornam invisíveis, como bem-estar integral do trabalhador, retenção de talentos e incremento da cultura de *ownership*, resultando em aumento de produtividade (Figura 46.3).

Figura 46.3 – Exemplo de comparação entre ROI e VOI.

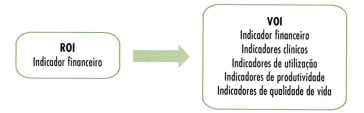

Fonte: Desenvolvida pela autoria do capítulo.

A decisão entre a utilização do ROI ou do VOI como ferramenta de mensuração dos investimentos dependerá de muitos fatores intrínsecos à organização e à sua população, como o tamanho dos programas a serem instituídos, público-alvo, cultura organizacional e objetivo.

» **Balanced scorecard:** ferramenta gerencial que mede o desempenho de uma empresa sob quatro aspectos:
1. **Financeiro:** mede as ações da perspectiva econômica, levando em consideração riscos e a rentabilidade da empresa.
2. **Dos clientes:** mede a perspectiva dos clientes em relação à empresa, incluindo formas de prospectar novos mercados.
3. **Dos processos internos:** identifica os processos mais críticos da organização.
4. **De aprendizado e inovação:** indica o que será necessário priorizar para a organização melhorar o seu desempenho.

Como parte integrante do *Balanced scorecard*, o diagrama de causa e efeito favorece um aprendizado contínuo sobre a estratégia empresarial e permite maior comunicação e alinhamento dos empregados com ela, ou seja, tem um retorno intangível quando analisado frente a um investimento (Figura 46.4).

Figura 46.4 – Estratégia em ação de Kaplan e Norton.

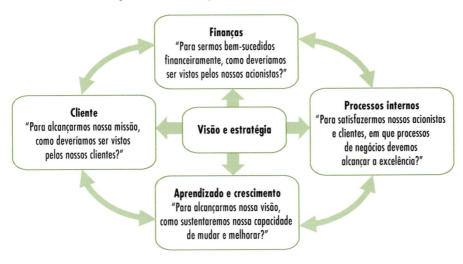

Fonte: Adaptada de KAPLAN, Robert S.; NORTON, David P., 1997.

Além dos estudos sobre os investimentos e retorno planejado, as ações e os programas podem ser comparados por meio de análises em que os custos são pareados com outros fatores relevantes, tornando a escolha do médico gestor mais plausível e aplicável. A seguir, estão descritas tais comparações:

» **Análise de custo/benefício (ACB):** corresponde à relação entre os custos totais de cada programa de saúde e os benefícios diretos e indiretos gerados. Em geral, são utilizados termos monetários para que a análise final (benefícios da intervenção menos custos da intervenção) seja mensurada. As vantagens de se utilizar a análise é a facilidade em interpretar os resultados (comparação direta entre benefícios líquidos dos programas estudados), porém, como desvantagem, podemos salientar a monetização de situações clínicas.

» **Análise de custo/efetividade (ACE):** consiste em comparar duas ou mais intervenções em saúde, pela diferença entre seus custos em unidade monetária divididos pela diferença de resultados, representando a capacidade de promover resultados almejados com o menor custo. Ao fazer a comparação entre intervenções, podemos nos remeter a três cenários comparativos:
  1. **Menor custo e maior efetividade:** cenário dominante, representando economia (*cost saving*) para a organização.
  2. **Maior custo e menor efetividade:** cenário dominado, devendo a intervenção ser rejeitada.
  3. **Maior custo e maior efetividade:** cenário de decisão, devendo-se observar fatores acessórios para tomada de decisão.

As vantagens de utilização da análise são a não necessidade de monetização dos benefícios em saúde e a fácil interpretação de resultados. As desvantagens correspondem à impossibilidade de comparação na análise de alguns produtos diferentes, com escopos e utilidade divergentes.

» **Análise custo/minimização (ACM):** consiste na comparação entre dois parâmetros com efetividades iguais, porém com custos diferentes, recaindo a escolha ao que apresenta menor custo. É geralmente utilizada quando duas intervenções proporcionam o mesmo resultado, devendo haver evidências claras que suportam a igualdade de resultados. As vantagens se respaldam na equivalência proposta, permitindo uma análise facilitada.

» **Análise custo/utilidade (ACU):** a ACU é considerada uma análise custo/efetividade, porém com resultados mensurados em termos de valor social (bem-estar e qualidade de vida de um indivíduo ou população). É medida por uma escala específica (QALY – *Quality Adjusted Life of Years*) e apresenta aplicabilidade quando comparados pacientes e parâmetros de sobrevida e epidemiológicos (p. ex., morbidade e mortalidade).

Voltaremos ao exemplo apresentado no início do capítulo: um gestor deseja criar um programa de qualidade de vida na empresa e planeja mensurar quais benefícios ele pode trazer para a população da organização e seus acionistas. Como o faria?

Para gerenciamento dos programas de qualidade de vida, poderemos utilizar os preceitos básicos de administração (planejar, organizar, liderar e controlar, elucidados em capítulo anterior) para criarmos os programas propostos, assim como todos os aspectos que os compõem. Podemos utilizar ferramentas para garantir a manutenção desses programas e mitigar qualquer tipo de desvio ou erro no processo (p. ex., utilizando ferramentas como o SIPOC para orientação e o PDCA para seguimento e gerenciamento, exemplificados no capítulo anterior), mensurar as intervenções e a utilização de recursos (utilizando análises de custo/benefício e custo/efetividade) e prospectando os resultados almejados, sendo estritamente financeiros (ROI) ou não (VOI). Seguindo esse exemplo, há maiores chances de um programa de qualidade de vida ser eficiente e efetivo e alavancar as intervenções de um time de Proteção Ambiental, Gestão de Saúde e Segurança (EHS, na sigla do inglês *Environmental Protection, Health Management and Safety*), mostrando-se como peça fundamental para a cultura organizacional e um diferencial para o negócio e seus trabalhadores.

Referências bibliográficas

COURA, B.; PINTO, A. A. G.; SALGADO, F. F.; DANTAS, M. B. *Gestão de custos em saúde*. Rio de Janeiro: Faculdade Getúlio Vargas, 2009.

KAPLAN, Robert S.; NORTON, David P. *A estratégia em ação*: balanced scorecard. 19. ed. Rio de Janeiro: Campus, 1997. 344p.

KOHLL, Alan. ROI vs. VOI: which is better for evaluating your wellness program? [Internet]. *HuffPost*, 2019. Disponível em: https://www.huffpost.com/entry/roi-vs-voi-which-is-bette_b_10481730. Acesso em: 06.10.2019.

OGATA, Alberto José Niituma. Promoção da saúde no ambiente de trabalho. *Rev Bras Med Trab*, v. 16, n. supl. 11, p. 1-44, 2018.

PAYBACK. In: *Dicionário financeiro* [Internet]. Disponível em: https://www.dicionariofinanceiro.com/payback. Acesso em: 06.10.2019.

VELOSO, Germany Gonçalves; MALIK, Ana Maria. Análise do desempenho econômico-financeiro de empresas de saúde. *RAE-eletrônica*, v. 9, n. 1, art. 3, p. 1-22, 2010.

WANTROBA, Elaine. *Avaliação de investimentos em sistemas integrados de gestão empresarial*. 2007, 97 f. Dissertação (Mestrado em Engenharia da Produção) – Universidade Tecnológica Federal do Paraná, Ponta Grossa.

Capítulo 47

O Médico do Trabalho nas Empresas e a Sua Interface com as Outras Áreas

Luis Augusto Sales Lima Pilan
Keilá Carvalho R. de Oliveira Piovesan Mendonça

Segundo a Associação Nacional de Medicina do Trabalho (ANAMT), nos espaços do trabalho ou da produção, o médico do trabalho pode exercer suas atividades, na condição de empregado nos Serviços Especializados de Engenharia de Segurança e de Medicina do Trabalho (SESMT), como prestador de serviços técnicos para a elaboração do Programa de Controle Médico de Saúde Ocupacional (PCMSO) ou de consultoria.

Um dos principais papéis, senão o mais relevante, consiste na atuação médica empresarial e tem como premissa básica proteger e promover a saúde, a segurança e o bem-estar dos trabalhadores. Para que esse objetivo seja atingido, o médico do trabalho deve lançar mão de todos os recursos disponíveis na densa trama corporativa de interesses e prioridades que existem dentro de uma empresa. Como regra geral, o caminho para a premissa básica é uma longa batalha de jogo de cintura, regada a muito conhecimento técnico e experiência, com o apoio de uma equipe de saúde comprometida e o auxílio de bons aliados dentro e fora do trabalho.

Apesar desse escopo de atuação, culturalmente sedimentado, atualmente, observa-se a tendência para um novo olhar sobre o médico do trabalho dentro das empresas. Esse olhar demanda um entendimento integral do médico do trabalho sobre todos os fenômenos que ocorrem envolvendo a saúde do trabalhador e dos seus familiares. Logo, o trabalho, desafiador por natureza, começou a ter sinistro, metas, *saving* e *budget*. Esta manifestação caminha junto às questões econômicas, sociais, políticas e organizacionais.

Para ilustrar este novo cenário, serão abordados sucintamente, neste capítulo, alguns atores presentes na rotina do médico do trabalho nas empresas.

Inicialmente, serão tecidos comentários, para uma breve noção, sobre o plano de saúde, benefício desejado pelos trabalhadores e o segundo maior custo do departamento de recursos humanos (RH) de uma empresa, após a folha de pagamento.

Planos de saúde

A saúde suplementar é a atividade que envolve a operação de planos ou seguros de saúde. Essa operação é regulada pelo poder público, representado pela Agência Nacional de Saúde Suplementar (ANS) – uma autarquia especial criada por lei, vinculada ao Ministério da Saúde, com atuação em todo o território nacional, como órgão de regulação, normatização, controle e fiscalização do setor de planos de saúde no Brasil – e as operadoras que compreendem as seguradoras especializadas em saúde, medicinas de grupo, cooperativas, instituições filantrópicas e autogestões.

O plano de saúde é um benefício oferecido aos trabalhadores das empresas por meio de vínculo empregatício. Desse modo, os trabalhadores são acompanhados em serviços de rede assistencial própria ou credenciada nos quais, muitas vezes, se perdem na busca de profissionais ou não conseguem a devida orientação para o melhor desfecho do seu caso. Dependendo da política da empresa, o benefício saúde pode ser estendido aos familiares, denominados "dependentes".

É importante esclarecer que os planos de saúde fornecem assistência à saúde de forma suplementar, de modo que o cidadão não perde o direito de ser atendido pelo Sistema Único de Saúde (SUS) ao contar com a cobertura do plano privado. Apenas a título de informação complementar, caso o usuário do plano de saúde use o SUS, posteriormente, há repasse do valor desta utilização ao plano de saúde e, então, à empresa (quando for o caso).

Hoje em dia, alguns serviços públicos não têm planos de saúde para os seus trabalhadores e, então, esses serviços utilizam uma vertente assistencial para acompanhar os seus trabalhadores. O que vai além desta assistência segue, em regra, para o Sistema Único de Saúde.

Entre as diversas razões para as empresas oferecerem o benefício do plano de saúde estão: o cuidado com o bem-estar; a qualidade de vida do trabalhador; aumento da produtividade; instrumento de atração e engajamento; valorização do salário; e a ajuda na redução dos índices de absenteísmo ou de afastamentos previdenciários por motivo de doença ou de acidente.

Como já referido anteriormente, as empresas oferecem o plano de saúde ao seu trabalhador; entretanto, em contrapartida, desejam a redução dos custos da utilização deste benefício para não enfrentarem reajustes catastróficos. Partindo da verdade universal de que saúde não é algo que possa ser poupado, reduzir custos do benefício saúde não é um cálculo simples ou mágico.

O caminho para o equilíbrio entre o benefício de saúde e os custos começa pela regra número um: todo plano de saúde deve ser utilizado, desde que, com consciência e, inicialmente, em caráter preventivo. O despertar sobre a cultura do uso correto do plano de saúde, na busca de valores que vão ao encontro da saúde e não ao da doença, é capaz de auxiliar no amadurecimento sobre as tomadas de decisões e sobre os melhores desfechos na saúde do trabalhador e de seus familiares.

Sendo o plano de saúde um benefício oferecido em prol da saúde do trabalhador e seus dependentes, é importante que o médico do trabalho tenha conhecimento desta realidade.

Um ponto de preocupação é que há uma deficiência na formação do médico do trabalho nos assuntos ligados à saúde suplementar, deixando-o muito exposto e fragilizado nesses fóruns de discussão. Está cada vez mais frequente a cobrança da diretoria das empresas quanto ao envolvimento do médico do trabalho na gestão do plano de saúde.

O médico do trabalho deve ter, minimamente, conhecimentos básicos de tipos de contrato, modalidades de pagamento, cálculo de sinistralidade, rol obrigatório da ANS, processo de cotação, diferenças entre operadoras, seguradoras e medicinas de grupos.

Médico do trabalho e o serviço de medicina e segurança do trabalho

O serviço de medicina do trabalho deve seguir toda dinâmica da legislação pertinente, atuar de modo técnico em exames e análises ocupacionais e basear-se no Programa de Controle Médico de Saúde Ocupacional (PCMSO), que precisa ter sinergia com o Programa de Gerenciamento de Riscos. Ambos são pilares importantes para o bom andamento e gestão dos serviços de saúde e segurança ocupacionais.

Entretanto, todo médico do trabalho, principalmente aquele que está na gestão direta, precisa, entre diversos assuntos, conhecer bem o ambiente e as condições do trabalho e os riscos ocupacionais, buscar conhecer o perfil de saúde da sua população e realizar estudos epidemiológicos e ações de vigilância em saúde.

Essencial que todas as informações sobre a saúde e segurança sejam mantidas em processo contínuo e sistemático de coleta, análise, consolidação e disseminação de dados. Existem diversos recursos tecnológicos que auxiliam na tarefa de gestão e acompanhamento de indicadores, como as plataformas de BI (*bussines inteligence*) – ferramentas para auxiliar de modo prático e assertivo o cruzamento de inúmeras informações sobre os trabalhadores (dados do plano de saúde, absenteísmo, questionários de estilo de vida, prontuário ocupacional, entre outros). Desse modo, podem-se planejar e implementar medidas de saúde para a proteção, prevenção e controle de riscos, agravos e doenças, bem como para a promoção da saúde.

Hoje em dia, observa-se a prática de programas voltados à atenção primária que podem ser realizados pela própria equipe de saúde da empresa ou de serviços terceirizados. Várias empresas têm ampliado esta visão de cuidado ao trabalhador e aos seus dependentes, usuários dos planos de saúde.

A "atenção primária" é termo muito conhecido, mais especificamente, da saúde pública. Atualmente, muitas empresas privadas buscam aproximar-se do modelo já praticado pelos serviços públicos, que é o de cuidar das pessoas em relação às suas necessidades elementares de saúde. Essa busca, nas empresas, visa uma abordagem preventiva com direcionamento dos casos mais complexos às redes referenciadas dos planos de saúde.

Ações criativas e educativas, planos de comunicação em massa, recursos que estimulam o bem-estar físico/mental e diversas formas de abordagem aos trabalhadores e seus familiares são pontos positivos que podem gerar mudanças comportamentais e retornos satisfatórios a toda a comunidade.

Outro recurso de apoio ao médico do trabalho, disponível para uso das empresas, é o modelo denominado *Five Keys to Healthy Workplaces* (Cinco Chaves para Ambientes de Trabalho Saudáveis), lançado pela Organização Mundial de Saúde (OMS) com base no Plano Global de Ação para a Saúde dos Trabalhadores da OMS, 008-2017. Essa ferramenta auxilia as empresas perante a crescente pressão social e pública, buscando criar ambientes de trabalho saudáveis para seus trabalhadores, prevenção de doenças e lesões e melhoria na produtividade e competitividade.

Médico do trabalho no setor público

Os principais desafios que o médico do trabalho enfrentará no setor público são o modelo de contratação dos funcionários por intermédio dos concursos públicos e o suporte assistencial para investigação diagnóstica, tratamento e reabilitação.

Para a maioria dos postos de trabalho, principalmente da saúde, não é possível o resultado de "inapto" para a função durante o teste admissional, pois o candidato passou no concurso e não há no edital pré-requisitos de saúde ou teste de aptidão como no caso de cargos policiais. Além disso, a vaga é específica para aquela função e para aquele departamento, dificultando ou impossibilitando a mudança de função ou de setor.

Diferentemente das empresas privadas, é raro haver, no setor público, o fornecimento de convênio para os funcionários. Aproximadamente, 70% dos beneficiários de planos médico-hospitalares são coletivos empresariais. Portanto, o médico do trabalho dependerá da estrutura da rede básica de saúde para encaminhamento de investigações diagnósticas e de tratamentos, tornando o processo de reabilitação ou retorno ao trabalho muito mais moroso do que na saúde suplementar.

No setor público, o médico do trabalho precisará correr atrás de parcerias e usar a criatividade para implantar os programas de promoção de saúde, pois, na maioria das vezes, não terá *budget* nem equipe dimensionada para a demanda mínima obrigatória.

Médico do trabalho e o setor de recursos humanos da empresa

Na maioria das organizações, o médico do trabalho está dentro do setor de RH, respondendo ao diretor ou ao gerente de RH. Esse organograma do mundo corporativo é um dos desafios de relacionamento para o médico. O médico do trabalho precisa ter habilidade de transitar dentro do mundo corporativo, em reuniões de diretoria, de apresentações de resultados, em reuniões com o sindicato, entre outras.

Cultivar um relacionamento de respeito mútuo é a peça-chave para um trabalho gratificante e bem-sucedido. O médico do trabalho é responsável pela saúde do trabalhador e deve atuar de modo técnico e efetivo para executar bem sua tarefa. Cabe a ele agir com prudência e cautela, sempre dentro dos parâmetros do código da ética médica e pautado no sigilo de informações do paciente.

O RH e o serviço de medicina ocupacional devem trabalhar em prol do trabalho digno, sem atropelos de papéis e com extrema clareza sobre o limite de cada um. Não deve haver rivalidades e, reza a sabedoria, em ambiente de trabalho onde há uma equipe sincronizada, sempre se construirão soluções para um resultado favorável.

Segundo o Total Worker Health®, os fatores relacionados ao trabalho, como o salário, o benefício do plano de saúde, a jornada, a carga de trabalho e os níveis de estresse, as interações com colegas e chefias, o acesso ao abono por licenças e ambientes de trabalho que promovam a saúde – todos esses elementos têm impacto importante no bem-estar dos trabalhadores, da sua família e da comunidade.

Logo, considerando-se a amplitude dos fatores capazes de promover a saúde do trabalhador, o médico do trabalho pode atuar como um norteador para o setor de RH, auxiliando no esclarecimento de situações e dando apoio técnico em questões da prática diária na especialidade, dentro do que lhe for permitido e for compatível com as boas práticas da medicina.

Médico do trabalho e o médico consultor em corretoras de benefícios de saúde

Os médicos que trabalham como consultores em corretoras de planos de saúde têm o conhecimento técnico sobre os planos de saúde e as normas específicas dos órgãos que regulam o sistema de saúde suplementar.

Por intermédio da *expertise* do médico da corretora e da apresentação de indicadores sobre a utilização do plano de saúde e sugestões de caminhos para o manejo de situações específicas de trabalhadores ou seus dependentes, o médico do trabalho consegue obter informações para atuar na da empresa. O médico da corretora também pode auxiliar na intermediação com as operadoras para direcionar utilizações em redes credenciadas, apoiar em divergências técnicas, acompanhar e priorizar as situações com maior risco financeiro e clínico, seja do trabalhador, seja do seu dependente.

A troca de experiências, entre os médicos do trabalho e da corretora, é capaz de enriquecer e direcionar na melhor condução da saúde dos usuários do benefício saúde da empresa, de modo mais assertivo e efetivo.

O ideal é que tanto o médico da empresa como o médico da corretora sejam envolvidos em negociações iniciais em relação às entregas quanto à área da saúde. O alinhamento das expectativas e das entregas é meio caminho andado para execução de um trabalho mais produtivo entre todas as partes.

O médico da empresa, detentor das informações ocupacionais e das reais necessidades identificadas na prática do seu dia a dia, pode contar com o médico da corretora para orientá-lo em situações que envolvam o plano de saúde dos seus trabalhadores e a seleção dos melhores prestadores da rede para direcionamento. O mapeamento de todos os recursos oferecidos pelas operadoras para apoio ao serviço de medicina ocupacional é uma das atividades estratégicas de integração do assistencial com o ocupacional, como a telemedicina e os programas de segunda opinião médica.

As corretoras em benefícios de saúde, conforme acordos contratuais firmados com as empresas, também podem oferecer programas voltados à promoção e à qualidade de vida e a programas como gestão de portadores de doenças crônicas, entre outros. Importante o médico do trabalho ter essa noção para se utilizar de todos os recursos disponíveis para auxiliá-lo na sua prática diária.

Um papel importante do médico do trabalho na gestão do plano de saúde é o compartilhamento das informações de afastados e doentes crônicos com o médico da corretora ou da operadora para a cotação do plano de saúde. Essas informações são importantes para projeções do prêmio e sinistro que deverá ser pago pela empresa. Se não tiver as informações de Código Internacional da Doença (CID) dos afastados e de relatórios médicos atualizados, os custos são majorados para o pior cenário de saúde, deixando o plano mais caro. Outro ponto de atenção é que a omissão de informações de casos complexos, como câncer, renais crônicos dialíticos que não estejam afastados, pode trazer penalizações financeiras e administrativas para a empresa na vigência do contrato.

Lembrando que essas informações com aberturas de diagnósticos devem ser transitadas de médico para médico e de preferência após assinatura de termos de sigilos.

As novas regras da Lei Geral de Proteção de Dados (LGPD), que entraram em vigor em 18 de setembro de 2020, regulam o uso de informações pessoais e estabelecem padrões rígidos de transparência na gestão dos bancos de dados, deixando as companhias sujeitas a multas pesadas em caso de irregularidades. Segundo o Instituto de Estudos de Saúde Suplementar (IESS), a implementação da LGPD impacta e altera antigas práticas e o modo de funcionamento de empresas, sobretudo as inseridas no mercado de saúde Suplementar.

Para a Lei, qualquer dado pessoal sobre origem racial ou étnica, convicção religiosa ou dados referentes à saúde ou à vida sexual, dado genético ou biométrico, quando vinculados a uma pessoa natural, são considerados sensíveis. Não só a área de saúde ocupacional, mas todos os segmentos da empresa deverão revisar seus procedimentos internos para atender os requisitos legais.

Médico do trabalho e o jurídico

O departamento jurídico deve ser, sem dúvida, um forte aliado do médico do trabalho para o compartilhamento de situações e decisões que necessitam de uma visão legal e especializada. Convém solicitar um parecer técnico, principalmente em conflitos ou condutas inadequadas associadas às políticas de saúde, segurança e proteção do trabalhador. Vale ressaltar a importância de sempre registrar com clareza e documentar, oficialmente, todas as ocorrências.

Muitas vezes, o médico do trabalho pode ser abordado e pressionado em situações que podem expor a integridade do trabalhador; por isso é condição *sine qua non* recordar que não se deve abrir mão, em hipótese alguma, dos princípios do código de ética médica em que ele está juramentado; com raras exceções (já bem claras) sacramentadas nos ditames, quando por força da lei.

Considerações finais

Concluindo o exposto, o médico do trabalho deve lançar mão de todos os recursos, presentes no cenário atual, a favor do melhor desempenho do seu trabalho para atingir seus objetivos junto à saúde dos trabalhadores e alcançar uma visão mais ampla sobre tudo o que tange a saúde na sua empresa, quer seja no setor público, quer seja no privado.

Para o momento atual, fica uma dica sobre o mundo corporativo: é essencial que o médico do trabalho, como trabalhador, conheça e identifique-se com a real essência da missão, visão, valores, política, *compliance* e estratégias da empresa em que está inserido. No mundo real, o trabalho do médico na empresa requer objetividade, dedicação, alinhamento na dose de expectativas e clareza no exercício da sua função.

Referências bibliográficas

AGÊNCIA NACIONAL DE SAÚDE (ANS) [homepage na internet]. *Planos de saúde e relações de consumo*. Disponível em: manual-de-planos-de-saude-e-relacoes-de-consumo.pdf. Acesso em: 02.10.2021.

ASSOCIAÇÃO NACIONAL DE MEDICINA DO TRABALHO [homepage na internet]. *Áreas de atuação do médico do trabalho*. Disponível em: https://www.anamt.org.br/portal/areas-de-atuacao. Acesso em: 02.10.2021.

CENTER FOR DISEASE CONTROL AND PREVENTION [homepage na internet]. *NIOSH Total Worker Health Program*™. Disponível em: https://www.cdc.gov/niosh/twh/default.html. Acesso em: 02.10.2021.

INSTITUTO DE ESTUDOS DE SAÚDE SUPLEMENTAR (IESS) [homepage na internet]. *Lei geral de proteção de dados e a saúde*. Disponível em: https://www.iess.org.br/node/1356. Acesso em: 02.10.2021.

JUSBRASIL [homepage na internet]. *A saúde suplementar no Brasil*: entenda um pouco. Disponível em: https://limc.jusbrasil.com.br/artigos/208442559/a-saude-suplementar-no-brasil-entenda-um-pouco. Acesso em: 02.10.2021.

ORGANIZAÇÃO MUNDIAL DE SAÚDE [homepage na internet]. *Five keys to healthy workplaces*: no business wealth without workers' health. Disponível em: https://www.who.int/occupational_health/5keys_healthy_workplaces.pdf. Acesso em: 02.10.2021.

Capítulo 48
Programa de Controle Médico em Saúde Ocupacional (PCMSO)

Rogério Muniz de Andrade

Introdução
Aspectos históricos

Este texto está sendo produzido em um momento em que se anunciam possíveis modificações das Normas Regulamentadoras (NR), por isso existe a possibilidade de que, à época da leitura, alguns aspectos descritos não estejam vigentes exatamente da maneira como agora apresentados.

O Programa de Controle Médico em Saúde Ocupacional (PCMSO) tem sua fundamentação legal na NR7, mas não está adstrito a ela: é importante que o PCMSO não deixe de conter os requisitos mínimos garantidos pela Norma; no entanto, cabe ao médico coordenador usar das melhores práticas a fim de promover as melhores condições de saúde aos trabalhadores protegidos pelo Programa. Por isso, mais do que apresentar o PCMSO no aspecto meramente normativo ou restrito ao que determina a legislação vigente, esperamos que este material seja considerado um guia essencial para a elaboração e a implantação de programas (ou de políticas) que visem a preservação da saúde dos trabalhadores.

Desde a aprovação da Consolidação das Leis do Trabalho (CLT), em 1943, o assunto ligado à preservação e à proteção da saúde dos trabalhadores tomou corpo de maneira organizada do ponto de vista da legislação. Em 1943, o capítulo V da CLT era denominado "Higiene e Segurança do Trabalho", passando, desde 1977, ao título "Da Segurança e da Medicina do Trabalho".

Na seção V, a CLT previa a realização de exames médicos nos trabalhadores, a realização de exames complementares a critério médico e a conclusão médica acerca da aptidão para o trabalho. Somente em 1978, com a publicação da Portaria n. 3.214, os artigos 154 a 201 da CLT foram regulamentados, o que deu origem às primeiras NR. A NR7 era denominada "Exames Médicos" e passou por diversas modificações ao longo dos anos, mas somente em 1994 ocorreram mudanças significativas adicionando o instrumental técnico mais apropriado, a previsão de informação e a participação dos trabalhadores (p. ex., com a entrega de uma das vias do atestado de saúde ocupacional (ASO) e a discussão do relatório anual de atividades médicas com a Comissão Interna de Prevenção de Acidentes (CIPA)), além da delegação da responsabilidade técnica do programa a um médico coordenador.

Finalmente, em 1996, com o trabalho de comissão tripartite composta por representantes de trabalhadores, empregadores e governo, a NR7 foi modificada de forma expressiva, estabelecendo diretrizes para a proteção auditiva dos trabalhadores expostos a ruído no ambiente de trabalho e parâmetros de monitorização de exposição ocupacional de diversos agentes. Desde então, a NR7 passou por outras modificações, menos estruturais e até o momento tem um texto muito próximo àquele determinado na segunda metade dos anos 1990, passando por nova revisão atualmente.

Mas a NR7 não é o único texto legal em que se baseia o PCMSO. Em 1991, o governo brasileiro promulgou a Convenção 161 da Organização Internacional do Trabalho (OIT). Em seu artigo 5º, essa Convenção estabelece que:

> Sem prejuízo da responsabilidade de cada empregador a respeito da saúde e da segurança dos trabalhadores que emprega, e tendo em devida conta a necessidade de participação dos trabalhadores em matéria de segurança e saúde no trabalho, os serviços de saúde no trabalho devem assegurar as funções, dentre as seguintes, que sejam adequadas e ajustadas aos riscos da empresa com relação à saúde no trabalho: a) identificar e avaliar os riscos para a saúde, presentes nos locais de trabalho; b) vigiar os fatores do meio de trabalho e as práticas de trabalho que possam afetar a saúde dos trabalhadores, inclusive as instalações sanitárias, as cantinas e as áreas de habitação, sempre que esses equipamentos sejam fornecidos pelo empregador; c) prestar assessoria quanto ao planejamento e à organização do trabalho, inclusive sobre a concepção dos locais de trabalho, a escolha, a manutenção e o estado das máquinas e dos equipamentos, bem como sobre o material utilizado no trabalho; d) participar da elaboração de programas de melhoria das práticas de trabalho, bem como dos testes e da avaliação de novos equipamentos no que concerne aos aspectos da saúde; e) prestar assessoria nas áreas da saúde, da segurança e da higiene no trabalho, da ergonomia e, também, no que concerne aos equipamentos de proteção individual e coletiva; f) acompanhar a saúde dos trabalhadores em relação ao trabalho; g) promover a adaptação do trabalho aos trabalhadores; h) contribuir para as medidas de readaptação profissional; i) colaborar na difusão da informação, na formação e na educação nas áreas da saúde e da higiene no trabalho, bem como na da ergonomia; j) organizar serviços de primeiros socorros e de emergência; k) participar da análise de acidentes de trabalho e das doenças profissionais.

Bases do PCMSO

O PCMSO deve ser entendido e considerado uma ferramenta de gestão de saúde. Em que pesem todo o avanço e esforço nas últimas décadas na tentativa de normatizar padrões mínimos para esse Programa, na prática, encontramos programas de saúde que se constituem mero cumprimento cartorial, representados por "documentos" de conteúdo pouco relevante e de alcance limitado na preservação da saúde dos trabalhadores.

A metodologia de gestão é assunto de outros capítulos desta obra, mas, em linhas gerais, o PCMSO deve se basear em um ciclo mínimo que inclui planejamento, desenvolvimento, implantação, controle de eficácia e tomada de ações corretivas e redirecionamento. A aplicação prática dessa metodologia é que o PCMSO deve se estruturar nos critérios de levantamento das condições do ambiente de trabalho, avaliação dos riscos ocupacionais, determinação e execução dos exames médicos de controle, análise dos dados observados com utilização do ferramental epidemiológico e definição do plano de ação para o período seguinte e suas correções.

O PCMSO deve promover ações nos níveis de atenção primário, secundário e terciário de acordo com os critérios de Leavell e Clark:

» **Nível de atenção primário:** promoção da saúde e proteção específica.
» **Nível de atenção secundário:** diagnóstico e tratamento precoce de doenças.
» **Nível de atenção terciário:** reabilitação.

O PCMSO deve estar integrado a outras NR e fazer parte de um sistema de gestão de saúde e segurança integrado com outras áreas e partes interessadas na preservação do bem-estar dos trabalhadores. Essa integração exige diálogo, planejamento e convergência de ações. Nesse contexto, além da participação dos profissionais de saúde e segurança, os trabalhadores devem ser ouvidos e ter participação ativa nas ações de saúde.

Responsabilidades do empregador

O empregador é responsável pela gestão da saúde e segurança do conjunto de trabalhadores. Para isso, é necessário que se estabeleçam políticas de saúde e segurança que devem estar disponíveis por escrito e ter livre divulgação para todas as partes interessadas.

É responsabilidade do empregador indicar um médico coordenador e garantir os recursos para a efetiva implementação do PCMSO, além de zelar pela qualidade dos serviços e pelos custos do programa.

Responsabilidades do médico coordenador

O médico coordenador é o gestor dos cuidados de saúde do conjunto de trabalhadores e o profissional capaz de definir e garantir os parâmetros técnicos do PCMSO.

É responsável por garantir a realização dos exames médicos, podendo nomear outros médicos para a sua execução. Os médicos encarregados pelo exame devem estar familiarizados com os riscos e as condições de trabalho.

O médico coordenador tem o dever de informar os trabalhadores a respeito dos riscos aos quais estão expostos no ambiente de trabalho, além de oferecer livre acesso às informações do PCMSO, prontuário médico e resultados de exames complementares. Também deve comunicar doenças relacionadas ao trabalho, promover ações protetivas para não agravamento e preventivas para todo o conjunto de trabalhadores.

Responsabilidades dos trabalhadores

Os trabalhadores devem participar da construção das ações em saúde e segurança no trabalho. Essa não é uma prática difundida em nosso meio, ficando muitas vezes restrita à participação da CIPA em algumas ações pontuais. Raramente observamos a participação dos trabalhadores nas decisões de planejamento e de políticas de saúde e segurança no trabalho. É importante que os serviços de saúde se aproximem dos trabalhadores e de seus representantes a fim de discutir, validar e enriquecer o conteúdo e o alcance dos programas de saúde. A participação dos trabalhadores é um direito e um dever.

Avaliação das condições de trabalho

Reconhecer os riscos no ambiente de trabalho faz parte das competências do médico do trabalho e é tema de um dos capítulos deste livro.

Não constitui boa prática o médico coordenador se basear exclusivamente em avaliações indiretas ou realizadas por outras áreas além da dos serviços de saúde e segurança do trabalho para definir e reconhecer os riscos nos ambientes de trabalho. A prática comum de "criar" um PCMSO "com base no PPRA" deve ser desencorajada. Não se trata de ignorar outros recursos de reconhecimento de riscos, até porque os programas devem estar alinhados e integrados, mas utilizar exclusivamente o PPRA e imprescindível trabalho de campo e análise crítica compõe uma prática distante da ideal.

A adequada avaliação dos riscos e perigos no ambiente de trabalho é fundamental para a elaboração de um programa de saúde focado na prevenção de doenças e na promoção da saúde. Os conceitos e métodos dessa avaliação são apresentados em capítulo específico desta obra.

Além de conhecer os processos produtivos e as condições de trabalho para fins de elaboração inicial do PCMSO, o médico deve fazer visitas periódicas aos locais de trabalho, tendo em vista que as condições ambientais podem se modificar ao longo do tempo.

Elaboração do PCMSO

O médico coordenador deve dedicar atenção à fase de planejamento na elaboração inicial do PCMSO. A fase de planejamento do PCMSO requer o conhecimento de recursos apropriados da área da administração. Recomenda-se a leitura dos capítulos deste livro que apresentam as ferramentas de gestão.

Será apresentada uma proposta de redação do documento-base do PCMSO. Um alerta importante é que não se trata de um modelo para elaboração de programa, pois o PCMSO deve ser específico para população à qual se destina. O objetivo é apresentar os itens essenciais de um PCMSO, sugerindo que não fiquem limitados a eles, posto que o médico deve acrescentar e aprimorar toda estratégia que promova a saúde e evite doenças aos trabalhadores.

Inicialmente é necessário identificar o empregador por meio do Cadastro Nacional da Pessoa Jurídica (CNPJ). Esse registro é disponível no sítio da Receita Federal do Brasil (RFB) mediante o cartão CNPJ, que traz diversas informações cadastrais. Conhecer essas informações é importante porque, para os efeitos legais da implantação do PCMSO, deve existir a vinculação à pessoa jurídica empregadora e esse registro está vinculado à classificação do grau de risco e da atividade econômica. Caso o empregador tenha uma única sede (matriz), haverá um PCMSO único; se houve filiais, deve existir um PCMSO para cada unidade.

A identificação da empresa deve incluir o nome da respectiva razão social e endereço. O endereço da sede da empresa, mas também o endereço em que o trabalho é efetivamente realizado pelos trabalhadores. Algumas atividades, tais como mineração ou construção civil, são realizadas em locais diferentes do da sede do empregador.

A Classificação Nacional de Atividade Econômica (CNAE) é uma informação que consta do cartão CNPJ a partir da qual se define o grau de risco da empresa e que influencia no dimensionamento do Serviço Especializado de Engenharia de Segurança e Medicina do Trabalho (SESMT). O grau de risco varia de 1 a 4 e consta do Quadro I da NR-4, enquanto o dimensionamento do SESMT é determinado pelo número de empregados e pelo grau de risco associado ao CNAE. Quando houver mais de um CNAE em uma mesma empresa determinando graus de risco diferentes, sempre se deve considerar o maior grau de risco para as ações do PCMSO e para o dimensionamento do SESMT.

O PCMSO deve conter o número de trabalhadores que abrange, descrevendo a distribuição por gênero, setores e turnos de trabalho.

Um elemento essencial do PCMSO é a descrição dos objetivos do Programa, com definição clara das metas de proteção à saúde e à prevenção de doenças, com base em ferramentas de gestão e metas.

O PCMSO deve conter a identificação do médico coordenador, com nome completo, número de inscrição no Conselho de Medicina local, número de registro de qualificação de especialista (RQE) e meios de contato (endereço, telefone, e-mail). É necessário também indicar uma lista dos médicos encarregados do exame, com nome completo, número de inscrição do Conselho de Medicina e meio de contato.

Dois quadros são essenciais no PCMSO: o que associa funções, riscos e exames; e o quadro de planejamento. Embora não seja obrigatório apresentar na forma de quadro, essa é uma maneira gráfica que facilita a visualização e a consulta.

» **Quadro de funções, riscos e exames:** sugere-se um quadro para cada função ou para cada Grupo Homogêneo de Exposição (GHE). O conteúdo mínimo inclui a identificação do setor, da função, descrição das atividades, horário de trabalho, número de trabalhadores, descrição dos riscos ocupacionais, exames previstos e a periodicidade de realização. Esse quadro fornece orientações detalhadas para que a equipe de saúde execute os exames previstos e esteja atenta a peculiaridades de cada ação de saúde quando houver. O Quadro 48.1 mostra uma sugestão de diagramação.

» **Quadro de planejamento:** contendo cronograma de ações de saúde, com previsão mensal e detalhamento de cada ação. O Quadro 48.2 mostra uma sugestão de quadro de planejamento:

- **Orientações para grupos específicos de trabalhadores:** instruções específicas para atividades críticas (trabalho em altura, trabalho em espaço confinado), brigadistas, gestantes e em casos de exposições previstas nos quadros da NR7 que obriguem controles especiais.
- **Programas especiais de proteção à saúde dos trabalhadores:** a depender das características da população trabalhadora e de exposições peculiares. Alguns exemplos: Programa de Proteção Respiratória (PPR); Programa de Proteção Auditiva (PCA); condutas em casos de acidentes específicos (com animais peçonhentos, material radioativo, perfurocortantes); planos de contingência de catástrofes.
- **Programas de vigilância de doenças crônicas não transmissíveis:** planejados para todos os níveis de atenção (primária, secundária e terciária).

– **Ações de promoção da saúde:** têm como base o perfil de saúde da população, utilizando o critério epidemiológico. É boa prática que sejam ações tecnicamente fundamentadas nas melhores evidências disponíveis. Duas fontes de evidências em promoção da saúde são a U.S. Preventive Services Task Force e a Canadian Task Force on Preventive Health Care.

Relatório anual do PCMSO

O Relatório Anual das ações do PCMSO do ano anterior é parte integrante do programa. Considerando-se que as ferramentas de gestão incluem meios de agir para a melhoria contínua da prestação dos serviços, o relatório anual deve cumprir esse papel.

O conteúdo mínimo do relatório anual é o número de exames realizados (clínicos e complementares), distribuídos por setores, o número de exames anormais e o número de exames previstos para o ano seguinte. No entanto, o relatório não deve se limitar ao conteúdo mínimo: é recomendável que seja descritivo do perfil epidemiológico com objetivo de antecipar ações, prevenir doenças e promover a saúde, constituindo base para a elaboração de indicadores dinâmicos e robustos para a tomada de decisão.

Quadro 48.1 – Exemplo de quadro função, setor, GHE, riscos e exames.

GHE	03	
Setor	Controle de qualidade	
Função	Engenheiro(a) de qualidade	
Descrição da função	• Coordenar o sistema de gestão de qualidade • Acompanhar os planos de trabalho • Realizar auditorias internas • Inspecionar e acompanhar atividades na área de produção • Realizar o controle dos indicadores de qualidade • Realizar o controle de normas e do sistema integrado de gestão	
Riscos ocupacionais	**Físicos:** ruído	
Exame ocupacional	**Tipo de exame e periodicidade**	**Observações e orientações**
Admissional	• Exame médico ocupacional (anamnese, exame clínico, exame mental) – no processo de admissão do candidato, antes que o trabalhador assuma suas funções • Audiometria	Após 6 meses, deverá repetir o exame de audiometria conforme determina a NR7
Periódico	• Exame médico ocupacional (anamnese, exame clínico, exame mental) – anual • Audiometria (anual)	Atenção especial aos fatores ergonômicos

(Continua)

Quadro 48.1 – Exemplo de quadro função, setor, GHE, riscos e exames (continuação).

Demissional	• Exame médico ocupacional (anamnese, exame clínico, exame mental) – no processo de desligamento do colaborador, antes da data de homologação • Audiometria	Se o último exame ocupacional foi realizado há menos de 135 dias (exceto retorno ao trabalho), não há obrigatoriedade de se realizar o exame demissional
Retorno ao trabalho	• Exame médico ocupacional (anamnese, exame clínico, exame mental) – no primeiro dia da volta ao trabalho, quando a ausência do empregado for igual ou superior a 30 dias por motivo de doença ou acidente, ocupacional ou não, ou parto • Audiometria	Reavaliar em 30 a 40 dias (ou em menor período a critério médico) e programar exame periódico quando pertinente
Mudança de função	• Exame médico ocupacional (anamnese, exame clínico, exame mental) – antes da data de mudança, desde que a nova atividade exponha a risco ocupacional diferente da atividade anterior • Audiometria	–

Fonte: Desenvolvido pela autoria do capítulo.

Quadro 48.2 – Exemplo de cronograma de planejamento de ações do PCMSO.

Planejamento anual de atividades												
Atividades	Jan. 2021	Fev. 2021	Mar. 2021	Abr. 2021	Maio 2021	Jun. 2021	Jul. 2021	Ago. 2021	Set. 2021	Out. 2021	Nov. 2021	Dez. 2021
Exames médicos periódicos	X	X	X	X	X	X	X	X	X	X	X	X
Vacinação/ imunizações (conforme descrito no corpo do PCMSO)	X	X	X	X	X	X	X	X	X	X	X	X
Vacinação (especificamente contra a gripe)				X								
Sensibilização para promoção de saúde/ qualidade de vida (individualmente no exame periódico)	X	X	X	X	X	X	X	X	X	X	X	X
Treinamento postural									X			

(Continua)

Quadro 48.2 – Exemplo de cronograma de planejamento de ações do PCMSO (continuação).

Atividades	\multicolumn{12}{c}{Planejamento anual de atividades}												
	Jan. 2021	Fev. 2021	Mar. 2021	Abr. 2021	Maio 2021	Jun. 2021	Jul. 2021	Ago. 2021	Set. 2021	Out. 2021	Nov. 2021	Dez. 2021
Apresentação e discussão do relatório anual do PCMSO com a CIPA			X									
Programa de alimentação saudável e de combate ao sedentarismo							X					
Semana de educação em doenças crônicas não transmissíveis										X		

PCMSO: Programa de Controle Médico em Saúde Ocupacional; CIPA: Comissão Interna de Prevenção de Acidentes.
Fonte: Desenvolvido pela autoria do capítulo.

Referências bibliográficas

BRASIL. Portaria MTb n. 3.214, de 08 de junho de 1978. Norma Regulamentadora n. 7: Programa de Controle Médico de Saúde Ocupacional. Disponível em: https://sit.trabalho.gov.br/portal/images/SST/SST_normas_regulamentadoras/NR-07.pdf. Acesso em: 09.04.2021.

BRASIL. Presidência da República, Casa Civil, Subchefia para Assuntos Jurídicos. Decreto-Lei n. 5.452, de 1º de maio de 1943. Disponível em: http://www.planalto.gov.br/ccivil_03/decreto-lei/del5452.htm. Acesso em: 09.04.2021.

CANADIAN TASK FORCE ON PREVENTIVE HEALTH CARE [homepage na internet]. Disponível em: https://canadiantaskforce.ca. Acesso em: 09.04.2021.

DIAS, Elizabeth Costa et al. *Competências essenciais para o exercício da medicina do trabalho*. 3. ed. São Paulo: Associação Nacional de Medicina do Trabalho (ANAMT), 2018.

LEAVELL, Hugh; CLARK, E. Gurney. *Medicina preventiva*. São Paulo: McGraw-Hill, 1976.

ORGANIZAÇÃO INTERNACIONAL DO TRABALHO (OIT). *Convenção n. 161*. Disponível em: https://www.ilo.org/brasilia/convencoes/WCMS_236240/lang–pt/index.htm. Acesso em: 09.04.2021.

U.S. PREVENTIVE SERVICES TASK FORCE [homepage na internet]. Disponível em: https://www.uspreventiveservicestaskforce.org/uspstf. Acesso em: 09.04.2021.

Capítulo 49
Saúde Ambiental e os Processos Produtivos

Alexandre de Lima Santos

Introdução à saúde ambiental e os processos produtivos

As demandas por conhecimentos de saúde por parte da sociedade, dos governos e das organizações têm crescido em paralelo às necessidades de conhecimento dos impactos e efeitos ambientais do desenvolvimento, e os profissionais prevencionistas, aqui incluídos os profissionais da Medicina do Trabalho enquanto especialidade médica, têm sido instigados a abordar questões relacionadas à saúde ambiental. Populações expostas a poluentes atmosféricos, vigilância da qualidade da água para consumo humano, populações expostas a áreas contaminadas, contaminantes químicos ambientais, avaliação de risco à saúde humana, análise de situação em saúde ambiental, avaliação de impacto à saúde, contaminação de alimentos, disruptores endócrinos, substâncias tóxicas persistentes e bioacumulativas, uso de energia e transporte, agricultura, urbanização, mudanças climáticas, depósitos de resíduos e rejeitos industriais são temas atuais e de amplo alcance na sociedade, sobretudo em relação ao dimensionamento dos impactos ambientais na saúde humana e dos ecossistemas em escala espacial e em escala temporal.

É consenso na comunidade científica que as urgentes questões ambientais em escala global e com repercussões locais, nas quais a extensão, a gravidade e a natureza dos problemas diferem geograficamente, apresentam riscos particularmente intensos em países de industrialização recente. Muitas nações desenvolvidas tomaram iniciativas significativas, nas últimas décadas, para tratar de problemas universais como poluição do ar e contaminação da água potável. Por um lado, esses países ainda enfrentam problemas com a segurança dos produtos químicos em produtos de consumo, a herança da contaminação a partir do uso industrial histórico e as preocupações emergentes sobre riscos químicos recentemente identificados. Por outro lado, os países em desenvolvimento têm enfrentado grande aumento da poluição industrial. A expansão mundial de veículos automotores, a transferência da produção industrial para países em que as leis ambientais e trabalhistas são menos rigorosas e sua aplicação é, muitas vezes, nula, e a prática de transportar resíduos perigosos para países menos desenvolvidos, para reciclagem ou armazenamento, criaram grandes e relativamente novos problemas ambientais. Em particular, a poluição do ar e a contaminação da água e dos alimentos são preocupações muito sérias nas nações em desenvolvimento. Enquanto isso, ameaças globais como as mudanças climáticas, esgotamento de recursos naturais e presença de químicos persistentes bioacumulativos no ambiente ameaçam a saúde mundial.

A Organização Mundial da Saúde (OMS) define saúde ambiental como todos aqueles aspectos da saúde humana, incluindo a qualidade de vida, determinados por fatores físicos, químicos, biológicos e psicológicos do meio. Também se refere à teoria e à prática de valorar, corrigir, controlar e evitar aqueles fatores do meio ambiente que possam prejudicar a saúde de gerações atuais e futuras. Segundo a National Environmental Health Association (NEHA), em 2013, saúde ambiental é a ciência e a prática de prevenir o dano e a doença do ser humano e de promover seu bem-estar por meio da identificação e da avaliação de fontes e de agentes perigosos e pelo estabelecimento de limites a agentes danosos físicos, químicos e biológicos, no ar, na água, no solo, nos alimentos e em outros meios e ambientes que possam afetar de forma adversa a saúde humana. A Associação Americana de Saúde Pública (APHA – American Public Health Association), em 2017, definiu saúde ambiental como o ramo da saúde pública que enfoca a relação entre as pessoas e o seu ambiente, promovendo a saúde e o bem-estar humanos e objetivando comunidades saudáveis e seguras.

Dentro da lógica dos determinantes socioambientais e das alterações da qualidade do meio ambiente relacionadas à saúde humana, as abordagens contemporâneas têm agrupado esses determinantes em três grupos ou dimensões interdependentes:

i. o primeiro, vinculado ao subdesenvolvimento, ou seja, ao déficit do saneamento ambiental básico, está relacionado, ainda nos dias de hoje, a estados mórbidos prevalentes e a uma forte perda de qualidade de vida, notadamente a infantil relacionada à diarreia;
ii. o segundo grupo é o do contato humano, direto ou indireto, com o desenvolvimento industrial, dos serviços urbanos e das fronteiras agrícolas, cujos produtos e subprodutos tóxicos e poluentes resultam em múltiplas consequências à saúde das comunidades e dos trabalhadores;
iii. o terceiro, ainda emergente, embora seus resultados certamente incidam sobre a saúde, resulta do macrofenômeno da globalização e da crise ambiental global, vivamente expressos na intensa urbanização, degradação dos ecossistemas e mudanças ambientais climáticas globais.

Nenhum desses três grupos de determinantes ambientais existe isoladamente, ao contrário, eles se encontram combinados com determinantes sociais e mudanças ambientais com efeitos diretos, mediados e modulados de forma que resultam em diferentes combinações e sobreposições de exposições, riscos, vulnerabilidades e efeitos sobre a saúde.

Atuação do médico do trabalho em saúde ambiental – possibilidades e oportunidades

Um dos elementos técnicos que aproximam a atuação profissional do médico do trabalho à atuação profissional do médico de família e comunidade é o território. Os processos produtivos têm uma distribuição territorial particular que condiciona a formação de contextos de riscos e vulnerabilidades à saúde humana e dos compartimentos ambientais e ecossistemas mediada pelas exposições ocupacionais e ambientais. Historicamente, construiu-se uma visão parcial da realidade em que o médico do trabalho e o médico de família e comunidade estão observando "objetos" distintos, e que o primeiro estaria "dentro" e o segundo estaria "fora" do processo produtivo. Nesta "visão", o médico do trabalho seria detentor do conhecimento acerca dos riscos ocupacionais originados pelos processos produtivos na perspectiva do ambiente "interno", e o médico de família e comunidade seria detentor do conhecimento sobre os riscos ambientais na perspectiva do ambiente "externo" aos processos produtivos. É necessário superar essa falsa dicotomia e fazer convergir os olhares, como já o fazem algumas sociedades médicas mundo afora, a exemplo do ACOEM (American College of Occupational and Environmental Medicine), para as quais a categoria "ambiente" é problematizada conjuntamente à categoria "trabalho" (ocupacional) e temas como sensibilidade química múltipla, disruptores endócrinos, avaliação de risco em saúde ambiental, populações expostas a compartimentos ambientais contaminados (ar, água, solo), metabolismo dos processos produtivos, ecossistemas industriais, doenças associadas às edificações, emissões industriais, licenciamento ambiental de plantas industriais, vazamentos acidentais, resíduos perigosos, acidentes industriais ampliados, emergências químicas e toxicológicas, política internacional de governança de substâncias químicas, injustiça ambiental, direitos humanos, saúde global, entre diversos outros, já fazem parte da formação em Medicina Ocupacional e Ambiental, não somente no nível da pós-graduação e/ou especialização *stricto sensu* e *lato sensu*, mas também no nível da graduação médica.

De forma concreta, a "incorporação" e a integração do meio ambiente (externo aos processos produtivos) ao ocupacional (meio ambiente interno aos processos produtivos) têm produzido novas formas de atuação para os médicos do trabalho em grandes indústrias e setores econômicos, demandando formação e experiência profissional capazes de conjugar o ambiental e o ocupacional numa perspectiva de gestão integrada. Como exemplo concreto, temos presenciado a posição de alguns médicos do trabalho em postos de trabalho importantes vinculados à governança corporativa de QSMS (Qualidade, Segurança, Meio Ambiente e Saúde) em plantas industriais, tendência esta já presente em vários países.

Conectada ao desenvolvimento e à atualização do exercício profissional no país e suas possibilidades de ampliação do escopo de atuação do Médico do Trabalho, a Associação Nacional de Medicina do Trabalho (ANAMT), no documento intitulado "Competências Essenciais para o Exercício da Medicina do Trabalho", sinaliza de forma transversal as inter-relações entre os processos produtivos, o trabalho, o meio ambiente e a saúde em sua matriz de competências organizada e estruturada em cinco domínios, a saber:

» **Domínio 1:** Profissionalismo e Competência de Juízo Moral;
» **Domínio 2:** Atenção Integral à Saúde dos Trabalhadores – Individual e Coletiva;
» **Domínio 3:** Estudo do Trabalho – Avaliação dos Riscos à Saúde;
» **Domínio 4:** Políticas, Organização e Gestão da Saúde, Segurança e Ambiente;
» **Domínio 5:** Legislação Aplicada à Saúde e Segurança dos Trabalhadores.

Contudo, o médico de família e comunidade e sua atuação profissional no território no contexto do Sistema Único de Saúde (SUS) e de suas políticas, como a Atenção Básica à Saúde, a Vigilância em Saúde Ambiental e a Vigilância em Saúde do Trabalhador, correspondem a um ator privilegiado na construção de pontes possíveis, prováveis e desejáveis com o médico do trabalho para a ampliação da análise situacional da conformação dos contextos de riscos ocupacionais e ambientais.

Entre as características da Atenção Básica à Saúde que podem ser consideradas facilitadoras para o desenvolvimento de ações de Vigilância em Saúde Ambiental e Vigilância em Saúde do Trabalhador em fértil articulação com o médico do trabalho, destacam-se: a) a organização territorial; b) os vínculos estabelecidos do serviço de saúde com a população, mediados pela atuação dos agentes comunitários de saúde (ACS); c) a possibilidade de atenção contínua e integral; e d) a atuação multiprofissional e a presença do ACS que agrega um diferencial no trabalho da equipe de saúde.

A territorialização é um dos pressupostos básicos para a organização dos processos de trabalho das equipes da atenção primária. O estabelecimento de uma base territorial permite a caracterização da população e de seus problemas de saúde, a criação de vínculos entre os serviços de saúde e a população adscrita, base para a definição de problemas e grupos prioritários, que se refletirão em intervenções mais adequadas e resolutivas. O território compreende o espaço geográfico e as características epidemiológicas, demográficas, políticas e sociais dinâmicas em permanente construção. É o cenário no qual os atores sociais confrontam suas demandas de saúde com a oferta de serviços, conformando a necessidade de ações em saúde.

O planejamento e o desenvolvimento das ações de saúde, referenciadas no território sob a responsabilidade da equipe, permitem o reconhecimento e/ou a identificação de situações de risco ou perigos para a saúde, originados nos processos produtivos e em situações de trabalho, facilitando a vigilância e o provimento de assistência adequada às necessidades daquela população, particularmente no contexto das mudanças nas configurações de trabalho, o crescimento do mercado informal, domiciliar e familiar. Entretanto, é essencial que, no processo de reconhecimento do território realizado pelas equipes, sejam identificados os processos produtivos ali instalados, assim como, analisadas as possíveis repercussões sobre a saúde dos trabalhadores e da população em geral, bem como os impactos sobre o ambiente. Esse conhecimento fornecerá as bases para o desenvolvimento das ações de Vigilância Ambiental e em Saúde do Trabalhador. O mapeamento dos processos produtivos deve integrar o diagnóstico local, realizado quando da implantação da equipe de saúde e atualizado periodicamente, e por meio de ferramentas e instrumentos adequados para esta finalidade. Além disso, em decorrência da ampliação e diversidade do trabalho domiciliado, é importante que também sejam registradas as atividades produtivas desenvolvidas no âmbito domiciliar, bem como analisados os riscos à saúde e possíveis impactos ambientais deles decorrentes.

Nesse sentido, pode-se dizer que ações de Vigilância em Saúde Ambiental e Saúde do Trabalhador, que têm como referência processos produtivos geradores de riscos ou perigos para a saúde e de danos ambientais, já são desenvolvidas pelas equipes da atenção básica, ainda que limitadas e parciais. Entre essas ações, estão:

- » Mapeamento dos processos produtivos do território.
- » Identificação do perfil ocupacional e de trabalhadores mais vulneráveis (desempregados, trabalho infantil, trabalho domiciliar, entre outros).
- » Notificação de agravos da Saúde do Trabalhador Sistema de Informação de Agravos de Notificação (Sinan).
- » Análise da situação de saúde dos trabalhadores para definição de ações prioritárias.
- » Orientações e ações educativas.
- » Articulação intrassetorial para a vigilância dos processos e ambientes de trabalho.

Desta forma, o desafio que se apresenta é possibilitar o desenvolvimento das ações de vigilância ambiental e de saúde do trabalhador na rotina de trabalho das equipes da atenção primária, de forma integrada com as equipes da Vigilância em Saúde e dos profissionais prevencionistas no âmbito interno dos processos produtivos, entre estes o médico do trabalho. Para isso, é importante que se utilizem algumas estratégias e metodologias de gestão do trabalho capazes de apreender e compreender as complexas dinâmicas de interações entre os ambientes interno e externo dos processos produtivos, inclusive nos casos de acidentes industriais ampliados que, no mais das vezes, são também acidentes de trabalho ampliados.

Em direção a um "PCMSA"
Ferramentas e instrumentos para o médico do trabalho integrar os ambientes interno e externo dos processos produtivos

O "PCMSA" (Programa de Controle Médico de Saúde Ambiental) não existe formalmente no arcabouço jurídico-normativo brasileiro, porém várias iniciativas, de inspiração nacional e internacional, vêm se constituindo no sentido do amadurecimento e da estruturação de metodologias capazes de apreender a dinâmica dos contextos de riscos e vulnerabilidades nos ambientes interno e externo aos processos produtivos e a observação e atuação ampliada dos profissionais prevencionistas, e do médico do trabalho em particular, na tentativa de melhor elucidar os eventuais – passados, presentes e futuros – impactos à saúde dos trabalhadores, das comunidades e das populações circunvizinhas, aos organismos vivos e aos ecossistemas, tomados em escala espacial e em escala temporal. Aqui, nesta obra, inauguramos o termo (entre aspas) "PCMSA" de forma preliminar pela natural aproximação e similaridade com o consagrado e já utilizado pelos profissionais da Medicina do Trabalho há algumas décadas, o PCMSO (Programa de Controle Médico de Saúde Ocupacional), regulamentado na Norma Regulamentadora (NR) n. 7 e suas aspirações como parte integrante do conjunto mais amplo de iniciativas da empresa no campo da saúde dos trabalhadores, considerando-se as questões incidentes sobre o indivíduo e a coletividade dos trabalhadores e privilegiando-se o instrumental clínico-epidemiológico na abordagem da relação entre saúde e trabalho, devendo o Programa ter um caráter de prevenção, rastreamento e diagnóstico precoce dos agravos à saúde relacionados ao trabalho.

Neste ponto, sinalizamos uma mudança de foco nos estudos e possibilidades de contribuições da área de saúde ambiental ao contemplar, para além da relação trabalho-saúde (e seus impactos e efeitos no ambiente ocupacional restrito, o ambiente interno), as relações entre saúde e processos produtivos de forma ampla e sistêmica (e seus condicionantes e determinantes, impactos e efeitos nos ambientes interno e externo). Em resumo e, aqui, assumindo um grande risco de simplificação e redução de fenômenos de extrema complexidade a categorias como "interno" e "externo", o fato é que o médico do trabalho (e demais profissionais prevencionistas) passou a ser fundamental ator nesta articulação. Por óbvio, não estamos fazendo aqui a proposição de substituição do PCMSO pelo "PCMSA", mas sugerindo pontes possíveis e prováveis na integração dos ambientes interno e externo dos processos produtivos à luz da saúde ambiental.

Entre os instrumentos e ferramentas disponíveis para o estudo e apreensão dos elementos presentes na articulação processos produtivos – trabalho – ambiente – saúde, e suas aplicações no contexto situacional do "PCMSA", passamos a descrever algumas iniciativas que auxiliam na composição de uma proposta integradora. Em absoluto, nenhuma das metodologias isoladamente confere um caráter de totalidade à compreensão desses fenômenos, mas tomadas em conjunto, contribuem para a necessária ampliação dos conhecimentos e saberes. Reforçamos, ademais, que o "PCMSA" não se constitui em um roteiro prescritivo de ações nem está previsto em normas nacionais, mas pode carregar contribuições neste sentido a serem debatidas, aprofundadas e eventualmente incorporadas no futuro. Descrevem-se a seguir, três instrumentos úteis para essas finalidades (Figura 49.1).

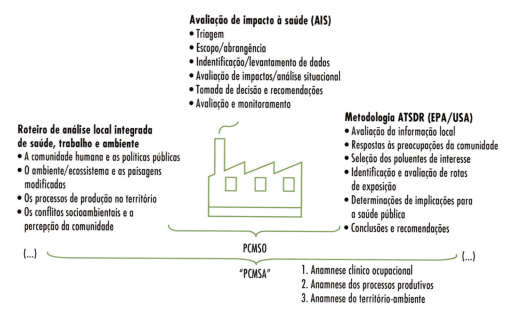

Figura 49.1 – Estudo e apreensão dos elementos presentes na articulação processos produtivos – trabalho – ambiente – saúde.

ATSDR: Agência de Registro de Substâncias Tóxicas e Controle de Doenças, do inglês "Agency for Toxic Substances and Disease Registry"; EPA: Environmental Protection Agency; USA: United States of America.
Fonte: Desenvolvida pela autoria do capítulo.

Roteiro de análise dos processos produtivos em suas inter-relações com os ambientes interno e externo às indústrias
Análise local integrada de saúde, trabalho e ambiente

A ideia central do instrumento desenvolvido por Rigotto (2004), revisitado por Santos & Rigotto (2011) e adaptado por Santos (2016), é reunir subsídios teóricos roteirizados para uma abordagem crítica e ampliada das práticas de territorialização em saúde no âmbito da Atenção Primária em Saúde (APS) no Sistema Único de Saúde (SUS) ao incorporar e potencializar a análise das inter-relações produção, trabalho, ambiente e saúde para os profissionais de saúde no contexto dos processos produtivos distribuídos no território e suas dinâmicas de geração de contextos de riscos e vulnerabilidades. A proposta está estruturada como segue:

Comunidade humana e as políticas públicas

A) Origens, características demográficas, distribuição no socioespaço, segmentos e subgrupos populacionais, relações culturais.

B) Condições socioeconômicas: do que se ocupam as pessoas que vivem no território, como a renda local se forma e circula.

C) Organização social e política: sujeitos coletivos, processos de mobilização, lideranças, associações e grupos, temas e objetos de ação.

D) Qualidade e condições de vida: moradias, espaços públicos, alternativas de lazer, padrões alimentares.

E) Políticas públicas e os projetos comunitários: como as políticas públicas de educação, saúde, trabalho, meio ambiente, transportes, cultura e lazer, entre outras, "tocam" o território; quais os equipamentos públicos disponíveis; que iniciativas inovadoras estão em desenvolvimento (desafios e problemas); saneamento ambiental, abastecimento de água, esgotamento doméstico e industrial, geração e deposição de resíduos sólidos domésticos, industriais e sanitários, segurança e qualidade dos alimentos e da água.

Meio ambiente

Ecossistema e paisagens modificadas

A) **Meio físico:** unidades de paisagem, condições geológicas e topográficas, águas superficiais e profundas, drenagem, clima e condições climáticas, meteorologia, temperatura, regime de ventos, umidade.

B) **Meio biológico:** como são compostas a fauna e a flora locais no território, espaços naturais preservados, áreas verdes protegidas.

C) **Dinâmicas nos compartimentos ambientais:** inter-relações da comunidade com os serviços ambientais no território.

D) **Uso do solo e mobilidade urbana:** localização das áreas residenciais, agrícolas e industriais, comerciais, localização dos depósitos de resíduos, formas de deslocamento e vias logísticas de transporte.

Processos de produção no território

A) **Identificação da empresa:** razão social, localização, ramo de atividade e grau de risco (Classificação Nacional de Atividades Econômicas – CNAE).

B) **Aspectos históricos da organização da empresa:** origens da empresa e do capital, procedência, evolução, unidades, razões da instalação no local e data, produção e mercado consumidor.

C) **Trabalhadores e relações de trabalho:** procedência, número, distribuição por sexo e idade, escolaridade, treinamento para a função, absenteísmo, critérios de seleção, avaliação de desempenho, formas de contrato de trabalho, remuneração e benefícios, jornada de trabalho.

D) **Instalações da empresa:** concepção do processo produtivo – caracterização do produto final, definição do sistema industrial, definição do leiaute; previsão das fontes de energia

– armazenamento e instalações; concepção dos locais de trabalho – estabilidade estrutural, dimensionamento, pavimentos, paredes e tetos, coberturas, janelas, portas e saídas de emergência, vias de circulação horizontais e verticais, elevadores e monta-cargas, rampas de carga, instalações elétricas, áreas administrativas, locais de atendimento ao público, locais técnicos – compressores, recipientes sob pressão, fornalhas, fornos e estufas, caldeiras, instalações frigoríficas, locais de carga de baterias e acumuladores, solda e corte, pintura industrial, sistemas de tratamento de emissões, lavadores de gases, precipitadores eletrostáticos, filtros de manga, separadores ciclônicos, estação de tratamento de efluentes (ETE), estação de tratamento de afluentes (ETA), outros locais técnicos; locais sociais – instalações sanitárias e vestiários, cozinhas e refeitórios, locais de descanso, abastecimento de água potável, instalações dos serviços de segurança e saúde no trabalho, outros locais sociais e de interação; locais de armazenagem – materiais secos a granel, líquidos, gases, outras matérias-primas e insumos; ambiente físico – iluminação natural e artificial, ruídos e vibrações: fontes geradoras, acústica do edifício, transmissão do ruído, transmissão de vibrações; ventilação: ventilação natural e artificial, poeiras, fibras, fumos, gases, aerossóis; ambiente térmico: temperatura, umidade, velocidade do ar; agentes químicos nocivos, agentes biológicos nocivos, outros agentes nocivos; condições ergonômicas dos postos de trabalho: inter-relações no sistema homem-máquina, iluminação, sinalização, organização do trabalho, trabalho repetitivo, trabalho monótono, ritmos de trabalho, carga física do trabalho, carga mental de trabalho; organização do trabalho: conjugação do leiaute, distribuição dos postos de trabalho, estruturação das vias de circulação e acesso, sistemas de sinalização; modos de operação: processos de trabalho, métodos de trabalho e enquadramento; serviços de manutenção: planejamento e operacionalização; movimentação de cargas: movimentação mecânica e movimentação manual; área externa imediata e remota ao local de trabalho: localização e implantação dos edifícios, ambiente, relevo e hidrografia, acessibilidade, exposição solar e ventos dominantes, estacionamentos; Sistema de Gestão da Qualidade (ISO 9001), Sistema de Gestão Ambiental (ISO 14001) e Sistemas de Gestão de Saúde e Segurança Ocupacional (OHSAS 18001/ISO 45001); preparação para as emergências e resposta a elas.

E) **Processos de produção:** matérias primas, meios de produção, fluxograma organizacional, fluxograma produtivo, processos auxiliares e/ou paralelos, situações de transtorno, subprodutos, produtos intermediários e finais, resíduos.

F) **Organização do trabalho:** divisão do trabalho, conteúdo das tarefas, formas de organização do trabalho, controle do ritmo de trabalho, produtividade e modo operatório, relações sociais na empresa.

G) **Condições ambientais de trabalho e de atenção à saúde:** riscos físicos, riscos químicos, riscos biológicos, riscos ergonômicos e riscos de acidentes – natureza, concentração, dose, pontos críticos, medidas de proteção administrativas, coletivas e individuais – adequação, manutenção, eficácia, uso efetivo, política de assistência médica, campanhas e ações educativas, ações de saúde e segurança no trabalho, existência e funcionamento efetivo de CIPA (Comissão Interna de Prevenção de Acidentes), SESMT (Serviço Especializado em Engenharia de Segurança e Medicina do Trabalho), PPRA (Programa de Prevenção de Riscos Ambientais), PPR (Programa de Proteção Respiratória), PCA (Programa de Conservação

Auditiva), PCMSO, (PGR) Programa de Gerenciamento de Riscos; dados epidemiológicos de saúde ocupacional e ambiental.

H) **Relação com o meio ambiente:** área – recursos físicos e espaço ocupado; consumo de água, energia elétrica e de combustíveis; dissipações de calor – chaminés, gases quentes, vapor de água, fornos, caldeiras, reatores, cinzas quentes, material quente, fluidos refrigerantes, torres de condensação; poluentes do ar – produtos de combustão, gases combustíveis residuais, emanações de substâncias químicas – formas de captação e tratamento; poluentes da água – vazamentos de tanques, dutos, tubulações, canalizações, válvulas, bacias, valas e canaletas, borras e lamas, efluentes líquidos, descarte de fluidos, saídas líquidas das estações de tratamento de esgotos e de despejos industriais – dimensionamento e adequação do tratamento; poluentes do solo –, resíduos sólidos, aparas e sucatas, borras, cinzas e poeiras coletadas, embalagens utilizadas – tratamento e destinação; geração de ruído; transporte de matérias primas e de produtos finais – eixos, coletividades humanas envolvidas, circunvizinhança e transeuntes, implicações para o tráfego.

I) **Relações institucionais:** com o município, com o estado, com os órgãos fiscalizadores do trabalho e do meio ambiente, sindicatos de trabalhadores, federações de indústrias.

Conflitos socioambientais e a percepção da comunidade

Quais os conflitos socioambientais em curso no território, disputas pelo uso e pela ocupação do território e do solo urbano, acesso aos recursos naturais, contaminação e qualidade ambiental, relações políticas e sociais, como os conflitos socioambientais são percebidos pelos diferentes grupos de interesse, como os atores sociais explicam e propõem soluções para os problemas relacionados aos processos produtivos no território, como os atores sociais captam as inter-relações entre os processos produtivos e problemas de saúde, como se dá o estabelecimento de prioridades para enfrentamento dos problemas com vistas à intervenção/ação diante de situações emergenciais.

Metodologia ATSDR (EPA/USA)

A industrialização em âmbito global tem crescido a cada ano, e este processo vem acompanhado de impactos negativos já que, em muitos casos, os insumos e os produtos finais dessas atividades contêm substâncias com características de toxicidade para o ambiente e para a saúde humana. A sociedade contemporânea está cada vez mais preocupada com os riscos que essas atividades representam e com a possível exposição das populações às diversas substâncias químicas presentes nos processos industriais.

Diante dos riscos à saúde humana, as autoridades nos países industrializados criaram procedimentos de avaliação que, além de dimensionar o risco, determinam recomendações para eliminação da exposição humana, ações de saúde direcionadas às populações expostas, bem como ações de remediação das fontes de emissão. A avaliação de risco à saúde das populações expostas a contaminantes ambientais representa um instrumento importante para a tomada de decisões e implementação, de maneira sistemática, de articulações e de ações intra e intersetoriais visando à promoção e à proteção da saúde e melhorando as condições sociais e de vida.

Nos Estados Unidos, como nos demais países, os procedimentos de avaliação de risco à saúde humana por resíduos perigosos fazem parte de uma legislação com recursos, poderes e deveres institucionais estabelecidos para cada uma das etapas do processo de reconhecimento do local de risco, da avaliação do risco à saúde das populações expostas, das medidas de inibição da exposição humana, das ações de acompanhamento de saúde destas populações, bem como dos procedimentos de eliminação das fontes emissoras de resíduos perigosos. A Agência de Registro de Substâncias Tóxicas e Controle de Doenças (ATSDR/CDC, do inglês "Agency for Toxic Substances and Disease Registry").

Consideram-se objeto de avaliação para esta metodologia os compostos químicos, os elementos ou as combinações que, por sua quantidade, concentração, características físicas ou toxicológicas, possam representar um perigo imediato ou potencial à saúde humana ou ao ambiente, quando são inadequadamente usados, tratados, armazenados, transportados ou eliminados. As etapas para o desenvolvimento da metodologia da ATSDR são:

A) **Avaliação da informação do local:** nesta etapa, o avaliador realizará o levantamento das informações do local onde ocorre a contaminação com descrição do local, incluindo aspectos históricos, avaliação preliminar das preocupações da comunidade, dados registrados sobre efeitos adversos à saúde, informação demográfica, usos do solo e outros recursos naturais, informações preliminares sobre contaminação ambiental e rotas ambientais.

B) **Resposta às preocupações da comunidade:** consiste na identificação dos membros da comunidade envolvidos, elaboração de estratégias para envolver a comunidade no processo de avaliação, manutenção da comunicação com a comunidade por meio de todo o processo de solicitação e de resposta aos comentários da comunidade sobre os resultados da avaliação.

C) **Seleção dos contaminantes de interesse:** inclui o levantamento dos contaminantes presentes no local e fora deste, as concentrações no ambiente, níveis de concentrações basais, verificação da qualidade dos dados, tanto do processo de amostragem como das técnicas de análise, cálculo de valores de comparação, inventário das emissões dos compostos tóxicos, busca de informação toxicológica e a determinação dos contaminantes de interesse.

D) **Identificação e avaliação de rotas de exposição:** a partir da identificação das possíveis fontes de emissão dos contaminantes, são realizadas determinações dos meios ambientais contaminados, mecanismos de transporte, pontos de exposição humana, vias de exposição e populações receptoras. Essas informações permitem avaliar se as rotas de exposição são potenciais ou completas.

E) **Determinação de implicações para a saúde pública:** a partir da avaliação toxicológica, são feitas uma estimativa da exposição e uma comparação das estimativas com o estabelecido como tolerável em normas de saúde, além da determinação dos efeitos na saúde relacionados à exposição e da avaliação de fatores que influem nos efeitos adversos para a saúde. Ainda devem ser determinadas as possíveis implicações para a saúde por perigos físicos. Para que se faça uma avaliação dos dados sobre efeitos à saúde, devem ser usados critérios de avaliação e discussão desta informação em resposta às preocupações da comunidade.

F) **Determinação de conclusões e recomendações:** a determinação de conclusões inclui a seleção de categoria(s) de perigo(s), conclusões sobre informação consideradas insuficientes, sobre as preocupações da comunidade relativas à sua saúde e, por fim, as conclusões sobre rotas de exposição. Na determinação de recomendações, tem-se como objetivo proteger a saúde dos membros da comunidade e recomendar ações de saúde pública.

Avaliação de impactos na saúde

A Avaliação de Impactos na Saúde (AIS), metodologia adaptada para aplicação no Brasil a partir de vários instrumentos internacionais, objetiva delinear novas ações do setor da saúde no país para a investigação dos impactos na saúde de grandes empreendimentos, sobretudo nos aspectos relacionados ao licenciamento ambiental de grandes obras, representando a combinação de procedimentos, métodos e ferramentas com os quais políticas, programas e projetos podem ser julgados pelos seus efeitos potenciais na saúde da população, assim como pela distribuição desses efeitos na população. A AIS também identifica as ações apropriadas para gerenciar os impactos e fornece subsídios para a tomada de decisão. A metodologia engloba, em termos de ações e atividades, a identificação de dados, a predição e a avaliação das possíveis mudanças nos riscos à saúde (podendo ser tanto negativas como positivas), causadas por projetos a serem implantados ou já em execução.

Não há nenhum padrão obrigatório para proceder à avaliação de impactos na saúde. Portanto, aqueles que procuram um quadro analítico estabelecido para considerar os impactos na saúde não os encontrarão. As avaliações concluídas utilizam abordagens variadas. Esse tipo de conhecimento está em construção e a AIS deve ser pensada como um grupo de atividades a ser desenvolvido para identificar os impactos na saúde de projetos e políticas tanto prospectiva como retrospectiva. É uma forma estruturada de reunir a análise, o trabalho em parceria, a consulta pública e a evidência disponível para a melhor tomada de decisão. A avaliação pode ser aplicada como instrumento de planejamento que propõe ações específicas à saúde, sempre no intuito de melhorar a qualidade de vida por meio da predição de possíveis riscos.

A AIS considera a complexidade e a interdependência dos fatores socioeconômicos com os conflitos decorrentes de sua interação com o ambiente e com os Determinantes Sociais da Saúde (DSS). A AIS é uma prática nova e sua concepção vem principalmente da Avaliação de Impacto Ambiental (AIA), em que a saúde é um dos componentes; no entanto, tratada de forma não aprofundada quando comparada às questões ambientais. A saúde não é um novo elemento na avaliação de impactos. No Brasil, as normativas para o licenciamento ambiental, etapa principal da AIA, destacam a necessidade também da análise de impactos na saúde nos Estudos de Impacto Ambiental e nos respectivos Relatórios de Impacto Ambiental (EIA/RIMA), mas isso é feito ainda de modo superficial. A AIS tem origem múltipla e surgiu a partir do advento da saúde ambiental, da equidade em saúde e do modelo social de saúde.

Os primeiros países a elaborarem documentos sobre as práticas da AIS foram Canadá e Reino Unido, mas atualmente já são inúmeros os países que têm guias de AIS (inclusive o Brasil), como: Irlanda; Espanha; Suécia; Dinamarca; Austrália; Estados Unidos; Tailândia; entre outros. Cada guia traz em si abordagens específicas de acordo com as peculiaridades dos países. Considerando-se que o processo de licenciamento ambiental do Brasil envolve órgãos intervenientes, entre eles o Ministério da Saúde, adaptações à metodologia da OMS devem ocorrer visando adaptar a metodologia de AIS considerando-se os impactos de grandes empreendimentos na saúde, a realidade brasileira e as diferentes tipologias de empreendimentos. No Brasil, a proposta é que a AIS seja, prioritariamente, executada nos projetos de empreendimentos sujeitos ao licenciamento ambiental. A AIS pode ser desenvolvida e aplicada no setor público (governos federal, estaduais e municipais; bancos de desenvolvimento nacionais e internacionais) e privado (indústrias, empresas de consultoria, instituições financeiras) de acordo com a necessidade. As etapas da AIS estão descritas a seguir:

Triagem do projeto/empreendimento

Tem o propósito de verificar se a AIS é apropriada e necessária por meio de um levantamento de informações prévias do projeto, de modo rápido e sistemático, a fim de concluir pela realização ou não da AIS. Esta etapa pode se realizar por iniciativa de uma empresa, comunidade, instituição pública, instituto de pesquisa, entre outros, que tenha a pretensão ou a obrigatoriedade de aplicar a metodologia e queira assegurar a realização da AIS de modo fundamentado.

Para orientar a realização do processo de análise na triagem, seguem exemplos de critérios:

» **Características do projeto:** aspectos como a magnitude, a complexidade no que tange à utilização de recursos naturais, recursos tecnológicos e produção de contaminantes, a localização e a duração do projeto são indicadores que demonstram os possíveis impactos na saúde da população.

» **Características das comunidades locais:** aspectos como tamanho populacional, estilo de vida, condições de saúde e emprego devem ser avaliados, pois comunidades menores são mais vulneráveis à chegada de grandes empreendimentos. Outro aspecto importante é a percepção de risco da população afetada.

» **Efeitos potenciais do projeto na saúde populacional:** avaliar se os componentes do projeto podem afetar a saúde da população, analisando se haverá significativas mudanças demográficas, no estilo de vida e na exposição humana a contaminantes químicos ou biológicos por meio do solo, do ar ou da água.

Definição do escopo/abrangência

O escopo é a fase da AIS em que se estabelecem parâmetros e diretrizes para conduzir a avaliação. Aqui é sugerido criar um grupo multidisciplinar com técnicos de saúde, representantes de empreendedores, de órgãos públicos e da comunidade para compor uma comissão de avaliação de impactos na saúde (Comissão de AIS), à qual caberá definir o nível adequado de profundidade e abrangência da AIS de acordo com as características do projeto. Esta etapa é muito importante, uma vez que levanta os dados a serem avaliados e tem como resultado um plano de ação. Esse plano deverá conter, além de todas as informações relevantes acerca da saúde para o projeto, item tratando da participação e das responsabilidades das partes interessadas durante o processo da AIS.

A definição do escopo se faz pela comissão de AIS, à qual cabe supervisionar, gerenciar e definir a abrangência, seguindo as diretrizes para o desenvolvimento da AIS. A natureza do grupo deve ser multidisciplinar, com representantes da área de influência do projeto como gestores e profissionais de saúde, comunidades, serviços públicos e responsáveis pelo projeto.

Levantamento de dados

Nesta etapa, é feita a incorporação de metodologias para a coleta de informações a serem posteriormente analisadas. O estágio de levantamento define o perfil da população afetada e seleciona os dados para identificar os potenciais impactos. As informações ou dados necessários são diagnosticados a partir do cenário local, considerando-se as possíveis alterações de acordo com a tipologia do empreendimento e as características da população. Por esse motivo, é importante que a etapa anterior, de definição do escopo, indique quais são os dados que necessitam ser levantados, evitando, na fase seguinte de avaliação de impactos, a falta de dados ou a existência de dados não necessariamente utilizados.

O perfil populacional gerará um quadro claro do cenário de implantação do projeto, além de fornecer uma visão dos potenciais impactos e identificar a existência de grupos vulneráveis ou potencialmente afetados. Exemplos de informações a serem levantadas:

» Características gerais da população, incluindo tamanho, densidade, distribuição, idade e sexo, taxa de natalidade, mortalidade, existência de populações específicas (indígenas e quilombolas) e tendências demográficas.
» Estado de saúde da população, incluindo os grupos de risco, como crianças ou idosos, as causas atuais de morte, doença e incapacidade, e como a saúde e o bem-estar são percebidos por diferentes grupos e comunidades.
» Acesso a serviços e a estabelecimentos de saúde e a capacidade de suporte (infraestrutura, número de leitos, profissionais de saúde, entre outras).
» Indicadores comportamentais, incluindo a dieta, o tabagismo, a atividade física e o uso de álcool.
» Condições ambientais como a qualidade do ar, da água e do solo; a presença de áreas contaminadas e a capacidade de serviços públicos, por exemplo, abastecimento de água ou saneamento.
» Outros determinantes da saúde, incluindo condições de habitação, tipos de moradia, situação de emprego, *status* socioeconômico, infraestrutura de transportes, assistência social e acesso a serviços públicos.

A coleta de informações para avaliação de impactos na saúde pode ser executada por meio de levantamento de informações qualitativas e quantitativas, de fontes primárias e/ou secundárias. As primárias são a coleta de dados, em campo, na comunidade e nas secretarias de saúde estaduais e municipais. Já as secundárias, podem ser obtidas com pesquisas bibliográficas (artigos, relatórios, documentos), consulta a especialistas e bancos de dados oficiais. Idealmente, uma combinação de fontes de informações deve ser usada para cruzar e reforçar as conclusões. O acervo de informações deve focar na qualidade dos dados e das evidências de forma a validar as conclusões.

Avaliação de impactos/análise situacional

Essa etapa sintetiza e avalia criticamente as informações coletadas, realizando um diagnóstico e um prognóstico dos potenciais impactos na saúde. Aqui, são feitas análises por metodologias qualitativas e/ou quantitativas. Entre as quantitativas, podem-se incluir a análise de risco, as modelagens matemáticas e as análises de custo-benefício. Cada um desses métodos fornece estimativas numéricas dos impactos. Os métodos qualitativos incorporam a percepção pública pelo enfoque dos grupos envolvidos, pesquisas de campo, entre outras metodologias. A análise em geral é executada por profissionais com perfil específico da área de saúde, podendo variar em função da tipologia do empreendimento e de sua localização. O profissional poderá ser membro da comissão de AIS ou somente ser contratado para realizar o estudo. É interessante, para fortalecer algumas análises, a formação de *workshops* e de outros eventos que explorem as visões da comissão de AIS, das partes interessadas, dos profissionais executores, dos profissionais de saúde e das pessoas da comunidade diretamente afetadas pela proposta.

A etapa de análise situacional traz elementos à execução das diretrizes elaboradas na etapa de escopo e apresenta os seguintes componentes básicos:

» **Delimitação e análise dos impactos:** avaliar criticamente as informações coletadas a fim de definir os principais impactos na saúde, nas diferentes fontes, estabelecendo prioridades.
» **Priorização dos impactos na saúde:** identificação dos impactos mais importantes para a delimitação de medidas e programas mitigadores. Aspectos demográficos, epidemiológicos e socioambientais devem ser exaustivamente analisados e relacionados à implantação do projeto sempre sob a ótica da saúde.

Recomendações e conclusão/tomada de decisão

Esta etapa busca determinar um conjunto de ações com o objetivo de atender às metas, às recomendações propostas e às estratégias para implementação das ações mitigadoras para os impactos negativos e ações que potencializem os impactos positivos. As recomendações precisam ser apresentadas em um resumo que descreva os processos utilizados para chegar até elas e não devem ser muito numerosas; necessitam ser práticas, concisas e exequíveis, considerando os custos a elas associados e precisam especificar os prazos em que devem ser atendidas, além de identificar agências ou pessoas que possam contribuir para o seu cumprimento. O relatório final deve conter uma compilação de cada uma das fases da AIS, incluindo:

» Diagnóstico de saúde da área de influência do projeto com descrição e análise do perfil epidemiológico da comunidade, utilizando dados primários e secundários, qualitativos e quantitativos, para caracterização da situação atual.
» Avaliação crítica das informações coletadas e identificação, previsão da magnitude e priorização dos principais impactos na saúde, discriminando impactos positivos e negativos (benéficos e adversos), diretos e indiretos, imediatos e a médio e longo prazos, temporários e permanentes; seu grau de reversibilidade; suas propriedades cumulativas e sinérgicas; e a distribuição dos ônus e benefícios sociais.
» Elaboração de um plano de ação de saúde com o conjunto de ações necessárias para mitigação dos impactos na saúde e estratégias para sua implementação.
» Definição de indicadores de monitoramento e acompanhamento da efetividade das ações mitigadoras dos impactos na saúde contidas no plano de ação. Para que esta etapa seja concluída, o relatório completo de AIS, incluindo todas as recomendações, de forma transparente, concisa e orientado para a execução da AIS, deve estar aprovado pelos tomadores de decisão, abrangendo todas as recomendações, de forma transparente, concisa, orientado para a execução da AIS.

Acompanhamento/monitoramento

O monitoramento pode se referir ao rastreamento das mudanças nos indicadores de saúde e é feito depois da tomada de decisão sobre as medidas recomendadas. Ele ajuda a garantir resultados que protejam a saúde a longo prazo. O acompanhamento dos resultados analisa prospectivamente as mudanças nos determinantes em saúde da população que ocorrem concomitante à implantação e à vida útil do projeto. Em alguns casos, o monitoramento pode gerar um alerta precoce para detectar resultados inesperados facilitando a adaptação das decisões e protegendo a saúde da população.

     O acompanhamento deve ser feito ao longo do processo e sempre deverá haver o registro das atividades. O ideal é que a avaliação da AIS seja delineada e iniciada durante a fase de escopo, no intuito de registrar todos os procedimentos da AIS a partir do termo de referência e do plano de ação. Nessa fase, propõe-se avaliar se as metas e os objetivos propostos pela AIS foram cumpridos, se a metodologia adotada foi eficaz e se, por motivos que não puderam ser previstos anteriormente, há necessidade de se fazerem ajustes no plano de ação. O acompanhamento é realizado pelo monitoramento de um conjunto de indicadores que possam trazer informações desejadas. Preferencialmente, devem ser usados indicadores disponíveis nos bancos de dados do sistema de saúde, como o número de internações hospitalares ou a variação da morbidade de determinados agravos potencializados pelo empreendimento. O monitoramento por meio de indicadores é uma maneira de se verificar regularmente se a proposta da AIS está sendo efetiva, melhorando ou mantendo em boas condições a saúde da população. Aliado a isso, deve ser elaborado um plano de gerenciamento do impacto na saúde, contendo alternativas para tratar o impacto no caso de o monitoramento indicar essa necessidade, ou mesmo de como trabalhar os impactos não previstos na análise do projeto.

     A responsabilidade do acompanhamento é comum, devendo ser estabelecido um termo de compromisso entre os participantes da AIS, sobretudo empreendedores e autoridades de saúde, com as atividades para acompanhamento sob cargo de cada ente. No relatório final, deverão estar definidos os indicadores e os impactos a serem monitorados, com justificativa para seu monitoramento e esclarecimentos para definir o período de acompanhamento da AIS. Para o acompanhamento, deverão ser elaborados relatórios com periodicidade a ser determinada pelo grupo de avaliação, de acordo com as necessidades locais dos órgãos de saúde ou do processo de execução do empreendimento.

Referências bibliográficas

ALMEIDA, I. M.; JACKSON FILHO, J. M.; VILELA, R. A. G. Origens históricas e organizacionais do desastre da barragem do Córrego do Feijão. *Revista Brasileira de Medicina do Trabalho*, v. 17, n. 1, p. 13-20, 2019.

ARAÚJO, Giovanni Moraes de. *Sistema de gestão de segurança e saúde ocupacional*: OHSAS 18001/2007 e OIT SSO/2001. 3 ed. Rio de Janeiro: GVC, 2013. v. 2.

BRASIL. Ministério da Saúde, Secretaria de Vigilância em Saúde, Departamento de Vigilância em Saúde Ambiental e Saúde do Trabalhador. *Diretrizes para elaboração de estudo de avaliação de risco à saúde humana por exposição a contaminantes químicos*. Brasília, DF: Ministério da Saúde, Secretaria de Vigilância em Saúde, Departamento de Vigilância em Saúde Ambiental e Saúde do Trabalhador, 2010.

BRASIL. Ministério da Saúde. *Avaliação de Impacto à Saúde (AIS)*: metodologia adaptada para aplicação no Brasil. Brasília, DF: Ministério da Saúde, 2014.

BRILHANTE, Ogenis Magno; CALDAS, Luiz Querino de Araújo. *Gestão e avaliação de risco em saúde ambiental*. Rio de Janeiro: Fiocruz, 2004.

DIAS, Elizabeth Costa; CHIAVEGATTO, Claudia Vasques et al. *Competências essenciais requeridas para o exercício da medicina do trabalho*: atualização 2018. 3. ed. Associação Nacional de Medicina do Trabalho (ANAMT), 2018.

DIAS, Elizabeth Costa; SILVA, Thais Lacerda e; ALMEIDA, Magda Helena Cota de. Desafios para a construção cotidiana da vigilância em saúde ambiental e saúde do trabalhador na atenção primária em saúde. *Cadernos de Saúde Coletiva*, v. 20, n. 1, p. 15-24. Rio de Janeiro, 2012.

FREITAS, Carlos Machado de. Avaliação de riscos como ferramenta para a vigilância ambiental em saúde. *Informe Epidemiológico do SUS*, v. 11, n. 3/4, p. 227-39, 2002.

LADOU, Joseph; HARRISON, Robert (org.). *Medicina ocupacional e ambiental*. 5. ed. Porto Alegre: AMGH, 2016. (Série: Current diagnóstico e tratamento).

MACHADO, Jorge Mesquita Huet et al. Vigilância em saúde ambiental e do trabalhador: reflexões e perspectivas. *Cadernos de Saúde Coletiva*, Rio de Janeiro, v. 19, n. 4, p. 399-406, 2011.

MENDES, René. *Dicionário de segurança e saúde do trabalhador*: conceitos, definições, história e cultura. Novo Hamburgo: Proteção, 2018.

NETTO, G. F.; FREITAS, C. M.; ANDAHUR, J. P.; PEDROSO, M. M.; ROHLFS, D. B. Impactos socioambientais na situação de saúde da população brasileira: estudo de indicadores relacionados ao saneamento ambiental inadequado. *Tempus – Actas em Saúde Coletiva*, v. 4, n. 4, p. 53-71, 2009.

Organização Internacional do Trabalho (OIT). *Prevenção de acidentes industriais maiores*: um código de práticas da OIT – Contribuição da OIT para o Programa de Internacional de Segurança Química do PNUMA, OIT e OMS (IPCS). 2002.

SANTOS, Alexandre Lima; RIGOTTO, Raquel Maria. Território e territorialização em saúde: incorporando as relações produção, trabalho, ambiente e saúde na atenção básica à saúde. *Revista Trabalho, Educação e Saúde*, Rio de Janeiro, v. 8, n. 3, p. 387-406, nov. 2010/fev. 2011.

SEIFFERT, Mari Elizabete Bernardini. *Sistemas de gestão ambiental (ISO 14001) e saúde e segurança ocupacional (OHSAS 18001)*: vantagens da implantação integrada. 2. ed. São Paulo, SP: Atlas, 2010.

Seção VIII

Princípios Básicos em Promoção da Saúde

Coordenação

Páris Ali Ramadan

Daniel Romero Muñoz

Capítulo 50
Conceitos Básicos em Promoção da Saúde

Páris Ali Ramadan

Aspectos históricos

As primeiras referências à promoção da saúde foram feitas por Winslow, em 1920, que descreveu a promoção da saúde como um esforço da comunidade para alcançar políticas que melhorem as condições de saúde da população. Em 1946, Sigerist também faz referência à promoção da saúde quando define as quatro tarefas essenciais da medicina: a promoção da saúde; a prevenção das doenças; a recuperação dos enfermos; e a reabilitação.

Também o modelo conceitual de se observar o processo saúde-doença não é recente. Tem sua origem na Europa, no século XIX, num movimento chamado de "medicina social", sendo Virchow, também reconhecido como patologista, um de seus principais expoentes: afirmava que as pessoas adoecem e morrem em função do jeito como vivem.

No entanto, a base conceitual do movimento da medicina preventiva foi sistematizada no livro de Leavell e Clark, *Medicina Preventiva*, cuja primeira edição foi publicada em 1958. Esses autores discutem três conceitos importantes no campo da medicina preventiva e descrevem o conceito de promoção da saúde como um dos níveis da prevenção primária. Para os autores, a prevenção apresenta-se em três fases: primária; secundária; e terciária. A prevenção primária é a realizada no período de pré-patogênese. O conceito de promoção da saúde aparece como um dos níveis da prevenção primária, definido como um conjunto de ações que desenvolveriam uma saúde "ótima". O segundo nível da prevenção primária é a proteção específica, com foco na criação de barreiras que impeçam o contato com agentes contaminados do meio ambiente e exterminem agentes patológicos. A fase da prevenção secundária também se apresenta em dois níveis: no primeiro, o diagnóstico e o tratamento precoce; e, no segundo, a limitação da invalidez. Por fim, a prevenção terciária, que diz respeito a ações de reabilitação (Figura 50.1).

Figura 50.1 – Esquema da história natural das doenças segundo Leavell e Clark.

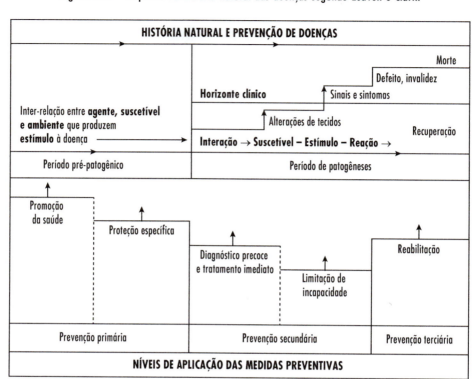

Fonte: Adaptada de LEAVELL, Rugh Rodman; CLARK, Edwin Gurney, 1976.

No entanto, como o conceito de Leavell e Clark tem enfoque centrado em indivíduos, com certa projeção para a família ou grupos, mostrou-se inadequado para as doenças crônicas não transmissíveis, cuja prevenção envolve medidas voltadas ao meio ambiente, aos estilos de vida e à necessidade de um novo modelo para enfrentar os aumentos do custo da saúde.

Nesse cenário, a promoção da saúde surge como uma nova concepção de saúde no início dos anos 1970, resultado do debate na década anterior sobre a determinação social e econômica da saúde e a construção de uma concepção não centrada na doença. Dois acontecimentos importantes serviram de referência para essa concepção: duas missões de observação de especialistas ocidentais da Organização Mundial de Saúde (OMS) à China, em 1973-1974, onde se observou o desenvolvimento de cuidados de saúde não convencionais à abordagem médica, essencialmente no ambiente rural, atividades que tinham como pano de fundo a atenção primária de saúde; e o movimento canadense desenvolvido a partir do relatório do então Ministro da Saúde Marc Lalonde, que expressava uma nova perspectiva na saúde dos canadenses, publicado em 1974, conhecido como "Informe Lalonde".

O Informe Lalonde foi o primeiro documento oficial a receber a denominação de promoção à saúde. Nos fundamentos desse Informe, encontravam-se os conceitos de campo da saúde e dos chamados "determinantes de saúde". Divide o campo da saúde em quatros amplos componentes da saúde: a biologia humana (genética e função humana); o ambiente (natural e social); o estilo de vida (comportamento individual que afeta a saúde); e a organização dos serviços de saúde. Esse documento influenciou as políticas sanitárias de outros países como Inglaterra e Estados Unidos e estabeleceu as bases para um novo paradigma formalizado na então União das Repúblicas Socialistas Soviéticas (URSS), na Conferência Internacional de Cuidados Primários de Saúde de Alma Ata, em 1978, com a proposta de "Saúde para Todos no ano 2000" e a Estratégia de Atenção Primária de Saúde.

Assim, em meados dos anos 1980, surge um discurso alternativo de promoção e, em 1984, a OMS produziu um documento preliminar contendo os elementos-chave da nova promoção da saúde, reforçando a noção da determinação social da saúde. Ainda nesse ano, é realizada, na cidade de Toronto, no Canadá, a Conferência Beyond Health Care, que divulga as bases do movimento das cidades saudáveis. Em 1985, a OMS/Europa divulga as 38 metas para a saúde na região europeia e, em 1986, torna público o documento *Health City Movement*, e esse discurso encontrará expressão no Canadá, com a divulgação do EPP Report, no mesmo ano.

A partir desse documento, a saúde passou a ser reconhecida como resultante da determinação social: pobreza; desemprego; habitação precária; e outras desigualdades econômicas e sociais. Como estratégias principais, recomenda o fortalecimento dos serviços comunitários, políticas públicas saudáveis e o favorecimento da participação popular. Emprega os conceitos de desenvolvimento comunitário e de *empowerment* como elementos-chave para se alcançar saúde.

Em novembro de 1986, foi planejada a I Conferência Internacional sobre Promoção da Saúde, realizada em Ottawa, no Canadá, que resultou na Carta de Ottawa, a qual passou a ser referência para o desenvolvimento das ideias de promoção da saúde e definiu seu conceito: "promoção da saúde" é a denominação dada ao processo de capacitação da comunidade para atuar na melhoria de sua qualidade de vida e de sua saúde, incluindo maior participação no controle deste processo.

Confirma um conjunto de valores – vida, saúde, solidariedade, equidade, democracia, cidadania, desenvolvimento, participação e ação conjunta – e como resultado de diversas estratégias, nas quais a melhoria da qualidade de vida e da saúde se insere.

Segundo a carta de Ottawa, são estratégias de promoção da saúde:

1. Implementação de políticas públicas saudáveis: a promoção da saúde inclui, além dos cuidados de saúde, outros determinantes como renda, proteção ambiental, trabalho, agricultura. A Carta de Ottawa sugere ações legislativas, fiscais e organizacionais visando à diminuição das desigualdades sociais e à melhoria da qualidade de vida da população, bem como à adoção de uma postura intersetorial para a formulação de políticas públicas e sua ação sobre o setor da saúde.
2. Criação de ambientes favoráveis à saúde com a proteção do meio ambiente e a conservação dos recursos naturais como parte da estratégia de promoção da saúde.
3. Reorientação dos serviços de saúde: recomenda que a reorientação dos serviços de saúde deva voltar-se na direção de um enfoque na saúde, e não na doença, e que apontem para a integralidade das ações de saúde.
4. Reforço da ação comunitária: implementação de ações e recursos existentes na comunidade e que possam intensificar a autoajuda e o apoio social necessários ao desenvolvimento da participação popular nos assuntos de saúde, o *empowerment* comunitário.

5. **Desenvolvimento de habilidades pessoais:** capacitar as pessoas para "aprenderem através da vida" e para se "prepararem para todos os estágios" é uma das estratégias prioritárias, incluindo o desenvolvimento pessoal e social mediante a divulgação de informação, educação para a saúde e intensificação das habilidades vitais.

Promoção da saúde e prevenção de doenças

A prevenção em saúde "exige uma ação antecipada, baseada no conhecimento da história natural a fim de tornar improvável o progresso posterior da doença" (Leavell & Clarck, 1976). As ações preventivas definem-se como intervenções orientadas a evitar o surgimento de doenças específicas, reduzindo sua incidência e prevalência nas populações. A base do discurso preventivo é o conhecimento epidemiológico moderno, e seus objetivos são o controle da transmissão de doenças infecciosas e a redução do risco de doenças degenerativas ou outros agravos específicos. Promoção da saúde define-se de maneira mais ampla do que prevenção, pois se refere a medidas que não se dirigem somente a determinada doença ou desordem, mas servem para aumentar a saúde e o bem-estar gerais.

Para o médico do trabalho, é importante compreender a diferença entre prevenção de doenças e promoção da saúde, lembrando que ambas são importantes. Enquanto a primeira trabalha no sentido de reduzir a incidência e a prevalência de doenças específicas, a promoção da saúde visa incrementar a saúde e o bem-estar em ações que implicam em mudanças nas condições de vida e de trabalho, facilitando o acesso às escolhas e estilos de vida mais saudáveis.

Por essa razão, a promoção da saúde deve ter enfoque mais amplo e abrangente. Nas ações relacionadas à prevenção de doenças, evitar a doença é o objetivo final. O objetivo da promoção da saúde é contínuo: é um nível ótimo de vida e de saúde, em que a ausência de doenças não é suficiente.

Saúde ocupacional e promoção da saúde

Para o cumprimento de normas regulamentadoras de saúde e segurança do trabalho, em especial a Norma Reguladora (NR) n. 7, as empresas estruturam serviços de saúde para implementação do Programa De Controle Médico de Saúde Ocupacional (PCMSO) e realização dos exames ocupacionais, contando com ambulatórios nas dependências da empresa e equipe de saúde própria ou prestadores. Isso torna o local de trabalho um ambiente privilegiado para a prática preventiva de saúde, dado que a maioria da população de trabalhadores é potencialmente saudável e obrigada a passar periodicamente por exames médicos ocupacionais.

Nesse sentido, é importante que a prática preventiva esteja embasada nos mesmos critérios científicos que norteiam toda a Medicina. Para isso, órgãos internacionais se dedicam à análise sistemática da efetividade dos procedimentos preventivos de saúde, citando como exemplos a U.S. Preventive Services Task Force criada em 1984, órgão independente que reúne especialistas em prevenção e Medicina baseada em evidências, ou Canadian Task Force on Preventive Health Care, estabelecida em 1976, que também se dedica à publicação de recomendações por meio de análises aprofundadas e metanálises dos estudos epidemiológicos publicados na literatura especializada. Assim, os procedimentos avaliados podem ser recomendados ou não, tomando por base a qualidade e a quantidade de evidência científica a seu favor ou contra.

Na concepção da promoção da saúde, a consulta médica clássica, em seu modelo assistencial, que envolvia a visão específica de diagnóstico e de tratamento de doenças ou da prevenção de doenças ocupacionais para a caracterização da aptidão ou inaptidão ao trabalho passa a compor uma parte no conjunto de ações e intervenções dentro de um contexto mais amplo que, idealmente, passou a priorizar ações e intervenções no sentido da promoção da saúde, prevenção de doenças e no desenvolvimento de iniciativas voltadas a ambientes de trabalho saudáveis.

Referências bibliográficas

BRASIL. Agência Nacional de Saúde Suplementar. *Manual técnico para promoção da saúde e prevenção de riscos e doenças na saúde suplementar*. 4. ed. 2011.

BRASIL. Ministério da Saúde, Secretaria de Políticas de Saúde. *Projeto promoção da saúde*: as cartas da promoção da saúde. Brasília: Ministério da Saúde, 2002.

BRASIL. Ministério de Saúde. *Curso de extensão para gestores do SUS em promoção da saúde*. Brasília: CEAD/FUB, 2010.

BUSS, Paulo Marchiori. Uma introdução ao conceito de promoção da saúde. In: CZERESNIA, Dina; FREITAS, Carlos Machado de (org.). *Promoção da saúde*: conceitos, reflexões e tendências. Rio de Janeiro: Fiocruz, 2003. cap. 1, p. 15-38.

CZERESNIA, Dina; FREITAS, Carlos Machado de (org.). *Promoção da saúde*: conceitos, reflexões, tendências. Rio de Janeiro: Fiocruz, 2003. p. 39-53.

DEMARZO, Marcelo Marcos Piva. *Reorganização dos sistemas de saúde*: promoção da saúde e atenção primária à saúde. São Paulo: Universidade Federal de São Paulo, 2011. Disponível em: http://www.unasus.unifesp.br/index.php/biblioteca/124-modulos-de-conteudos-esf1.

FERREIRA JUNIOR, Mario. *Saúde no trabalho*: temas básicos para o profissional que cuida da saúde dos trabalhadores. São Paulo: Roca, 2000. p. 9-15, 67-79.

HEIDMANN, Ivonete T. S. Buss; ALMEIDA, Maria Cecília Puntel de; BOEHS, Astrid Eggert et al. Promoção à saúde: trajetória histórica de suas concepções. *Texto Contexto Enferm*, Florianópolis, v. 15, n. 2, p. 352-8, abr.-jun. 2006.

LALONDE, Marc. *A new perspective on the health of canadians*: a working document. Ottawa: Minister of National Health and Welfare, 1974.

LEAVELL, Rugh Rodman; CLARK, Edwin Gurney. *Medicina preventiva*. São Paulo: McGraw-Hill, 1976.

ORGANIZAÇÃO MUNDIAL DA SAÚDE (OMS). *Ambientes de trabalho saudáveis*: um modelo para ação – Para empregadores, trabalhadores, formuladores de política e profissionais. Tradução do Serviço Social da Indústria. Brasília: SESI/DN, 2010.

UNIVERSIDADE FEDERAL DE SANTA CATARINA. *Especialização multiprofissional na atenção básica, saúde e sociedade [recurso eletrônico]*. 3. ed. Versão adaptada do curso de Especialização Multiprofissional em Saúde da Família, Eixo I – Reconhecimento da Realidade. Florianópolis: Universidade Federal de Santa Catarina, 2018. 92p.

Capítulo 51
Evidências Científicas em Promoção da Saúde

Angela Cristina Yano
Hellen Pimentel Ferreira

Introdução

Um dos grandes desafios para os profissionais de saúde é manterem-se atualizados. São muitos os avanços na área da saúde, um número crescente de informações é publicado a cada ano, e, para aqueles que estão na prática clínica, é impossível dedicar tempo para acessar todas as publicações e avaliá-las da maneira adequada, com base na epidemiologia clínica, na estatística e na metodologia científica.

Para a tomada de decisão sobre o cuidado do paciente, é necessário utilizar de forma consciente e criteriosa as evidências, avaliando-as criticamente, combinando-as com a experiência e a prática profissionais e levando em consideração os valores e opiniões do paciente (SACKETT, 1996).

A prática da Medicina baseada em evidências (MBE) requer a busca das melhores evidências disponíveis. A revisão sistemática da literatura, reunindo estudos semelhantes, com avaliação crítica de sua metodologia e análise estatística (metanálise), é considerada o melhor nível de evidência para tomada de decisões (ATALLAH, 2002).

Entretanto, identificar os problemas relevantes, converter esses problemas em questões que conduzam às respostas que buscamos, pesquisar de forma adequada e eficiente as fontes de informação disponíveis, avaliar a qualidade das informações, determinar a força da evidência e chegar a uma conclusão que demonstre ou não o valor de determinada conduta são tarefas que consomem tempo cuja execução requer experiência.

Na prática clínica, para promover a saúde dos indivíduos com melhor efetividade, eficiência e segurança, o médico do trabalho pode recorrer a pareceres emitidos por entidades idôneas para responder a questões relacionadas ao rastreamento de fatores de risco e de doenças, profilaxia e intervenções comportamentais e ambientais que contribuam para a saúde do trabalhador.

Fontes de evidências

Na área de promoção da saúde, alguns grupos trabalham desenvolvendo diretrizes de prática clínica e emitindo recomendações baseadas em evidências para serviços preventivos. Entre eles, destacamos: *Canadian Task Force on Preventive Health Care* (CTFPHC), *U.S. Preventive Services Task Force* (USPSTF) e *Community Preventive Services Task Force* (CPSTF).

Canadian Task Force on Preventive Health Care (CTFPHC)

A CTFPHC foi estabelecida pela Agência de Saúde Pública do Canadá para desenvolver diretrizes de prática clínica que apoiem os serviços de atenção primária nos cuidados preventivos de saúde.

Essa força-tarefa tem o papel de identificar as lacunas de evidências que precisam ser preenchidas, decidir os tópicos para os quais as diretrizes serão desenvolvidas ou atualizadas, articular uma agenda de pesquisa, avaliar a força da evidência utilizando a metodologia GRADE (Grading of Recommendations Assessment, Development and Evaluation), identificar quando envolver especialistas em outras disciplinas para garantir a abrangência da análise, analisar evidências de revisão sistemática para desenvolver recomendações de consenso e desenvolver documentos de orientação para cada tópico de prevenção de forma a facilitar a implementação pelos profissionais na atenção primária.

As recomendações emitidas pela CTFPHC são apresentadas como favoráveis ou desfavoráveis à utilização de determinada intervenção e são indicadas conforme o grau de confiança.

Nas "recomendações fortes", a força-tarefa está confiante de que os efeitos desejáveis de uma intervenção superam os seus efeitos indesejáveis (recomendação), ou os efeitos indesejáveis de uma intervenção superam os seus efeitos desejáveis (recomendação contra). Nessa situação, a CTFPHC acredita que a recomendação se aplicaria à maioria dos indivíduos, que a maioria das pessoas para as quais a intervenção seria indicada aceitaria fazê-la e que não seria necessária a atuação de um assessor formal para orientar, auxiliar e apoiar a tomada de decisão.

Para os responsáveis por políticas públicas de saúde, as recomendações fortes podem ser utilizadas como base para a maioria das situações. Para os gestores da qualidade, a adesão à recomendação forte pode ser usada como um critério de qualidade ou indicador de desempenho.

Por sua vez, as "recomendações condicionais", anteriormente denominadas "recomendações fracas", contêm certo grau de incerteza sobre os efeitos desejáveis superarem os efeitos indesejáveis ou os efeitos indesejáveis superarem os efeitos desejáveis, o que significa que os clínicos devem reconhecer que diversas opções poderão ser adequadas em diferentes cenários e que eles devem ajudar cada indivíduo a chegar a uma decisão coerente com os seus valores e preferências.

A substituição do termo "recomendação fraca" por "recomendação condicional" demonstra o valor que a CTFPHC atribui à tomada de decisão compartilhada, com base nos valores e preferências do indivíduo, disponibilidade de recursos e outras questões contextuais.

Na prática, podemos considerar as recomendações fortes para estabelecer as ações preventivas a serem promovidas entre os trabalhadores de forma coletiva e as recomendações condicionais para orientá-los individualmente.

As recomendações para adultos incluem rastreamento de aneurisma de aorta abdominal, bacteriúria assintomática na gravidez, câncer (mama, colo uterino, colorretal, pulmão, próstata), depressão, diabetes tipo 2, hipertensão, obesidade, hepatite C, redução da acuidade visual e comprometimento cognitivo.

Há ainda recomendações que estão em progresso, como é o caso do *screening* para: câncer colorretal, infecção por Clamídia e Gonococo, diabetes *mellitus* gestacional, depressão em mulheres na gestação e no primeiro ano do pós-parto, adenocarcinoma de esôfago e lesões pré-cancerosas e cessação do tabagismo.

Sugerimos consultar o site da instituição (https://canadiantaskforce.ca/), em que são disponibilizadas informações sobre *guidelines* em processo de elaboração ou revisão, periodicamente, em especial no momento de estabelecer rotinas, programas e políticas de saúde.

U.S. Preventive Services Task Force (USPSTF)

Trata-se de um painel independente e voluntário de especialistas em prevenção de doenças e Medicina baseada em evidências. Essa força-tarefa desenvolve recomendações com base em evidências para prevenção e promoção da saúde.

A USPSTF avalia as evidências de forma abrangente e faz recomendações sobre a eficácia de intervenções clínicas preventivas (primárias e secundárias), incluindo testes de triagem (rastreamento), aconselhamento e uso de medicamentos para prevenção de doenças, para diferentes públicos (crianças, adolescentes, adultos, idosos e gestantes) (Figura 51.1).

Figura 51.1 – Processo de desenvolvimento de uma recomendação da USPSTF.

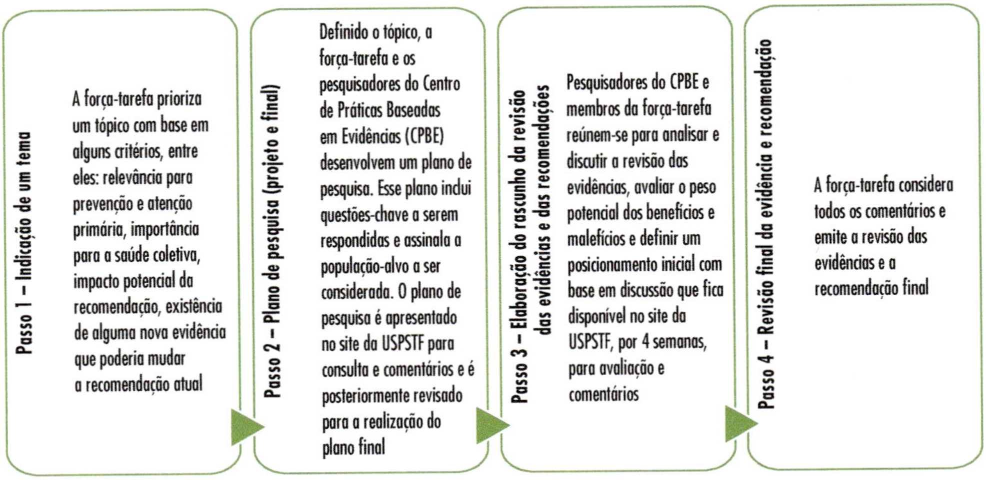

Passo 1 – Indicação de um tema: A força-tarefa prioriza um tópico com base em alguns critérios, entre eles: relevância para prevenção e atenção primária, importância para a saúde coletiva, impacto potencial da recomendação, existência de alguma nova evidência que poderia mudar a recomendação atual

Passo 2 – Plano de pesquisa (projeto e final): Definido o tópico, a força-tarefa e os pesquisadores do Centro de Práticas Baseadas em Evidências (CPBE) desenvolvem um plano de pesquisa. Esse plano inclui questões-chave a serem respondidas e assinala a população-alvo a ser considerada. O plano de pesquisa é apresentado no site da USPSTF para consulta e comentários e é posteriormente revisado para a realização do plano final

Passo 3 – Elaboração do rascunho da revisão das evidências e das recomendações: Pesquisadores do CPBE e membros da força-tarefa reúnem-se para analisar e discutir a revisão das evidências, avaliar o peso potencial dos benefícios e malefícios e definir um posicionamento inicial com base em discussão que fica disponível no site da USPSTF, por 4 semanas, para avaliação e comentários

Passo 4 – Revisão final da evidência e recomendação: A força-tarefa considera todos os comentários e emite a revisão das evidências e a recomendação final

Fonte: Adaptada de U.S. Preventive Services Task Force (USPSTF), *Procedure manual – Section 1: overview of U.S. Preventive Services Task Force structure and processes.*

As recomendações da USPSTF têm como foco intervenções para prevenir doenças, de modo que elas se aplicam apenas a pessoas sem sinais ou sintomas da doença ou condição que está sendo considerada, e as intervenções são aquelas oferecidas na atenção primária ou que sejam solicitadas pelos profissionais da atenção primária.

De acordo com a avaliação da USPSTF, determinada prática pode ser recomendada em diferentes graus (A, B, C), desaconselhada (D) ou não ser aconselhada ou desaconselhada em virtude da insuficiência de evidências (I). O Quadro 51.1 ilustra os graus e a sugestão para a prática na atenção primária.

Quadro 51.1 – Grau de recomendação de acordo com a USPSTF.

Grau	Definição	Sugestão para a prática
A	A USPSTF recomenda o serviço. Há alta certeza de que o benefício líquido é substancial	Oferecer ou prover o serviço
B	A USPSTF recomenda o serviço. Há alta certeza de que o benefício líquido é moderado ou moderada certeza de que o benefício líquido é de moderado a substancial	Oferecer ou prover o serviço
C	A USPSTF recomenda oferecer ou prover seletivamente o serviço para pacientes individuais com base no julgamento profissional e nas preferências dos pacientes. Há pelo menos moderada certeza de que o benefício líquido é pequeno	Oferecer ou prover o serviço para pacientes selecionados dependendo de circunstâncias individuais
D	A USPSTF recomenda contra o serviço para pessoas assintomáticas. Há certeza alta/moderada a alta de que não há benefício líquido ou de que os prejuízos superam os benefícios	Desencorajar o uso desse serviço
I	A USPSTF conclui que a evidência atual é suficiente para avaliar o balanço entre benefícios e prejuízos do serviço. Falta evidência ou a evidência é de qualidade pobre ou conflitante e o balanço entre benefícios e prejuízos não pode ser determinado	Ler a seção de considerações clínicas "USPSTF Recommendation Statement". Se o serviço é oferecido, os pacientes devem entender a incerteza sobre o equilíbrio entre benefícios e malefícios

Fonte: Adaptado de U.S. Preventive Services Task Force (USPSTF), *Grade definitions*, 2012.

Na prática, é indicado que os serviços de saúde ofereçam aos seus assistidos as intervenções cuja recomendação apresente graus A ou B e que não realizem as intervenções de grau D. Para o médico do trabalho, essas recomendações podem ser utilizadas como base na prática clínica, por exemplo, em exames periódicos e campanhas de saúde, bem como para formular políticas de saúde e apoiar a avaliação da qualidade e de custos.

As recomendações atuais, anteriores e em andamento da USPSTF encontram-se disponíveis no site da instituição (https://www.uspreventiveservicestaskforce.org/), em que também podem ser consultados os documentos que suportam as recomendações.

Para a avaliação das recomendações para um determinado indivíduo, pode ser utilizado também o aplicativo *Electronic Preventive Service Selector* (ePSS), que apresenta todas as recomendações, classificadas de acordo com o grau, e outras informações adicionais, considerando idade, sexo, gestação, uso ou não de tabaco e vida sexual (https://epss.ahrq.gov/PDA/index.jsp).

No Brasil, o Ministério da Saúde costuma adotar as recomendações da USPSTF como guia para suas políticas e ações de rastreamento e aconselhamento em saúde (BRASIL, 2010).

Algumas das principais recomendações para adultos da USPSTF (graus A e B) são apresentadas nos Quadros 51.2 a 51.4, a seguir.

Quadro 51.2 – Principais recomendações da USPSTF para rastreamento em adultos.

Consumo nocivo de álcool	A USPSTF recomenda a triagem para uso nocivo de álcool em ambientes de atenção primária em adultos com 18 anos ou mais, incluindo mulheres grávidas, e o fornecimento de intervenções de aconselhamento comportamental para reduzir o uso nocivo do álcool (Grau B, USPSTF, 2018)
Osteoporose	A USPSTF recomenda o rastreamento com avaliação de densidade óssea, para prevenir fraturas em mulheres pós-menopausa abaixo de 65 anos que tenham risco aumentado de osteoporose, determinada por uma ferramenta formal de avaliação (p. ex., FRAX) (Grau B, USPSTF, 2018)
	A USPSTF recomenda o rastreamento com avaliação de densidade óssea, para prevenir fraturas em mulheres com 65 anos ou mais (Grau B, USPSTF, 2018)
Pressão arterial elevada/hipertensão arterial	Para indivíduos acima de 18 anos, a USPSTF recomenda rastreamento para hipertensão arterial. Recomenda-se realizar medidas fora do consultório antes de se iniciar o tratamento (Grau A, USPSTF, 2015)
Câncer de mama	Para mulheres com idade entre 50 e 74 anos, a USPSTF recomenda a realização de mamografia a cada 2 anos (Grau B, USPSTF, 2016)
Glicemia alterada e diabetes tipo II (DM II)	A USPSTF recomenda rastreamento para glicemia elevada como parte da avaliação de risco cardiovascular em adultos com idade entre 40 e 70 anos que apresentam sobrepeso ou obesidade (Grau B, USPSTF, 2015)
Tabagismo	Recomenda-se questionar todos os adultos sobre o consumo de tabaco (Grau B, USPSTF, 2015)

(Continua)

Quadro 51.2 – Principais recomendações da USPSTF para rastreamento em adultos (continuação).

Câncer de colo uterino	Rastreamento para câncer do colo do útero a cada 3 anos apenas com citologia em mulheres com idades entre 21 e 29 anos. Para mulheres de 30 a 65 anos, a USPSTF recomenda a triagem a cada 3 anos apenas com citologia cervical, a cada 5 anos com testes de papilomavírus humano (hrHPV) de alto risco isolado, ou a cada 5 anos com teste hrHPV em combinação com citologia (*cotesting*) (Grau A, USPSTF, 2018)
Câncer colorretal	Rastreamento para câncer colorretal, iniciando-se aos 50 anos e continuando até os 75 anos (Grau A, USPSTF, 2016)
Depressão	Para adultos em geral. Rastreamento para depressão implementado com sistema adequado para diagnóstico acurado, tratamento efetivo e acompanhamento apropriado (Grau B, USPSTF, 2016)
Hepatite B	Rastreamento para hepatite B para indivíduos adultos com risco aumentado de infecção (Grau B, USPSTF, 2014)
Hepatite C	Rastreamento para hepatite C para indivíduos adultos com risco aumentado de infecção. A USPSTF também recomenda o rastreamento de indivíduos nascidos entre 1945 e 1965 (Grau B, USPSTF, 2013)
Infecção pelo HIV	Rastreamento para infecção pelo HIV para adolescentes e adultos com risco aumentado (Grau A, USPSTF, 2013)
Sífilis	Rastreamento para sífilis em pessoas com risco aumentado de infecção (Grau A, USPSTF, 2016)
Violência	Rastreamento para violência, por parte de parceiros, para mulheres em idade fértil. A USPSTF recomenda ainda que, para as mulheres com rastreamento positivo, seja provida intervenção ou referência para serviço especializado (Grau B, USPSTF, 2018)
Tuberculose latente	Rastreamento para tuberculose latente para adultos com risco aumentado (Grau B, USPSTF, 2016)

(Continua)

Quadro 51.2 – Principais recomendações da USPSTF para rastreamento em adultos (continuação).

Câncer de pulmão	Rastreamento anual com tomografia computadorizada de baixa dosagem de radiação para adultos com idade entre 55 e 80 anos e com carga tabágica de 30 maços/ano e que continuam fumando ou pararam de fumar há menos de 15 anos (Grau B, USPSTF, 2013)
Aneurisma de aorta abdominal	Rastreamento, única vez, com ultrassonografia do abdome, para homens com idade entre 65 e 75 anos que fumam ou fumaram alguma vez (Grau B, USPSTF, 2014)

Fonte: U.S. Preventive Services Task Force (USPSTF), *Recommendation topics*.

Quadro 51.3 – Principais recomendações de aconselhamento e intervenção comportamental da USPSTF para adultos.

Consumo de álcool	A USPSTF recomenda oferecer intervenções de aconselhamento comportamental para reduzir o uso nocivo do álcool (Grau B, USPSTF, 2018)
Dieta saudável e atividade física para prevenir doença cardiovascular (DCV)	A USPSTF recomenda oferecer ou referenciar adultos com sobrepeso ou obesidade associada a fator de risco adicional para DCV para intervenções com aconselhamento comportamental intensivo para promover alimentação saudável e atividade física para prevenção de DCV (Grau B, USPSTF, 2014)
Doenças sexualmente transmissíveis (DST)	A USPSTF recomenda oferecer aconselhamento comportamental intensivo para adolescentes e adultos que apresentam risco aumentado para DST (Grau B, USPSTF, 2014)
Glicemia elevada e diabetes tipo II (DM II)	A USPSTF recomenda oferecer ou referenciar pacientes com glicemia elevada para intervenções com aconselhamento comportamental intensivo para promover uma alimentação saudável e atividade física (Grau B, USPSTF, 2015)
Tabagismo	A USPSTF recomenda aconselhar a cessação do tabagismo, oferecendo intervenção comportamental e medicamentos adequados (Grau B, USPSTF, 2015)
Obesidade	A USPSTF recomenda que os médicos ofereçam ou encaminhem adultos com um índice de massa corporal de 30 ou mais (calculado como peso em quilogramas dividido pela altura em metros quadrados) para intervenções comportamentais multicomponentes intensivas (Grau B, USPSTF 2018)

(Continua)

Quadro 51.3 – Principais recomendações de aconselhamento e intervenção comportamental da USPSTF para adultos (continuação).

Violência	A USPSTF recomenda ainda que, para as mulheres com rastreamento positivo para violência, seja provida intervenção ou referência para serviço especializado (Grau B, USPSTF, 2018)
Câncer de pele	Para adolescentes e jovens adultos (até 24 anos), a USPSTF recomenda aconselhar diminuir a exposição à radiação UV para redução de risco de câncer de pele (Grau B, USPSTF, 2018)

Fonte: U.S. Preventive Services Task Force (USPSTF), *Recommendation topics.*

Quadro 51.4 – Principais recomendações para uso de medicamento para prevenção de doenças da USPSTF em adultos.

Uso de estatina na prevenção primária	Para adultos com idade entre 40 e 75 anos, sem histórico de doença cardiovascular (DCV), 1 ou mais fatores de risco (dislipidemia, diabetes, hipertensão ou tabagismo) e um risco calculado de evento cardiovascular maior ou igual a 10%, a USPSTF recomenda o uso de doses baixas a moderadas de estatina para a prevenção de DCV. A identificação da dislipidemia e o cálculo do risco de evento cardiovascular em 10 anos requer o rastreamento do perfil lipídico para os adultos de 40 a 75 anos (Grau B, USPSTF, 2016)
Uso de aspirina na prevenção primária	A USPSTF recomenda o uso de aspirina, como medicação preventiva, para adultos com idade entre 50 e 59 anos com risco calculado de evento cardiovascular em 10 anos maior ou igual a 10%, que não apresentem risco de sangramento, tenham uma expectativa de vida acima de 10 anos e estejam dispostos a tomar baixas doses de aspirina por pelo menos 10 anos (Grau B, USPSTF, 2016)
Uso de ácido fólico para prevenção de defeitos do tubo neural	Para mulheres em idade fértil, com pretensão de engravidar, a USPSTF recomenda suplementação diária de ácido fólico (400 a 500 mcg) (Grau A, USPSTF, 2017)

Fonte: U.S. Preventive Services Task Force (USPSTF), *Recommendation topics.*

The Guide to Community Preventive Services (The Community Guide)

O *The Community Guide* é uma coleção de achados com base em evidências, resultantes do trabalho da *Community Preventive Services Task Force* (CPSTF). Trata-se de um recurso para ajudar os profissionais a selecionar intervenções para melhorar a saúde e prevenir doenças nas comunidades (estado, organização comunitária, empresa, organização de saúde, escola etc.).

As categorias de evidência "forte" e "suficiente" refletem grau de confiança da força-tarefa de que uma intervenção tem efeitos benéficos. Elas não se relacionam diretamente com a magnitude de benefícios. A categorização se baseia em vários fatores, como o desenho do estudo, o número de estudos e a consistência do efeito entre os estudos.

"Recomendação" indica que a revisão sistemática de estudos disponíveis fornece evidências fortes ou suficientes de que a intervenção é eficaz. Por sua vez, "Recomendação contra" denota que os estudos disponíveis fornecem evidências fortes ou suficientes de que a intervenção é prejudicial ou ineficaz.

A categoria "Evidência insuficiente" é reservada aos casos para os quais os estudos disponíveis não fornecem provas suficientes para determinar se a intervenção é ou não eficaz. Isso não significa que a intervenção não funciona. Isso significa que pesquisas adicionais são necessárias para determinar se a intervenção é eficaz ou não.

O *The Community Guide* é uma interessante fonte de evidências para o médico do trabalho por publicar recomendações específicas para o ambiente de trabalho, incluindo ações de promoção da saúde. Esse guia traz ainda recomendações e comentários a respeito de custo das intervenções e provável retorno sobre investimento, publicações com relatos de experiência de boas práticas e outros documentos de apoio.

As principais recomendações do *The Community Guide* para ações de promoção da saúde no ambiente de trabalho podem ser vistas no Quadro 51.5.

Quadro 51.5 – Recomendações da CPSTF para ações no ambiente de trabalho.

Avaliação de riscos à saúde com *feedback* associada à educação em saúde, com ou sem outras intervenções associadas (fevereiro, 2007)	• Forte evidência para redução do uso de tabaco • Evidência suficiente para redução do consumo nocivo de álcool • Evidência suficiente para melhora das medidas de atividade física • Evidência suficiente para aumento da utilização do cinto de segurança • Forte evidência para redução da ingestão diária de gorduras • Forte evidência para redução do nível da pressão arterial e do risco decorrente da pressão arterial elevada • Evidência suficiente para melhora do perfil de risco (redução de risco) dos participantes com riscos e redução da proporção de participantes com risco elevado • Forte evidência para redução do número de dias perdidos no trabalho em virtude de problemas de saúde ou de incapacidade • Evidência suficiente para melhoria da utilização dos serviços de saúde
Políticas para redução de exposição à fumaça do tabaco (tabagismo passivo) e para o uso do tabaco (novembro, 2012)	• Forte evidência da efetividade de políticas de ambiente livre de tabaco em reduzir o tabagismo passivo, reduzir a prevalência do uso de tabaco, aumentar o número de tabagistas que param de fumar, reduzir a iniciação do uso de tabaco entre jovens, reduzir a morbidade e a mortalidade relacionadas ao tabaco – incluindo eventos cardiovasculares

(Continua)

Quadro 51.5 – Recomendações da CPSTF para ações no ambiente de trabalho (continuação).

Políticas para redução de exposição à fumaça do tabaco (tabagismo passivo) e para o uso do tabaco (novembro, 2012)	• Evidências econômicas indicam que as políticas de ambiente livre de tabaco podem reduzir custos em saúde substancialmente. Além disso, a evidência mostra que as políticas de ambiente livre de tabaco não têm impacto econômico adverso nos negócios, inclusive nos ramo de bares e restaurantes
Incentivos e competições em intervenções para cessação do tabagismo (junho, 2005)	• Forte evidência de efetividade em reduzir o consumo de tabaco entre os trabalhadores
Programas no ambiente de trabalho com objetivo de melhorar dieta e/ou atividade física e reduzir peso dos trabalhadores (fevereiro, 2007)	• Forte evidência de efetividade em redução do peso entre os trabalhadores
Intervenções para trabalhadores de ambientes ao ar livre para prevenir câncer de pele (agosto, 2013)	• Forte evidência de efetividade em aumentar comportamentos protetores dos trabalhadores (uso de protetor solar ou roupas protetoras ou combinação de comportamentos protetores) e reduzir queimaduras solares
Vacinação contra *influenza* (junho, 2008)	• Forte evidência na efetividade em reduzir casos de *influenza* entre trabalhadores da saúde e pacientes quando realizada vacinação sazonal contra *influenza* para trabalhadores da saúde, no local de trabalho, gratuita • Evidência de efetividade em aumentar a cobertura vacinal quando promovida ativamente a vacinação sazonal contra *influenza* para trabalhadores não da saúde, no local de trabalho, com custo reduzido

Fonte: The Community Guide.

Fontes nacionais – Ministério da Saúde (MS)

No cenário brasileiro, existem os cadernos temáticos elaborados e distribuídos pelo MS com o intuito de disseminar conhecimentos, diretrizes e práticas. Exemplares dos Cadernos de Atenção Básica podem ser obtidos no endereço: http://dab.saude.gov.br/portaldab/biblioteca.php.

O MS disponibiliza também o portal "Saúde Baseada em Evidências", que facilita o acesso dos profissionais de saúde a bases de dados científicas que auxiliam na tomada de decisão (http://www.psbe.ufrn.br/). O portal apresenta protocolos clínicos atualizados com base em evidências, sistematicamente revisados, que instrumentalizam a tomada de decisão no cuidado de saúde qualificado e na gestão em saúde. A ferramenta é fruto da parceria com a Universidade Federal do Rio Grande do Norte (UFRN), o Centro Latino-Americano e do Caribe de Informação em Ciências da Saúde (Bireme), a Organização Panamericana de Saúde (OPAS) e a OMS.

Outra fonte de evidência nacional é o portal do Instituto Nacional do Câncer (INCA), que emite publicações específicas sobre prevenção e rastreamento de câncer. Os conteúdos podem ser consultados na página do instituto (http://www2.inca.gov.br/wps/wcm/connect/inca/portal/home).

Comentários finais

Retomando o conceito de prática baseada em evidências, é necessária a integração crítica das melhores evidências, considerando a viabilidade, recursos disponíveis – financeiros e humanos –, aceitação e os valores do paciente para que a melhor decisão seja tomada (BRASIL, 2010).

Em relação ao paciente, a decisão sobre a aceitação das ações relacionadas à saúde é amparada pela sua percepção de susceptibilidade, de severidade da doença e ainda dos benefícios e aspectos negativos dessas ações (ROSENSTOCK, 1974). Esses aspectos podem ser influenciados pelas informações fornecidas pelo médico e por outros profissionais de saúde envolvidos.

Importante lembrar que muitas das informações adicionais que orientarão o que deve ser feito são provenientes da experiência prévia dos profissionais da equipe de saúde e da conversa com o paciente e seus familiares (LOPES, 2000). O registro das condutas adotadas e os motivos que originaram essas condutas contribuirão para as futuras tomadas de decisão.

Novas evidências podem surgir ao longo do tempo, pela realização e inclusão de novas pesquisas e análises, pois se trata de um processo dinâmico, de tal forma que a atualização e a troca de experiências são atitudes essenciais.

Referências bibliográficas

ATALLAH, A. N.; TREVISANI, V. F. M.; VALENTE, O. Princípios para tomadas de decisões terapêuticas com base em evidências científicas. In: PRADO, F. C. R.; RAMOS, J. A.; VALLE, J. R.; ROTHSCHILD, H.; BORGER, DR. *Atualização terapêutica*. 21. ed. São Paulo: Artes Médicas, 2003. cap. 22, p. 1.704-6.

ATALLAH, Alvaro Nagib. Medicina baseada em evidências: o elo entre a boa ciência e a boa prática clínica. In: MINAYO, Maria Cecília de Souza; DESLANDES, Suely Ferreira. *Caminhos do pensamento*: epistemologia e método. Rio de Janeiro: Fiocruz, 2002, p. 325-44.

BRASIL. Instituto Nacional de Câncer José Alencar Gomes da Silva (INCA). *Diretrizes para a detecção precoce do câncer de mama no Brasil*. Rio de Janeiro: Instituto Nacional de Câncer José Alencar Gomes da Silva (INCA), 2015.

BRASIL. Instituto Nacional de Câncer José Alencar Gomes da Silva (INCA), Divisão de Detecção Precoce e Apoio à Organização de Rede, Coordenação de Prevenção e Vigilância. *Diretrizes brasileiras para o rastreamento do câncer do colo do útero*. 2. ed. rev. atual. Rio de Janeiro: Instituto Nacional de Câncer José Alencar Gomes da Silva (INCA), 2016.

BRASIL. Ministério da Saúde, Secretaria de Atenção à Saúde, Departamento de Atenção Básica. *Rastreamento*. Brasília: Ministério da Saúde, 2010.

CANADÁ. Canadian Task Force on Preventive Health Care (CTFPHC). *Guidelines*. Disponível em: https://canadiantaskforce.ca/guidelines/published-guidelines. Acesso em: 30.04.2019.

ESTADOS UNIDOS. U.S. Preventive Services Task Force (USPSTF). *Grade definitions*. Disponível em: https://www.uspreventiveservicestaskforce.org/uspstf/about-uspstf/methods-and-processes/grade-definitions. Acesso em: 30.04.2019.

ESTADOS UNIDOS. U.S. Preventive Services Task Force (USPSTF). *Procedure manual* – Section 1: overview of U.S. Preventive Services Task Force structure and processes. Disponível em: https://www.uspreventiveservicestaskforce.org/uspstf/about-uspstf/methods-and-processes/procedure-manual/procedure-manual-section-1#9. Acesso em: 30.04.2019.

ESTADOS UNIDOS. U.S. Preventive Services Task Force (USPSTF). *Recommendation topics*. Disponível em: https://www.uspreventiveservicestaskforce.org/uspstf/topic_search_results?age_group%5B0%5D=10&topic_status=P&grades%5B0%5D=A&grades%5B1%5D=B&PAGE=2. Acesso em: 30.04.2019.

LOPES, Antonio Alberto. Medicina baseada em evidências: a arte de aplicar o conhecimento científico na prática clínica. *Rev Ass Med Brasil*, v. 46. n. 3, p. 258-85, 2000.

PORTAL SAÚDE BASEADA EM EVIDÊNCIAS [homepage na internet]. Disponível em: http://www.psbe.ufrn.br.

ROSENSTOK, I. M. Historical origins of the health believe model. *Health Education Monographs*, v. 2, n. 4, p. 328-35, 1978.

SACKETT, D. L.; ROSENBERG, WM; GRAY, J. A. et al. Evidence based medicine: what it is and what it isn't. *BMJ*, v. 312, n. 7023, p. 71-2, 1996 Jan 13.

THE COMMUNITY GUIDE [homepage na internet]. Disponível em: https://www.thecommunityguide.org. Acesso em: 30.04.2019.

Capítulo 52
Consulta de Promoção da Saúde

Alfredo Almeida Pina-Oliveira
Angela Cristina Yano

Introdução

Promoção da saúde compreende o "processo de capacitação da comunidade para atuar na melhoria de sua qualidade de vida e saúde, incluindo uma maior participação no controle desse processo", uma vez que saúde deve ser entendida como um recurso para a vida e não como um objetivo em si (BRASIL, 2002).

As ações voltadas à promoção da saúde, à prevenção de doenças, ao tratamento e à reabilitação devem buscar maior integralidade e integração em programas nas diferentes redes de atenção à saúde (MENDES, 2012). Essas ações incluem educação em saúde e incentivo à adoção de hábitos saudáveis por meio da construção de conhecimento, do desenvolvimento de habilidades, da identificação da motivação e do reconhecimento de oportunidades para os processos favoráveis ou não às mudanças individuais e ou coletivas (O'DONNEL, 2005).

O ambiente de trabalho apresenta-se como um espaço estratégico para adoção de práticas que promovem a saúde dos indivíduos e das coletividades, representando uma oportunidade para fortalecer competências em prol do bem-estar e da segurança nos variados modos de trabalhar e viver.

Trabalhadores de distintas áreas, ramos de atividades ou setores convivem boa parte de seu tempo na empresa, criam redes de apoio com seus colegas de trabalho e, por vezes, acessam os serviços de saúde ocupacional e assistenciais da empresa para garantir o cuidado da sua saúde.

Os ambulatórios de saúde ocupacional ou assistenciais podem favorecer práticas interprofissionais e interdisciplinares com foco na consolidação de programas de saúde integral e na colaboração entre médicos, enfermeiros, técnicos de enfermagem, técnicos de segurança do trabalho, engenheiros, administradores, psicólogos, nutricionistas, profissionais de educação física, fisioterapeutas, fonoaudiólogos, terapeutas ocupacionais, dentistas, assistentes sociais, entre outros profissionais relevantes no cuidado direto ou indireto ao trabalhador.

O presente capítulo prioriza algumas ações que podem ser adotadas durante a consulta periódica de saúde como parte da estratégia de reorientação dos serviços de saúde ocupacional, próprios ou contratados.

Consultas em saúde

No Brasil, o Ministério da Saúde (MS) adota como parâmetro de cobertura assistencial ambulatorial duas a três consultas médicas/pessoa/ano (BRASIL, 2001). Entretanto, a população economicamente ativa brasileira apresenta baixo acesso a serviços de saúde. A Pesquisa Nacional de Saúde (PNS), realizada em 2013, mostrou que, na categoria força de trabalho ocupada, apenas 67,9% pessoas haviam consultado médico nos últimos 12 meses anteriores à data de referência da pesquisa. Entre os motivos mais frequentemente citados para a procura de serviços de saúde, estão doenças (33,8%), continuação de tratamento (19%) e exame complementares (11,9%) (BRASIL, 2014).

Embora a anamnese, o exame físico e os exames complementares continuem a ser essenciais para definir um diagnóstico, avaliar prognóstico e propor a melhor opção terapêutica, esse modelo de consulta demonstra ser insuficiente para promover mudanças positivas e integradas para a saúde do trabalhador (GERMANI, OLIVEIRA, FERREIRA JUNIOR, 2012).

Por sua vez, a consulta ocupacional enfatiza a prevenção (identificação, monitoramento e controle de riscos) e o diagnóstico precoce dos agravos à saúde relacionados ao trabalho. Estabelece relação da ocupação, função, tarefas executadas e organização do trabalho com a saúde ou adoecimento do trabalhador, identificando doenças relacionadas ao trabalho, bem como a aptidão ou inaptidão para a execução de determinada função (BRASIL, 1996; BRASIL, 2018).

Uma consulta de saúde voltada para a promoção da saúde requer a ampliação da prática clínica e a compreensão de determinantes e condicionantes de saúde. Trata-se de um encontro de especialistas: o profissional, com sua *expertise* e conhecimentos técnicos em saúde; e o trabalhador, com sua experiência de vida, suas crenças, seus valores e suas prioridades. Essa abordagem poderia ser utilizada como forma de promover a saúde dos trabalhadores, aproveitando a ocasião da consulta ocupacional que já acontece periodicamente.

Consulta periódica de saúde

A consulta periódica de saúde (CPS) compreende uma avaliação processual e integradora que objetiva estimular a incorporação de práticas protetoras e comportamentos saudáveis no âmbito individual e/ou coletivo, tais como prática regular de atividades físicas, alimentação saudável, cessação do tabagismo, uso de equipamentos de proteção individual ou coletiva, defesa de direitos, melhorias nas condições de vida e de trabalho (GERMANI, OLIVEIRA, FERREIRA JR, 2012). As práticas da promoção da saúde e da prevenção de doenças na CPS devem ser baseadas em evidências e incluir aconselhamento em saúde, rastreamento e profilaxia, com o objetivo de suprimir ou atenuar riscos, favorecer a proteção e identificar condições de saúde que, se identificadas e tratadas precocemente, influenciam positivamente a vida dos indivíduos, integrando suas famílias e seus recursos comunitários (GERMANI, OLIVEIRA, FERREIRA JR, 2012).

Por um lado, ao identificar fatores de risco para doenças e agravos, a CPS apresenta um caráter preventivo. Por outro lado, ao defender direitos, articular ações estratégicas e mediar processos de mudanças individuais, coletivos e institucionais, demonstra seu caráter positivo e ampliado no cuidado integral prestado aos trabalhadores, inclusive na gestão das doenças crônicas não transmissíveis (DCNT).

A anamnese e o exame físico na CPS têm como objetivo identificar fatores de risco e ou de proteção relacionados ao processo saúde-doença e formas de cuidado. É importante compreender que as condições em que esses indivíduos vivem e trabalham, fatores sociais, econômicos, culturais, étnicos/raciais, psicológicos e comportamentais influenciam de forma significativa seus hábitos e sua saúde e podem exigir uma abordagem diferenciada no aconselhamento, no rastreamento ou na quimioprofilaxia (SALGADO, GERMANI, FERREIRA JR, 2013). O Quadro 52.1 destaca elementos a serem potencialmente incorporados na anamnese e no exame físico de indivíduos jovens e adultos na CPS.

Quadro 52.1 – Anamnese e exame físico de indivíduos jovens e adultos.

Critérios	Elementos da avaliação
Identificação	Idade; sexo; gênero; procedência; ocupação; condições de trabalho; condições de moradia; família e relacionamento familiar; grupos sociais
Hábitos e comportamentos	Alimentação; atividade física; tempo em comportamento sedentário (p. ex., tempo sentado); consumo de tabaco; consumo de álcool; consumo de medicamentos; consumo de outras drogas; alterações de humor e reação ao estresse; sono; lazer; risco de acidentes (trânsito, ocupacional, domésticos); risco de violência; exposição a raios ultravioleta (UV); consultas e exames preventivos (médicos, odontológicos); imunização; prática de sexo seguro; intenção de engravidar
Estágios de motivação	Para cada um dos hábitos ou comportamento ao qual se recomendaria modificação (ver seção sobre Aconselhamento em Promoção da Saúde)
Antecedentes pessoais	Doenças, internações, cirurgias, acompanhamento com profissionais de saúde
Antecedentes familiares	Particularmente diabetes *mellitus*, hipertensão arterial, hipercolesterolemia, doença coronariana precoce, câncer
Exame físico	Pressão arterial; índice de massa corporal; circunferência abdominal; relação cintura/quadril

Fonte: Adaptado de OLIVEIRA, Alfredo Almeida Pina de et al., 2019 e Apostila do Centro de Promoção da Saúde, 2011.

A identificação dos fatores de risco e de proteção norteia as recomendações do profissional de saúde para aconselhar processos de mudança comportamental, rastrear agravos à saúde e doenças e empregar medidas profiláticas adequadas. Durante a CPS, é importante que o médico do trabalho atente para os fatores de risco modificáveis, valorize os fatores protetores já incorporados e defenda a importância da incorporação de comportamentos saudáveis, participativos e emancipatórios. No Quadro 52.2, apresentamos as principais recomendações em relação à alimentação, prática de atividade física, tabagismo, consumo de álcool, prática sexual segura e controle do sobrepeso, da obesidade, da elevação da pressão arterial e da elevação da glicemia.

Quadro 52.2 – Recomendações para aconselhamento comportamental para jovens e adultos.

Comportamento ou condição	Recomendação
Alimentação	• Consumir de 5 ou mais porções entre frutas, legumes e verduras (1 porção = 1 xícara de folhas cruas, ou ½ xícara de legumes ou de verduras cozidos, ou 1 fruta média) (OMS, 2002) • Adotar como base da alimentação alimentos *in natura* e minimamente processados (p. ex., frutas, hortaliças, raízes e tubérculos, cereais, grãos, castanhas, especiarias, carnes, pescados, ovos, leite, chá, café, água) • Utilizar óleos, gorduras, sal e açúcar em pequenas quantidades • Limitar o uso de alimentos processados (p. ex., milho, ervilha, pepinos, palmito ou outros vegetais em conservas contendo água, sal, açúcar e/ou vinagre; sardinha e atum enlatados; frutas cristalizadas ou em calda; carne seca ou toucinho; queijos etc.) • Evitar o consumo de alimentos ultraprocessados (p. ex., biscoitos, sorvetes, balas, guloseimas em geral, salgadinhos de pacote, macarrão instantâneo, cereais matinais, barra de cereais, refrescos e refrigerantes, iogurtes e bebidas lácteas adoçados e aromatizados, produtos congelados e prontos para consumo como pratos de massas, hamburguer, pizza, *nuggets*, embutidos, pães de forma, pães para hambúrguer ou para cachorro-quente, outros produtos panificados cujos ingredientes incluem gordura vegetal hidrogenada, açúcar, amido, soro de leite, emulsificantes e outros aditivos (BRASIL, 2014)
Atividade física	• Praticar no mínimo 150 minutos semanais de atividade física aeróbica moderada (ou 75 minutos de atividade aeróbica vigorosa) • Realizar atividades de força e resistência muscular 2 vezes por semana • Reduzir o comportamento sedentário – redução do tempo sentado ou recostado durante o tempo acordado (OMS, 2018)
Tabagismo	• Cessar o consumo de quaisquer formas de tabaco (cigarros, cigarrilhas, cachimbo, charuto, narguilé, tabaco de mascar, fumo de corda) (BRASIL, 2010)
Álcool	• Evitar uso nocivo e problemas relacionados ao consumo do álcool ao dirigir, operar maquinários, entre outras atividades. O uso nocivo é caracterizado pelo consumo da bebida relacionado a dano à saúde física ou mental do indivíduo (BRASIL, 2010)
Atividade sexual	• Prevenir doenças sexualmente transmissíveis e empregar métodos de barreira (preservativo masculino e feminino) (BRASIL, 2010)
Sobrepeso e obesidade	• Prevenir, adotar medidas para redução do peso (alimentação adequada e prática de atividade física) (BRASIL, 2010)

(Continua)

Quadro 52.2 – Recomendações para aconselhamento comportamental para jovens e adultos (continuação).

Comportamento ou condição	Recomendação
Pressão arterial elevada	• Prevenir, rastrear, adotar medidas para controle dos níveis pressóricos (acompanhamento dos níveis pressóricos, intervenções relacionadas à redução de riscos para desenvolvimento de HAS e prevenção de complicações) (BRASIL, 2010)
Glicemia elevada	• Prevenir, adotar medidas para controle da glicemia (acompanhamento dos níveis glicêmicos, intervenções relacionadas à redução de riscos para desenvolvimento de DM e prevenção de complicações) (BRASIL, 2010)

HAS: hipertensão arterial sistólica; DM: diabetes *mellitus*.
Fonte: Desenvolvido pela autoria do capítulo.

As recomendações supramencionadas podem embasar os conteúdos a serem difundidos nas CPS pelo médico do trabalho e ou equipe interdisciplinar, assim como definir os critérios de ação para avaliar os estágios de motivação no processo de mudança de indivíduos ou grupos.

Aconselhamento em promoção da saúde

Aconselhar na prática clínica com foco na promoção da saúde e na prevenção de doenças requer um conjunto de técnicas e recursos apropriados para promover o diálogo com base no vínculo empático, no delineamento de metas compartilhadas, na responsabilidade mútua e na processualidade da mudança na realidade do próprio indivíduo, sem prescindir de suas redes de apoio e suas condições reais de vida e de trabalho.

Para a Canadian Task Force on Preventive Health Care (CTFPHC), o aconselhamento na prática clínica se caracteriza por ter um enfoque educativo, preventivo e complementar a outras terapêuticas, ser focado na resolução de problemas no cotidiano das pessoas e contribuir para a melhor adesão na incorporação de novos comportamentos saudáveis e protetores.

Apesar dos limites das evidências empíricas a respeito de diferentes modelos de aconselhamento, a literatura disponível apresenta benefícios na cessação do tabagismo, no controle do uso de álcool, no controle do peso, no incentivo às atividades físicas, nas práticas sexuais seguras e outros comportamentos preventivos (USPSTF, 2018).

Em estudo brasileiro que avaliou médicos, enfermeiros e agentes comunitários de saúde (HIDALGO et al., 2016) demonstrou-se a importância do aconselhamento sobre alimentação, atividade física, adesão a medicamentos, consumo de tabaco e de álcool para os próprios profissionais de saúde, uma vez que estes adotam poucos comportamentos preventivos e sentem-se despreparados para aconselhar a população atendida pela Estratégia Saúde da Família sobre processos de mudanças comportamentais.

Frente a esse cenário e em paralelo, entende-se que o médico do trabalho e a equipe de saúde ocupacional apresentam potencial estratégico para o fortalecimento de ações de promoção da saúde e prevenção de doenças.

Nesse sentido, o aconselhamento constitui uma estratégia potente para fortalecer o vínculo do médico ou outro profissional de saúde ocupacional com o trabalhador e, por essa razão, apresentam-se as bases conceituais de modelos de aconselhamento adotados para promover a saúde e prevenir doenças na prática clínica: a Metodologia 5 As ou PANPA; o Modelo Transteórico (Canadian Task Force on Preventive Health Care, USPSTF, Apostila CPS).

Metodologia 5 As ou PANPA

A metodologia 5 As (*Assess – Advise – Agree – Assist – Arrange*) permite sistematizar intervenções breves com foco no cuidado centrado na pessoa, no delineamento de metas compartilhadas e na definição de objetivos específicos para acompanhar no processo de mudança.

Essa abordagem foi traduzida como "5 As" (Avaliação – Aconselhamento – Acordo – Assistência – Acompanhamento) (MENDES, 2012) ou adaptada para o acrônimo PANPA (Pergunte – Aconselhe – Negocie – Prepare – Acompanhe) (Apostila CPS, nossos capítulos). Optou-se pela última a fim de se apresentarem suas etapas:

» Perguntar sobre comportamentos relacionados ao processo saúde-doença possibilita a coleta e a análise de informações sobre os riscos, as formas de proteção e as habilidades para incorporar novos hábitos pelos indivíduos; perguntar sobre a avaliação da motivação intrínseca (estágios de motivação) para mudar um determinado comportamento; e sobre o reconhecimento de oportunidades reais para a mudança. Recomenda-se fortemente o emprego de perguntas abertas para a coleta de dados quantitativos e ou qualitativos a fim de melhor compreender comportamentos e hábitos das pessoas.
» Aconselhar com base no diálogo, nas melhores evidências científicas disponíveis e no vínculo empático pode promover mudanças técnica e eticamente adequadas. Valorizar conhecimentos prévios, estabelecer o foco da mudança e evitar posturas prescritivas ou autoritárias podem favorecer um bom engajamento aos conteúdos aconselhados.
» Negociar metas compartilhadas, realistas e factíveis que devem ser empregadas pelo médico do trabalho e demais profissionais de saúde ocupacional com o intuito de reconhecer barreiras e facilitadores para o estabelecimento de objetivos específicos, mensuráveis, alcançáveis, relevantes e organizados no tempo no plano de ação colaborativo.
» Preparar para o novo comportamento e auxiliar na compreensão sobre potenciais efeitos desejáveis ou negativos relacionados à mudança em si. Verificar as alternativas do próprio indivíduo e da sua rede de apoio pode fortalecer a tomada de decisão e o enfrentamento de situações tentadoras para o hábito anterior presentes no cotidiano.
» Acompanhar o processo de mudança do indivíduo pode ser presencial e à distância, uma vez que a prevenção de lapsos e de recaídas torna-se imprescindível para a incorporação de novos comportamentos. Valorizar os lapsos e as recaídas como fontes de aprendizado a serem analisadas pode contribuir para novas tentativas ou ajustes nos processos de mudança.

Recomenda-se um novo "A" relativo ao Aplaudir (AHRQ, 2014), isto é, empregar reforço positivo de modo oportuno, transversal, autêntico e variado com a finalidade de proporcionar *feedback* e reavaliar os esforços da pessoa em direção a mudanças favoráveis à sua saúde.

Modelo transteórico

O modelo transteórico (MTT) constituído de artigos e documentos sobre o MTT, integra elementos de outras teorias e enfatiza a motivação como elemento central para a modificação de um comportamento disfuncional ou a incorporação de um comportamento positivo para a saúde e o bem-estar.

O MTT é um modelo de mudança intencional, colaborativo, focado no presente e fundamentado no processo de decisão do indivíduo com base em critérios de ação para a mudança.

Nesse sentido, as recomendações para jovens e adultos (Quadro 52.2) podem contribuir para o delineamento de bons objetivos de programas ou planos de ação para o cuidado da saúde de trabalhadores e trabalhadoras. Respeitar o contexto de trabalho, e as preferências individuais e a própria *expertise* do médico do trabalho e ou da equipe de saúde ocupacional devem ser consideradas.

Avaliar a prontidão individual para a mudança representa o ponto central da aplicação dessa abordagem na prática clínica com foco na promoção da saúde e prevenção de doenças. Para tanto, os estágios ou fases de mudança comportamental fundamentam a aplicação desse modelo na prática profissional e direcionam a utilização do balanço decisório (ponderação entre "prós e contras" à mudança comportamental), do fortalecimento da autoeficácia (percepção que cada indivíduo tem de sua capacidade de mudar um hábito ou comportamento) e da escolha dos processos de mudança (cognitivos e comportamentais) mais adequados.

Ao contrário do senso comum, as mudanças de comportamento assumem uma dimensão processual dinâmica e complexa. Sendo assim, com o foco no MTT, o médico do trabalho ou outro profissional de saúde capacitado pode avaliar os seguintes estágios ou fases de motivação. Sendo assim, com foco no MTT (itens 2 ou 3 Prochaska e outras referências do MTT), o médico do trabalho, ou outro profissional de saúde capacitado, pode avaliar os estágios ou fases de motivação expostos a seguir.

Pré-contemplação

É o estágio em que o indivíduo não tem intenção de mudar em um futuro próximo, habitualmente nos próximos 6 meses, e costuma manifestar resistência à mudança. O profissional de saúde pode se apoiar na reflexão mais aprofundada, valorizar conhecimentos e experiências prévias individuais e iniciar um processo de tomada de decisão a médio ou a longo prazo. Demonstrar abertura, expressar empatia e mostrar-se disponível para apoiar a pessoa quando ela decidir sobre a mudança comportamental costumam ser condutas bastante efetivas.

Contemplação

Estágio em que os indivíduos apresentam ambivalência relacionada a mudar, em geral, nos próximos 6 meses. Existe uma relação de aproximação e evitação que pode exigir um balanço decisório com apoio do profissional de saúde. Enfatizar os prós e contras relativos ao comportamento atual e as vantagens e desvantagens do comportamento novo pode auxiliar na tomada de decisão. Atentar para a procrastinação, isto é, contemplação prolongada. Encorajar o processo de mudança com apoio profissional pode minimizar hesitações, identificar anseios ou esclarecer dúvidas. Recomenda-se estar disponível para planos de mudança a curto prazo.

Preparação

A determinação do indivíduo possibilita o delineamento de um plano de ação em um futuro próximo, habitualmente nos próximos 30 dias. Nessa etapa, a pessoa não atingiu a recomendação ou critério de ação, porém inicia movimentos que indicam a incorporação de um novo comportamento e expressam aumento significativo em sua autoeficácia. Nesse estágio, negociar metas compartilhadas é importante para planejar e desenvolver um processo de mudança adequado para o cotidiano de vida e de trabalho.

Ação

É o estágio da concretização, isto é, o indivíduo alcança o critério de ação e compreende um período que vai desde o dia da mudança até os 6 meses seguintes. Contudo, há variações de tempo na literatura, por exemplo, considera-se ex-tabagista o indivíduo que há 1 ano cessou totalmente o consumo de tabaco. A prevenção de lapsos (deslizes ou situações que fazem a pessoa retornar eventualmente ao comportamento anterior) e de recaídas (retrocesso ou situação em que a pessoa volta ao comportamento anterior). O profissional de saúde deve elogiar a pessoa, ponderar efeitos positivos e indesejáveis observados ao mudar, avaliar situações tentadoras e fortalecedoras da autoeficácia e identificar as redes de apoio da pessoa no processo de mudança.

Manutenção

A ênfase desse estágio é a persistência no critério de ação e supera o período de 6 meses (a depender do comportamento-alvo, 1 ano ou outro corte temporal) após o dia da mudança. A vigilância relacionada a potenciais lapsos e recaídas deve ser planejada em conjunto e pode ser efetuada presencialmente ou à distância. O profissional de saúde pode ajudar a valorizar as conquistas, a fortalecer o autocuidado em outras áreas, a reforçar o comprometimento com a mudança realizada e a incentivar o papel multiplicador da pessoa em diferentes contextos do seu convívio.

A adoção de um modelo de aconselhamento ou a integração de diferentes modelos podem favorecer a adesão das pessoas a comportamentos mais seguros e saudáveis por meio de abordagens sistematizadas e com base em outros modelos teóricos, como a Entrevista Motivacional – bastante útil nos estágios de pré-contemplação e contemplação – e a Teoria Cognitiva-Comportamental – relevante para a preparação, a ação e a manutenção.

Destaque-se que a consulta de promoção da saúde representa uma oportunidade para a prática colaborativa e interprofissional com foco na saúde das trabalhadoras e dos trabalhadores, uma vez que diferentes profissionais de saúde podem estimular processos de mudança a fim de fortalecer o autocuidado apoiado e o cuidado compartilhado.

Referências bibliográficas

AARON, T. Beck et al. *Terapia cognitiva da depressão*. Porto Alegre: Artes Médicas, 1997.

AARON, T. Beck; WEISHAAR, Marjorie E. Cognitive therapy. In: CORSINI, Raymond J.; WEDDING, Danny; MCMAHON, Judith W (ed.). *Current psychotherapies*. Itasca: Peacock Club, 1989. p. 285-317.

AGENCY FOR HEALTHCARE RESEARCH AND QUALITY (AHRQ). *Integrating primary care practices and community-based resources to manage obesity* – Chapter 3: Getting patients excited about crossing the bridge. Rockville: Agency for Healthcare Research and Quality (AHRQ), 2014. Disponível em: http://www.ahrq.gov/professionals/prevention-chronic-care/improve/community/obesity-pcpresources/obpcp3.html. Acesso em: 2018.07.2010.

BRASIL. Ministério da Saúde, Secretaria de Atenção à Saúde, Departamento de Atenção Básica. *Guia alimentar para a população brasileira*. Brasília: Ministério da Saúde, 2014.

BRASIL. Ministério da Saúde, Secretaria de Atenção à Saúde, Departamento de Atenção Básica. *Estratégias para o cuidado da pessoa com doença crônica*. Brasília: Ministério da Saúde, 2014.

BRASIL. Ministério da Saúde, Secretaria de Atenção à Saúde, Departamento de Atenção Básica. *Rastreamento*. Brasília: Ministério da Saúde, 2010.

BRASIL. Ministério da Saúde, Secretaria de Atenção à Saúde, Secretaria de Vigilância em Saúde. *Saúde do trabalhador e da trabalhadora*. Brasília: Ministério da Saúde, 2018.

BRASIL. Ministério da Saúde, Secretaria de Políticas de Saúde, Departamento de Atenção Básica. *Parâmetros para programação das ações básicas de saúde*. Brasília: Ministério da Saúde, 2001.

BRASIL. Ministério da Saúde, Secretaria de Políticas de Saúde. *Projeto promoção da saúde*: as cartas da promoção da saúde. Brasília: Ministério da Saúde, 2002.

BRASIL. Ministério da Saúde; Instituto Nacional de Câncer (INCA), Coordenação de Prevenção e Vigilância (CONPREV). *Abordagem e tratamento do fumante*: consenso 2001. Rio de Janeiro: Instituto Nacional de Câncer (INCA), 2001.

BRASIL. Ministério do Planejamento, Orçamento e Gestão; Instituto Brasileiro de Geografia e Estatística (IBGE). *Pesquisa Nacional de Saúde 2013*: percepção do estado de saúde, estilos de vida e doenças crônicas. Rio de Janeiro: Instituto Brasileiro de Geografia e Estatística (IBGE), 2014.

BRASIL. Ministério do Trabalho. Portaria n. 24/GM, de 29 de dezembro de 1994. Norma Regulamentadora n. 7 (1994): Programa de Controle Médico Ocupacional. *Diário Oficial da União*, Brasília (DF), 30 dez. 1994.

BRASIL. Ministério do Trabalho. Portaria n. 8, de 08 de maio de 1996. Altera Norma Regulamentadora NR-7 – Programa de Controle Médico de Saúde Ocupacional. *Diário Oficial da República Federativa do Brasil*, Brasília, v. 134, n. 91, p. 8202, 13 maio 1996.

CANADIAN TASK FORCE ON PREVENTIVE HEALTH CARE (CTFPHC) [homepage na internet]. Disponível em: www.ctfphc.org. Acesso em: 2018.07.2010.

CENTRO DE PROMOÇÃO DA SAÚDE (CEDAPS). *Roteiro de procedimentos básicos* – Apostila. São Paulo, 2011.

ESTADOS UNIDOS. U.S. Preventive Services Task Force (USPSTF). *Guide to clinical preventive services*. 3rd ed. Disponível em: www.ahcpr.gov/clinic/uspstfix.htm. Acesso em: 10.07.2018.

ESTADOS UNIDOS. U.S. Preventive Services Task Force (USPSTF). *Recommendations*. Disponível em: https://www.uspreventiveservicestaskforce.org/Page/Name/recommendations.

HARADA, Maria de Jesus Castro Sousa; PEDREIRA, Mavilde da Luz Gonçalves; VIANA, Dirce Laplaca (org.). *Promoção da saúde*: fundamentos e práticas. São Caetano do Sul: Yendis, 2012. p. 19-41.

HIDALGO, Karen D.; MIELKE, Gregore I.; PARRA, Diana C. et al. Health promoting practices and personal lifestyle behaviors of Brazilian health professionals. *BMC Public Health*, v. 16, p. 1.114, 2016.

MENDES, Eugênio Vilaça. *O cuidado das condições crônicas na atenção primária à saúde*: o imperativo da consolidação da estratégia da saúde da família. Brasília: Organização Pan-Americana da Saúde, 2012.

MENDES, René (org.). *Patologia do trabalho*. 3. ed. Rio de Janeiro: Atheneu, 2013. p. 1.613-25.

MILLER, William R.; ROLLNICK, Stephen. *Motivational interviewing*: helping people change. 3rd ed. New York: Guiford Press, 2013.

O'DONNELL, Michael P. A simple framework to describe what works best: improving awareness, enhancing motivation, building skills and providing opportunity. *Am J Health Promot*, v. 20, n. 1 (suppl.), p. 1-7, 2005.

OLIVEIRA, Alfredo Almeida Pina de; GERMANI, Ana Claudia Camargo Gonçalves; CHIESA, Anna Maria et al. Aconselhamento preventivo. In: MARTINS, Mílton de Arruda (org.). *Manual do residente de clínica médica*. Barueri: Manole, 2015. p. 70-3.

OLIVEIRA, Alfredo Almeida Pina de; GERMANI, Ana Claudia Camargo Gonçalves; CHIESA, Anna Maria; FERREIRA JUNIOR, Mario. Promoção da saúde e prevenção de doenças na comunidade. In: GARCIA, Maria Lúcia Bueno (org.). *Manual de saúde da família*. Rio de Janeiro: Guanabara Koogan, 2015. p. 24-31.

PROCHASKA, James O.; PROCHASKA, Janice M. *Changing to thrive*: using the stages of change to overcome the top threats to your health and happiness. Minnesota: Hazelden, 2016.

PROCHASKA, James O.; VELICER, Wayne F. The transtheorical model of health behavior change. *American Journal of Health Promotion*, v. 12, n. 1, p. 38-48, 1997.

WORLD HEALTH ORGANIZATION. *Global action plan on physical activity 2018-2030*: more active people for a healthier world. Geneva: World Health Organization, 2018.

WORLD HEALTH ORGANIZATION. *Global strategy on diet, physical activity and health*. Geneva: World Health Organization, 2010. Disponível em: http://www.who.int/dietphysicalactivity/en.

WORLD HEALTH ORGANIZATION. *Global strategy to reduce the harmful use of alcohol*. Geneva: World Health Organization, 2010.

Capítulo 53

Princípios Básicos dos Exames de Rastreamento, Sobrediagnóstico e Prevenção Quaternária

Rodrigo Diaz Olmos

Introdução

A prevenção de doenças, como já descrito nos capítulos anteriores, se baseia em alguns tipos se intervenções geralmente classificadas de acordo com o modelo da história natural das doenças de Leavell & Clark. De acordo com esses autores, o aparecimento de uma doença dependeria da interação de um agente, do hospedeiro e do meio. As doenças teriam uma "história natural" que começaria com a exposição a situações de risco para seu desenvolvimento, denominado "período de pré-patogênese". Nesse período, estariam em ação os inúmeros determinantes sociais, econômicos, culturais e biológicos das doenças. Dessa interação, resultaria a instalação da doença propriamente dita. A primeira fase deste período de "patogênese" seria a fase latente da doença (assintomática ou pré-clínica) – a doença já estaria instalada, mas ainda não teria produzido manifestações clínicas. Após essa fase, haveria o assim chamado "horizonte clínico", momento no qual apareceriam as primeiras manifestações clínicas da doença, inaugurando a fase de doença clínica. Por fim, o indivíduo poderia evoluir para cura, cronicidade, invalidez/sequelas ou morte.

Intervenções ditas de prevenção primária (incluindo o que muitos autores denominam "prevenção primordial") costumam ser direcionadas aos fatores de risco para doenças (promoção à saúde), mas também deveriam atuar mais distalmente nos chamados "determinantes sociais da saúde" (alguns autores reservam o termo "prevenção primordial" para esta ação mais distal); são intervenções de caráter intersetorial e multidisciplinar, não sendo específicas do setor saúde, embora haja uma tendência de se reduzirem seu significado e amplitude e entendê-las apenas como medidas para modificar fatores de risco individuais como sedentarismo, tabagismo e dieta pouco saudável. As medidas de promoção à saúde têm relação com distribuição de renda, emprego, trabalho, lazer, cultura, educação, meio ambiente, violência, relações sociais, discriminação e com os hábitos de vida já citados, mas não podem ser reduzidas a estes últimos. A prevenção primária também inclui a proteção específica, as imunizações.

1. Intervenções de prevenção secundária, ao contrário das primeiras, agiriam já no período denominado "patogênico" da história natural das doenças, numa fase conhecida como "fase pré-clínica" ou "fase latente", isto é, uma fase do período patogênico na qual a doença ainda não produziu sintomas e sinais clínicos passíveis de identificação sem o auxílio de exames complementares. Intervenções de prevenção secundária têm como objetivo identificar precocemente condições na fase assintomática ou pré-clínica por meio de alguns exames complementares. Os exames utilizados para este fim são designados como "exames de rastreamento" (*screening tests*).
2. Intervenções de prevenção terciária são realizadas já na fase clínica da doença e têm como objetivo principal minimizar sequelas, prevenir invalidez e reabilitar os pacientes.
3. O rastreamento (detecção precoce, *screening*, c*heck-up* ou "exames de rotina") visa, portanto, a detecção da doença em sua fase pré-clínica por meio de marcadores bioquímicos, exames de imagem, questionários e, mesmo, medidas antropométricas com o objetivo de alterar a história natural da doença, evitando complicações, cronicidade, invalidez e morte. Um programa de rastreamento de doenças envolve duas fases: na primeira, utiliza-se um exame de rastreamento propriamente dito que, em geral, tem grande sensibilidade e funciona como uma peneira; na segunda fase, os participantes cujo primeiro exame tenha resultado positivo serão submetidos a outro exame, mais específico, denominado "exame confirmatório". Por fim, os pacientes cujo teste confirmatório foi positivo (doença detectada) devem receber o tratamento o mais brevemente possível.

O esboço geral de um programa de rastreamento pode ser observado na Figura 53.1. Este diagrama mostra algumas outras características de um programa de rastreamento, como a população elegível, os testes falso-negativos e falso-positivos na fase inicial (peneira), os testes falso-negativos na fase confirmatória, o sobrediagnóstico e os aspectos psicológicos de tranquilização parcial de um teste de rastreamento negativo e os efeitos deletérios de um teste falso-positivo.

A saúde ocupacional visa proteger e promover a saúde do trabalhador, bem como preveni-lo dos riscos profissionais. Todavia, diagnóstico desnecessário de condições assintomáticas (sobrediagnóstico) e alterações irrelevantes de exames diagnósticos (não associadas a risco de doença, sofrimento ou morte), principalmente mediante utilização de pacotes padronizados de exames complementares idênticos para todos os trabalhadores (tanto no exame admissional, como nos exames periódicos), constituem importante fonte de malefícios potenciais aos trabalhadores. Esses malefícios incluem tratamentos desnecessários, sofrimento psíquico, mudanças de hábitos de vida (nem sempre positivas) por meio do efeito da rotulação (*labelling*), efeitos deletérios sobre o próprio desempenho no trabalho, burocratização do processo de contratação e grande desperdício de recursos econômicos e de tempo, sem contar, num plano mais amplo (sociocultural), a reprodução de uma visão medicalizante da vida, reforçando uma ideia de dependência do sistema de saúde.

Figura 53.1 – Rastreamento: esboço geral.

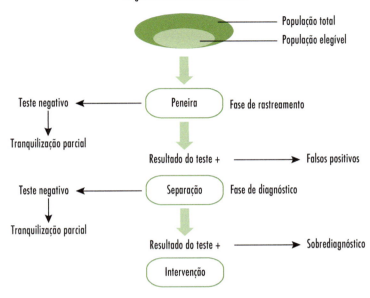

Fonte: Adaptada de RAFFLE, A. E.; GRAY, J. A. M., 2007.

A crença de que qualquer diagnóstico precoce está sempre associado a melhor prognóstico e de que as intervenções para se chegar precocemente a este diagnóstico não apresentam eventos adversos é amplamente disseminada e aceita pela população, além de ser estimulada pelos profissionais da saúde, pelos responsáveis pelas políticas públicas e pela mídia, muitas vezes em virtude de conflitos de interesse.

Há um sem-número de malefícios potenciais que se originam da solicitação indiscriminada de exames complementares sem uma base clínica sólida. Geralmente, exames desnecessários produzem uma cascata de exames adicionais, uma vez que partem de uma probabilidade pré-teste de doença muito baixa, de forma que qualquer alteração encontrada resultará na solicitação de outros exames para confirmar a alteração inicial. Outro aspecto dos malefícios é o fenômeno da rotulação (*labelling*) que produz vários efeitos deletérios em quem o sofre. Prejuízo na qualidade de vida também ocorre, sem contar, como já mencionado, o desperdício de dinheiro e de tempo, bem como a sensação de falsa segurança produzida quando os exames resultam normais. A Tabela 53.1 mostra a probabilidade de encontrarmos um exame alterado em uma pessoa normal de acordo com o número de exames solicitados.

A ideia central do rastreamento de doenças seria identificar um agravo à saúde incipiente, subclínico, e a partir daí instituir um tratamento que modificasse o prognostico deste indivíduo, reduzindo desfechos negativos como morbidade e mortalidade precoces. Embora esta ideia seja intuitiva e faça todo o sentido do ponto de vista teórico, a efetividade do rastreamento em se atingir esse objetivo precisaria ser comprovada por meio de estudos bem desenhados, sob o risco de instituirmos intervenções com potencial deletério e altos custos, com base apenas em uma boa hipótese teórica. A ideia de que a potencial prevenção de desfechos negativos por meio do rastreamento de doenças possa ser deletéria é, de alguma forma, contraintuitiva, sendo um dos principais obstáculos à implementação de atividades preventivas de alto valor.

Tabela 53.1 – Probabilidade de uma pessoa saudável ter resultados anormais de acordo com o número de exames solicitados.

Número de testes	Probabilidade de um exame anormal (%)
1	5
6	26
12	46
20	64
100	99,4

Fonte: Desenvolvida pela autora do capítulo.

Um dos objetivos deste capítulo é tentar demonstrar que o diagnóstico pré-clínico precoce pode ser útil em algumas poucas situações, mas está longe de ser a panaceia da Medicina em geral e da Medicina do Trabalho em particular e que a busca incessante por "diagnósticos subclínicos" pode causar mais prejuízos do que benefícios, tanto individual como social e coletivamente.

A Medicina do Trabalho, assim como a Medicina de forma geral, pode lançar mão dos três tipos de intervenções preventivas na sua prática diária. A seção VIII deste livro, e seus vários capítulos, tratará de forma aprofundada os princípios e a prática da Promoção da Saúde. No presente capítulo, deter-nos-emos mais especificamente nos exames de rastreamento de doenças, muito utilizados na elaboração e execução dos Programas de Controle Médico de Saúde Ocupacional (PCMSO) das instituições empregadoras, definidos pela Norma Regulamentadora 7 (NR7), que tem como objetivo rastrear e detectar precocemente agravos à saúde "relacionados ao trabalho", inclusive de natureza subclínica. Parece muito claro que o caráter preventivo se refere aos agravos relacionados ao trabalho. Ainda em relação à NR7, vale ressaltar que a obrigatoriedade de exames complementares existe apenas em situações de exposições ocupacionais a um sem-número de agentes químicos e físicos específicos (quadros I e II da NR7).

A discussão sobre a efetividade dos programas de rastreamento tem sido um terreno de grandes embates entre grupos com interesses no diagnóstico de doenças e grupos que avaliam as evidências disponíveis de maneira isenta e independente, muitas vezes contrariando esses grupos de interesse. A avaliação da efetividade de rastreamentos é difícil, pois inúmeros vieses, que fazem os rastreamentos parecerem muito mais efetivos e benéficos do que realmente são, se aliam à enraizada e disseminada crença no diagnóstico precoce. Por um lado, os estudos ideais que fornecem evidências diretas da efetividade dos rastreamentos são ensaios clínicos randomizados, estudos caros e que envolvem uma logística complexa, pois são grandes e de longa duração. Por outro lado, estudos de desenho mais simplificado, como estudos observacionais (coorte e caso-controle) e estudos ecológicos, fornecem evidências indiretas e são muito sujeitos a vieses de difícil eliminação ou controle.

Um dos principais problemas envolvidos na utilização inadequada/desnecessária e potencialmente deletéria de exames e intervenções médicas está relacionado ao raciocínio clínico, à teoria bayesiana e à questão da incerteza. A interpretação equivocada do valor diagnóstico dos exames complementares e mesmo de dados da anamnese e do exame físico está no cerne da epidemia de sobrediagnósticos e iatrogenias da Medicina contemporânea. Esta interpretação equivocada tem como um de seus motores a aversão à incerteza e a busca incessante pela segurança e certeza, criando ilusões de certeza/segurança. O conceito bayesiano é complexo e contraintuitivo, mas seu conhecimento é fundamental para a boa prática clínica. De fato, o grande desconhecimento deste conceito poderia ser chamado de "tragédia bayesiana". Conceitos como probabilidade pré-teste, valor preditivo positivo e negativo, probabilidade pós-teste e razão de verossimilhança deveriam ser conhecidos e compreendidos de forma adequada por médicos e outros profissionais de saúde tanto como as competências clássicas das ciências da saúde como Fisiologia, Fisiopatologia, Farmacologia, Semiologia o são.

Qualquer abordagem diagnóstica deve partir do conhecimento das prevalências dos agravos à saúde (probabilidade pré-teste); a partir daí, cada nova informação (dados demográficos, dados da anamnese e do exame físico e resultados de exames complementares) aumentará ou reduzirá a probabilidade do agravo em particular. A Figura 53.2 mostra de forma esquemática este processo.

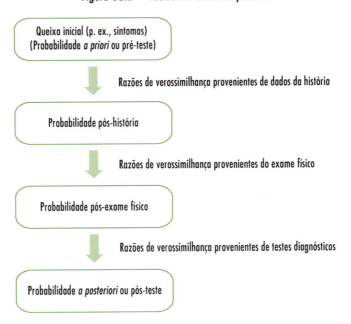

Figura 53.2 – Raciocínio clínico bayesiano.

Fonte: Adaptada de MASSAD, Eduardo et al., 2004.

A probabilidade de uma hipótese diagnóstica é modificada por dados adicionais que surgem ao longo do encontro entre o profissional da saúde (médico do trabalho no nosso caso em particular) e o paciente (ou o trabalhador no nosso caso).

» **Probabilidades *a priori*:** probabilidades incondicionais atribuídas a um evento na ausência de conhecimento ou informação que suporte sua ocorrência ou ausência.
» **Probabilidades *a posteriori*:** probabilidades condicionais de um evento dada alguma evidência.

Essas são as linhas gerais da abordagem bayesiana.

O conceito de valor preditivo positivo (VPP), isto é, probabilidade de que uma doença esteja presente se o paciente apresentar um sintoma, um sinal ou um resultado de exame positivo, é aparentemente intuitivo; entretanto, é fonte de grandes mal-entendidos e interpretações equivocadas. O VPP é muitas vezes associado ao sintoma, ao sinal ou ao exame positivo, sem se levar em conta o contexto em que ocorre, ou seja, sem se levar em conta a probabilidade pré-teste de doença. Ao contrário da sensibilidade e da especificidade, que são características próprias do teste (ou do sinal ou do sintoma), os valores preditivos englobam variáveis relacionadas ao contexto (as probabilidades pré-teste) e variáveis relacionadas aos testes (características do exame, como sensibilidade e especificidade). Assim, um exame anti-HIV por enzimaimunoensaio (Elisa) positivo tem uma alta probabilidade de significar que a pessoa tem de fato o HIV (verdadeiro positivo) se a probabilidade pré-teste for, no mínimo, moderada. Se a probabilidade pré-teste for muito baixa, o exame positivo tem maior probabilidade de ser um falso-positivo, pois a probabilidade pré-teste é o principal determinante da probabilidade pós-teste (probabilidade de doença) e não o resultado do teste.

O uso excessivo de testes diagnósticos tem como objetivo primordial a redução de nossa incerteza ou, mais precisamente, a ilusão de eliminação da incerteza. O problema é que a certeza no diagnóstico é inatingível. Os diagnósticos são sempre hipóteses derivadas da observação clínica, por meio da inferência, sobre a natureza dos sintomas ou da condição dos pacientes. Neste processo inferencial, como mostrado na Figura 53.2, a probabilidade das hipóteses (ou a confiança do médico) aumentam por intermédio do acúmulo de dados que favoreçam esta hipótese ou informações que falem contra hipóteses alternativas. Contudo, o objetivo não é atingir a certeza, mas reduzir o nível de incerteza o suficiente para se tomar uma conduta terapêutica adequada. A ideia de que os exames reduzem a incerteza (ou a ilusão de que eles a eliminam), associada à facilidade progressivamente maior de acesso a eles, fez a maioria dos médicos os utilizar de forma excessiva, o que pode confortar o paciente e aumentar a crença do médico de que todas as alternativas diagnósticas foram utilizadas; entretanto, como temos tentado demonstrar, a verdade é que, nas palavras de Kassirer, "mais testes não produzem necessariamente mais certeza. A evidência fornecida por cada novo teste pode, paradoxalmente, falar contra a hipótese diagnóstica mais provável, ou os resultados dos testes podem ser falsamente negativos ou positivos, complicando nossas conclusões".

Sem a compreensão destes conceitos, a prática clínica será absolutamente enviesada e certamente ocasionará excesso de intervenções biomédicas e utilização de recursos, sem nenhum impacto positivo em desfechos.

Qual a tradução prática destes conceitos para o cotidiano da Medicina em geral e da Medicina do Trabalho em particular? Qualquer resultado de exame complementar só terá valor diagnóstico à luz da probabilidade pré-teste de doença. Assim, se o médico do trabalho solicitar um pacote de exames indiscriminado para todos os trabalhadores, sem saber quem são (incluindo idade, sexo, antecedentes, sintomas, tipo de trabalho), os resultados destes exames serão simplesmente ininterpretáveis, ou seja, mesmo que estejam alterados, não terão nenhum valor diagnóstico, pois este valor diagnóstico só existe associado à probabilidade pré-teste. E se a probabilidade de doença for baixa (como geralmente é o caso de muitos trabalhadores provavelmente saudáveis submetidos a exames indiscriminados), possíveis exames alterados terão maior chance de serem falso-positivos. Resumindo, não há, do ponto de vista médico-científico, nenhuma justificativa para a solicitação de um pacote de exames para "rastrear" possíveis alterações em trabalhadores provavelmente saudáveis. E mesmo do ponto de vista jurídico, as frágeis justificativas para tais solicitações são embasadas em interpretações equivocadas. Obviamente, caso o trabalhador apresente algum indício (probabilidade de doença) de que esteja doente (p. ex., algum sintoma ou sinal), exames poderão ser necessários à luz das hipóteses diagnósticas.

Considerações finais

A Medicina do Trabalho surgiu durante a Revolução Industrial, mais precisamente em 1830, na Inglaterra, como forma de eximir os proprietários de responsabilidade pelas péssimas condições de trabalho da época. Este fato, associado à inexistência de sistemas públicos de assistência à saúde, deu à Medicina do Trabalho, em seus primórdios, dupla função: criar e manter a dependência do trabalhador; e controlar a força de trabalho. Atualmente, entretanto, a função do médico do trabalho deveria ser proteger o trabalhador de condições inadequadas de trabalho capazes de provocar doenças ou situações de risco no local e na forma como o trabalho é realizado, muito mais do que identificar potenciais riscos sabidamente sem relação com desfechos negativos e que nem sequer têm relação direta com a atividade laboral.

As relações entre trabalho e doença são complexas e mediadas por inúmeras variáveis. Há uma série de intervenções possíveis, nem sempre simples e únicas, para prevenir agravos ou doenças associadas ao trabalho, bem como há inúmeras maneiras de se abordarem condições associadas ao trabalho já manifestas. Se por um lado há uma carência de intervenções desta natureza, por outro há uma pletora de intervenções (ditas preventivas) desnecessárias, potencialmente deletérias e consumidoras de recursos. Demonstramos que pacotes de exames preventivos utilizados rotineiramente para todos os trabalhadores não têm amparo legal e muito menos científico. Este expediente ou prática da saúde ocupacional é uma cultura sem base científica e altamente arraigada nos profissionais da Medicina do Trabalho e deve ser urgentemente superado. Esperamos que a tragédia de não conhecer o conceito bayesiano, como mencionam Lamothe et al., fique clara a todos os médicos em geral e médicos do trabalho em particular e que, assim, adquiram as ferramentas necessárias para reconhecer seu significado e sua utilização no cotidiano de sua prática e que percebam as graves consequências de ignorá-lo.

Referências bibliográficas

DEYO, Richard A. Cascade effects of medical technology. *Annu Rev Public Health*, v. 23, p. 23-44, 2002.

ECHTEMACHT, Eliza Helena de Oliveira. Alguns elementos para a reflexão sobre as relações entre saúde e trabalho no Brasil. *Rev Bras Med Trab*, v. 2, n. 2, p. 85-9, 2004.

GIGERENZER, Gerd. *Reckoning with risk*: learning to live with uncertainty. Penguin Books, 2002.

KASSIRER, J. P. Our stubborn quest for diagnostic certainty: a cause of excessive testing. *NEJM*, v. 320, n. 22, p. 1.489-91, 1989.

LAMOTHE, M.; LAMOTHE, N.; LAMOTHE, D.; LAMOTHE, P. A. La tragedia bayesiana desde la iatrogenia clínica hasta la biotecnologia. *Rev Med Inst Mex Seguro Soc*, v. 55, n. 5, p. 641-53, 2017.

MA CONSULTORIA E TREINAMENTOS. *Normas Regulamentadoras atualizadas em outubro de 2019*. Disponível em: https://www.maconsultoria.com/normas-regulamentadoras-atualizadas-mte.

MASSAD, Eduardo; MENEZES, Renee X. de; SILVEIRA, Paulo Sérgio Panseet al. *Métodos quantitativos em medicina*. Barueri: Manole, 2004.

NAHLER, Gerhard. Labelling phenomenon. In: NAHLER, Gerhard; MOLLET, Annette. *Dictionary of pharmaceutical medicine*. Vienna: Springer, 2009.

OLMOS, Rodrigo Diaz. Rastreamento de neoplasias no idoso. In: JACOB FILHO, Wilson (ed.). *Envelhecimento*: uma visão multidisciplinar. Rio de Janeiro: Atheneu, 2017.

TEIXEIRA, VLR. *Prevenção quaternária e saúde ocupacional*. Tese de Mestrado – Universidade do Porto, 2016.

Capítulo 54

Instrumentos e Questionários para Rastreamento de Fatores de Riscos e Doenças

Angela Cristina Yano
Hellen Pimentel Ferreira

Introdução

O estado de saúde tem importante impacto na qualidade de vida e também na produtividade dos trabalhadores, e uma das formas de conhecer as condições de saúde, fatores de risco e os determinantes sociais do processo saúde-doença é a coleta de dados por meio de inquéritos e questionários.

Esses instrumentos podem permitir ao médico do trabalho conhecer dados populacionais relacionados a agravos, acesso e utilização de serviços de saúde, comportamentos e fatores de risco; identificar subgrupos de interesse; definir e monitorar indicadores; definir público-alvo para cada ação; avaliar tendências e resultados de intervenções. Constituem ferramentas úteis em todas as etapas do processo de gestão da saúde dos trabalhadores: diagnóstico, definição de prioridades e público-alvo, planejamento, implementação de ações, monitoramento, avaliação e melhoria contínua (MALTA, 2008).

Inquéritos populacionais

O Instituto Brasileiro de Geografia e Estatística (IBGE) é o responsável pela maioria das pesquisas domiciliares realizadas no Brasil. Um dos inquéritos realizados pelo instituto é a Pesquisa Nacional de Amostra de Domicílios (PNAD), uma pesquisa de base populacional anual e de abrangência nacional, que fornece informações sobre características demográficas, habitação, educação, trabalho e rendimentos da população brasileira. A PNAD incluiu um suplemento sobre saúde nos anos 1998, 2003 e 2008.

Em 2013, foi realizada a Pesquisa Nacional de Saúde (PNS), resultado de parceria entre a Fundação Oswaldo Cruz (Fiocruz) e o IBGE. Esse inquérito, também de base domiciliar e âmbito nacional, utilizou três questionários (um referente às características do domicílio, um referente a todos os moradores e um individual aplicado a um morador selecionado). Adicionalmente, foram coletados materiais para análise de perfil lipídico, glicemia e função renal; e aferidos peso, altura, circunferência da cintura e pressão arterial dos moradores selecionados.

Outro inquérito, utilizado pelo Ministério da Saúde para estruturar a vigilância de doenças crônicas não transmissíveis (DCNT) no Brasil é o sistema de vigilância de fatores de risco e proteção para doenças crônicas por inquérito telefônico (Vigitel), que também traz informações sobre hábitos relacionados à saúde que podem ser utilizadas como referência para a população brasileira. É possível consultar os dados da última pesquisa realizada, assim como acompanhar a evolução de indicadores ao longo do tempo, desde o primeiro levantamento realizado em 2006.

Com relação aos inquéritos específicos aplicados à população brasileira, pode-se citar o Levantamento Nacional de Álcool e Drogas (Lenad) e a Pesquisa Especial de Tabagismo (PETab). O Lenad mostra as prevalências de uso de substâncias e os fatores de risco ou de proteção associados ao desenvolvimento de dependência química e foi realizado em 2006 e 2012. A PETab utiliza a metodologia do *Global Adult Tobacco Survey* (GATS) e avalia o consumo de tabaco (fumado ou não fumado), exposição ambiental à fumaça do tabaco (tabagismo passivo), cessação do consumo, além de economia, mídia, conhecimento, atitude e percepção a respeito do tabaco; esta pesquisa foi conduzida no país em 2008.

Avaliação de riscos à saúde – perfil de saúde

Algumas empresas adotam a prática de avaliar periodicamente riscos à saúde dos funcionários por intermédio da aplicação de questionário sobre os principais riscos e agravos à saúde. Essa avaliação pode fazer parte da consulta periódica de saúde (CPS), podendo ser realizada antes da consulta ou no mesmo momento (GOETZEL et al., 2011).

A avaliação de riscos à saúde (ARS), também conhecida como "perfil de saúde" ou 'perfil de riscos à saúde", busca identificar fatores de risco modificáveis, riscos de acidente, DCNT, utilização de serviços de saúde, práticas de prevenção (consultas e exames preventivos, imunização, uso de equipamentos de proteção e segurança) e impacto de condições de saúde na qualidade de vida e na produtividade.

Por meio da ARS, é possível ainda conhecer valores individuais, interesse e motivação para participar de ações, nível de satisfação, críticas e sugestões, que pode favorecer a participação efetiva e o comprometimento do trabalhador com a promoção da sua própria saúde e com a promoção da saúde da empresa.

A realização de ARS com *feedback* para os respondentes associada a ações educativas demonstrou resultados positivos para diversos comportamentos em saúde; entre eles, redução do uso de tabaco, redução do consumo de risco de álcool, melhora dos índices de atividade física, aumento da utilização do cinto de segurança, redução da ingestão diária de gorduras, redução do nível da pressão arterial, melhora do perfil de risco, redução do número de dias perdidos no trabalho decorrentes de problemas de saúde ou de incapacidade, melhoria da utilização dos serviços de saúde (SOLER et al., 2010).

Tornar os indivíduos mais conscientes de sua situação de saúde, dar-lhes informações, motivá-los e instrumentalizá-los a adotar hábitos mais saudáveis e manter atitudes que promovem a saúde devem ser o foco desse *feedback*. Dessa forma, é imprescindível conhecer as recomendações para aconselhamento, rastreamento e profilaxia para prevenção de doenças e promoção da saúde (GOETZEL et al., 2011).

O resultado individual não é o único objetivo da realização da ARS. Para o gestor de saúde, conhecer a avaliação do perfil populacional é outro objetivo a ser atingido e, para isso, é necessária a participação efetiva de uma amostra significativa de trabalhadores.

A adesão ao perfil de saúde, bem como a qualidade das respostas, é influenciada por diversos fatores. A estratégia de coleta de dados, as perguntas, o número de questões e o tempo necessário para respondê-las, a linguagem, a forma de preenchimento – entrevista, questionário impresso ou *online* –, o acesso, a divulgação, o engajamento dos líderes e a cultura organizacional, todos esses fatores podem interferir de forma significativa.

Na coleta de dados por meio de entrevistas, não é necessário que o entrevistado saiba ler ou escrever, existe flexibilidade para repetir, reformular ou esclarecer as perguntas, é possível avaliar melhor atitudes e condutas, obter dados que não estão nas fontes documentais, mas são relevantes e significativos, e há ainda a possibilidade de comprovar de imediato as informações e discordâncias (MARCONI, LAKATOS, 2003).

Todavia, a aplicação de questionário apresenta vantagens em relação às entrevistas, uma vez que permite aumentar a adesão, na medida em que os respondentes podem estar em diferentes locais e responder no horário mais conveniente, e elimina a influência que o entrevistador pode exercer sobre as respostas.

Questionários são compostos por perguntas organizadas e desenvolvidos para serem respondidos sem a presença do entrevistador, de forma que é necessário incluir informações sobre a natureza da pesquisa e sua importância. O objetivo do texto contendo as informações é esclarecer a forma adequada de preenchimento, o prazo e a forma de envio das respostas; despertar o interesse e incentivar a participação (MARCONI, LAKATOS, 2003).

Na prática de promoção da saúde do trabalhador, entrevistas são reservadas para situações especiais, sendo utilizada mais frequentemente a coleta de dados por meio de questionários.

Questionários e escores específicos

Diversos instrumentos podem ser utilizados para a coleta de dados demográficos e de saúde, e a escolha do instrumento apropriado é fundamental para um diagnóstico adequado.

A utilização de questionários validados pode ser uma alternativa interessante, mas devem estar asseguradas a confiabilidade (consistência, estabilidade e previsibilidade) e a validade (acurácia, veracidade) dos instrumentos escolhidos (MARTINS, 2006).

A adaptação dos questionários torna-se necessária, principalmente quando o instrumento foi elaborado e validado para outra população, e é interessante na medida em que apresenta confiabilidade e validade similares às do instrumento original. O processo de adaptação transcultural deve considerar, além do idioma, questões culturais locais e inclui tradução, reconciliação das traduções, retrotradução, revisão por um comitê – equipe interna de especialistas, pré-teste e adaptação do peso dos escores (International Test Commission, 2017).

Avaliação de fatores de risco

Considerando os principais fatores de risco e as recomendações para rastreamento e aconselhamento em saúde, apresentamos alguns instrumentos para a avaliação de prática de atividade física; qualidade da alimentação; consumo de tabaco, álcool e outras drogas; estresse e bem-estar.

Atividade física

Fortes evidências mostram que a prática regular de atividade física reduz em 20% ou mais o risco de agravos à saúde como obesidade, diabetes tipo 2, doenças cardiovasculares, câncer de cólon e de mama, depressão e osteoporose, entre outros. Nos casos em que houve também melhora da aptidão física, a redução é ainda maior, ultrapassando 50% de redução de risco (WARBURTON e BREDIN, 2016).

Para promover a saúde, indivíduos adultos devem praticar pelo menos 150 minutos por semana de atividades aeróbicas, de intensidade moderada a vigorosa, de forma contínua ou acumulada (em sessões com pelo menos 10 minutos de duração) e atividades de força e resistência muscular pelo menos duas vezes/semana (WHO, 2011).

A avaliação do nível de atividade física permite estimar a prevalência de atividade e inatividade física, identificando indivíduos com maior risco de adoecimento e auxiliando no planejamento de intervenções que envolvem promoção da atividade física. A avaliação periódica desses índices pode ainda auxiliar na avaliação de ações implementadas para incentivar a prática de atividade física.

Para avaliar o nível de atividade física, podemos lançar mão de alguns instrumentos; entre eles, o *International Physical Activity Questionnaire* (IPAQ) – Questionário Internacional de Atividade Física e o *Habitual Physical Activity Questionnaire* (Baecke) – Questionário de Baecke de Atividade Física Habitual.

Consumo alimentar

A alimentação saudável é um fator de proteção contra desnutrição, em todas as suas formas, bem como contra as DCNT, incluindo diabetes, doença cardíaca, doença cerebrovascular e câncer. Para a população adulta, as principais recomendações são: consumir pelo menos 400 g (cinco porções) de frutas e hortaliças/dia; consumir castanhas e cereais integrais; manter um consumo de calorias balanceado com o gasto energético; limitar a ingestão de gorduras a menos que 30% do total valor energético total (VET); substituir gorduras saturadas por insaturadas e eliminar o consumo de gorduras trans; manter o consumo de açúcar livre menor que 10% do VET – preferencialmente menor que 5% –; manter o consumo de sal abaixo de 5 g/dia (WHO, 2015).

Uma dieta saudável também pode ser atingida adotando-se as recomendações da segunda edição do *Guia Alimentar para a População Brasileira*. Ele apresenta 10 passos para uma alimentação mais saudável (BRASIL, 2014).

O objetivo dos inquéritos alimentares é fornecer informações que permitam ao profissional de saúde orientar uma dieta que vise promover a saúde, prevenir agravos e adequar seu estado nutricional.

Para avaliar o consumo alimentar, podemos utilizar algumas questões utilizadas no inquérito Vigitel, que apresenta como vantagem a possibilidade de comparação dos resultados dos participantes com os resultados obtidos na pesquisa realizada no mesmo ano, nas capitais brasileiras e no Distrito Federal (BRASIL, 2018).

A adesão às recomendações do *Guia Alimentar para a População Brasileira* pode ser avaliada por meio de uma escala desenvolvida e validada para essa finalidade (GABE, JAIME, 2019).

Consumo de tabaco

O tabagismo é reconhecido como uma doença epidêmica que causa dependência física, psicológica e comportamental semelhante ao que se constata com o uso de outras drogas como álcool, cocaína e heroína. O consumo de tabaco é considerado a maior causa isolada evitável de adoecimento e mortes precoces em todo o mundo. De acordo com a Organização Mundial da Saúde (OMS), a epidemia global do tabaco mata mais de 7 milhões de pessoas por ano; das quais, cerca de 900 mil são fumantes passivos.

As questões a serem utilizadas para a investigação do consumo do tabaco dependem do propósito da avaliação. Em diversos contextos, definir risco e conhecer apenas o consumo e a exposição à fumaça do cigarro pode ser o suficiente; entretanto, se o objetivo for promover a cessação do consumo, oferecer tratamento ou apoio, criar ambientes livres de tabaco ou políticas públicas, pode ser necessário abordar outros aspectos.

Uma opção de instrumento para uma investigação ampla é o questionário utilizado na PETab, que apresenta sete seções que abordam diferentes aspectos: características gerais da população; consumo de tabaco fumado; consumo de tabaco sem fumaça; cessação do tabagismo (tentativas nos últimos 12 meses, estratégias e recursos utilizados, tempo de abstinência, intenção de parar de fumar); exposição ambiental à fumaça do tabaco (tabagismo passivo); economia; e exposição à propaganda (INCA, 2011).

Quando o objetivo é propor tratamento dos tabagistas, pode-se utilizar a escala de Fargeström para avaliação do grau de dependência de nicotina. Esse instrumento fornece um escore que se relaciona ao grau de dependência de nicotina e orienta a abordagem e a terapêutica para a cessação (FAGERSTRÖM, 1978; GAYA, 2011).

Consumo de álcool

O álcool é a droga que mais gera violência familiar e urbana e contribui com cerca de 10% para toda a carga de doença no Brasil (II Lenad). O uso nocivo do álcool é causa componente de mais de 200 doenças e agravos. Os problemas relacionados ao álcool são determinados pelo volume consumido, padrão de consumo e, menos frequentemente, pela qualidade do álcool consumido (WHO, 2014).

Com relação à vida laboral, de acordo com a Organização Internacional do Trabalho (OIT), até 40% dos acidentes de trabalho envolvem ou estão relacionados com o consumo de álcool. Além disso, trabalhadores que consomem drogas ou grandes quantidades de álcool tendem a se ausentar do trabalho mais frequentemente e a chegar mais tarde e sair mais cedo do trabalho.

Para a identificação do padrão e da quantidade de consumo, visando identificar o consumo de risco e problemas relacionados ao consumo, diversos instrumentos podem ser utilizados, entre eles o Alcohol Use Disorder Identification Test (AUDIT), o Alcohol, Smoking and Substance Involvement Screening Test (ASSIST) e o questionário CAGE.

Saúde, qualidade de vida e bem-estar

De acordo com a OMS, a qualidade de vida reflete a percepção dos indivíduos sobre sua posição na vida e no contexto em que vivem e a relação dessa posição com seus objetivos, expectativas e preocupações (OMS, 1998).

Assim como os agravos à saúde, as características do trabalho – horas de trabalho, condições psicossociais, função ocupacional, insegurança no emprego, redução de apoio social – podem afetar a saúde e qualidade de vida do trabalhador (PLAISIER et al., 2012).

Mensurar indicadores de saúde, de qualidade de vida e de riscos psicossociais do trabalho pode auxiliar o médico do trabalho a compreender a percepção do trabalhador a respeito de sua saúde, de sua qualidade de vida e do seu ambiente de trabalho.

Nesse sentido, diversos instrumentos têm sido utilizados para avaliar a percepção dos indivíduos quanto à saúde, à qualidade de vida, ao bem-estar, ao nível de estresse e aos fatores psicossociais que possam afetar sua saúde, qualidade de vida e trabalho (produtividade); entre eles, o WHO-5 e versões do WHOQOL e SF-36.

Doenças e situações de interesse

Em alguns cenários, pode ser interessante pesquisar risco para um determinado agravo à saúde. Para o rastreamento de algumas doenças, existem inquéritos validados e de fácil aplicação,

Quadro 54.1 – Características de alguns instrumentos validados para avaliação de riscos.

Fator de risco/agravo	Instrumento	Objetivo
Atividade física	International Physical Activity Questionnaire (IPAQ) – Questionário Internacional de Atividade Física	Determinar o nível de atividade física
	Habitual Physical Activity Questionnaire (Baecke) – Questionário de Baecke de Atividade Física Habitual	Avaliar a atividade física (atividade física ocupacional, exercícios e atividade física no lazer e deslocamento)
	Physical Activity Stages of Change Questionnaire – Questionário de Estágios de Mudança de Comportamento para a Prática de Atividade Física	Avaliar estágio de motivação para prática de atividade física
Alimentação	Escala para avaliação da alimentação segundo as recomendações do Guia Alimentar para a População Brasileira	Mensurar a adesão às práticas alimentares recomendadas pelo Guia Alimentar para a População Brasileira

como o PHQ (Patient Health Questionnaire) para rastreamento de depressão ou o FINDRISC (Finnish Diabetes Risk Score) para avaliar o risco de desenvolvimento de diabetes *mellitus* (DM).

O PHQ-9 é utilizado para rastreamento e monitoramento de indivíduos adultos com maior risco de apresentar episódio depressivo. Utilizam-se também as duas primeiras questões do PHQ-9 como questões de triagem, sendo indicado o encaminhamento para investigação no caso de escore elevado.

O rastreamento do DM possibilita diagnóstico e tratamento precoces, minimizando os riscos de desenvolvimento de complicações e reduzindo a morbimortalidade. De acordo com a Sociedade Brasileira de Diabetes (SBD), é aconselhável que os procedimentos de diagnóstico sejam realizados em uma população de alto risco. Essa população, por sua vez, pode ser identificada com base nos escores de questionários de risco para diabetes como o FINDRISC (SBD, 2017).

Apresentamos a seguir exemplos de instrumentos utilizados para avaliação dos principais riscos. O Quadro 54.1 apresenta um resumo das características desses instrumentos.

Características

- Inclui dados demográficos e atividades físicas do dia a dia, especificando intensidade e duração da atividade (minutos/dia) e frequência semanal
- Versão longa: 5 seções – trabalho, transporte, casa, lazer, tempo sentado (27 questões)
- Versão curta: 4 blocos – atividades vigorosas, moderadas, leves e permanência sentado (8 questões)
- Permite classificar os respondentes em 4 categorias: sedentários, insuficientemente ativos, ativos, muito ativos

- Instrumento recordatório dos últimos 12 meses, com 16 questões para avaliar a atividade física habitual
- O ET de atividade física representa a somatória dos escores de atividade física ocupacional, no lazer e na locomoção

Uma questão sobre a realização de atividade física atual com 5 opções de resposta correspondentes ao estágio de motivação: pré-contemplação, contemplação, preparação, ação, manutenção

Instrumento composto de 24 questões, com a alternativas de resposta que correspondem a pontos que serão somados para a obtenção de um escore, de acordo com os respondentes são divididos em 3 categorias

(Continua)

Quadro 54.1 – Características de alguns instrumentos validados para avaliação de riscos (continuação).

Fator de risco/agravo	Instrumento	Objetivo
Alimentação	Vigitel – parte referente ao consumo alimentar (Q15 a R144b)	Avaliar hábitos alimentares
Tabagismo	Questionário da Pesquisa Especial de Tabagismo (PETab)	Avaliar consumo de tabaco fumado e sem fumaça, exposição ambiental à fumaça do tabaco (tabagismo passivo), cessação do consumo – incluindo motivação, economia, mídia, conhecimento, atitude e percepção a respeito do tabaco
	Vigitel – parte referente ao tabagismo ativo ou passivo (Q60 a R157)	Avaliar tabagismo e exposição ambiental à fumaça do tabaco (tabagismo passivo)
	Teste de Fargeström	Avaliar grau de dependência de nicotina
Consumo de álcool	Alcohol Use Disorder Identification Test (AUDIT)	Identificar indivíduos com consumo abusivo ou nocivo de álcool
	(AUDIT C)	Identificar indivíduos com consumo de risco
	CAGE	Detectar problemas relacionados ao uso de álcool
Consumo de álcool e de outras drogas	Alcohol, Smoking and Substance Involvement Screening Test (ASSIST)	Detectar a gravidade do consumo de substâncias: tabaco, álcool, cannabis, cocaína, anfetamina, inalantes (cola, solvente etc.), alucinógenos (LSD, cogumelos, PCP, quetamina etc.), opiáceos (heroína, morfina, metadona, codeína etc.), ansiolíticos, sedativos, hipnóticos e outras
Saúde	Short Form Health Survey – 36 (SF 36)	Avaliar saúde, incluindo capacidade funcional, aspectos físicos, dor, estado geral da saúde, vitalidade, aspectos sociais, aspectos emocionais e saúde mental
Bem-estar	WHO-5	Monitorar nível de bem-estar
Qualidade de vida	World Health Organization Quality of Life (WHOQOL-Bref)	Avaliar qualidade de vida, incluindo percepção do indivíduo sobre sua posição na vida, no contexto da cultura e no sistema de valores em que vive e em relação aos seus objetivos, expectativas, padrões e preocupações

Características

O bloco de questões referentes a hábitos alimentares apresenta 23 questões que abordam consumo (frequência, quantidade, qualidade) de grupos de alimentos

- O questionário como um todo é extenso e sua aplicação comumente é realizada com coletores digitais, para evitar erros relacionados aos padrões de saltos das questões
- O questionário apresenta 7 seções que abordam diferentes aspectos:
A. Características gerais – populacionais; B. Tabaco fumado; C. Tabaco sem fumaça; D. Cessação do tabagismo; E. Exposição ambiental à fumaça do tabaco; E. Economia; e F. Mídia)

O bloco referente ao tabagismo apresenta 10 questões, sendo que parte delas só é respondida quando a resposta anterior é positiva

Autorreferido, 6 questões, escore que indica o grau de dependência

Autorreferido, 10 questões, escore que indica risco (de baixo a alto risco e dependência)

Autorreferido, 3 questões, derivado do AUDIT, a pontuação no escore indica grau de risco (baixo, moderado, alto ou severo)

- Autorreferido, 4 questões
- A presença de 2 respostas positivas indica possibilidade de problemas relacionados ao consumo de álcool

- Autorreferido, 8 questões
- A somatória dos pontos referentes a cada resposta assinalada corresponde a um escore que indica tipo de uso (ocasional, abuso, dependência)

- Autorreferido, 11 questões com 36 itens no total
- São calculadas notas em cada domínio que variam de "0" (pior estado) a "100" (melhor estado)

- Questionário com 5 questões, fácil aplicação
- A pontuação final pode ser apresentada em porcentagem: 0 representa a pior e 100 representa a melhor qualidade de vida
- Recomenda-se a aplicação do Inventário para a depressão maior (CID-10), se a pontuação bruta for inferior a "13", ou se o doente respondeu "0" ou "1" a qualquer um dos 5 itens

- Questionário com 26 questões, que avaliam 4 domínios: físico, psicológico, relações sociais e meio-ambiente
- Os resultados variam de 0 a 100% e quanto maior a porcentagem, melhor a qualidade de vida

(Continua)

Quadro 54.1 – Características de alguns instrumentos validados para avaliação de riscos (continuação).

Fator de risco/agravo	Instrumento	Objetivo
Estresse	Perceived Stress Scale (PSS)/Escala de Estresse Percebido	Avaliar o nível presente de estresse e o quanto as situações são percebidas como estressantes
Estresse no trabalho	Job Stress Scale	Avaliar demanda e controle no trabalho e suporte social
Fatores psicossociais	Copenhagen Psychosocial Questionnaire (COPSOQ)	Avaliar fatores psicossociais do trabalho, incluindo escalas para avaliação de demandas, conteúdo e organização do trabalho, relações interpessoais e liderança, insegurança e satisfação com o trabalho, saúde e bem-estar e traços da personalidade
Depressão	PHQ (Patient Health Questionnaire)	Avaliar frequência de sintomas de depressão maior nas últimas 2 semanas
Presenteísmo	Work Limitations Questionnaire (WLQ)	Avaliar o impacto da saúde geral e de condições específicas na produtividade dos indivíduos
	Stanford Presenteeism Scale 6 (SPS-6)	Avaliar a habilidade dos participantes para se concentrar e executar o trabalho apesar de terem um problema de saúde
Diabetes	Finnish Diabetes Risk Score (FINDRISC)	Avaliar a probabilidade de desenvolver diabetes ao longo dos 10 anos seguintes
	Diabetes Risk Test – ADA	Avaliar a risco de apresentar diabetes

SST: Segurança e Saúde no Trabalho; ET: escore total; ADA: American Diabetes Association.
Fonte: Desenvolvido pela autoria do capítulo.

Comentários finais

Investigar, analisar e ponderar dados de saúde dos trabalhadores permite ao médico do trabalho gerenciar de forma mais eficiente a saúde dos indivíduos e da empresa. Entretanto, para realizar uma análise objetiva, planejar e gerenciar as ações de saúde e tomar decisões com base em evidências, é necessário ter à disposição informação respaldada por dados válidos e confiáveis.

Características

- A PSS foi desenvolvida inicialmente com 14 itens (7 positivos e 7 negativos)
- Posteriormente, foram produzidas versões reduzidas do instrumento, contendo 10 itens (PSS-10, com seis positivos e quatro negativos) e 4 itens (dois positivos e dois negativos). A PSS4 é utilizada como instrumento de *screening*

- Escala com 17 itens
- O instrumento categoriza o respondente considerando a relação demanda-controle (baixo desgaste, alto desgaste, ativo ou passivo) acrescida à classificação de apoio social, que pode ser menor, intermediária ou maior

Autorreferido, 3 versões:
- Curta (23 dimensões e 40 perguntas), para autoavaliação dos trabalhadores
- Média (28 dimensões e 87 perguntas), para profissionais de SST
- Longa (41 dimensões e 128 perguntas) para pesquisadores

- O PHQ 9 é um instrumento de aplicação relativamente rápida, podendo ser tanto autoaplicado como aplicado por entrevistadores treinados, composto por 9 questões que avaliam a presença de cada um dos sintomas para o episódio de depressão maior. Utiliza escala tipo Likert de 0 a 3 para resposta
- A versão com 2 questões PHQ2 avalia a frequência de humor deprimido e anedonia nas últimas 2 semanas e tem sido utilizada com a finalidade de *screening* no cenário da atenção primária

Autoadministrável, com 25 itens, 4 domínios – gerência de tempo, demanda física, demanda mental-interpessoal e demanda de produção –, o entrevistado avalia seu próprio grau de dificuldade para realizar tarefas específicas exigidas no trabalho

A SPS-6, pode ser autoadministrada, e as respostas referem-se ao grau de concordância com cada uma das 6 afirmações, utilizando escala tipo Likert

O FINDRISC é uma escala desenvolvida em 2001 pelo Programa Nacional Filandês para o Diabetes, composto de 8 questões

O Diabetes Risk Test utiliza 6 questões (ou 7 para as mulheres) para avaliar se o indivíduo apresenta risco de diabetes, sugerindo que os indivíduos com risco elevado procurem o serviço de saúde para realização de testes diagnósticos para a doença

A validade e a confiabilidade relacionam-se com a qualidade do instrumento escolhido (capacidade de medir o que se propõe), a compreensão e a confiança do respondente.

Algumas questões precisam ser respondidas pelo profissional logo no início do processo, por exemplo: qual o objetivo da realização do inquérito? Qual a intenção da aplicação de determinado instrumento ou escore (avaliar risco, diagnosticar precocemente, identificar elegíveis para ações de saúde, avaliar resultados de ações implementadas)? Quem é o público-alvo (todos os trabalhadores, uma amostragem, um grupo específico)? Qual benefício para o funcionário e para a empresa? As respostas a essas questões direcionarão a escolha de instrumentos e estratégias a serem utilizados.

Do mesmo modo, após a aplicação do instrumento, várias outras perguntas devem ser respondidas: a amostra foi significativa? O resultado é confiável? O parâmetro de normalidade adotado é adequado? Qual a melhor maneira de mostrarmos os resultados e divulgarmos as informações?

O adequado tratamento dos dados, a análise criteriosa, a apresentação dos resultados aos trabalhadores e aos líderes da empresa representam etapas fundamentais para o sucesso das futuras ações de promoção da saúde e para o fomento da cultura de saúde na empresa.

Referências bibliográficas

ALI, Robert; AWWAD, Elia; BABOR, Thomas F. et al. The Alcohol, Smoking and Substance Involvement Screening Test (ASSIST): development, reliability and feasibility. *Addiction*, v. 97 n. 9, p. 1.183-94, 2002 Sep.

ALVES, Márcia Guimarães de Mello; CHOR, Dóra; FAERSTEINET, Eduardo al. Versão resumida da "job stress scale": adaptação para o português. *Rev Saúde Pública*, v. 38, n. 2, p. 164-71, 2004.

AMARAL, Ricardo Abrantes do; MALBERGIER, André. Avaliação de instrumento de detecção de problemas relacionados ao uso de álcool (CAGE) entre trabalhadores da Prefeitura do Campus da Universidade de São Paulo (USP) – Campus Capital. *Rev Bras Psiquiatr*, v. 26, n. 3, p. 156-63, 2004.

BAECKE, J. A.; BUREMA, J.; FRIJTERS, J. E. A short questionnaire for the measurement of habitual physical activity in epidemiological studies. *American Journal of Clinical Nutrition*, v. 36, n. 5, p. 936-42, 1982.

BANG, Heejung; EDWARDS, Alison M.; BOMBACK, Andrew S. et al. A patient self-assessment diabetes screening score: development, validation and comparison to other diabetes risk assessment scores. *Ann Intern Med*, v. 151, p. 775-83, 2009.

BRASIL. Ministério da Saúde, Secretaria de Atenção à Saúde, Departamento de Atenção Básica. *Guia alimentar para a população brasileira*. Brasília: Ministério da Saúde, 2014.

BRASIL. Ministério da Saúde, Secretaria de Vigilância em Saúde, Departamento de Vigilância de Doenças e Agravos não Transmissíveis e Promoção da Saúde. *Vigitel Brasil 2017*: vigilância de fatores de risco e proteção para doenças crônicas por inquérito telefônico – Estimativas sobre frequência e distribuição sociodemográfica de fatores de risco e proteção para doenças crônicas nas capitais dos 26 estados brasileiros e no Distrito Federal em 2017. Brasília: Ministério da Saúde, 2018.

BRASIL. Ministério do Planejamento, Orçamento e Gestão; Instituto Brasileiro de Geografia e Estatística (IBGE). *Pesquisa Nacional de Saúde 2013*: percepção do estado de saúde, estilos de vida e doenças crônicas – Brasil, grandes regiões e unidades da federação. Rio de Janeiro: Instituto Brasileiro de Geografia e Estatística (IBGE), 2014. Disponível em: ftp://ftp.ibge.gov.br/PNS/2013/pns2013.pdf.

BRASIL. Organização Pan-Americana da Saúde; Instituto Nacional de Câncer (INCA). *Pesquisa Especial de Tabagismo (PETab)*: relatório. Rio de Janeiro: Instituto Nacional de Câncer (INCA), 2011.

CÂNDIDO, José Auricélio Bernardo; TORRES, Geanne Maria Costa; FIGUEIREDO, Dolores Teles Inês et al. FINDRISK: estratificação do risco para diabetes mellitus na saúde coletiva. *Rev Bras Promoç Saúde*, Fortaleza, v. 30, n. 3, p. 1-8, jul./set. 2017.

CICONELLI, Rozana Mesquita; FERRAZ, Marcos Bosi; SANTOS, Wilton; MEINÃO, Ivone et al. Tradução para a língua portuguesa e validação do questionário genérico de avaliação da qualidade de vida SF-36 (Brasil SF-36). *Revista Brasileira de Reumatologia*, São Paulo, v. 39, n. 3, p. 143-50, 1999.

COHEN, Sheldon; KAMARCK, Tom; MERMELSTEIN, Robin. A global measure of perceived stress. *J Health Soc Behav*, v. 24, n. 4, p. 385-96, 1983.

EWING, John A. Detecting alcoholism: the CAGE questionnaire. *JAMA*, v. 252, n. 14, p. 1.905-7, 1984 Oct 12.

FAGERSTRÖM, KO. Measuring degree of physical dependence to tobacco smoking with reference to individualization of treatment. *Addict Behav*, v. 3, n. 3/4, p. 235-41, 1978.

FLECK, Marcelo P. A.; LOUZADA, Sérgio; XAVIER, Marta et al. Aplicação da versão em português do instrumento de avaliação de qualidade de vida da Organização Mundial da Saúde (WHO-QOL-100). *Revista de Saúde Pública*, Rio de Janeiro, v. 33, n. 2, p. 198-205, 1999.

FLORINDO, Alex Antonio; LATORRE, Maria do Rosario Dias de Oliveira; JAIME, Patrícia Constante et al. Metodologia para a avaliação da atividade física habitual em homens com 50 anos ou mais. *Rev Saúde Pública [Online]*, v. 38, n. 2, p. 307-14, 2004.

GABE, Kamila Tiemann; JAIME, Patricia Constante. Development and testing of a scale to evaluate diet according to the recommendations of the dietary guidelines for the Brazilian population. *Public Health Nutrition*, v. 22, n. 5, p. 785-96, 2019.

GANDEK, B.; WARE, J. E.; AARONSON, N. K. et al. Cross-validation of Item selection and scoring for the SF-12 health survey in nine countries: results from the IQOLA project. *J Clin Epidemiol*, v. 51, n. 11, p. 1171-8, 1998.

GAYA, Carolina de Meneses. *Estudo de validação de instrumentos de rastreamento para transtornos depressivos, abuso e dependência de álcool e tabaco*. Tese. Ribeirão Preto, Faculdade de Medicina de Ribeirão Preto, 2011.

GOETZEL, R. Z.; STALEY, P.; OGDEN, L. et al. *A framework for patient-centered health risk assessments*: providing health promotion and disease prevention services to medicare beneficiaries. Atlanta, GA: U.S. Department of Health and Human Services, Centers for Disease Control and Prevention, 2011. Disponível em: http://www.cdc.gov/policy/opth/hra.

HENRIQUE, Iara Ferraz Silva; MICHELI, Denise de; LACERDA, Roseli Boerngen de et al. Validação da versão brasileira do teste de triagem do envolvimento com álcool e outras substâncias (ASSIST). *Rev Assoc Med Bras*, São Paulo, v. 50, n. 2, p. 199-206, dez. 2004.

INTERNATIONAL TEST COMMISSION. *The ITC guidelines for translating and adapting tests [Internet]*. 2nd ed. International Test Commission, 2017. 41p. Disponível em: https://www.intestcom.org/files/guideline_test_adaptation_2ed.pdf.

KOOPMAN, Cheryl; PELLETIER, Kenneth R.; MURRAY, James F. et al. Stanford presenteeism scale: health status and employee productivity. *J Occup Environ Med*, v. 44, n. 1, p. 14-20, 2002 Jan.

KRISTENSEN, Tage S.; HANNERZ, Harald; HØGH, Annie; BORG, Vilhelm et al. The Copenhagen psychosocial questionnaire: a tool for the assessment and improvement of the psychosocial work environment. *Scand J Work Environ Health*, v. 31, n. 6, p. 438-49, 2005 Dec.

LARANJEIRA, Ronaldo et al. (sup.). *II Levantamento Nacional de Álcool e Drogas (LENAD)* – 2012. São Paulo: Instituto Nacional de Ciência e Tecnologia para Políticas Públicas de Álcool e Outras Drogas (INPAD), UNIFESP, 2014. Disponível em: https://inpad.org.br/wp-content/uploads/2014/03/Lenad-II-Relat%C3%B3rio.pdf.

LEONELLI, Luiz Bernardo; ANDREONI, Solange; MARTINS, Patricia et al. Estresse percebido em profissionais da estratégia saúde da família. *Rev Bras Epidemiol*, v. 20, n. 2, abr.-jun. 2017.

LERNER, D.; AMICK, III B. C.; ROGERS, W. H et al. The work limitations questionnaire. *Med Care*, v. 39, n. 1, p. 72-85, 2001 Jan.

MALTA, Deborah Carvalho; LEAL, Maria do Carmo; COSTA, Maria Fernanda Lima et al. Inquéritos nacionais de saúde: experiência acumulada e proposta para o inquérito de saúde brasileiro. *Rev Bras Epidemiol*, v. 11, supl. 1, p. 159-67, 2008. Disponível em: http://www.scielo.br/pdf/rbepid/v11s1/16.pdf.

MARTINS, Gilberto de Andrade. Sobre confiabilidade e validade. *Revista Brasileira de Gestão de Negócios*, v. 8, n. 20, p. 1-12, 2006.

MATSUDO, Sandra; ARAÚJO, Timóteo; MATSUDO, Victor et al. Questionário internacional de atividade física (IPAQ): estudo de validade e reprodutibilidade no Brasil. *Rev Bras Ativ Fís Saúde*, v. 6, n. 2, p. 5-18, 2001.

MÉNDEZ, Eduardo Brod. *Uma versão brasileira do AUDIT (Alcohol Use Disorders Identification Test)*. Dissertação. Pelotas (RS): Universidade Federal de Pelotas, 1999.

PASCHOALIN, Heloisa Campos; GRIEP, Rosane Harter; LISBOA, Márcia Tereza Luz et al. Adaptação transcultural e validação para o português brasileiro do Stanford presenteeism scale para avaliação do presenteísmo. *Rev Latino Am Enfermagem*, v. 21, n. 1, jan.-fev. 2013.

PLAISIER, Inger; GRAAF, Ron de; BRUIJN, Jeanne de et al. Depressive and anxiety disorders on-the-job: the importante of job characteristics for good work functioning in persons with depressive and anxiety disorders. *Psychiatric Res*, n. 2/3, p. 382-8, 2012.

PROCHASKA, J. O.; MARCUS, B. H. The transtheoretical model: applications to exercise. In: DISHMAN, RK (ed.). *Advances in exercise adherence*. Champaign, IL: Human Kinetics, 1994. p. 181-90.

SANTOS, Iná S.; TAVARES, Beatriz Franck; MUNHOZ, Tiago N. et al. Sensibilidade e especificidade do Patient Health Questionnaire-9 (PHQ-9) entre adultos da população geral. *Cad Saúde Pública*, Rio de Janeiro, v. 29, n. 8, p. 1533-43, ago. 2013.

SILVA, Anne Cristine Cavalcanti da; WENDT, Guilherme Welter; HELAL, Diogo Henrique. Propriedades psicométricas das medidas do Questionário Psicossocial de Copenhague I (COPSOQ I), versão curta. *REGE – Revista de Gestão*, v. 24, p. 348-59, 2017.

SOÁREZ, Patrícia Coelho de; KOWALSKI, Clarissa Campos Guaragna; FERRAZ, Marcos Bosi et al. Tradução para português brasileiro e validação de um questionário de avaliação de produtividade. *Rev Panam Salud Publica*, v. 22, n. 1, p. 21-8, jul. 2007.

SOLER, Robin E.; LEEKS, Kimberly D., RAZI, Sima et al. Task force on community preventive services – A systematic review of selected interventions for worksite health promotion: the assessment of health risks with feedback. *Am J Prev Med*, v. 38, n. 2, p. 237-62, 2010. Disponível em: https://www.thecommunityguide.org/sites/default/files/assets/Worksite2010AHRFSystematic_Soler.pdf.

WARE, J. E.; SHERBOURNE, C. D. The MOS 36-item Short-Form health survey (SF-36): I. Conceptual framework and item selection. *Medical Care*, v. 30, n. 6, p. 473-83, jun. 1992.

WORLD HEALTH ORGANIZATION. Department of Mental Health and Substance Dependence. *AUDIT – the Alcohol Use Disorders Identification Test*: guidelines for use in primary health care. Geneva: World Health Organization, 2001.

WORLD HEALTH ORGANIZATION. The WHOQOL Group. *World Health Organization Quality of Life Assesment (WHOQOL)*: development and general psychometric properties, 1998. *Soc Sci Med*, v. 46, p. 1569-85, 1998. Disponível em: http://www.who.int/mental_health/publications/whoqol/en.

Capítulo 55

Gestão da Informação em Saúde

Eduardo Ferreira Arantes
Paulo Roberto Reis

Introdução

Uma organização necessita conhecer, com exatidão, as ameaças e as oportunidades presentes no ambiente, o que é possível por meio do monitoramento das informações dos ambientes externo e interno. Como a organização não pode observar todos os eventos, ela deve selecionar áreas de prioridade, filtrar os dados de entrada de acordo com seus interesses e impactos. Os dados coletados devem se transformar em conhecimento que possibilite identificar ameaças e oportunidades e desencadear as ações pertinentes (MORESI, 2001).

A saúde no trabalho ganha outra dimensão, até pelo fato de as empresas perceberem o impacto no seu resultado em produtividade, no custo do plano de saúde ou em demandas previdenciárias, entre outras. Os custos de não cuidar estão crescendo muito.

Nesse cenário, merecem destaque: (1) Decreto n. 7.602, de 11/2011, descreve a Política Nacional de Segurança e Saúde no Trabalho (PNSST); (2) Empresa Saudável (OMS); (3) Sistema de Gestão em SST: Uma Ferramenta para a Melhoria Contínua (OIT, 2011); (4) Lei n. 11.430, de 12/2006, introduz o conceito de "bônus" × "malus": Fator Acidentário de Prevenção (FAP) de cada empresa como "ameaça"? (multiplicador acima de 1, podendo chegar a 2); (5) frágeis ou ausentes inter-relações e sinergia entre os investimentos em "saúde ocupacional" e os gastos em "assistência médica supletiva" ("planos de saúde"), que apresentam sistematicamente custos crescentes, bem acima dos índices oficiais aplicados em outras áreas (índice de preços ao consumidor (IPCA) etc.); (6) imagem e reputação das empresas associadas a acidentes e doenças frente aos *stakeholders* estratégicos; (7) crescentes compromissos (e até certificações) com práticas de "responsabilidade socioambiental e corporativa" (p. ex., SA 8000, ISO 26000, ISE da BOVESPA, Dow Jones etc.), entre outros.

É crescente no governo brasileiro o "uso da informação de saúde do trabalhador" como instrumento tributário (eSocial), que, aliado à também crescente complexidade da legislação de Segurança e Saúde do Trabalhador (SST), força as empresas a considerarem, de forma efetiva, a Gestão da Informação de Segurança e Saúde do Trabalhador do ambiente interno como alternativa de neutralização das ameaças do ambiente externo.

No entanto, são notórias as dificuldades de muitas empresas para se organizarem de maneira a acompanharem essa complexidade e atenderem ao preconizado pela Norma Regulamentadora (NR) n. 7, da Portaria 3.214/1978, do Ministério do Trabalho e Emprego (tem), referente ao uso de instrumentos epidemiológicos na abordagem da relação entre saúde e trabalho.

O conhecimento e a priorização das ameaças e oportunidades para a SST têm importância significativa na definição das estratégias de intervenção que visam diminuir ou prevenir os danos à saúde do trabalhador. O uso desse conhecimento para traçar estratégias de ação pode ser denominado "decisão com enfoque de risco" e, quando aplicado na administração de serviços de saúde do trabalhador, mostra-se um instrumento de gestão flexível e racional que permite a mensuração dos riscos individuais e coletivos, definir e distribuir recursos de forma priorizada, preparar estratégias de intervenção em âmbito local e determinar as ações de saúde que devem ser implementadas.

A gestão da informação deve viabilizar os meios para organizar os dados, transformá-los em informação (dados com significação) e, com a devida análise, gerar o conhecimento necessário para permitir o uso desse conhecimento com inteligência para definir estratégias com competência em um processo de decisão.

O caminho é um só. As atuais políticas de saúde direcionam a uma mudança de conceito: de medicina curativa para preventiva, por meio da atenção primária à saúde e da realização de diagnósticos precoces, sugerindo hábitos e condutas saudáveis, tratamentos mais baratos que preservem a saúde e limitem os danos e o impacto da doença na população e na produção.

A saúde, em particular, passará a ser vista como elemento diferenciador nas políticas empresariais e adquire ênfase estratégica e poderá ser identificada como a última fronteira em que se podem explorar novas vantagens competitivas. Para os profissionais de saúde, não bastará somente o conhecimento técnico, também serão necessários conhecimentos em gestão e grande capacidade de relacionamento interpessoal.

As informações de SST referentes ao capital intelectual, representado pelas pessoas que "fazem a organização", são estratégicas para a manutenção da competitividade da organização. Os trabalhadores são o principal ativo da organização, sendo assim, o cuidado com sua saúde representa uma ação estratégica, ainda, muito pouco considerada pelas organizações de maneira geral (ARANTES, 2012).

Modelo de gestão de informações de segurança e saúde no trabalho dos ambientes externo e interno

A gestão da informação nas empresas é um assunto que tem permeado discussões e publicações nas áreas, principalmente, de Administração, Ciência da Informação e Ciências da Computação e Comunicação. No âmbito desses discursos, observa-se que a gestão da informação apresenta uma sistematização orientada por uma sequência de passos, como os descritos por Beuren (1998):

"(...) identificação de necessidades e requisitos de informação, coleta/entrada de informação, classificação e armazenamento da informação, tratamento e apresentação da informação, desenvolvimento de produtos e serviços de informação, distribuição e disseminação de informação, análise e uso da informação (BEUREN 1998:9)".

Após a coleta de informação, que, segundo Davenport (1998), deve ser contínua, dá-se sequência à gestão, classificando-se a informação. Davenport (1998) entende que esta fase implica categorizar a informação, com o intuito de organizá-la, promovendo o seu armazenamento e recuperação.

Nesta mesma fase, em alguns casos, concomitantemente à classificação, realizam-se a formatação e a estruturação da informação, que, conforme Davenport (1998), referem-se à representação da informação, ou seja, a forma como a informação é esquematizada e apresentada em algum tipo de suporte, seja ele escrito, seja ele audiovisual.

Uma gestão de informação subsidiada por sistemas de informações estruturados pelas Novas Tecnologias de Informação e Comunicação (NTIC) possibilitará uma gestão efetiva, desde que fique esclarecido que esse processo consiste numa combinação complexa de pessoas, processos e tecnologias. Complexa porque não é possível reduzir a comunicação humana a uma simples transmissão de informação por meio de *bites* e *bytes*, afinal, até então, quem dá sentido e significado à informação é o homem. Assim, a tecnologia é um componente periférico dessa gestão; entretanto, é impossível conceber na denominada "sociedade da informação" a adoção de uma gestão da informação sem nenhum suporte tecnológico em virtude da complexidade e do crescimento exponencial das informações nos sistemas, principalmente no sistema de saúde de uma nação.

Entretanto, não obstante o avanço das tecnologias de informação, de fundamental importância para as empresas, e pelo volume de informações geradas no ambiente interno e externo das organizações, Davenport (1998) observa o uso ainda ineficiente dos sistemas de informações. Esse fato, segundo Davenport (1998), decorre, muitas vezes, do fato de que, para o usuário, a informação apresenta-se insuficiente e superficial em virtude do tipo de informação disponibilizada pelo sistema, que se apresenta insuficiente ou superficial para o usuário. Outras vezes, decorre do excesso de oferta de informação, o que dificulta a sua recuperação.

O uso da informação como instrumento de planejamento e administração na área de SST se faz em quatro estágios:

» Primeiro estágio, constituído pelos dados do mundo interior e exterior das empresas (ambiente interno e externo).
» Segundo estágio, formado pelo processo de análise e transformação de dados em conhecimento por meio de uma ação cognitiva.
» Terceiro estágio, formado pela seleção e priorização dos problemas que serão submetidos ao processo de decisão que se realiza no âmbito interno da empresa, embasado pelo conhecimento gerado nos estágios anteriores.
» Quarto estágio, constituído pela implementação de ações específicas para o controle e melhoria da qualidade do ambiente de trabalho e promoção de saúde dos trabalhadores.

O modelo teórico de gestão da informação de SST, em um contexto de inteligência organizacional, está descrito na Figura 55.1, apresentada a seguir.

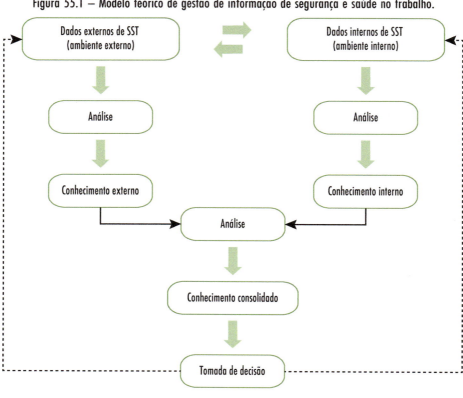

Figura 55.1 – Modelo teórico de gestão de informação de segurança e saúde no trabalho.

SST: Segurança e Saúde no Trabalho.
Fonte: Desenvolvida pela autoria do capítulo.

Ambiente externo

As informações do ambiente externo das organizações e necessárias para o planejamento e administração de SST podem ser descritas como novos riscos, políticas e tecnologias de prevenção e/ou controle, legislação e normas nacionais e internacionais e oportunidades para capacitação e treinamento, e esses movimentos do ambiente externo das organizações devem ser monitorados por meio de alguma estrutura na empresa que filtre os dados de SST. As ameaças devem ser adequadamente neutralizadas e as oportunidades, otimizadas.

Ambiente interno

A cadeia clássica de conceitos de dado, informação e conhecimento é estudada por Hoshovsky; Massey (1968 apud PINHEIRO 2004), que consideram impossível pensar em um desses conceitos sem a compreensão dos outros dois. Assim:

> "Dados 'denotam fatos não avaliados para qualquer uso específico. São passíveis de serem avaliados para validação'. Informação seria 'o dado mais a avaliação para uso futuro antecipado', enquanto conhecimento 'equivale ao termo informação comumente usado na discussão técnica'. Assim, informação seria '(...) o processo que

ocorre, na mente humana, quando um problema e um dado útil para sua solução estão juntos numa união produtiva'". (PINHEIRO, 2004, p. 6)

Urdaneta (1992 apud GALVÃO; BORGES, 2000, p. 41) define uma hierarquização dos conceitos de dado, informação, conhecimento e inteligência, descrevendo uma pirâmide informacional. A informação pode ser obtida pela estruturação dos dados, agregando potencialmente significação. O autor esclarece que:

> "Quando se trata de informação, esta preserva a compreensão de significado (information as meaning) e quando se trata de dados, a compreensão é ligada à associação da informação como matéria (information as matter). Quando se trata de conhecimento, o autor fala em informação como compreensão (information as understanding). Finalmente, no campo da inteligência, Urdaneta associa este conceito à oportunidade (information as opportunity), isto é, estrutura do conhecimento que, sendo contextualmente relevante, permite a intervenção na realidade, modelando-a". (URDANETA, 1992 apud GALVÃO; BORGES, 2000, p. 41)

A pirâmide informacional, descrita na Figura 55.2, explica o processo de transformação associado à geração de conhecimento. Nesta, indica-se que o nível mais baixo dos fatos conhecidos são os dados. Os dados não têm significado por si mesmos, já que devem ser ordenados, agrupados, analisados e interpretados para entender, potencialmente, o que por si só querem indicar. Quando os dados são processados desta maneira, e convertem-se em informação.

A informação tem uma essência e um propósito. Quando a informação é utilizada e colocada no contexto ou quadro de referência de uma pessoa junto com sua percepção pessoal, transforma-se em conhecimento. O conhecimento é a combinação de informação, contexto e experiência (PONJUÁN, 1998). O conhecimento resumido, uma vez validado e orientado até um objetivo, gera inteligência, a qual pretende ser uma representação da realidade. Esses fatores estão governados por dois critérios: quantidade; e qualidade.

Figura 55.2. Pirâmide informacional de Urdaneta.

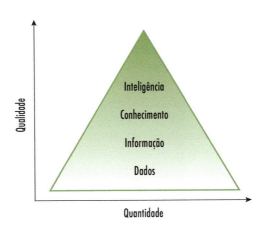

Fonte: Adaptada de Hwang (1985 apud Galvão; Borges, 2000, p. 42), Urdaneta (1992 apud Galvão; Borges, 2000, p. 41) e Ponjuán (1998).

Moresi (2001) descreve o seu entendimento sobre os níveis hierárquicos da informação no processo decisório de uma organização, reconhecendo que existem quatro classes diferentes de informação: dados; informação; conhecimento; e inteligência. Sabe-se que a alta administração das empresas necessita de informação qualitativa com alto valor agregado e os escalões inferiores trabalham com informações quantitativas de baixo valor agregado. A Figura 55.3 descreve a hierarquia das classes de informação.

Figura 55.3 – Hierarquia das classes de informação.

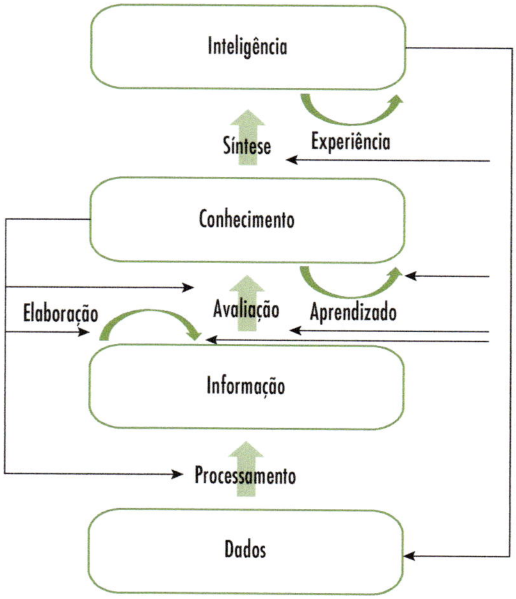

Fonte: Adaptada de MORESI, Eduardo Amadeu Dutra, 2000.

Segundo Moresi (2001), os dados são coletados por meio de processos organizacionais nos ambientes interno e externo. Esses dados passam por algum tipo de processamento para serem exibidos de forma inteligível para as pessoas que os utilizarão. Uma vez que os dados tenham sido transformados em informações, pelo menos em uma interpretação inicial, seria possível refinar as informações por meio de um processo de elaboração.

Assim, a transformação de dados em informações deve ser vista, de forma simplificada, como um tipo de pré-processamento de um processo de elaboração. O próximo nível é o do conhecimento, o qual pode ser definido como informações avaliadas sobre a sua confiabilidade, sua relevância e sua importância. Nesse caso, o conhecimento é obtido pela interpretação e integração de vários dados e informações para iniciar a construção de um quadro de situação. O processo de transformação é realizado por meio de avaliação de dados e de informações.

O conhecimento não é estático: modifica-se por meio da interação com o ambiente e é denominado "processo de aprendizado". O nível mais alto dessa hierarquia é a inteligência, que pode ser entendida como a informação, como oportunidade, ou seja, conhecimento relevante e que permite atuar, com vantagem, nos ambientes interno e externo. A transformação de conhecimento em inteligência é realizada por meio de síntese, que é uma habilidade humana, com base na experiência e na intuição e vai muito além da capacidade de qualquer sistema especialista ou de inteligência artificial.

Relatório do Centro Europeu para Ambiente e Saúde, vinculado à Organização Mundial de Saúde, descreve os resultados da reunião de um grupo de trabalho, realizada em novembro de 2000, sobre a quantificação de efeitos na saúde decorrentes da exposição à poluição do ar. O modelo da pirâmide com cinco níveis, descrito pela Avaliação de Tecnologias em Saúde (ATS) em 1985, voltou a ser discutido nessa reunião de trabalho, sendo comparado a um *iceberg*.

Modelo adaptado de organização de dados de saúde do trabalhador. A gestão da informação de saúde do trabalhador

Nosso modelo descreve um modelo adaptado da ATS para organização, uso e disseminação da informação de saúde dos trabalhadores e denomina-se "espectro de resposta biológica" (ERB). Esse modelo contempla oito níveis para organização dos dados de saúde, apresentados a seguir:

» **1º nível:** contempla a organização de dados demográficos de toda a população abrangida pelo espectro.
» **2º nível:** contempla a organização de dados de estilo de vida, outros determinantes de risco à saúde, dados de segurança e higiene ocupacional.
» **3º nível:** contempla a organização de dados de exames laboratoriais e provas funcionais.
» **4º nível:** contempla a organização de dados de morbidade sem absenteísmo.
» **5º nível:** contempla a organização de dados de morbidade causadora de incapacidade total temporária de curto prazo.
» **6º nível:** contempla a organização de dados de morbidade causadora de incapacidade total temporária de longo prazo.
» **7º nível:** contempla a organização de dados de morbidade causadora de incapacidade total permanente.
» **8º nível:** contempla a organização de dados de mortes.

Programas de gestão de segurança e saúde no trabalho

Utilizando o enfoque de gestão de informação definido por Tarapanoff (2001) como um conjunto de seis processos distintos, mas inter-relacionados – identificação das necessidades informacionais; aquisição de informação; organização e armazenagem da informação; desenvolvimento de produtos informacionais e serviços; distribuição da informação; e uso da informação –, esse processo é cíclico e deve ser realimentado constantemente.

Para esse exercício de gestão de informação, foram elencados programas básicos de SST:
» Programas de prevenção de comportamentos inseguros e acidentes do trabalho, que representam a grande área de segurança do trabalho e está recentemente alicerçada pela gestão de comportamento seguro no trabalho; gestão de incidentes; gestão de acidentes sem afastamento; gestão de acidentes com afastamento, acidentes que acarretam aposentadoria por invalidez e acidentes fatais.

- » Programas de vigilância de estilo de vida de determinantes de risco à saúde.
- » Programas de vigilância da exposição a riscos ocupacionais contemplando os agentes físicos, químicos e biológicos.
- » Programas de vigilância de condições ergonômicas têm seus critérios descritos na NR-17 e devem contemplar os riscos biomecânicos, organizacionais e psicossociais.
- » Programas de vigilância dos efeitos sobre a saúde.

Gestão de informação de segurança e saúde no trabalho
Proposta de modelo de organização dos dados, sua transformação em informação e uso do conhecimento – o espectro de resposta biológica (ERB) e seus segmentos

A competitividade crescente é o desafio imposto pela globalização às empresas brasileiras. Este cenário obriga as empresas buscar respostas criativas e flexíveis e os serviços de SST das empresas têm características específicas, que tornam este cenário ainda mais complexo: as políticas e as sociais. Os serviços de SST nas organizações empresariais brasileiras, à exceção dos anos mais recentes e em alguns casos específicos, sempre foram vistos como um simples conjunto de atividades operacionais de menor relevância, um mal necessário cujos resultados, quando mensurados, não se refletiam no desempenho do negócio.

O conhecimento do perfil de saúde dos trabalhadores empregados mediante análise da distribuição das ocorrências de agravos à saúde constitui-se em uma ferramenta de vigilância da saúde. A análise dos dados coletados é centrada na identificação das principais causas de efeitos adversos à saúde dos empregados, gerando conhecimento suficiente para a priorização de recursos na implantação de medidas preventivas e corretivas que têm como meta a modificação do perfil de saúde.

A tendência é sair da gestão administrativa simples, quando existente, e evoluir para um modelo de gestão da saúde. Isso significa buscar informações mais detalhadas sobre a utilização dos benefícios oferecidos pela empresa, especialmente o plano de saúde; investimento em comunicação, este talvez um dos pontos mais importantes, pois a boa comunicação evita interpretações tendenciosas; avaliação permanente do perfil dos trabalhadores empregados e identificação dos portadores de doenças crônicas; integração dos diversos programas de saúde; transformação dos trabalhadores empregados em parceiro; e, finalmente, controle por meio de indicadores, metas e, o mais importante, o cálculo do retorno financeiro para as empresas.

Na prevenção primária a ser desenvolvida no período de pré-patogênese, ou seja, enquanto não houver presença da doença. Tanto a realização do perfil de saúde como a metodologia de análise das informações de saúde devem obedecer à lógica do ERB, apresentado na Figura 55.4.

Figura 55.4 – Espectro de resposta biológica.

```
                        Mortes
                  Doenças que aposentam
            Doenças que afastam por mais de 15 dias
              Doenças que afastam até 15 dias
                 Doenças sem afastamento
       Alterações de exames laboratoriais e provas funcionais
          Estilo de vida, condições de ambiente do trabalho
                      Base populacional
```

Nível de gravidade →

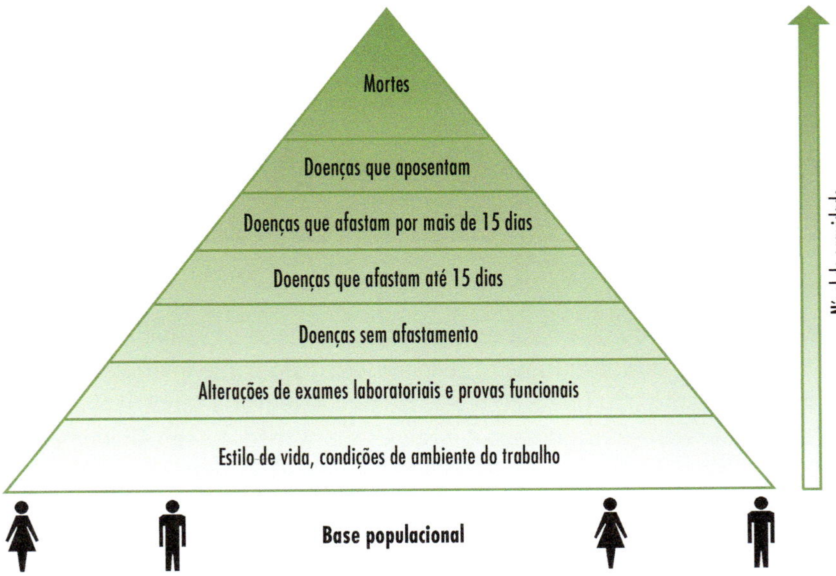

Fonte: Adaptada de REIS, P., 2003.

Segmentos do espectro de resposta biológica

O ERB pode ser segmentado, de acordo com o tipo de informação, da seguinte forma:

Base populacional

A caracterização básica da população de trabalhadores é o ponto de partida para qualquer sistema de informação de saúde e é realizada com o propósito de permitir melhor conhecimento de sua distribuição.

» **Primeiro nível:** estilo de vida, condições e ambiente de trabalho.
» **Segundo nível:** alteração de exames laboratoriais e provas funcionais.
» **Terceiro nível:** morbidade sem absenteísmo – no 3º nível do espectro, está presente a morbidade sem absenteísmo, representada pelos sinais e sintomas registrados em atendimentos de enfermagem e médicos por ocasião dos exames ocupacionais, consultas clínicas e atendimentos ambulatoriais. Os atendimentos de enfermagem também podem se constituir em fonte de informação.
» **Quarto nível:** morbidade causadora de absenteísmo de curto prazo – no 4º nível do espectro, está presente a morbidade causadora de incapacidade total temporária de até 15 dias, registrada em atestados médicos referentes aos 15 primeiros dias. É conhecido como absenteísmo de curto prazo. Independentemente do número de dias, todos os afastamentos deverão ser registrados e controlados.

- » **Quinto nível:** morbidade causadora de absenteísmo de longo prazo – no 5º nível do espectro, está presente a morbidade causadora de incapacidade total temporária superior a 15 dias, referente a afastamentos para auxílio previdenciário (auxílio-doença e auxílio-doença acidentário), contados a partir do 16º dia de afastamento. É também denominado "absenteísmo de longo prazo".
- » **Sexto nível:** aposentadoria por invalidez.
- » **Sétimo nível:** mortes – no 7º nível do espectro, estão presentes as mortes referentes a registros de óbitos confirmados mediante certidão de óbito ou de outro documento legal.

Comentários finais

Porter (2007), quando propõe abordar questões relativas a estratégias para melhorar a qualidade e reduzir os custos em saúde, define este campo como imenso, multifacetado e hermético. Continua dizendo que a complexidade no sistema de saúde é assustadora. Cita que a prática da Medicina é complicada e misteriosa, e os médicos são sabidamente céticos em relação à contribuição dos leigos. "A questão da saúde é diferente" ou "você não entende" são frases que são repetidas nesse campo. Cabe aos profissionais que atuam em saúde ocupacional, principalmente em empresas, aproveitar a *expertise* dos diversos elos envolvidos nessa cadeia, para a busca dos resultados e, se possível, bons resultados. Ainda, segundo o autor, existe na área médica uma conotação pejorativa associada à "gerência". E "negócio" é praticamente um palavrão. Na prática médica, vemos que os profissionais que se destacam por estudar e trabalhar com gestão de saúde são malvistos pelos colegas.

O mundo do trabalho vem passando por profundas transformações. Temáticas como globalização, flexibilização, competitividade e novas formas de organização do trabalho têm sido destacadas nas análises daqueles que atuam nas organizações ou as estudam. Nesta fase da dita terceira revolução industrial, as pessoas que atuam nas organizações passam a ser fonte de interesse: conforme assinalam alguns autores, são os colaboradores que possibilitam a vantagem competitiva nas organizações, e faz-se necessária a implementação de ações que propiciem a promoção da saúde no trabalho.

Mais empresas estão oferecendo clínicas de assistência primária no local de trabalho para os trabalhadores e, em alguns casos, suas famílias. O modelo de prestação de serviços no local de trabalho permite acesso conveniente ao atendimento primário, o que reduz o tempo de trabalho perdido. Além disso, o acesso fácil e imediato à assistência preventiva, ao aconselhamento à saúde e ao gerenciamento de doenças melhora o índice de obediência aos tratamentos (PORTER, 2007).

A reorientação dos serviços de saúde das empresas na direção da concepção da promoção da saúde, do provimento de serviços assistenciais, além da busca por resultados, está entre as medidas preconizadas para o novo gestor. Fica claramente proposta a superação do modelo médico, centrado na doença como fenômeno individual e na assistência médica curativa desenvolvida nos estabelecimentos médico-assistenciais como foco essencial da intervenção. Os serviços de saúde das empresas têm plenas condições de conduzir todo este processo.

São observados em alguns casos, programas de promoção da saúde demasiados, programas de menos e no extremo, programas errados. Há quase sempre um desalinho entre os programas e as metas das empresas.

Em resumo:
- » Definir política interna de financiamento para a efetiva gestão da saúde.
- » Focar nas metas, nos resultados e na medição do retorno financeiro.
- » Envolver a alta direção e esta criar um ambiente favorável, principalmente pelo exemplo.
- » Construir programas por equipes bem dimensionadas e transdisciplinares.
- » Capacitar as equipes.
- » Garantir a desprecarização dos vínculos empregatícios das equipes, bem como o plano de cargos e salários.
- » Disponibilizar sistemas informatizados específicos para gestão de informações de saúde.
- » Associar os programas aos objetivos empresariais.
- » Uma comunicação eficaz.

Referências bibliográficas

ARANTES, Eduardo Ferreira. *O retorno financeiro de programas de promoção da saúde e qualidade de vida nas empresas*: proposta de um modelo para cálculo do ROI (Return on Investments) em empresas brasileiras. Arte Brasil, 2012.

BEUREN, Ilse Maria. *Gerenciamento da informação*: um recurso estratégico no processo de gestão empresarial. São Paulo: Atlas, 1998.

DANTE, Gloria Ponjuán. *Gestión de información en las organizaciones*: principios, conceptos y aplicaciones. Chile: Impresos Universitaria, 1998.

DAVENPORT, Thomas H.; PRUSAK, Laurence. *Ecologia da informação*: por que só a tecnologia não basta para o sucesso na era da informação. São Paulo: Futura, 1998.

GALVÃO, Maria Cristiane Barbosa; BORGES, Paulo César Rodrigues. Ciência da informação: ciência recursiva no contexto da sociedade da informação. *Ci Inf*, Brasília, v. 29, n. 3, p. 40-9, set./dez. 2000.

MORESI, Eduardo Amadeu Dutra. Delineando o valor do sistema de informação de uma organização. *Ci Inf*, Brasília, v. 29, n. 1, p. 14-24, jan./abr. 2000.

MORESI, Eduardo Amadeu Dutra. Gestão da informação e do conhecimento. In: TARAPANOFF, Kira (org.). *Inteligência organizacional e competitiva*. Brasília: UnB, 2001. p. 111-42.

PINHEIRO, Lena Vania Ribeiro. Informação: esse obscuro objeto da ciência da informação. *Morpheus*, ano 2, n. 4, 2004. Disponível em: http://www.unirio.br/cead/morpheus/Numero04-2004/lpinheiro.htm.

PORTER, Michael E.; TEISBERG, Elizabeth Olmsted. *Repensando a saúde*: estratégias para melhorar a qualidade e reduzir os custos. Bookman, 2007.

REIS, P. Detecção de agravos à saúde relacionados ao trabalho e o uso gerencial da informação. In: MENDES, René (org.). *Patologia do trabalho*. 2. ed. Rio de Janeiro: Atheneu, 2003. v. 1, p. 231-322.

Capítulo 56

Elementos Essenciais para os Programas de Promoção da Saúde e Qualidade de Vida nas Empresas

Alberto José Niituma Ogata

A Carta de Ottawa define promoção de saúde como "o processo de capacitação da comunidade para atuar na melhoria da qualidade de vida e saúde incluindo uma maior participação no processo". Assim, os indivíduos e grupos devem saber identificar aspirações, satisfazer necessidades e modificar favoravelmente o meio ambiente. A saúde deve ser vista como um recurso para a vida, e não como objetivo de viver. Neste sentido, a saúde é um conceito positivo, que enfatiza os recursos sociais e pessoais, bem como as capacidades físicas (BRASIL, 2002).

A linha divisória entre a promoção da saúde e a prevenção de doenças deve estar bem clara e estabelecida. O enfoque da promoção da saúde é mais amplo e abrangente, procurando identificar e enfrentar os determinantes do processo de saúde-doença e buscando transformá-los favoravelmente na direção da saúde. Já a prevenção de doenças tem por objetivo manter os indivíduos imunes a elas. Como a saúde não é apenas a ausência de enfermidades, os indivíduos sem evidências clínicas poderiam progredir a estados de maior fortaleza estrutural, maior capacidade funcional, maiores sensações subjetivas de bem-estar e objetivas de desenvolvimento individual e coletivo. A distinção destacada por Buss é muito relevante também nos programas aplicados no ambiente de trabalho, pois não devem se restringir a *check-ups*, exames periódicos de saúde e gestão de fatores de risco de doenças crônicas (BUSS, 2003, 2007).

A Política Nacional de Promoção da Saúde estabelece o ambiente de trabalho como um tema transversal que é referência para a formulação de agendas de promoção da saúde e para a adoção de estratégias e temas prioritários (BRASIL, 2015):

> "Compreende inter-relacionar o tema priorizado com o trabalho formal e não formal e com os distintos setores da economia (primário, secundário e terciário), considerando-se os espaços urbano e rural e identificando oportunidades de operacionalização na lógica da promoção da saúde para ações e atividades desenvolvidas nos distintos locais, de maneira participativa e dialógica".

Deste modo, o sistema de saúde deve considerar o ambiente de trabalho um espaço importante para a promoção da saúde. Além disso, os médicos do trabalho precisam conhecer as políticas públicas de promoção de saúde e buscar se inserir neste campo.

Modelo de ambiente de trabalho saudável da Organização Mundial da Saúde (OMS)

A Organização Mundial da Saúde (OMS) propôs um modelo para promoção de ambientes de trabalho saudáveis que pode ser aplicado para diferentes culturas e atividades (WHO, 2010). Este modelo apresenta de forma simples uma visão integrada da saúde e também propõe um processo de gestão e de melhoria contínua. Ele define que um ambiente de trabalho saudável é aquele em que os trabalhadores e gestores colaboram para o uso de um processo de melhoria contínua de proteção e promoção da segurança, saúde e bem-estar de todos os trabalhadores e para a sustentabilidade do ambiente de trabalho (Figura 56.1). O modelo identifica quatro áreas de influência a serem trabalhadas, a partir das necessidades identificadas:

1. **Ambiente físico de trabalho:** refere-se às questões de segurança no ambiente físico de trabalho (estrutura, ar, equipamentos, produtos, processos de produção, veículos). Cuidar do ambiente físico é o início de tudo e a prevenção da exposição a agentes que podem trazer prejuízos à saúde do trabalhador se inicia pela identificação destes agentes que devem ser avaliados e controlados.
2. **Ambiente psicossocial de trabalho:** refere-se à cultura organizacional como um todo. Assim, as atitudes, valores, crenças e práticas diárias na empresa que podem afetar o bem-estar físico e mental dos trabalhadores ficam sob esse ambiente. O estresse ocupacional tem aqui uma atenção especial. Devem ser combatidos ou gerenciados agentes como problemas na organização do trabalho, cultura organizacional, estilo de comando e liderança, aplicação inconsistente da legislação, falta de suporte para equilíbrio entre a vida pessoal e a profissional, carga de trabalho.
3. **Recursos pessoais em saúde no ambiente de trabalho:** abrangem oportunidades e apoio para a promoção de um estilo de vida saudável, incluindo serviços, informações, flexibilidade e ambiente de incentivo às práticas saudáveis do empregador. Assim, a inatividade física, a alimentação inadequada, o tabagismo e o uso abusivo do álcool devem ser abordados com programas que envolvam educação, sensibilização, suporte e orientação para os trabalhadores. As empresas devem buscar oferecer acesso à assistência médica adequada para os trabalhadores, com possibilidade de diagnóstico e tratamento efetivos e de qualidade.
4. **Envolvimento da empresa com a comunidade:** refere-se às atividades promovidas pela empresa como forma de engajamento na comunidade em que atua, ofertando recursos e/ou conhecimentos que possibilitam a melhoria da saúde do bem-estar dos trabalhadores, suas famílias e membros da comunidade. Algumas questões na comunidade afetam diretamente o ambiente de trabalho como má qualidade do ar, água de má qualidade, falta de acesso dos trabalhadores e familiares à atenção primária à saúde, violência urbana, desastres naturais, altos níveis de infeções (como HIV) na comunidade, falta de estrutura de transporte coletivo etc.

Figura 56.1 – Modelo da Organização Mundial de Saúde para o ambiente de trabalho saudável.

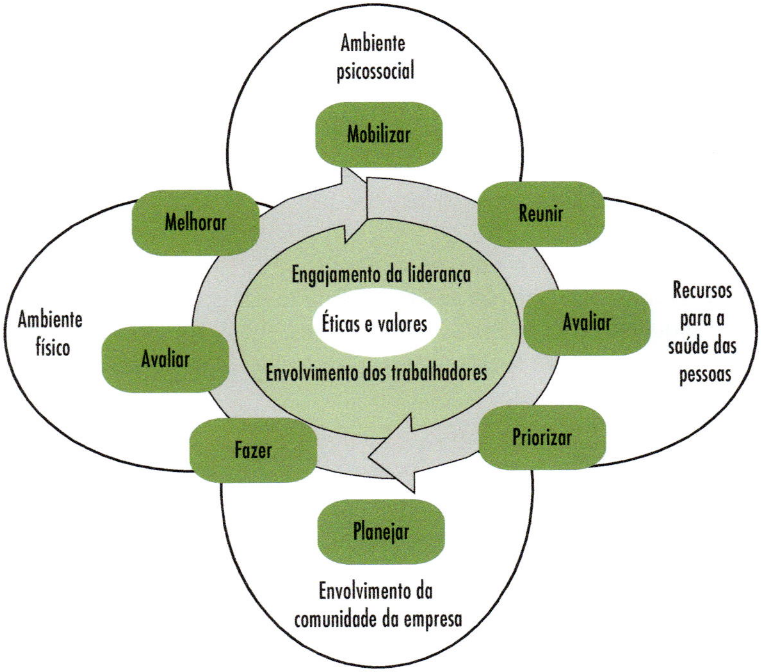

Fonte: Adaptada de OMS, 2010.

A OMS propõe cinco chaves fundamentais para o sucesso na aplicação do Modelo de Ambientes de Trabalho Saudável (WHO, 2010), a saber:

Chave 1 – compromisso e envolvimento da liderança

- » Sensibilizar e comprometer as lideranças da organização, lideranças dos sindicatos e dos diferentes níveis gerenciais por meio de pesquisas que demonstrem o impacto potencial do programa.
- » Promover a cultura de saúde.
- » Conseguir permissões, recursos e apoios para o desenvolvimento de ações com a presença das principais lideranças da organização.
- » Desenvolver e adotar uma política abrangente, assinada pela autoridade máxima da empresa, que indique claramente quais iniciativas para a promoção de ambiente de trabalho saudável fazem parte da estratégia de negócio da organização.
- » Envolver as lideranças na comunicação dos programas.

Chave 2 – envolvimento dos trabalhadores e seus representantes

- » Buscar a participação ativa dos trabalhadores e seus representantes em cada etapa da avaliação do risco, a gestão dos processos, do planejamento e avaliação, considerando suas opiniões e ideias e não apenas consultá-los como mera formalidade.

- » Criar comitês participativos.
- » Aplicar pesquisas de necessidades e interesses.
- » Aplicar pesquisas de satisfação.
- » Buscar informações da cultura.
- » É essencial que os trabalhadores tenham meios coletivos de expressão.

Chave 3 – ética empresarial e legalidade

- » Exigir o cumprimento da legislação e normas de saúde ocupacional.
- » Proteger a saúde de seus profissionais, dos familiares destes e da comunidade como um todo.
- » Proteger o meio ambiente e "não causar dano".
- » Garantir a confidencialidade das avaliações e dados pessoais de saúde.
- » Garantir a segurança e a saúde dos trabalhadores.
- » Adotar os códigos éticos e sociais.

Chave 4 – desenvolver processos sistemáticos amplos para garantir a efetividade e a melhoria contínua

- » Mobilizar o comprometimento estratégico para um ambiente de trabalho saudável.
- » Levantar e assegurar os recursos necessários.
- » Avaliar a situação atual e o futuro desejado.
- » Estabelecer as prioridades.
- » Desenvolver um plano amplo e integrado com ações específicas com base na aprendizagem e na consulta a especialistas, buscando as boas práticas e intervenções que tenham efetividade comprovada.
- » Documentar a participação, procurar o envolvimento do público-alvo. Utilizar incentivos para aumentar a participação se for necessário.
- » Avaliar os fatores de risco periodicamente, acompanhando a melhoria da saúde da população-alvo. Utilizar exame periódico como ferramenta de avaliação e melhoria.
- » Aprimorar continuamente os critérios de melhoria.

Chave 5 – sustentabilidade e integração

- » Buscar o comprometimento das lideranças para que utilizem saúde, segurança e bem-estar como "filtro" de toas as decisões.
- » Integrar as iniciativas para o ambiente de trabalho saudável ao plano estratégico do negócio da organização.
- » Utilizar equipes de diferentes setores da empresa para reduzir o isolamento e maximizar os resultados. Estabelecer um comitê de saúde, segurança e qualidade de vida.
- » Utilizar novas tecnologias para gestão, comunicação e acompanhamento que podem incluir dispositivos móveis, redes sociais e serviços *online*.
- » Avaliar e aprimorar continuamente o Programa.
- » Mensurar não somente o desempenho financeiro, mas também o conhecimento do cliente, processos internos do negócio e a aprendizagem e o crescimento dos trabalhadores para o desenvolvimento de um negócio de sucesso de longa duração.
- » Manter uma visão abrangente sobre a segurança e saúde no ambiente de trabalho e examinar todos os aspectos para identificar um espectro mais amplo de soluções eficazes.

» Considerar influências externas como as falhas na comunidade para a atenção primária em saúde.
» Reforçar e reconhecer o comportamento desejado por meio de sistema de gerenciamento de desempenho que defina padrões comportamentais e metas a serem atingidos.

Gestão de programas de promoção de saúde

Um programa bem-sucedido de saúde no local de trabalho é aquele voltado para um grupo bem determinado de pessoas, adequando-se ao local de trabalho, às necessidades dos funcionários e aos objetivos de saúde pessoal e organizacional. Esta informação pode ser adquirida por intermédio da primeira etapa do processo – a avaliação de saúde no local de trabalho. Ela deve ter como objetivo capturar um leque de muitos fatores que influenciam a saúde dos funcionários, incluindo fatores de âmbito individual, como escolhas de estilo de vida, ambiente de trabalho (p. ex., condições físicas de trabalho e apoio social) e fatores organizacionais como cultura e práticas. Em geral, esta análise começa com o uso de instrumentos, como o exame periódico de saúde em que se aplica um questionário de saúde e realizam-se exames complementares ou a análise do clima organizacional. Tanto as questões atuais de saúde como os interesses dos funcionários devem ser considerados ao priorizar intervenções de programas e políticas, bem como avaliar e fazer melhorias no programa de saúde no local de trabalho de maneira contínua. Envolver os funcionários desde o início reforçará a responsabilidade e o compromisso compartilhados do funcionário e da organização com a saúde dos funcionários e o sucesso geral do programa de saúde no local de trabalho (JASON, 2017).

> "Os programas de promoção de saúde e qualidade de vida estão cheios do **que** (o que vamos fazer) e **como** (como vamos fazê-lo), mas normalmente vazios no **porquê** (porque estamos fazendo isso). Um dos motivos pelos quais o engajamento do programa é tão baixo é que não é dada suficiente atenção para explicar por que é importante, tanto para os empregados quanto para a liderança da organização".
> (EDINGTON, SCHULTZ, PITTS, 2017, p. 26)

Uma avaliação de saúde no local de trabalho envolve o conhecimento do local de trabalho e da saúde de seus funcionários. A saúde dos funcionários é determinada por um conjunto complexo de interações entre o indivíduo e seus ambientes sociais, culturais e físicos e pode ser influenciada de muitas maneiras. É importante avaliar a saúde dos funcionários a partir de uma série de perspectivas usando múltiplas fontes de dados para obter uma imagem mais completa dos determinantes da saúde. Por exemplo, a revisão dos custos no plano de saúde fornecerá informações sobre quais as condições são os maiores contribuintes para as despesas, mas não fornecem informações sobre quais fatores contribuem para essas condições.

Os tipos de fontes de dados que estarão disponíveis dependerão do local de trabalho. Alguns dados estão prontamente disponíveis, outras informações podem ter de ser solicitadas a terceiros e algumas podem não estar disponíveis atualmente, exigindo uma decisão de coletá-los ou não. Os tipos de fontes de dados usados para coletar informações em uma avaliação de saúde no local de trabalho podem incluir pesquisas com os empregados, sobre o plano de saúde, os benefícios farmacêuticos e outras fontes de dados como o tempo e participação nos programas, satisfação, resultados e outras informações dos programas. Essas fontes de dados incluem dados sobre a prevalência de lesões, causas e afastamentos de trabalhadores; rotatividade, uso de programas de saúde existentes ou instalações de locais para a prática e atividades esportivas e condicionamento físico, amamentação ou alimentação.

Em seguida, uma fase cuidadosa de planejamento deve preceder qualquer implementação de programas e pode ser necessária uma estrutura básica de governança ou infraestrutura para administrar e gerenciar as atividades. Um programa bem-sucedido de fato é aquele cujos componentes são cuidadosamente selecionados, implementados de forma eficiente e adequados ao contingente de funcionários.

O planejamento do programa deve ser estratégico, incluindo técnicas abrangentes de longo prazo para atingir as metas do programa, bem como as táticas, envolvendo as ações ou etapas específicas necessárias para implementar e avaliar os esforços do programa.

Desenvolver um plano de melhoria da saúde no local de trabalho é um dos passos mais importantes na construção de um programa abrangente de saúde no local de trabalho. Ele assegura que as estratégias de intervenção corretas sejam escolhidas para questões de saúde prioritárias. Além disso, serve como um roteiro para tomar medidas sobre essas intervenções. É muito importante estabelecer metas e objetivos bem claros e o conjunto básico de estratégias de intervenção destinadas a alterar o ambiente de trabalho e o comportamento individual para melhorar a saúde. A partir daí, elaborar um cronograma para implementação, incluindo datas e os responsáveis por cada tarefa. Estabelecer as estratégias de comunicação e o plano de avaliação de resultados com base no orçamento disponível (JASON, 2017).

Por fim, é importante planejar a avaliação dos programas, políticas, benefícios ou apoios ambientais implementados. É importante avaliar até que ponto o programa de saúde no local de trabalho pode ser mantido ao longo do tempo, como é recebido pelos empregados e pela gerência e o impacto em indicadores de saúde e financeiros. A avaliação deve concentrar-se em questões que sejam relevantes e úteis para aqueles que utilizarão os resultados e que o processo de avaliação se alimente num ciclo contínuo de melhoria da qualidade para melhorar e reforçar as atividades existentes, identificar lacunas potenciais nas ofertas atuais e descrever a eficiência e eficácia dos recursos investidos.

Da mesma forma que os dados de avaliação são críticos para o planejamento e implementação de programas com base em evidências, a avaliação também prova que as intervenções de saúde no local de trabalho têm sido eficazes e construído um incentivo corporativo para continuá-los. Idealmente, os planos de avaliação devem ser desenvolvidos como parte do processo de planejamento e antes de se iniciarem as atividades de intervenção.

É importante definir o programa com suficiente detalhamento para que os responsáveis pela avaliação possam envolver os principais interessados, identificar as suas preferências e necessidades e utilizar essa informação para decidir quais partes do programa devem ser avaliadas para determinar se a atividade vale a pena ser continuada ou melhorada. A avaliação abrange tanto a implementação do programa como a sua eficácia. Ou pode ser o foco de uma determinada avaliação, mas geralmente aspectos de ambos precisam ser abordados. Os resultados são eventos ou condições que indicam a eficácia do programa. Eles geralmente são obtidos a curto, médio ou longo prazo. Medidas de longo prazo, no contexto da promoção da saúde no local de trabalho, tipicamente se relacionam com aspectos como reduções na prevalência de doença ou lesão e os custos associados a elas. Essas medidas são, muitas vezes, semelhantes aos objetivos do programa e os resultados a longo prazo, muitas vezes, levam anos para serem observados. Em contrapartida, as medidas a curto e médio prazo referem-se aos passos intermédios e aos "condutores" necessários para se alcançarem os resultados a longo prazo, como reduções individuais nos riscos de estilo de vida saudável, a exemplo do consumo de tabaco, ou mudanças nos processos, na política de saúde ou no benefício no âmbito organizacional que apoiam mudanças de estilo de vida.

Quaisquer que sejam os componentes do programa incluídos na avaliação, é importante que sejam mensuráveis e realistas. Em seguida, identificar quando cada um será medido, distribuir as responsabilidades e elaborar relatórios periódicos.

Podemos classificar os resultados em:
- Produtividade do trabalhador:
  - Absenteísmo de curta e longa duração;
  - Presenteísmo;
  - Horas extras para cobrir funcionários ausentes;
  - Custos tributários e previdenciários relacionados ao trabalho.
- Custos com assistência médica:
  - Sinistralidade;
  - Uso de medicamentos;
  - Uso do sistema (consultas, pronto-socorro, exames).
- Resultados em saúde:
  - Indicadores de estilo de vida e fatores de risco;
  - Níveis de doença, lesão ou incapacidade;
  - Adesão a programas preventivos.
- Mudança organizacional:
  - Medidas de cultura de saúde;
  - Clima organizacional;
  - *Turnover* voluntário.

Recentemente, algumas organizações passaram a oferecer programas de promoção de saúde por razões que se estendem além da economia de custos. As lideranças passaram a entender que uma medida de valor sobre o investimento (VOI) importa tanto como, ou talvez mais, que o retorno sobre o investimento (ROI). Uma abordagem de VOI requer que as empresas examinem a sua saúde organizacional, e não apenas a soma das medidas individuais de saúde dos trabalhadores. Um modelo de cultura de saúde envolve os custos dos planos de saúde, os relacionados à saúde e à segurança no trabalho (SST), mas envolvem também avaliações sobre a reputação da marca, de responsabilidade social corporativa e do desempenho da organização (ROEMER & GOETZEL, 2017).

Referências bibliográficas

BRASIL. Ministério da Saúde, Secretaria de Vigilância em Saúde. *Glossário temático*: promoção da saúde. Brasília: Ministério da Saúde, 2013. (Série A. Normas e Manuais Técnicos). Disponível em: http://bvsms.saude.gov.br/bvs/publicacoes/glossario_tematico_promocao_saude.pdf. Acesso em: 10.07.2019.

BRASIL. Ministério da Saúde. *As cartas de promoção da saúde*. Brasília: Ministério da Saúde, 2002. Disponível em: http://bvsms.saude.gov.br/bvs/publicacoes/cartas_promocao.pdf. Acesso em: 10.07.2019.

BRASIL. Ministério da Saúde. *Política nacional de promoção da saúde*. Brasília: Ministério da Saúde, 2015.

BUSS, Paulo Marchiori. Uma introdução ao conceito de promoção da saúde. In: CZERESNIA, Dina; FREITAS, Carlos Machado de (org.). *Promoção da saúde*: conceitos, reflexões, tendências. Rio de Janeiro: Fiocruz, 2003.

BUSS, Paulo Marchiori; PELLEGRINI FILHO, Alberto. A saúde e seus determinantes sociais. *Physis Rev Saúde Coletiva*, v. 17, n. 1, p. 77-93, 2007.

CENTERS FOR DISEASE CONTROL AND PREVENTION. *Workplace health model [Internet]*. Disponível em: https://www.cdc.gov/workplacehealthpromotion/model/index.html. Acesso em: 05.08.2019.

EDINGTON, D. W.; SCHULTZ, A. B.; PTTS, J. S. Promoção da saúde: o porque, valores compartilhados e uma filosofia ganha-ganha. In: OGATA, Alberto José Niituma (org.). *Temas avançados em qualidade de vida*. Londrina: Midiograf, 2017.

LANG, Jason. Estrutura e ferramentas para construção de programas de saúde no ambiente de trabalho: o modelo do CDC. In: OGATA, Alberto José Niituma (org.). *Temas avançados em qualidade de vida*. Londrina: Midiograf, 2017.

LANG, Jason; CLUFF, Laurie; MATSON-KOFFMAN, Dyann et al. The Centers for Disease Control and Prevention: findings from the National Healthy Worksite Program. *JOEM*, v. 59, n. 7, p. 631-41, 2017.

ROEMER, Enid Chung; GOETZEL, Ron Z. Construindo uma cultura de saúde: movendo-se do ROI em direção ao VOI. In: OGATA, Alberto José Niituma (org.). *Temas avançados em qualidade de vida*. Londrina: Midiograf, 2017.

WORLD HEALTH ORGANIZATION. *Five keys to healthy workplace*. 2010. Disponível em: https://www.who.int/occupational_health/5keys_healthy_workplaces.pdf. Acesso em: 01.08.2019.

WORLD HEALTH ORGANIZATION. *WHO healthy workplace model*. Geneva, Switzerland: WHO Headquarters, 2010. Disponível em: https://www.who.int/occupational_health/healthy_workplace_framework.pdf. Acesso em: 01.08.2019.

Capítulo 57

Programa de Imunização em Trabalhadores e Controle de Doenças Infectocontagiosas no Ambiente de Trabalho

Marcelo Pustiglione

As ações e programas de promoção da saúde e de prevenção de riscos e doenças têm como objetivo principal capacitar indivíduos e comunidades, tornando-os aptos a melhorar e manter sua própria saúde. Nas empresas, além disso, a implementação de programas desse tipo visa prevenir acidentes e doenças e estimular os trabalhadores a fazerem escolhas mais saudáveis. Em relação às doenças infectocontagiosas (DIC) preveníveis por meio de vacinas (DIC-PPV), cabe ao Médico do Trabalho auxiliar os órgãos de saúde pública aproveitando todas as oportunidades de contato com trabalhadores para orientá-los sobre as vantagens da imunização de forma geral e, especialmente, sobre as vacinas indicadas no caso de potencial risco ocupacional, bem como facilitar o acesso do trabalhador às vacinas recomendadas.

Algumas considerações sobre as DIC

DIC é a denominação dada a uma doença infecciosa facilmente transmissível por contágio (ou contato); "é aquela causada por um agente infeccioso específico (agente biológico perigoso – ABP) ou por seu produto tóxico e que ocorre pela transmissão deste agente ou dos seus produtos de uma pessoa, animal ou reservatório infectado para um hospedeiro susceptível". São várias as fontes (ou reservatórios) de ABP, assim como suas formas de transmissão e circulação. Desta forma, o ABP transmitido de uma pessoa a outra constitui fator de risco para a ocorrência de outro evento semelhante. Assim, "o fato de um caso poder ser a fonte de infecção para a ocorrência de novos casos significa que o padrão de contatos sociais é muito importante para seu estudo".

O padrão de contato diz respeito aos encontros interpessoais (Quem? Como? Onde? Por quê?), sendo fortemente influenciado pelas especificidades do grupo social (rural ou urbano; comunitário ou laboral), pela demografia, perfil epidemiológico e pela cultura. As facilidades de locomoção e a velocidade dos meios de transporte aumentaram o intercâmbio de pessoas e "coisas" entre municípios, estados, países e continentes tornando-se importante fator na disseminação de DIC. Além disso, os "portadores sãos" (casos assintomáticos ou com manifestações subclínicas) assumem papel importante na dinâmica de transmissão.

Assim, no campo da Medicina do Trabalho, dependendo do ambiente e processo de trabalho e da função/atividade, o trabalhador pode estar exposto a ABP por meio de qualquer uma das formas de contágio (aérea, respiratória, contato ou inoculação). Cabe ao médico do trabalho identificar a possibilidade de o(s) trabalhador(es) adquirirem uma infecção na atividade laboral para elaborar um programa de controle médico que, obviamente, incluirá a imunização nos casos em que houver vacina eficaz e segura.

Compreensão dos aspectos legais das ações de promoção da saúde e prevenção de doenças e agravos à saúde

No Brasil, as ações de promoção da segurança e de saúde no trabalho são garantidas, desde a primeira metade do século passado, pela Consolidação das Leis do Trabalho (CLT). Nessa trajetória de legalização, a Portaria do Ministério do Trabalho (MTb) n. 3.214, de 8 de junho de 1978, aprovou as Normas Regulamentadoras (NR), que "são de observância obrigatória pelas empresas privadas e públicas e pelos órgãos públicos da administração direta e indireta, bem como pelos órgãos dos Poderes Legislativo e Judiciário, que possuam empregados regidos pela CLT".

A NR4 determina que as empresas são obrigadas a manter "serviços especializados em engenharia de segurança e em medicina do trabalho" (SESMT), "com a finalidade de promover a saúde e proteger a integridade do trabalhador no local de trabalho". Já a NR9 estabelece que, por intermédio do SESMT, estas empresas, também em caráter obrigatório, elaborem e coloquem em prática um Programa de Prevenção de Riscos Ambientais (PPRA) "visando à preservação da saúde e da integridade dos trabalhadores, através da antecipação, reconhecimento, avaliação e consequente controle da ocorrência de riscos ambientais existentes ou que venham a existir no ambiente de trabalho, tendo em consideração a proteção do meio ambiente e dos recursos naturais". Na prática, por meio de uma análise técnica e especializada dos ambientes/postos/processos de trabalho, devem ser identificados agentes com potencial risco à segurança e à saúde do trabalhador e elaborar um plano para a eliminação destes agentes e, quando isso não for possível, minimizar sua ação e consequências. Para efeito desta NR, "consideram-se riscos ambientais os agentes físicos, químicos e biológicos existentes nos ambientes de trabalho que, em função de sua natureza, concentração ou intensidade e tempo de exposição, são capazes de causar danos à saúde do trabalhador". Com base no levantamento dos potenciais agentes de risco, em obediência à NR7, o SESMT deve, da mesma forma e em caráter obrigatório, elaborar e implementar um Programa de Controle Médico de Saúde Ocupacional (PCMSO) com o objetivo de promover e preservar a saúde do conjunto dos trabalhadores. Para atingir esse objetivo, os especialistas do SESMT devem adotar indicadores de monitoramento e controle, além de protocolos de prevenção e profilaxia. Assim, promover a saúde e prevenir acidentes e doenças relacionadas ao trabalho é a mais nobre missão da Medicina do Trabalho.

No caso dos trabalhadores não abrangidos pela CLT, cabe ao Estado assumir esta missão valendo-se do Sistema Único de Saúde (SUS).

Quanto à linha de cuidado na perspectiva da segurança e saúde no trabalho

Como pudemos observar, a Medicina do Trabalho tem sua prática fundamentada em ações preventivas e tem como missão mais nobre afastar o trabalhador sadio das causas de doenças e de agravos à sua saúde e à sua integridade física.

Classicamente, são considerados quatro níveis de prevenção:

» **Primária:** relativa à promoção da saúde; realizada antes da ocorrência de doenças, tendo como objetivo evitar que elas ocorram; depende diretamente da identificação de agentes de risco. No caso, a identificação dos determinantes ocupacionais de DICs.
» **Secundária:** relacionada à busca ativa de casos tendo como objetivos o diagnóstico e o tratamento precoces. O cumprimento deste nível depende de rastreamento orientado pelos riscos ocupacionais levantados, no caso, a identificação precoce de uma DIC.
» **Terciária:** diz respeito ao tratamento de doença já instalada, tendo como objetivo a recuperação total ou parcial do caso e sua readaptação laboral, quando cabível. Depende de estrutura assistencial ágil e eficiente com visão integral de saúde.
» **Quaternária:** associada ao manejo de complicações ou sequelas da doença adquirida, tendo os cuidados paliativos como objetivo.

Quando tratamos de DIC-PPV, estamos falando da prevenção primária (promoção da saúde) e da profilaxia pré-exposição. Entretanto, dependendo do caso, existe a possibilidade, e a necessidade, de profilaxia pós-exposição no escopo do nível secundário de prevenção. A exposição acidental ao HIV exemplifica bem a indicação da profilaxia pós-exposição pela inexistência, até esta data, de possibilidade de imunização preventiva. Assim, deve estar previsto na rotina operacional das atividades em que haja a possibilidade de ocorrência deste evento que, se a fonte for positiva para HIV, o trabalhador acidentado, após avaliação clínica e epidemiológica, seja submetido à quimioprofilaxia específica. Raciocínio análogo na hipótese de exposição ao vírus da hepatite B, que conta com vacina específica, quando houver dúvida quanto à imunização e quando, apesar da imunização, não houve soroconversão.

No caso das DIC, além da imunização, devem ser organizadas, implantadas e implementadas outras "medidas de controle" que são objeto de discussão neste Manual. Importante salientar que diagnóstico e tratamento precoces têm significativo impacto na prevalência dos casos, mas que, para reduzirmos até anularmos a incidência, novos casos e todos os eventos indesejados de natureza ocupacional devem ser adequadamente investigados quanto às suas causalidade e concausalidades.

Quanto à imunização de trabalhadores

Quando consideramos esta questão é óbvio que o ARO envolvido é o biológico (ARO-bio). A NR9 estabelece como agentes biológicos "bactérias, fungos, bacilos, parasitas, protozoários e vírus, entre outros". Entretanto, a Portaria n. 485 do Ministério do Trabalho e Emprego, de 11 de novembro de 2005, que aprovou a Norma Regulamentadora n. 32 (NR32), expande e atualiza a categorização dos agentes de risco biológico acrescentando os "microrganismos, geneticamente modificados ou não; as culturas de células; os parasitas; as toxinas e os príons".

Se considerarmos a categorização da NR32, apenas os microrganismos (vírus, rickéttsias, bactérias, espiroquetas e protozoários), os parasitas (helmintos e fungos) e os príons estão associados a infecções. Os microrganismos (e organismos) geneticamente modificados e as culturas de células são considerados ARO-bio por poderem conter microrganismos, em geral, vírus e bactérias. Além disso, nem todas as doenças causadas por ARO-bio com potencial patogênico são preveníveis pela imunização do eventual hospedeiro. Nesse caso estão, por exemplo, os vírus da imunodeficiência humana (VIH) e da hepatite C (VHC).

É preciso observar também que os ARO-bio não estão presentes unicamente nos serviços de saúde (hospitais, laboratórios de análises e de pesquisa, clínicas médicas, odontológicas e veterinárias etc.). Coletores e recicladores de lixo, trabalhadores rurais e do tratamento de couros e peles, manicures, tatuadores, entre outros, também estão expostos a estes agentes; sem esquecer os trabalhadores que viajam e podem assumir dois papéis: de infectado e de vetor.

O Quadro 57.1 lista as doenças infecciosas passíveis de prevenção por imunização no Brasil.

Quadro 57.1 – Doenças infecciosas passíveis de prevenção por imunização no Brasil na atualidade.

- Caxumba
- Coqueluche
- Difteria
- Doença pneumocócica
- Doença meningocócica
- Doenças causadas por *haemophilus influenzae* B
- Febre amarela
- Febre tifoide
- Hepatite A
- Hepatite B
- Herpes-zóster
- HPV
- *Influenza*
- Poliomielite
- Raiva; rotavirose
- Rubéola
- Sarampo
- Tétano
- Tuberculose
- Varicela

Fonte: Desenvolvido pela autoria do capítulo.

Quanto à proteção do trabalhador

Do ponto de vista ocupacional, a definição da necessidade de imunização depende, a partir do PPRA, da identificação do ARO-bio no ambiente, posto ou processo de trabalho e do risco de aquisição da infecção decorrente (DIC). Daí a necessidade de participação ativa do médico do trabalho na avaliação dos riscos ocupacionais, em particular os causados por esses agentes. A potencial exposição deve ser reduzida ao máximo e, quando possível, eliminada por meio de "medidas de controle" de três categorias, apontadas a seguir por seu nível de impacto no resultado esperado, em ordem decrescente: **(1)** gerenciais ou administrativas; **(2)** ambientais ou de engenharia; e **(3)** de proteção individual.

» **Medidas gerenciais ou administrativas:** correspondem ao conjunto de medidas dedicadas a garantir a saúde e a segurança no trabalho, considerando-se aqui, além do trabalhador, o processo e o ambiente de trabalho. Deve ser levado em conta também o ambiente externo influenciado por atividades antrópicas pela ação humana que podem afetá-lo.

» **Medidas ambientais ou de engenharia:** incluem, por exemplo, adequação dos espaços e postos de trabalho, com especial atenção aos aspectos relacionados à ventilação e à exaustão do ar de modo a criar ambientes laborais arejados, seguros e saudáveis. Dizem respeito aos equipamentos de proteção coletiva (EPC), como quartos de isolamento com pressão negativa e filtros; telas nas janelas e mosquiteiros; guichês envidraçados; sinalização de segurança, entre outros.

» **Medidas de proteção individual:** são necessárias, mas não isoladamente suficientes, para garantir a segurança e a saúde no trabalho. Dizem respeito aos equipamentos de proteção individual (EPI), como máscara cirúrgica e N95 (classificação de filtro para aerossóis adotada nos Estados Unidos, equivalente à PFF2 ou ao EPR, no Brasil), óculos, vestimenta de trabalho protegendo braços e pernas e luvas de procedimento.

As medidas ambientais e de proteção, porém, não excluem a necessidade da imunização e vice-versa. A imunização dos trabalhadores deve constar das ações gerenciais e administrativas como parte de um plano de gestão da saúde e da segurança no trabalho elaborados, implantados, executados, monitorados e avaliados por um SESMT próprio da empresa ou contratado. É consenso que essas medidas, isoladamente, são as mais eficazes e de menor custo na promoção da segurança e da saúde no trabalho e na prevenção de acidentes e de doenças relacionados ao trabalho.

As definições e condutas referentes às ações de segurança e de saúde no trabalho devem ser muito bem descritas e explicitadas em procedimento operacional padrão (POP) específico. No caso do POP de imunização, também deve constar a data da imunização, dos reforços e do controle sorológico nas eventuais situações que têm indicação.

Do ponto de vista legal trabalhista, a questão da vacinação está prevista apenas na NR 32 (item 32.2.3.1) e, portanto, focada no setor de serviços de saúde. Entretanto, o médico do trabalho coordenador do PCMSO não deve se limitar às normas regulamentadoras no que tange a procedimentos de imunização dos trabalhadores. Não apenas os Ministérios da Saúde e do Trabalho, mas também algumas Secretarias de Saúde de Estados e Municípios recomendam vacinar o trabalhador, seja para sua proteção, seja para a proteção do cliente. E mais: sempre e toda vez que for identificado o risco de DIC e este for passível de prevenção por vacinas, estas devem ser oferecidas ao grupo potencialmente exposto. Todas as vacinas indicadas devem constar no Programa de Vacinação descrito no PCMSO.

A NR32 traz grande contribuição para os trabalhadores em geral, potencialmente expostos a DIC-PPV, de modo especial em seu item 32.2.4.17, ao tratar "Da Vacinação dos Trabalhadores": "A todo trabalhador dos Serviços de Saúde deve ser fornecido, gratuitamente, programa de imunização ativa contra tétano, difteria, hepatite B", além daqueles estabelecidos no

PCMSO e "sempre que houver vacinas eficazes contra outros agentes biológicos a que os trabalhadores estão, ou poderão estar, expostos". Ademais, "o empregador deve fazer o controle da eficácia da vacinação sempre que recomendado e providenciar, se necessário, seu reforço".

A NR32 determina ainda que "o empregador deve assegurar que os trabalhadores sejam informados das vantagens e dos efeitos colaterais, assim como dos riscos a que estarão expostos por falta ou recusa de vacinação, devendo, nestes casos, guardar documento comprobatório e mantê-lo disponível à inspeção do trabalho". Trata-se também de obrigação legal registrar a vacinação no prontuário clínico individual do trabalhador (Prontuário de Saúde Ocupacional) e fornecer comprovante de vacinação.

Neste item, devemos ainda considerar a questão da proteção para a clientela atendida pelo trabalhador. A vacinação de trabalhadores, em algumas atividades, é indicada para a proteção de seu "cliente" ou consumidor, ou seja, são aplicadas no trabalhador com o objetivo de evitar que ele contagie terceiros. Podemos citar algumas vacinas recomendadas com esse objetivo: **(1)** no caso de TSS: vacinas contra *influenza* para todos; contra varicela para aqueles lotados em unidades de pacientes imunodeprimidos; contra *pertussis* para aqueles que trabalham em unidades de neonatologia e de pacientes portadores de doença respiratória crônica; **(2)** para trabalhadores que manipulam e servem alimentos: vacina contra hepatite A, pelo risco de contaminação dos alimentos a serem consumidos por terceiros.

Quanto à metodologia de implementação e controles das vacinas, como regra, o médico do trabalho deve aproveitar todas as oportunidades para orientar os trabalhadores sobre as vantagens da imunização de forma geral e, em especial, aquelas indicadas pelo potencial risco ocupacional. No Brasil, a legislação trabalhista (item 7.4.1 da NR7 – PCMSO) determina a obrigatoriedade de momentos de abordagem médica ocupacional individualizada, os quais denomina de "exames médicos": pré-admissional; periódico; de mudança de função; de retorno ao trabalho; e demissional. O médico do trabalho deve utilizar esses momentos para dar ao trabalhador todas as orientações relativas à segurança e à saúde, incluindo as medidas de profilaxia sempre que pertinentes.

No caso de exposição ocupacional a ARO-bio, entre os exames complementares a serem realizados pelo trabalhador, devem ser incluídos testes e sorologias indicadoras de infecção, doença latente e/ou proteção vacinal. No entanto, é importante salientar que não se recomenda a realização de sorologia com o objetivo de certificar a soroconversão, uma vez que não é possível avaliar a resposta imune a muitas das vacinas usando os *kits* de sorologia disponíveis no mercado. Há exceção, entretanto, na vacinação de TSS e em outras atividades de risco de exposição ao vírus da hepatite B (VHB). Os profissionais que exercem essas atividades devem obrigatoriamente realizar sorologia após o esquema de três doses da vacina contra hepatite B. Aqueles sem registro de soroconversão devem ser tratados como não vacinados em caso de acidente que envolva risco para a infecção. Outra exceção diz respeito aos profissionais sob risco de acidentes com animais e, portanto, submetidos à vacinação pré-exposição para raiva. Eles devem realizar o controle sorológico anual para que seja avaliada a necessidade de reforços.

O Quadro 57.2 elenca as vacinas listadas no Guia de Imunização para Trabalhadores.

Quadro 57.2 – Guia de Imunização para Trabalhadores.

1. Tríplice viral (sarampo, caxumba e rubéola)
2. Hepatites A, B ou A e B
3. HPV
4. Tríplice bacteriana acelular do tipo adulto (dTpa ou dTpa-VIP)
5. Poliomielite inativada
6. Varicela (catapora)
7. *Influenza* (gripe)
8. Meningocócicas conjugadas (C ou ACWY)
9. Meningocócica B
10. Febre amarela
11. Raiva
12. Febre tifoide

Fonte: Adaptado de PUSTIGLIONE, Marcelo, 2016.

O Quadro 57.3 traz o calendário de vacinação ocupacional da Sociedade Brasileira de Imunizações/ Diretoria da Associação Nacional de Medicina do Trabalho (SBIm/ANAMT).

Quadro 57.3 – Calendário de vacinação ocupacional SBIm/ANAMT.

Categoria de trabalhadores	Vacinas indicadas (ver recomendações no Guia de Imunizações)
De serviços de saúde	(1); (2 – Hep. A; B; ou AB); (4 – dTpa); (6); (7); (8); (9)
Produção de alimentos e bebidas	(2 – Hep. A); (4 – dT); (7)
Militares, policiais e bombeiros	(1); (2 – Hep. A; B; ou AB); (4 – dT); (5); (6); (7); (8); (9); (10); (11); (12)
Que lidam com dejetos, águas contaminadas e coletores de lixo	(2 – Hep. A; B; ou AB); (4 – dT); (7); (12)
Que trabalham com crianças	(1); (2 – Hep. A); (4 – dTpa); (6); (7)
Que lidam com animais	(4 – dT); (7); (11)
Profissionais do sexo	(1); (2 – Hep. A; B; ou AB); (3); (6); (7)
Administrativos	(7)
Que viajam muito	(1); (2 – Hep. A; B; ou AB); (4 – dTpa-VIP); (5); (6); (7); (8); (9); (10); (12)
Receptivos de estrangeiros	(1); (2 – Hep. A); (6); (7)
Manicures, pedicures e pedólogos	(2 – Hep. B); (4 – dT); (7)
Que trabalham em regime de confinamento	(1); (2 – Hep. A; B; ou AB); (4 – dTpa); (6); (7)
Que trabalham em campos de refugiados, situação de catástrofe e ajuda humanitária	(1); (2 – Hep. A; B; ou AB); (4 – dTpa-VIP); (5); (6); (7); (8); (9); (10); (11); (12)
Atletas profissionais	(1); (2 – Hep. A; B; ou AB); (4 – dT); (6); (7); (8); (9); (10)

Nota: Os números correspondem às vacinas elencadas no Quadro 57.2.
Fonte: SBIm/ANAMT, 2016.

No caso do trabalhador viajante, recomenda-se avaliar a necessidade de imunização contra: febre amarela; sarampo; poliomielite; hepatite B; hepatite A; *influenza*; doença meningocócica; febre tifoide; raiva; encefalite japonesa; e, se disponível, contra a diarreia do viajante. Ver recomendações no Guia de Imunizações.

Referências bibliográficas

AYRES, José Ricardo de Carvalho Mesquita. Prevenção de agravos, promoção da saúde e redução de vulnerabilidade. In: MARTINS, Mílton de Arruda; CARRILHO, Flair José; ALVES, Venâncio Avancini Ferreira; CASTILHO, Euclides Ayres de; CERRI, Giovanni Guido et al. (ed.). *Clínica médica*. Barueri: Manole, 2009.

BRASIL. Decreto-Lei n. 5.452, de 1º de maio de 1943. Consolidação das Leis do Trabalho. *Diário Oficial da União*, Seção (?): 11937, 9 ago. 1943.

BRASIL. Portaria GM n. 485, de 11 de novembro de 2005. NR-32: segurança e saúde no trabalho em serviços de saúde. *Diário Oficial da União*, Seção I, 16 nov. 2005.

BRASIL. Portaria MTb n. 3.214, de 8 de junho de 1978. Aprova as Normas Regulamentadoras (NR) do capítulo V, título II, da Consolidação das Leis do Trabalho, relativas a segurança e medicina do trabalho. *Diário Oficial da União*, n. 127, Seção I, Parte I: 104236, jun. 1978.

BRASIL. Portaria MTb n. 3.214, de 8 de junho de 1978. NR-4: serviços especializados em engenharia de segurança e em medicina do trabalho. *Diário Oficial da União*, n. 127, Seção I, 6 jul. 1978.

BRASIL. Portaria MTb n. 3.214, de 8 de junho de 1978. NR-7: Programa de Controle Médico de Saúde Ocupacional. *Diário Oficial da União*, n. 127, Seção I, Parte I, 6 jul. 1978.

BRASIL. Portaria MTb n. 3.214, de 8 de junho de 1978. NR-9: Programa de Prevenção de Riscos Ambientais. *Diário Oficial da União*, n. 127, Seção I, 6 jul. 1978.

BUCHALLA, Cassia M. *Epidemiologia das doenças infecciosas e surto*. 2017. Disponível em https://edisciplinas.usp.br/mod/resource/view.php?id=1627707.

GIESECKE, Johan. *Modern infectious disease epidemiology*. 3rd ed. Boca Raton, FL: CRC Press, 2017.

PUSTIGLIONE, Marcelo. Proteção para o trabalhador. In: SBIm; ANAMT. *Guia de imunização SBIm/ANAMT – Medicina do trabalho*. Rio de Janeiro: Magic-RM, 2016.

Índice remissivo

A

Abordagem
   bayesiana, 436
   sociotécnica, 136
Abrangência, 396
Absenteísmo, 207
Absenteísmo-doença, 101
Absorção, 202, 273
Ação, 428
Acessibilidade, 73
Acidentes de trabalho, 196
Ácido fólico, 416
Acompanhamento, 398, 399
Aconselhamento em promoção da saúde, 425
Adaptações razoáveis, 73
Administração
   em saúde do trabalhador, 352
   fundamentos gerais da, 349
Aerodispersoides, 269, 270
Agente(s)
   biológicos, 194, 195
   físicos, 194, 195, 199
   de risco, 196
      ocupacional, 306
         acidentais, 309
         biológico no trabalho rural, 330
         biomecânicos, 308
            no trabalho rural, 331
         com potencial de causar acidentes, 331
            no trabalho rural, 332
         físicos, 308
            no trabalho rural, 329
         potencialmente presentes no trabalho rural, 329
         psicossociais e organizacionais, 308
            no trabalho rural, 331
         químicos, 308
            no trabalho rural, 330
   de risco químico, 269
   químicos, 194, 195
Agravamento de doenças existentes, 6
Alcohol, Smoking and Substance Involvement Screening Test (ASSIST), 446
Alcohol Use Disorder Identification Test (AUDIT), 446
Álcool, 443
Alcoolismo e trabalho, 313
Alérgenos, 298
Alimentação, 444, 446
   saudável, 442
Alta mobilidade do capital, 50
Alterações na pressão atmosférica, 231
Ambiente
   externo, 456
   físico de trabalho, 466
   interno, 456
   psicossocial de trabalho, 466
Aminas, 283
Amostra, 160
   aleatória, 160
   de conveniência, 161
   não probabilística, 161
   probabilística, 160
   semiprobabilística, 161
Amostragem, 160
Amplitude, 158
Análise
   coletiva ou epidemiológica, 4

custo/minimização, 368
custo/utilidade, 368
das necessidades de saúde, 186
de custo/benefício, 367
de custo/efetividade, 367
de postos de trabalho, 139
ergonômica do trabalho, 117, 137
local integrada de saúde, trabalho
   e ambiente, 390
situacional, 397
SWOT, 358, 359
Analogia, 171
Anamnese, 15
Anamnese ocupacional, 4, 15, 343
Aneurisma de aorta abdominal, 415
Anidridos ácidos, 283
Animais
   de laboratório, 283
   sinantrópicos, 306
Antecipação, 193
Antropometria, 131
   ocupacional, 123
      dinâmica, 123, 131
      estática, 123, 131
      funcional, 123, 131
Aposentadoria por incapacidade
   permanente, 86, 88
Apresentação de dados, 162
Aptidão, 81
   e inaptidão para a função laboral, 79, 80
Arbovírus, 330
Áreas de aplicação de energia radioativa
   ionizante, 260
Asbestose, 289
Asfixiantes, 271
Asma
   agravada pelo trabalho diagnóstico de, 284
   ocupacional
      imunológica, 282
      não imunológica, 282
   relacionada ao trabalho, 282
Aspectos históricos, 3
Aspirina, 416
Assalariamento, 48
Assistentes técnicos, 108
Associação, 168
Atenção primária, 371
Atestado de Saúde Ocupacional (ASO), 103
Atividade, 81
   de trabalho, 117
   física, 442, 444

Atribuições da medicina do trabalho, 11
Audição, 208
Audiometria tonal, 209
AUDIT C, 446
Autonomia, 32
Auxílio por incapacidade temporária, 86, 88
Auxílio-acidente de qualquer natureza, 86, 88
Avaliação, 193
   da capacidade para o trabalho, 319
   da dor, 344
   da informação do local, 394
   da recuperação físico-mental do
      trabalhador, 102
   das condições de trabalho, 380
   de fatores de risco, 441
   de impactos na saúde, 395, 397
   de riscos à saúde, 440
   do nexo ocupacional, 109
   do potencial laboral do(a) segurado(a), 98
   dos distúrbios osteomusculares, 335
   na biomecânica ocupacional, 122
Avisos de evacuação, 264

B

Balanced scorecard, 366
Barotrauma, 232
   de orelha média, 233
   dos seios da face, 233
Barreiras, 71
   de acesso, 264
Bem-estar, 443, 446
Benchmarking, 188
Beneficência, 31
Benefícios por incapacidade, 88
Bernardino Ramazzini, 4
Big data, 188
Bioaerossol, 270
Biocidas, 283
Bioestatística, 155
Bioética, 29, 31
   princípios da, 31
Biomecânica ocupacional, 119
   princípios fisiológicos da, 120
Biotransformação, 274
Blindagem/barreiras, 260
Borracha, 298
Branqueamento, 251
Bronquiectasias, 285, 286
Bronquiolites, 285, 286
Business inteligence, 188

C

CAGE, 446
Cãimbras de calor, 226
Calendário de vacinação ocupacional, 479
Call-center, 147
Calor, 302, 329
    espinhoso, 226
Campo de atuação do médico do trabalho, 13
Canadian Task Force on Preventive Health Care (CTFPHC), 410
Câncer
    colorretal, 414
    de colo uterino, 414
    de mama, 413
    de pele, 416
    de pulmão, 290, 415
Capacidade para o trabalho, 79, 108, 318
Capsulite adesiva, 337
Características psicofisiológicas dos trabalhadores, 142
Carência, 86
Carga
    física para o trabalho, 120
    máxima a ser levantada em um posto de trabalho, 128
Cargo/função, 81
Carta de Ottawa, 405
Causalidade, 168
Causas de situação de risco, 194
    Celing - teto, 277
Ciclo
    de exposição, 222
    PDCA, 355, 356
    vigília-sono, 150
Cimento, 298
Cinemática, 123
Classificação
    da incapacidade em relação aos benefícios por incapacidade, 89
    de Schilling, 20
Clima de sofrimento e morte, 308
Cloracne, 301
CLT, 24
Código
    de Ética
        em Saúde Ocupacional Saúde no Trabalho, 33
        Médica, 39
    Internacional de Ética, 33
Coerência, 170
Colaborador, 51

Comparação entre média e mediana, 157
Competências de um administrador, 351
Comunicação de Acidente de Trabalho (CAT), 20, 324
Comunidade humana, 391
Concentração letal, 275
Concessão dos benefícios por incapacidade, 85
Conclusão, 20, 110
Condição(ões)
    ambientais de trabalho, 145, 392
    de trabalho, 311
    perigosa, 194
Condução, 219
Conduta, 20
    ética dos médicos, 31
Conflitos socioambientais, 393
Conforto, 142
    térmico, 220
Congelamento, 228
Consequências ocupacionais do trabalho humano advindas da biomecânica, 120
Consistência, 169
Consulta(s)
    de promoção da saúde, 421
    em saúde, 422
    periódica de saúde, 422
Consumo
    alimentar, 442
    de álcool, 413, 415, 443, 446
    de tabaco, 443
Contágio
    por contato
        direto, 321
        indireto, 321
    vetorial, 321
Contaminação, 260
Contemplação, 427
Conteúdo das tarefas, 146
Controlar, 350
Convecção, 219, 220
Convenção(ões)
    Internacionais Aplicadas à Saúde do Trabalhador, 55
    n. 161 da OIT, 11
    sobre os Direitos das Pessoas com Deficiência, 71
Copenhagen Psychosocial Questionnaire (COPSOQ), 448
Cotovelo
    do golfista, 340
    do tenista, 339

Critérios
  de concessão dos benefícios por
    incapacidade, 85
  para determinar o nexo de causalidade, 169
Cronotipo, 151
Cuidados na reintegração profissional, 102
Cultura de células, 305
Curva seriada de *peak-flow*, 284
Custos, 364
  fixos, 364
  variáveis, 364

D

Dados, 162
Dano à saúde, 196
Data do início
  da doença (DID), 87
  da incapacidade (DII), 88
Decibelímetro, 203
Declaração Universal dos Direitos Humanos
  (DUDH), 56
Deficiência, 68, 71
  auditiva, 70
  física, 69
  mental, 70
  múltipla, 70
  visual, 70
Delimitação e análise dos impactos, 398
Deontologia, 30
Depressão, 414, 448
Dermatite
  alérgica de contato, 297
  de contato, 296
    por irritação, 296
    diagnóstico da, 300
    tratamento e prognóstico da, 300
Dermatofitoses, 307
Dermatoses
  ocupacionais, 295
    causas diretas, 295
    causas indiretas ou fatores predisponentes,
      295
  por agentes
    biológicos, 303
    físicos, 302
    químicos, 295
Descarga
  elétrica causada por raio, 331
  individual de materiais, 144
Descrição, 110

Desempenho eficiente, 142
Desidratação, 226
Desordem de Raynaud, 228
Despesas, 364
Dessincronização, 149
Desvio-padrão, 158
Determinação do conteúdo de tempo, 146
Diabetes, 448
  Risk Test, 448
Diagrama de Ishikawa, 360
Dieta saudável e atividade física para prevenir
  doença cardiovascular, 415
Difração, 202
Dinâmicas nos compartimentos ambientais, 391
Direção, 244
Direitos do trabalhador rural, 328
Discussão, 110
Disfonia ocupacional, 216
Distância à fonte, 260, 264
Distribuição, 274
  normal, 159
Distúrbio(s)
  da voz, 215
  do equilíbrio, 212
  do sono, 215
  osteomusculares, 335
Doença(s)
  adquiridas pelas condições especiais em que o
    trabalho é realizado, 5
  crônica pelo berílio, 291
  da orelha, 207
  de Creutzfeld-Jakob, 307
  de parênquima e pleura, 281
  de vias aéreas, 281
  de Weil, 307
  descompressiva, 234
  disbáricas, 232
  do trabalho, 6
  dos mineiros, 5
  dos que trabalham em pé, 5
  dos trabalhadores, 4
  e nexos, 18
  e situações de interesse, 444
  infectocontagiosas, 321
    e trabalho, 321
    em trabalhadores de serviços de saúde, 324
  obstrutivas de vias aéreas superiores, 215
  pleurais não malignas, 289
  profissionais, 5, 6
  pulmonar
    obstrutiva crônica, 285, 286

por metal duro, 292
relacionadas
  à sílica, 288
  ao asbesto, 289
  ao trabalho, 6
  com o trabalho, 5
respiratórias ocupacionais, 281
sexualmente transmissíveis, 415
Dor à palpação da região do epicôndilo lateral do cotovelo, 339
Dorsiflexão do pé, 344
Dose, 196
  de "menor efeito adverso observado", 276
  letal 50, 275
Dosímetro
  de ruído, 203
  para cristalino, 263
Duração, 244

E

Ecossistema, 391
Efeito(s)
  agudo, 271
  biológicos das radiações ionizantes e não ionizantes, 255
  carcinogênico, 272
  corrosivo, 271
  crônico, 271
  determinísticos, 261
  estocásticos, 261
  irreversível, 271
  irritadiço, 271
  local, 270
  no sistema reprodutor e na reprodução, 272
  reversível, 271
  sistêmico, 270
  subcrônico, 271
Efetividade, 183, 350, 351
Eficácia, 183, 351
Eficiência, 183, 350
Elaioconiose, 301
Emissões de radiação na fonte, 264
Empreendedorismo, 52
Empregabilidade, 317
Enclausuramento, 264
Energia
  cinética, 200
  luminosa, 199, 200
  magnética, 200
  mecânica, 199

potencial, 200
radioativa ionizante, 260
sonora, 201
térmica, 200, 219
vibratória, 244
Ensaio clínico, 179
Entrevistas com trabalhadores, 4
Envelhecimento
  da população trabalhadora, 317
  e trabalho, 317
  funcional no trabalho, 318
Envolvimento da empresa com a comunidade, 466
Enzimas biológicas, 283
Epicondilite
  lateral, 339
  medial, 340
Epidemiologia
  aplicações, 168
  definição, 167
  na saúde ocupacional, 189
  ocupacional, 167, 168
    indicadores e sistemas informatizados, 185
Equidade, 32
Equilíbrio térmico, 220
Equipamento(s)
  de proteção individual, 307
  dos postos de trabalho, 145
Equipe de reabilitação profissional nas agências da Previdência Social, 98
Ergonomia, 113, 115
  cognitiva, 117
  conceitos em, 117
  construtiva, 118
  de concepção, 117
  de correção, 117
  física, 116
  formas de aplicação da, 117
  organizacional, 117
  participativa, 117
  tópicos em, 131
Erupção(ões)
  acneiformes, 301
  por calor/calor espinhoso, 226
Escala
  de Estresse Percebido, 448
  para avaliação da alimentação segundo as recomendações do *Guia Alimentar para a População Brasileira*, 444
Escopo, 396

Especificidade, 169
Espectro de resposta biológica, 460, 461
Estado de bem-estar social, 48, 49
Estágios da doença, 171
Estatina, 416
Estatística, 155
Estratégias de promoção da saúde, 405
Estresse, 448
   no trabalho, 448
Estudos
   de caso-controle, 176
   de coorte, 177
   epidemiológicos, 173
   transversais, 175
Ética
   e moral, 29
   e trabalho, 32
   em medicina do trabalho, 27
   médica, 29
      e bioética, 31
      e deontologia, 30
   papel da, 30
Evaporação, 221
Evidência
   experimental, 170
   científicas em promoção da saúde, 409
Evolução da Legislação Trabalhista, 61
Exame
   físico
      básico do paciente lombálgico, 344
      do paciente com ombro doloroso, 338
      na epicondilite lateral, 339
      na epicondilite medial, 340
      na síndrome do túnel do carpo, 341
      na tenossinovite de De Quervain, 341
   médico admissional, 74
   neurológico
      básico para dor lombar com irradiação para membro inferior, 344
      para avaliação de mergulhadores acidentados, 235
Exaustão pelo calor, 226
Excreção, 274
Exigência de tempo, 146
Extensão do hálux, 345

F

Faringite, 214
Farinhas de cereais/poeiras de grãos, 283
Fase
   de elicitação, 297
   de resolução, 297
Fator(es)
   biológicos, 195
   de incerteza, 276
   de proteção, 276
   de risco, 6, 194
      secundários, 194
   de situação de risco, 194
   psicossociais, 448
   químicos, 195
Febre maculosa, 307
Fenômeno da rotulação, 433
Ferramenta(s)
   manuais, 331
   OCRA (*Occupational Repetitive Action*), 129
   SIPOC, 358
   utilizadas na administração aplicadas à saúde do trabalhador, 355
Finnish Diabetes Risk Score (FINDRISC), 448
Fiscalização da aplicação das normas, 56
Fixação de datas técnicas, 87
Flexão plantar, 345
Fluídos para usinagem de metais, 283
Fluxo de solda, 283
Fontes de evidências, 410
Força, 344
   de associação, 169
Fordismo, 48
Frequência, 244
Frieira, 228
Frio, 302
Frostnip, 228
Fumaça, 270
Fumo, 270

G

Ganhos, 363
Gases, 269, 308
Gastos, 363
Geladura, 228
Gerenciamento algorítmico, 52
Gestão
   da informação
      de saúde do trabalhador, 459
      em saúde, 453
      de segurança e saúde no trabalho, 460

de programas de promoção de saúde, 469
do envelhecimento no trabalho, 318
do risco ocupacional no trabalho rural, 327
Ginástica laboral, 135
   compensatória ou de pausa, 135
   diagnóstico inicial, 135
   execução da ginástica, 135
   objetivos da, 135
   preparatória ou de aquecimento, 135
Glicemia
   alterada e diabetes tipo II, 413
   elevada e diabetes tipo II, 415
Globalização, 49, 50
Golfer's elbow, 340
Golpe de calor (heat stroke), 226
Gradiente biológico, 170
Gráfico(s), 162, 164
   de barras verticais, 165
   de seção circular pizza, 166
   linear, 165
Guia de Imunização para Trabalhadores, 479

H

Habilitação, 97
Habitual Physical Activity Questionnaire (Baecke), 444
Hemiplegia, 69
Hepatite
   B, 306, 414
   C, 306, 414
Hidratação, 236
Hierarquia
   das classes de informação, 458
   das decisões médicas, 92
Higiene ocupacional, 193
Hipertensão arterial, 413
Hipotermia, 228, 236
Hipóteses diagnósticas, 18
Hipóxia, 237
História
   natural da doença, 171
   ocupacional, 4
Histórico, 109
HIV/Aids, 306

I

Identificação, 16
   e avaliação de rotas de exposição, 394
Impedimentos, 71

Imunização de trabalhadores, 475
Inaptidão
   para a função, 79
   para a função laboral, 80
Incapacidade
   laboral, 79
   laborativa, 87
      e desempenho profissional, 87
      multiprofissional, 87
      omniprofissional, 87
      uniprofissional, 87
   para o trabalho, 108
Incentivo ao progresso para realização plena das atividades laborais, 104
Incerteza, 436
Indicador(es), 185
   de performance, 185
   papéis principais do uso de, 185
   proativos, 186
   reativos, 186
Infecção(ões)
   bacterianas, 303
   fúngicas, 303
   pelo HIV, 414
   virais, 303
Informação, 187
Informe Lalonde, 404
Inquéritos populacionais, 439
Insônia, 215
Inspeção
   dinâmica e mobilidade da coluna, 344
   estática, 344
Instalações da empresa, 391
Instituições da área de saúde e do trabalho, 23
Instituto Nacional de Seguro Social, 97
Instrumentos e questionários para rastreamento de fatores de riscos e doenças, 439
Inteligência
   artificial, 51
   de negócios, 188
International Physical Activity Questionnaire (IPAQ), 444
Intervenção ergonômica, 117
Intoxicação pelo oxigênio, 238
Invalidez, 87
Investimentos, 364
Irradiação, 219, 260
Irritantes, 284
Isenção de carência, 86
Isocianatos, 283

J

Job Stress Scale, 448
Justiça, 32
Justificação, 262

K

KPI (*Key Performance Indicators*), 185

L

Lagging indicators, 186
Laringofaringe, 214
Laringofaringite, 214
Larva *migrans*, 307
Látex, 283
Laudo médico pericial, 109
Leading indicators, 186
Lei
    Brasileira de Inclusão da Pessoa com Deficiência (LBI), 68
    de Henri, 232
    n. 605/1949, art. 6º, § 2º, 92
    n. 8.080, 24
    Orgânica da Saúde, 24
Leptospirose, 307
Lesões cutâneas da orelha, 207
    infecciosas, 207
    inflamatórias não infecciosas, 208
Levantamento
    de dados, 396
    transporte e descarga individual de materiais, 144
Liderar, 350
Limbo previdenciário-trabalhista, 91
Limiar auditivo, 209
Limitação, 262
Limite de tolerância, 196
Linha(s)
    de cuidados à saúde e segurança do trabalhador rural, 332
    de montagem do fordismo, 48
Lombalgia, 341
Lombociatalgia, 341

M

Machine learning, 51
Macroergonomia, 118
Magnitude ou aceleração, 244
Malária, 307
Males da descompressão, 232
Manual da ANAMT, 75
Manuseio seguro de carga, 134
Manutenção, 428
    da permanência no trabalho, 103
Mão de obra, 360
Máquina, 360
Marcha
    na ponta dos pés, 345
    sobre calcanhares, 344
Material(is), 360
    perfurocortante, 309
Matriz de Eisenhower, 357
Máximo, 158
Média, 156
Média ponderada no tempo, 276
Mediana, 157
Medicina
    do Trabalho, 9
    do trabalho, atribuições da, 11
    Legal, 81
Médico
    como perito, 107
    do trabalho
        campo de atuação do, 13
        e o jurídico, 374
        e o médico consultor em corretoras de benefícios de saúde, 373
        e o serviço de medicina e segurança do trabalho, 371
        e o setor de recursos humanos da empresa, 372
        em saúde ambiental, 386
        nas empresas, 369
        no setor público, 372
        papel do, 32
Medida(s), 361
    ambientais ou de engenharia, 477
    antropométricas, 132
    de proteção individual, 477
    de tendência central, 156
    de variabilidade, 158
    gerenciais ou administrativas, 477
Medidor de nível de pressão sonora, 203
Meio
    ambiente, 360, 391, 393
    biológico, 391
    físico, 391
    técnico-políticos, 51
Mesopatias, 5
Mesotelioma maligno de pleura, 290

Metabolismo, 274
Metais, 283
Método(s), 361
   de Müller, 138
   de *Rapid Entire Body Assessment* (REBA), 128
   e técnicas de avaliação na biomecânica ocupacional, 122
   OWAS, 126
   quantiqualitativos, 138
   quantitativos, 138
   Rapid Upper Limb Asessment (RULA), 125
   RULA, 127
   SMART, 359
Metodologia
   5 As ou PANPA, 426
   ATSDR (EPA/USA), 393
   de análise ergonômica, 137
Micotoxinas, 330
Microrganismos, 305
Mínimo, 158
Ministério
   da Economia, 24
   da Saúde, 23
   Público do Trabalho, 25
Mobiliário dos postos de trabalho, 145
Modelo(s)
   adaptado de organização de dados de saúde do trabalhador, 459
   clássico, taylorista-fordista, 136
   de ambiente de trabalho saudável da Organização Mundial da Saúde (OMS), 466
   de curva de distribuição normal, 159
   de gestão de informações de segurança e saúde no trabalho dos ambientes externo e interno, 454
   de Leavell e Clark, 186, 187
   Five Keys to Healthy Workplaces, 371
   transteórico, 427
Modo operatório, 146
Monitoramento, 398
Monoparesia, 69
Monoplegia, 69
Moral, 29
Multiplicidade de causas, 83
Mundo do trabalho e suas transformações, 47

N

Nanismo, 70
Não maleficência, 31
Narcose pelo nitrogênio, 239

Nasofaringe, 214
Neblina, 270
Neoliberalismo, 49, 50
Neoplasias
   benignas, 207
   malignas, 207
   pré-malignas, 207
   relacionados ao asbesto/amianto, 290
Névoa, 270
Nexo
   causal, 82, 175
   concausal, 83
   de causalidade, 169
   ocupacional, 109
Nível
   de ação, 197
   de atenção
      primário, 379
      secundário, 379
      terciário, 379
Norma(s)
   de produção, 146
   internacionais do trabalho, 55
   Regulamentadora, 24
      n. 04, 10
      n. 07, 11
      n. 17, 141
Notificação e comunicação de acidentes e doenças ocupacionais, 323
Novas formas de controle e organização do trabalho, 49
Número
   atômico, 257
   de massa, 257

O

Obesidade, 415
Objetivo da consulta, 17
OIT, 5
   no Brasil, 57
Óleos de corte, 283
Ombro
   congelado, 337
   doloroso, 335
OMS, 5
Ondas eletromagnéticas de frequência muito elevada, 259
Opportunities (oportunidades), 359
Ordenamento jurídico, 63

Orelha
    externa, 207
    interna, 208
    média, 208
Organismos geneticamente modificados, 305
Organização do trabalho, 135, 146, 392
    abordagem sociotécnica, 136
    modelo clássico taylorista-fordista, 136
    sistema de produção Toyota, 137
Organizar, 350
Órgão-alvo, 271
Orientação e o acompanhamento do PRP, 98
Orofaringe, 214
Oscilação, 243
Osteonecrose asséptica do osso, 237
Osteoporose, 413
Ostomia, 69
Otimização, 262
Oxigênio, 236

P

Paisagens modificadas, 391
Palm-up test, 339
Palpação, 344
Paralisia cerebral, 70
Parâmetros qualitativos e quantitativos dos aspectos da atividade de trabalho, 144
Paraparesia, 69
Paraplegia, 69
Parasitas, 305
Pareceres do Conselho Federal de Medicina Relacionados à Medicina do Trabalho, 39
Paresia, 69
Partículas
    carregadas, 259
    neutras, 259
Patologia
    do trabalho, 3, 4, 191
    dos agentes biológicos, 305
    dos trabalhadores de serviços de saúde, 305, 308
Payback
    descontado, 365
    simples, 365
PcD
    habilitado, 72
    reabilitado, 72
PCMSA (Programa de Controle Médico de Saúde Ambiental), 377, 389
    bases do, 378
    elaboração do, 380

Pé de trincheira, 228
Perceived Stress Scale (PSS), 448
Perda, 363
    auditiva
        diagnóstico de, 211
        pelo efeito do ruído, 210
        por níveis de pressão sonora elevados, 210
        relacionadas ao ruído ocupacional, 204
Perfil de saúde, 440
Perícia médica, 81, 107
    e medicina do trabalho, 108
Perigo, 194
Perito
    judicial, 108
    médico, 98
Pesquisa da fixação no mercado de trabalho, 98
Pessoas com deficiência, 68
PHQ (Patient Health Questionnaire), 448
Physical Activity Stages of Change Questionnaire, 444
Pirâmide informacional, 457
Planejamento e cálculo de custos aplicados à saúde do trabalhador, 363
Planejar, 349
Planos de saúde, 370
Plataformas digitais, 52
Plausibilidade biológica, 170
Plegia, 69
Pneumoconiose, 286, 287
    dos trabalhadores de carvão, 290
    fibrogênicas, 287
    não fibrogênicas, 287
    por abrasivos, 291
    por poeira mista, 291
Pneumonites de hipersensibilidade, 292
Pneumopatias mediadas por processos de hipersensibilidade, 291
Poeira, 269
    de madeira, 283
Políticas
    de Inclusão da Pessoa com Deficiência (PcD), 67
    públicas, 391
Polivalência, 51
Porcentagens, 156
Portaria n. 204 de 17 de fevereiro de 2016, 323, 324
Posicionamento, 236
Postura(s)
    em pé, 133
    no trabalho, 133
    sentada, 134

Pré-contemplação, 427
Preâmbulo, 109
Preparação, 428
Presenteísmo, 448
Pressão
   arterial elevada, 413
   atmosférica, 231
Prevenção
   da hipotermia, 236
   de doenças, 406
   e controle, 193
   primária, 171, 186, 475
   quaternária, 475
   secundária, 171, 186, 475
   terciária, 171, 186, 475
Previdência Social
   benefícios previdenciários por incapacidade e sua aplicabilidade, 85
   conceitos de (in)capacidade, (in)aptidão e tipos de nexo causal, 79
Princípios
   da bioética, 31
   fundamentais e artigos do CEM com destaque em relação à Medicina do Trabalho, 40
   para a conduta ética do médico, 31
Príons, 306
Priorização dos impactos na saúde, 398
Privação do sono, 215
Probabilidades
   a posteriori, 436
   a priori, 436
Problemas
   biomecânicos, 138
   causados pela variação da pressão parcial dos gases inalados, 237
   decorrentes das condições ambientais inadequadas relacionadas com ruído, iluminação, temperatura e vibração, 138
   musculares por movimentos repetitivos ou manipulativos, 138
   posturais e de movimentação, 138
   relacionados
      a aspectos mentais não cognitivos, 139
      a novas tecnologias e a exigências mentais elevadas, 138
      ao custo energético, 138
Processo(s)
   de adaptação fisiológica do trabalhador ao calor e frio, 224
   de admissão ao trabalho, 71
   de aprendizado, 458
   de produção, 392
   de produção no território, 391
   inferencial, 436
   produtivos, 385
Produção de massa, 48
Programa(s)
   de conservação auditiva, 211
   de gestão de segurança e saúde no trabalho, 459
   de imunização em trabalhadores e controle de doenças infectocontagiosas no ambiente de trabalho, 473
Promoção
   da capacidade para o trabalho, 318
   da saúde, 401, 403
      aconselhamento em, 425
      consulta de, 421
      e prevenção de doenças, 406
      evidências científicas em, 409
Prontuários, 65
Proteção do trabalhador, 476
Provas de função pulmonar, 285, 287
Psiquiatria do trabalho, 311

Q

Qualidade
   de segurado, 85
   de vida, 443, 446
Quesitos, 109
Questionário
   da Pesquisa Especial de Tabagismo (PETAB), 446
   de Baecke de Atividade Física Habitual, 444
   de Estágios de Mudança de Comportamento para a Prática de Atividade Física, 444
   e escores específicos, 441
   Internacional de Atividade Física, 444
Quimioterápicos antineoplásicos, 308

R

Raciocínio clínico bayesiano, 435
Radiação(ões)
   artificial, 259
   cósmica, 258
   ionizantes, 256, 257, 303
      e substâncias radioativas, 308
   não ionizantes, 255, 256, 265, 266
   natural, 258
   térmica, 220
   ultravioleta, 303, 329

Raiva humana, 306
Reabilitação profissional, 97
    elegibilidade, 99
    público-alvo, 98
Reação alérgica, 271
Readaptação
    ao posto de trabalho, 101
    profissional, 97
Receita, 363
Recomendações laborais para trabalho em ambientes
    frios, 225
    quentes, 225
Reconhecimento, 193
Recursos pessoais em saúde no ambiente de trabalho, 466
Redução do ruído
    na fonte, 205
    no receptor, 205
    no trajeto, 205
Reflexão, 202
Refração, 202
Regulações estatais, 50
Regulamentação, 62
    nacional do trabalho em ambiente hiperbárico, 239
Relação dose-resposta
    individual, 275
    quantal, 275
Relacionamento pessoal, 75
Relações institucionais, 393
Relatório anual do PCMSO, 382
Relatos de caso, 175
Relaxamento, 135
Resina-epóxi, 299
Resoluções CFM, 41
Responsabilidades
    do empregador, 379
    do médico coordenador, 379
    dos trabalhadores, 379
Resposta às preocupações da comunidade, 394
Ressonância, 202, 243, 244
Retorno
    ao trabalho, 101
    sobre investimento, 183
    sustentado (ou eficaz) ao trabalho, 104
Revisão sistemática, 181
Rinite(s), 212
    alérgicas, 213
    ocupacional e agravada pelo trabalho, 281

Rinossinusites, 212
    agudas, 212, 213
Risco(s), 194
    biológico, 217
    ergonômicos, 217
    ocupacional, 194
    químicos, 217
Ritmo(s)
    biológicos, 149
    de trabalho, 146
ROI (*return on investment*), 365
Ruído(s)
    contínuo, 203
    em um ambiente laboral, 202
    impulsivo ou de impacto, 203
    intermitente, 203
    ocupacional, 201

S

Saúde, 443, 446
    ambiental, 385
    musculoesquelética do trabalhador, 119
    ocupacional, 406
        e promoção da saúde, 406
Schilling, Richard, 5
Segurança, 264
Seguridade social, 85
Seios da face, 233
Seleção dos contaminantes de interesse, 394
Semiologia do aparelho locomotor, 335
Septo nasal, 213
Série de relatos de caso, 175
    Short Form Health Survey 36 (SF 36), 446
Sífilis, 414
Sigilo médico, 65
Silicose, 288
    acelerada ou subaguda, 288
    aguda, 288
    crônica, 288
Sinal de Tinel, 341
Síncope pelo calor, 226
Síndrome(s)
    da sonolência, 215
    de hiperdistensão pulmonar, 235
    do impacto, 335
    do manguito rotador, 335
    do túnel do carpo, 340
    dolorosa da face medial do cotovelo, 340
    dos dedos brancos por indução pela vibração, 250
Sinusite pós-viral, 212
SIPOC, 357

Sistema(s), 187
   de informação em saúde, 187
   de produção Toyota, 137
   informatizados, 187
   Único de Saúde (SUS), 23
Sistematização e classificação das doenças segundo a natureza e o grau de nexo com o trabalho, 5
Situação
   de risco, 194
   térmica, 222
Sobrecarga
   da estrutura musculoesquelética e neurológica, 331
   física, 308
   postural em trabalhos em pé, 135
Sociodemografia do trabalhador rural, 327
Sociologia aplicada ao trabalho, 47
Sofrimento social, 52
Sono diurno, 150
Sonômetro, 203
Stanford Presenteeism Scale 6 (SPS-6), 448
Stel – short term exposure limit, 277
Strenghts (forças), 359
Subsecretaria do Trabalho, 24
Substâncias
   carcinogênicas, 277
   mutagênicas, 277
   radioativas, 308
   teratogênicas, 277
Súmula
   n. 15 do TST, 92
   n. 32 do TST, 92
Sustentação de peso, 308

T

Tabagismo, 413, 415, 443, 446
Tabelas, 162, 163
Tamanho da amostra, 161
Tarefa(s), 81, 117
   "importantes" e "não urgentes", 357
   "importantes" e "urgentes", 357
   "não importantes" e "não urgentes", 357
   "não importantes" e "urgentes", 357
Taxa(s), 156
   interna de retorno, 365
Tecnologia(s)
   assistiva, 73
   da informação e da comunicação, 51
Tecnopatias, 5

Temperatura(s)
   do ar, 221
   extremas, 219
   radiante média, 221
Tempo de exposição, 260, 264
Temporalidade, 169
Tendão(ões)
   do cabo longo do bíceps braquial, 337
   do manguito rotador, 336
Tendinopatia
   bicipital, 337, 339
   do infraespinhal, 339
   do subescapular, 339
   do supraespinhal, 338
Tennis elbow, 339
Tenossinovite (estenosante) de De Quervain, 341
Teoria dos "quanta", 256
Terceirizações, 50
Territorialização, 388
Teste(s)
   cutâneos e sorológicos, 285
   de Cozen, 339
   de elevação do membro inferior estendido, 344
   de Fargeström, 446
   de Gerber, 339
   de Hawkins-Kennedy, 338
   de Jobe, 338
   de Laségue, 344
   de Mill, 339
   de Neer, 338
   de Patte, 339
   de Phalen, 341
      invertido, 341
   de Speed, 339
   de Yergasson, 339
   de Yocum, 338
   especiais na avaliação do ombro doloroso, 338
   funcionais, 338
   irritativos, 338
   para avaliação do tendão do cabo longo do bíceps braquial, 339
Tetraparesia, 69
Tetraplegia, 69
The Community Guide, 416
The Guide to Community Preventive Services, 416
Threats (ameaças), 359
Tomada de decisão, 398
Toxicidade, 272
Toxicocinética, 273
Toxicodinâmica, 275
Toxicologia ocupacional, 269

Toxinas, 306
    animais, 330
Toyotismo, 50, 51
Trabalhadores como consumidores, 48
Trabalho
    de teleatendimento/telemarketing, 147
    dos operadores de *checkout*, 147
    em teleatendimento/telemarketing, 147
    em turnos e noturno, 149
    muscular
        dinâmico, 121
        estático, 121
Transmissão, 202
Transporte
    aeromédico, 236
    e descarga individual de materiais, 144
Transtornos
    do humor, 312
    mentais relacionados ao trabalho, 311
    reativos ao estresse, 313
Trato respiratório superior, 212
Treinamento, 264
Triagem do projeto/empreendimento, 396
Triparesia, 69
Triplegia, 69
Tuberculose, 306
    latente, 414
TWA (*time weighted average*), 276

U

U.S. Preventive Services Task Force (USPSTF), 411
Uberização, 50, 51
Ulceração e a perfuração do septo, 213
Umidade, 302
    relativa do ar, 221
Uso do solo e mobilidade urbana, 391

V

Valor
    preditivo positivo, 436
    presente líquido, 365
Vapores, 269
    anestésicos, 308
Variância, 158
Variáveis, 162
    qualitativas, 162
    quantitativas, 162
Velocidade relativa do ar no ambiente, 221
Vetores animados, 306
Vibração(ões), 243, 244
    de mãos e braços, 249
    em corpo inteiro, 246
    em mãos, 249
Vida de trabalho ampliada, 317
Vigitel
    parte referente ao consumo alimentar
        (Q15 a r144b), 446
    parte referente ao tabagismo ativo ou passivo
        (Q60 a R157), 446
Violência, 414, 416
Visitas ao local de trabalho, 4
VOI (*value on investment*), 366
Voz, 215

W

Weaknesses (fraquezas), 359
WHO-5, 446
Work Limitations Questionnaire (WLQ), 448
World Health Organization Quality of Life
    (WHOQOL-Bref), 446